ANDREA BATES NORM HANSON

수중 운동치료

AQUATIC EXERCISE THERAPY

박래준 · 정낙수 역

SAUNDERS

도서출판 대학서림

This edition of ***Aquatic Exercise Therapy, 1e*** **by Andrea Bates, Norm Hanson** is published by arrangement with Elsevier Inc.

Original version ISBN : 978-0-7216-5681-6
Translated version ISBN : 978-89-8016-832-3 93510
Publication Date in Korea : 2010. 8. 30.

Translated by Dae-Hak Publishing Co.
Printed in Korea

저자 헌정(獻呈)의 말

나이만이 이에 내려가서 하나님의 사람의 말씀대로 요단강에 일곱 번 몸을 잠그니 그 살이 여전하여 어린아이의 살같아서 깨끗하게 되었더라.

열왕기 하 5:14

서문

물은 태고적부터 치료적 중재로서 사용되었다. 얼음찜질에서 온찜질, 월풀, 그리고, 하버드 탱크 등의 수치료는 과거 50년 이상 동안 발전해 왔다. 물의 간접적인 사용으로는 좌욕이나 온수욕(Hot tub) 등의 형태로 가정에서도 넓게 이용가능하며, 일반적으로 레크리에이션으로 이용된다. 수중치료는 또한 광물요소의 이용이나 수온이 중요시되는 목욕이나 온천욕 등과도 일맥상통한다. 이러한 여건 속에서의 수중운동 치료는 치료사의 보조에 의해서라기 보다는 환자 자신의 적극적인 참여로 행해져야 한다. 그리고 부과적으로 물리치료사나 운동학자의 처방 아래 수중운동 치료가 제공된다.

최근 몇 년 내에 북부아메리카에서의 수중운동 치료는 점차적으로 집단프로그램으로 실행되어왔으며 적극적이고 보조적인 면에서 형성된 풀이 일반화되었다. 수중운동치료는 일반적인 풀에 그 근본을 두지만 kelowna에 따르면 이것이 병원에서 치료용 풀로서 사용되고 대부분의 근골격계나 신경학적인 증상의 환자를 치료하는데 있어서 필수적인 요소였음을 확인할 수 있었다.

이 책은 운동치료의 한 방법으로서 물의 사용에 부분적인 기원을 두고 있다.

점차적으로 물은 운동을 위한 매개물로서 공기보다 우수하다고 평가되고 있다.

1. 물의 부력은 신체의 일부분을 뜨게 한다. 그러므로 균형을 잡는데 더욱 효과적이고, 낙상의 위험도 감소된다. 게다가 만약에 낙상사고가 일어나더라도 환자의 손상정도는 매우 경미할 뿐이다. 부수적으로 주어지는 물의 보조력은 약화된 환자의 근력을 보완해 준다. 마지막으로 부력은 환자가 스스로 체간과 사지의 근긴장도를 감소시킬 수 있게 도와준다. 부력은 몸통과 사지에 있어서 부양 장치로서 작용한다.
2. 물은 공기보다 더욱 밀도가 높기 때문에 운동을 실행하는 동안 저항으로서 작용토록 한다. 게다가 물은 운동을 실시하는데 있어서 속력을 감소시켜주고, 등장성 근력강화 운동을 통하여 되먹임이 가능하도록 한다. 낮은 재활수준의 사지만으로도 환자는 물위에 뜬 상태로 유지할 수 있다.
3. 물의 높은 온도는 운동 중에 환자가 신체접촉 등으로 인한 통증을 감소시켜준다. 물에 대한 두려움은 곧 수중치료에 있어서의 질과도 연관된다. 환자들의 물에 대한 두려움은 과거에 물과 관련된 경험이나 낙상, 익사사고 등과 같은 경험의 결과이다. 일부분의 환자의 경우 물에 빠지는 것에 대한 선천적인 두려움을 심하게 나타나거나 과

거에 수영을 접해보지 못한 결과로 인해 두려워 하기도 한다.

이러한 환자는 수중운동치료를 통해서 물에 대한 두려움을 버릴 수 있다. 물에 대해서 친숙해지거나 쉽게 물에 뜬 상태에서 그 자세를 유지하도록 하는 것이 우선적으로 중요하다.

수중운동치료에 있어서 무엇보다 중요한 목표는 기본적인 수영 영역이나 사용되는 풀, 호수, 강, 혹은 바다에서 그들에게 적당한 프로그램이 주어지도록 하는 것이다.

이 책은 어떤 운동치료사가 보더라도 쉽게 이해할 수 있는 프로토콜들을 제공하였다. 나는 이 책이 수중운동치료에 관한 또 하나의 훌륭한 문헌으로 이용되리라 생각한다.

John Coghlanm MD
Physiatrist
Private Practice
Kelowna, British Columbia.

머리말

이번 프로젝트는 본 시설에서 사용할 단순한 운동치료 프로토콜의 일부를 문서화하기 위한 연구목적으로 시작하게 되었다. 감독관인 Chris Reuter는 최초로 북아메리카 전역에 수십 개의 풀을 갖춘 재활시설을 조사하였으나, 이를 통하여 실제 프로토콜은 생각했던 것에 비하여 확연히 다름을 확인할 수 있었다. 그러나 그는 이와 같은 결과에도 다음과 같은 태도로 일관되게 반응하였다. "우리는 이번 조사에서 획득한 바가 없지만, 여러분의 발전에 어떠한 도움이 되었으며 진전된 결과를 우리와 공유해 준다면 그것으로 만족한다."

결과적으로 우리는 독자적인 기록을 시작하였다. 이후 열정적이며 카리스마적 권위를 가진 Darlene Swystun과 Andrea Bates의 도움을 받았으나, 초판발행은 앞서 자가 출판된 것이다. 본 구성원과 우리들의 첫 학술논문집에서 받았던 반응을 기반으로 하여, 많은 분야의 전문가들이 획득하고자 한 수중운동치료에 관한 정보를 명백히 나타내었다.

이 책을 통하여 의사와 물리치료사나 수중치료사와 환자간의 상호교환이 촉진되기를 바라는 바이다. 의사와 물리치료사들은 이 책을 통하여 그들의 환자에게 수행시키고자 하는 운동을 수중치료사에게 빠르게 전할 수 있을 것이다. 또한 수중치료사는 주어진 프로토콜들의 각 구간에서 환자가 어떻게 향상되었는지를 설명할 수 있을 것이다. 환자가 재활시설에서 퇴원한 후에도 지역사회 내 시설에서 계속적인 프로그램을 받고자 하는 경우, 그 시설 내 운동 치료사가 그 시점에서 환자가 행할 운동을 쉽게 찾을 수 있도록 도와줄 것이다. 이러한 상호교환이 매우 활발하게 진행되어 풀 시설이 갖춰진 건물이 아닌 타 건물에 관련 치료사가 있을지라도 일이 원활하게 진행될 수 있기를 바란다.

이 책은 요리책과 같이 각각의 환자의 요구들을 고려하지 않고도 적용 가능한 모든 운동치료의 처방전으로 의도된 것이 아니다. 이 책을 사용하는 어떤 이라도 숙련되지 않고서 환자를 진단하고 특별한 운동처방을 내릴 수는 없다. 이는 단지 포괄적인 수중운동프로그램을 기반으로 한 단순한 참고자료일 뿐이다. 이상적으로 말하건대, 이 책이 재활팀의 구성원들 간에 사고의 어떠한 지속성을 제공할 수 있을 것이다.

앞서 많은 책에 제시되어 있기에 이외 정형외과적 사정과 도수치료에 관하여 언급하지는 않았다. 이 책은 수중치료를 강조하였다. 특히 수중운동으로 약술한 일반적인 전형외과적 질환들을 치료하는 방법들에 초점을 잡았다. 그러나 재활과정에서 적절한 시기에 첨가되어야 할 육상운동의 필요성에 관해서도 논의하였다.

우리의 운동절차상의 논리적인 진행시스템은 특히 학생들에게 유익하다. 물리치료학생들에게 가장 어려운 개념 중 하나는 환자에게 더 어려운 운동으로 진전시키는 시기를 조절하는 것이다. 본 접근법은 순서상의 단계들 내에 운동프로그램을 투입하는 것이다. 어떠한 새롭고 급진적인 치료 기술들을 제시하지는 않았으나, 명백하고 간결한 방법의 포괄적인 운동프로토콜들을 서술하고자 하였다.

다양한 영역들을 고려하며 책을 쓰는 것이 쉽지 않은 일이었다. 그러나 최대한 환자를 생각하여 다학문적 접근법으로 서술하였다. 이 책은 정말 무엇보다도 환자를 위하여 서술되었다.

Norm Hanson

차 례

신장과 운동(STRETCHES AND EXERCISES)

양 옆으로 체중 이동(Side-to-Side Weight Shifting) (그림 11-6)

한쪽 다리 구르기(자전거 타기)(Single-Leg Bicycle) (그림 13-12)

평행봉에서 윗몸 일으키기(Sit-ups in Parallel Bars) (그림 15-37)

가자미근 신장(Soleus Stretch) (그림 14-10)

척추 폄 신장(Spine Extension Stretch) (그림 15-20)

쪼그려 앉기(Squats) (그림 13-16)

서서 뒤쪽 누르기(Standing Back Press) (그림 15-42)

엉덩이 힘주고 서있기(Standing Bum Squeeze) (그림 12-18)

서서 교차로 커런치 운동(Standing Cross-Cruntches) (그림 15-43)

서서 무릎 굽히며 교차로 커런치 운동(Standing Cross-Cruntches with Bent Knee) (그림 15-49)

서서 크런치 운동(Standing Cruntches) (그림 15-35)

서서 궁둥구멍근 신장(Standing Piriformis Stretch) (그림 15-26)

서서 측면 신장(Standing Side Stretch) (그림 15-25)

서서 몸통 돌림(Standing Trunk Rotation) (그림 15-45)

계단 오르기(Step-ups) (그림 11-10과 13-20)

발을 펴고 뻗뻗하게 걷기(Stiff Leg Walking) (그림 5-25)

황새 다리 걷기(Stork Standing) (그림 11-8)

두다리 벌리고 서있기(Straddle Standing) (그림 11-4)

팔 펴서 당기기(Straight Arm Pull) (그림 5-13)

다리를 펴고 발차기(Straight Leg Kick) (그림 12-16)

펄쩍 뛰기(Stride Jump) (그림 12-17)

뒤침근 신장(Supinator Stretch) (그림 10-11)

매달려 옆굽힘(Suspended Lateral Flexion) (그림 15-51)

넙다리 폄(Thigh Extension) (그림 13-13)

넙다리 측면으로 구부리기(Thigh Side Bends) (그림 15-50)

등뼈 폄(Thoracic Extension) (그림 15-23)

엄지 운동(Thumb Movement) (그림 10-15)

발가락 굽힘과 폄(Toe Flexion and Extension) (그림 14-19)

등세모근 신장(Trapezius Stretch) (그림 15-16)

위팔세갈래근 담그기운동(Triceps Dip) (그림 9-15)

위팔세갈래근 신장(Triceps Extension) (그림 9-14)

밀고 구르기(Tuck and Roll) (그림 9-7)

위쪽 등세모근 신장(Upper Trapezius Stretch) (그림 15-14)

똑바로 서서 젓기(Upright Rowing) (그림 8-38)

판들고 걷기(Walking with Tray) (그림 5-27)

봉을 이용한 바깥돌림 하기(Wand External Rotation) (그림 8-25)

봉을 이용한 기능적인 안쪽돌림과 바깥돌림하기(Wand Fuctional Internal and External Rotation) (그림 8-26)

봉을 이용한 수평 벌림과 모음하기(Wand Horizontal Abduction and Adduction) (그림 8-24)

봉을 이용한 어깨관절 벌림하기(Wand Shoulder Abduction) (그림 8-23)

봉을 이용한 어깨관절 폄하기(Wand Shoulder Extension) (그림 8-22)

봉을 이용한 어깨관절 굽힘하기(90° 까지)(Wand Shoulder Flexion (to 90°)) (그림 8-21)

손목 돌리기(Wrist Circle) (그림 10-14)

손목 폄(Wrist Extension) (그림 10-16)

손목 굽힘(Wrist Flexion) (그림 10-17)

손목 노쪽굽힘과 자쪽굽힘(Wrist Radial and Ulnar Deviation) (그림 10-18)

손목 돌림(Wrist Rotation) (그림 10-19)

1 수중운동치료란 무엇인가?
(What is Aquatic Exercise Therapy?)

수중재활의 개요 (AN INTRODUCTION TO AQUATIC REHABILITATION)

수중운동치료란 무엇인가? (What is Aquatic Exercise Therapy?)

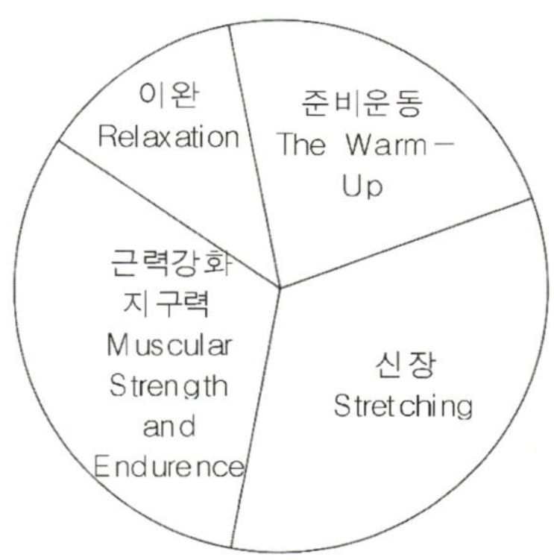

[그림 1-1] 수중운동치료의 구성요소와 한 시간 동안 점유하는 상대적인 양

수중운동치료(AET)는 수중운동과 물리치료의 결합이다. 다양한 증상의 재활에 도움을 주도록 고안되어 있는 수중운동을 사용하는 포괄적인 치료 접근이라 할 수 있다. 각각의 운동 프로그램은 개개의 고유 요소로 구성되어 있다 : 준비운동, 신장, 근력강화, 지구력, 그리고 이완 등이

있고[1], 각 구성 요소는 치료 항목(Class)이시간에 대한 고유한 비율을 요구한다(그림 1-1).

수중운동치료는 환자들 사이에 독립성을 촉진하고, 종사자들에게는 시간 낭비를 줄이고 다른 전통적인 풀(pool) 프로그램과 비교해 풀 사용을 최대화하는 수중 치료로서 혁신적인 접근이다. 수중운동치료는 전통적인 프로그램과 비교해 좀더 효과적인 비용이며 그러므로 관리자들에게 좀더 쉽게 충분한 근거를 제시할 수 있다.

수중운동치료 항목의 구성 (The Components of an Aquatic Exercise Therapy Class)

준비운동(The Warm-Up)

준비운동은 육체적인 연습에 대한 전주곡이라 할 수 있고 항상 처음으로 실시되어야 하며, 신체가 활동의 시작에 적응하고 필요한 육체적 요구에 부합되도록 해준다.

준비운동은 점진적으로 실시되어야 한다. 준비 운동은 에너지 저장을 줄이거나 피로를 유발하지 않고 근육의 순환과 온도를 증가시킴으로써 신장과 근력 강화에 근육 그룹들을 준비시킨다. 바꾸어 말하면 근육을 유연하게 하고 손상의 기회를 줄이는 것이다.

치료 풀(Pool)의 온수는 신체의 근육과 심부 온도를 매우 빨리 증가시킨다. 그러므로 준비 운동의 기간은 물의 온도와 환자 그룹의 특성에 따라 결정한다.

적응증(Indications)

1. 신장과 근력강화 운동이 수행되어질 때
2. 분절 또는 신체의 특정 영역의 준비운동과 느슨해짐이 손상 예방에 도움이 될 때
3. 수온이 치료적인 수온 범위 아래에 있을 때 : 92° ~ 98°F (33° ~ 37°C)

목표(Goals)

1. 신체와 근육의 온도 상승을 위해
2. 치료 기간 중 스트레스를 받게 될 특정 근육을 준비 운동시킴으로써 근육의 파열과 인대 삠의 가능성을 줄이기 위해
3. 좀더 스트레스가 가해지는 운동을 준비함에 있어서 주로 1차 침범된 관절의 능동 관절 가동운동을 수행하기 위해
4. 제한되거나 통증이 있는 가동 범위를 확인하고 회복을 방해하거나 통증 정도를 증가시키는 이차적인 침범 부위를 확인하기 위해
5. 근육통 증상을 예방하기 위해

치료사를 위한 지침(Guidelines for the Therapist)

1. 환자는 어떠한 신장 혹은 근력강화 운동을 수행하기 전에 준비운동을 항상 실시해야 한다.
2. 차가운 물일수록 더욱 긴 준비운동을 해야 한다.
3. 실시된 준비 운동은 침범 부위와 주변 구조들에 적절한 것이어야 한다.

신장(Stretching)

유연성 운동은 관절이나 관절 복합체에서 가동범위를 증가시키기 위해 고안된 신장 운동(stretching ex)이다. 비교적 큰 운동 자유도를 가진 관절은 환자의 기능적 능력을 향상시킬 수 있고 좀더 효과적인 움직임을 생성할 수 있다. 유연성 증가는 종종 근육과 건을 유연하게하고 지지하는 인대가 좀더 순응하기 쉽도록 한다.[2]

수동 신장은 환자가 이완되어 있는 동안 발생하고 외부적인 힘의 적용을 필요로 한다. 힘은 도수적으로 혹은 기계적으로 짧아진 어떤 조직을 늘이기 위해 적용된다. 능동신장은 환자가 근육의 탄탄해짐을 줄이기 위해 환자의 참여를 필요로 한다.[1,2]

유연성은 인대와 관절을 둘러싸는 결합 조직층의 상태에 따라 달라진다. 관절구조와 근육의 신축성 역시 손상이나 질환이 있을 때 영향을 주는 것과 같이 관절에 대해 가동범위를 제한한다.

만약 관절과 그 주변 연부 조직이 정상적인 가동 범위를 넘어서 신장된다면 관절이 과신장(hyper stretching)되었다고 표현한다. 과신장은 종종 과가동성을 유발한다. 반대로 구축은 관절을 가로지르는 拓부조직과 근육의 탄탄해짐 또는 짧아짐이다. 이 탄탄해짐은 침범된 관절의 가동범위를 줄이게 된다.[2]

유연성 운동을 수행할 때, 환자는 탄도성 신장(튀게 하는)을 피해야 한다. 각각의 신장 운동은 관절이 약간 구부려진 상태에서 시행해야만 한다. 어떤 움직임도 중간 정도의 속도로 수행해야 하며, 정적인 신장은 튀게 하는 신장 절차가 수행될 때 근육 조직에서 미세한 손상을 발생시키지 않고 근육이 늘어나도록 허락하기 때문에 가장 좋다. 최대 효과를 위해, 신장은 10~60초 정도 유지되어야 한다.[1]

신장운동은 뒤에 근력 강화 운동에 포함될 같은 근육을 포함시켜야 한다. 연부조직을 늘이는 도수 신장, 신장과 유지기법, 자가 신장과 같은 많은 방법들이 이 책에서 서술될 것이다.

적응증(Indications)

1. 관절가동범위가 구축이나 근육, 결합조직 또는 피하조직에 발생된 어떤 연부조직의 이

상이나 구축으로 제한될 때

2. 제한된 관절 움직임이 신체 대칭성과 자세에 영향을 줄 수 있는 예방할 수 있는 골격계 변형을 유발할 때
3. 탄탄해진 또는 짧아진 근육이 일상생활 동작 또는 간호 활동을 방해할 때
4. 근육 불균형이 존재할 때, 또는 한 근육이 약하고 반대편 조직이 탄탄해 질 때. 이러한 근육이 근력 강화운동이 효과적이기 위해서는 효과적인 가동 운동이 얻어지도록 충분히 늘여져야 한다.
5. 근육 이완이 충분한 가동범위를 획득하기 위해 스트레스나 긴장, 근육통을 줄이기 위해 필요할 때

목표(Goals)

1. 관절을 둘러싸는 연부조직에 가동성과 침범된 관절에 정상적인 가동범위를 얻기 위해
2. 비가역적인 근육 탄탄해짐 또는 짧아짐을 막기 위해
3. 근육 이완을 막기 위해
4. 근력 강화 운동을 시행하기 전에 전체 신체 또는 신체의 특정 부분의 가동범위를 늘이기 위해
5. 근육 · 힘줄 손상 위험을 줄이기 위해[2]

치료사를 위한 지침(Guidelines for the Therapist)

1. 치료사는 가동범위가 연부조직에 의해 제한되었는지 또는 관절 그 자체로 인해 제한되었는지 평가해야 하며 온수에서의 신장이 환자에게 도움이 되는지 평가한다.
2. 각각의 유연성 운동을 선택하고 현실적인 목표를 설정할 것. 개별 분절 또는 신체의 특정 영역에서 과가동성을 가진 환자는 전신적인 신장 프로그램에 참여시키기 보다는 특정한 신장 운동을 수행해야 한다.[2,3] 이러한 환자는 신장할 때 부력 기구를 사용하는 것을 제한해야 한다.
3. 환자는 편안하고 안정적인 자세를 확보케 하는데 필요한 기구들을 사용해야 한다 : 이러한 기구는 각 운동이 시행되는 동안 바른 생역학을 확보케 할 것이다.
4. 신장은 당겨짐과 반대 방향으로 수행된다. 환자는 운동이 시행되는 동안에 이완되어 있어야 하고 바른 호흡 패턴을 강조해야 한다.
5. 주동근과 길항근 그룹 사이에 균형을 유지해야 한다.
6. 탄도적이거나 튀게하는 신장 방법보다는 정적인 신장을 수행한다. 환자는 각각의 자세에서 최소한 10초 유지되어야 한다. 효과적인 신장은 당겨진 근육에서 통증없는 "당

겨지는" 느낌을 유발한다.[1]

7. 신장된 근육을 근력 강화해야 한다. 적극적인 근력강화 프로그램을 시작하기 전에, 적절한 관절가동범위를 확보하도록 한다.
8. 닫힌 접번 관절 또는 운동범위 끝에 관절과 인대에 스트레스를 주지 않는다. 환자는 항상 물 속에서 느리고 조절된 움직임을 수행함으로써 손상되기 쉬운 관절을 보호한다.[1]
9. 손상 후에 초기 재활 단계에서 특히, 필요하다면 환자를 돕기 위해 부력을 사용한다.
10. 손상받기 쉬운 관절에 안정성을 제공하기 위해 물의 지지 성질을 사용한다.

근력강화 그리고 지구력(Muscular Strength and Endurence)

근력은 하나의 수축으로 근육이 발휘할 수 있는 최대한의 장력이다. 수축은 능동적으로 또는 정적으로 생산되어질 수 있고 해당된 근육에 특이적으로 작용한다. 근육의 힘과 크기는 그것이 사용되어지지 않는다면 감소하고 사용하면 증가한다. 말하자면 "사용하라 그렇지 않으면 잃게 된다"

근육 기능의 회복은 손상, 수술 혹은 제한된 움직임 기간에 특히 중요하다. 지지가 안정적이지 못한 혹은 치유중인 구조를 지지하는 것보다 물이 공기보다 좀더 저항을 주기 때문에 급성기에 매우 세부적인 운동 진행을 유발하도록 주목할만한 환경을 제공해 준다.

근육 지구력은 근육이 일정 시간동안 반복적인 수축을 수행할 수 있는 근육 그룹의 능력이다. 만약 근력이 얼마나 많이 환자가 들어 올릴 수 있거나 한 번의 노력으로 물 속에서 움직일 수 있는 가장 큰 저항으로 생각할 수 있다면 근지구력이란 얼마나 많은 횟수를 들어 올릴 수 있느냐 혹은 얼마나 많이 특정 최대 무게를 움직이느냐 하는 것이다. 근지구력은 근육 그룹에 특이적이고 손상의 재활에 중요하다.

적응증(Indications)

1. 손상, 수술 절차 후에 혹은 움직임이 제한된 후에 유발된 근력 약화가 있을 때
2. 부력 지지가 근육 혹은 근육 그룹에 경련 혹은 긴장을 유발하여 움직임을 제한하는 통증을 줄이거나 제거할 수 있을 때
3. 환자가 질환이나 손상으로 걸을 수 없을 때 혹은 필요한 일상생활 활동을 수행할 수 없을 때
4. 사지의 상태약화의 경우로 수중운동이 어떤 수준의 근력 약화에 알맞을 때
5. 지면에서 환자의 근력 강화를 증가 시키거나 발전시키기 위하여

치료사를 위한 지침(Guidelines for the Therapist)

1. 모든 움직임과 운동은 주의 깊게 조절되고, 다른 방법으로 서술하자면, 초기에 통증을 살펴가며 유도되어져야 한다.
2. 부종이 있는 사지는 가능하다면 깊은 물에서 운동되어져야 한다. 정수압이 부종을 줄이는데 도움을 준다. 관절의 부종과 통증이 줄기 시작하면 등장성 혹은 등속성 운동이 가장 좋다. 이런 운동법은 완전한 가동범위를 통한 개별 신체 분절의 근육 기능을 증가하기위해 도움을 준다.
3. 항상 환자는 운동을 시작하기 전에 편안하게 지지되도록 한다. 움직이지 않는 신체부분은 외부력(풀벽, 의자) 혹은 내부력(근육)의 사용으로 안정되고 보호되어야 한다.
4. 점진적인 근력 적응을 획득하기 위해 아래의 방법을 사용함으로써 물의 저항을 이용한다.
   - 지렛대 팔의 길이를 증가
   - 근위에서 원위로 부유물을 움직이거나 풀의 바닥으로 움직임
   - 부유물의 수나 크기를 증가
   - 저항 표면적을 증가
   - 유선형이 아닌 자세로 물 속에서 움직이기
   - 움직임의 속도를 증가
   - 물의 표면으로 무게를 움직이기
5. 다양한 깊이에서 척추와 하지를 운동시킴으로써 물의 체중지지 효과를 극대화한다.

이완(Relaxation)

이완은 보통 근육에서 긴장을 줄이기 위한 의식적인 노력으로 정의한다.[3] 근 긴장은 급성 통증이나 손상 같이 생리학적으로 혹은 흥분이나 스트레스와 같이 정신적으로 유발되어 질 수 있다. 피로나 과사용 같은 요소도 근육에서 경험되는 긴장에 기여한다.[3]

환자는 지속적인 근긴장을 인지하도록 교육할 수 있고 운동치료 사이에 억제하거나 조절하도록 교육할 수 있다.[4] 운동하는 동안, 골격근의 능동 수축은 반사적인 이완 반응을 유도한다. 강한 근 수축일수록 더욱 강한 근육의 이완을 유도한다 : 이것은 쉐링턴의 교대 지배 법칙(Sherrington's law of reciprocal innervation)으로 알려져 있다.[2,5] 만약 치료되지 않는다면, 지속적인 근긴장은 관절기능 이상에 주요한 원인이 될 것이다. 침범된 관절은 통증, 근방호, 저장된 대사물 그리고 손상된 움직임을 유발하는 일련의 싸이클에 빠진다.[6]

치료적인 풀의 온열은 근이완, 순환증가, 경련 감소 그리고 통증 수준 감소를 하게 된다.

이러한 효과는 주목할 만한 통증 사이클의 붕괴를 초래한다(그림 1-2).

많은 이완 기법이 국소적 또는 전신적인 이완 방법을 포함해서 치료사에 의해 사용되어질 수 있다.

국소 이완 기술(Local Relaxation Techniques)

국소 이완 기술은 열과 마사지 그리고 관절 견인이 있다.

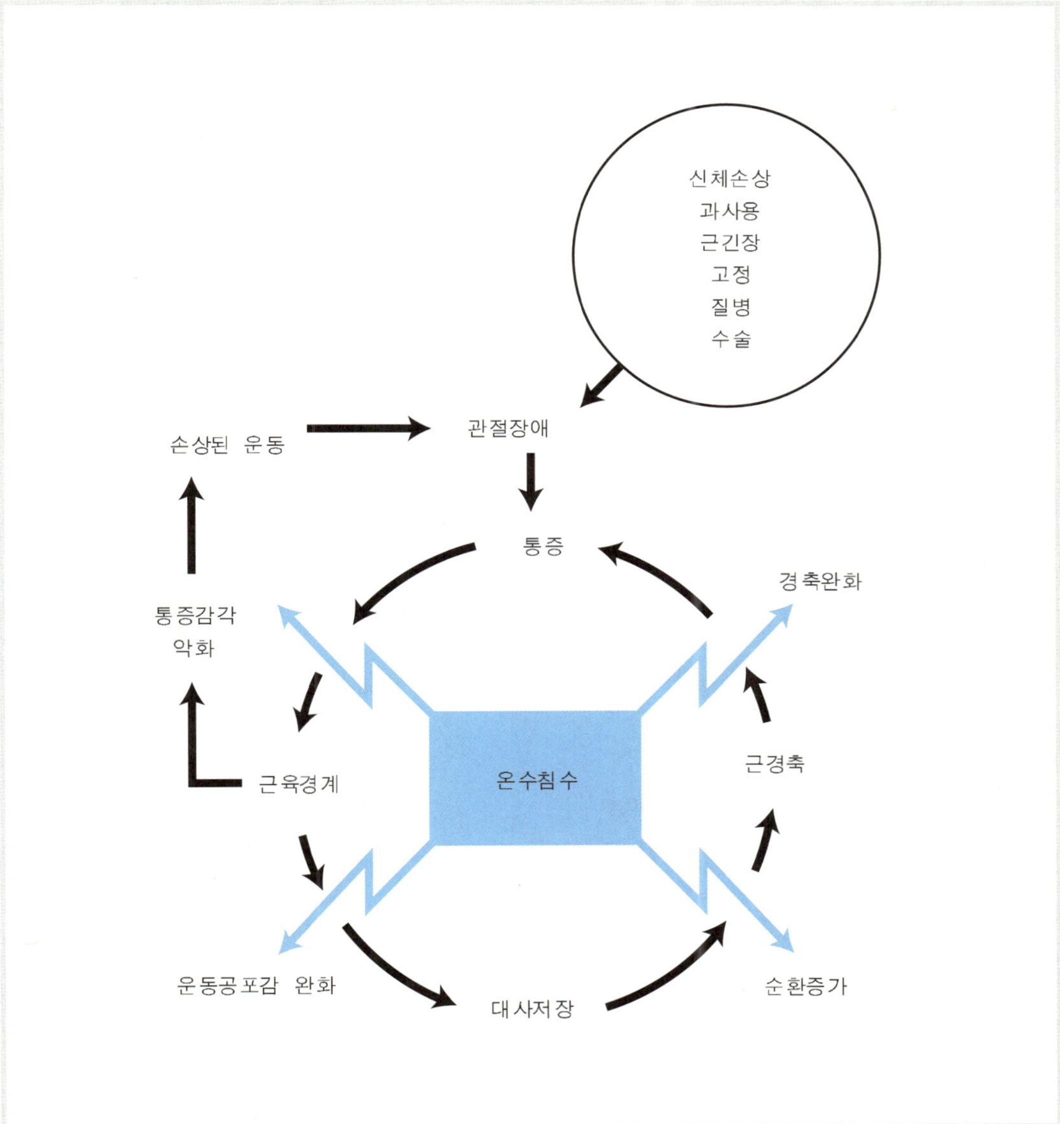

[그림 1-2] 온수침수는 통증 주기를 분쇄하고 손상된 움직임으로 유발된 관절기능 이상을 줄인다.

열(Heat)

풀치료 전, 연부조직에 표재 또는 심부열 적용은 짧아진 조직의 유연성을 증가시키는데 도움이 된다. 풀 치료 후의 적용은 근육의 이완을 유지시키는데 도움이 된다.

마사지(Massage)

심한 통증을 경험하거나 지상에서 시행하기에 거북한 환자는 물이 다양한 마사지 기술을 적용하는데 있어서 훌륭한 매개물이 된다. 온수 침수와 마사지는 당겨진 근육이나 긴장에 비슷한 효과를 가진다. 마사지는 순환을 증가하고 통증 감수성을 감소하고 이완을 촉진시키며 온수 침수도 마찬가지 역할을 한다. 물의 정수압 때문에 치료사는 근육 경련과 뻣뻣함을 감소하기 위해 침범된 영역에 압력을 적용할 필요가 없게 된다. 치료사는 간단히 비정상적인 조직(묵직하고 긴장된)을 느끼고 정상적으로 부드럽고 늘여진 긴장 없는 상태로 회복시키도록 시도한다.

관절 견인(Joint traction)

견인은 관절에서 관절면이 떨어지고 분리되어지도록 당겨질 때 발생한다. 관절 견인과 연합하여 혹은 견인 전에 관절 가동 혹은 신전 기술의 사용은 통증을 감소하고 관절 주위의 근육 경련을 줄일 수 있다. 물에서 사용할 수 있는 관절 견인의 형태는 다음에 기술한다.

무게(Weights)

무게는 부력의 중심으로부터 반대방향으로 작용한다. 무게를 유지하고 특정부위에서 무게를 유지하므로 관절의 분리를 유도할 수 있다. 수직 부유 견인은 어떤 요통증상에는 효과적이다.

도수교정(Manipulation)

관절 도수 교정은 한손으로는 신체 혹은 근위부를 고정하고 다른 한손으로 원위부 혹은 바깥쪽으로 당기는 것을 할 수 있다.

당기기 혹은 끌기(Pulling or Towing)

이 기법은 지속적, 연속적인 동작으로 신체 혹은 분절을 당기고 견인하는 것이다. 이것은 매우 천천히 오직 한 방향으로만 수행되어진다.

진자 운동(Pendular Movements)

물에서 수행되어지는 진자 운동은 효과적인 준비운동을 제공한다. 이러한 운동은 관절면을 떼어놓게 하기 위해 지절에 무게를 사용하고 그럼으로써 지절에 움직임을 증가하고 이완시킨다.

전신 이완 기술(General Relaxation Techniques)

치료사에게 유용한 많은 전신 이완 기술 중, 어떤 기술은 치료사가 숙련될 때까지 광범위한 훈련과 연습을 요구한다. 환자에게 특정 기술 혹은 결합된 기술을 사용한다.

부양(Floating)

환자는 부양 기구를 사용함으로써 보조되거나 보조되지 않기도 한다. 무중력의 효과는 온수 침수로 통증 관절에 편안함을 제공하고 이완을 제공할 때 느껴진다.

자율 이완(Autogenic Relaxation)

이 기법은 의식적인 노력과 생각을 통해 근 긴장을 줄이는 것을 포함한다. 완전한 자가 훈련 프로그램은 세 가지 운동 범주로 나누어질 수 있다 : 이완에 대한 자기 암시, 단일 집중 명상(요가와 같이), 추상적 명제에 대한 명상[6]이 있다.

호흡 운동(Breathing Exercise)

셋 혹은 네 부분의 호흡은 점진적으로 의식적으로 긴장된 근육을 이완하면서 깊은 호흡을 취하게 된다.

점진적 이완(Progressive relaxation)

이 기법은 환자가 침범된 근육에 교대적인 긴장과 이완을 요구한다. 환자로 하여금 근육이 수축되어질 때 긴장 신호에 대한 인지를 발달시키도록 격려한다.

적응증(Indications)

1. 급성 혹은 만성 신경근 고혈압
2. 부적절한 수면 패턴이 존재할 때
3. 긴장된 근육이 관절 움직임 혹은 기능을 제한할 때
4. 스트레스나 흥분이 소화궤양과 같은 생리적인 병을 유발할 때
5. 과사용을 일으키는 발작, 피로 혹은 기진맥진한 상태 뒤에
6. 여러 가지의 수술 전·후 상태[10]

목적(Goals)

1. 근긴장 감소와 이완을 촉진시키기 위해
2. 스트레스와 흥분을 줄이기 위해
3. 지속적인 근 긴장을 인지하고 치료적인 운동을 통한 억제나 조절을 위해
4. 순환을 증가하고 통증 감수성 감소 그리고 근육 이완을 증가함으로써 온수의 치료적

효과를 극대화하기 위해
5. 통증 싸이클을 깨뜨리기 위해

치료사를 위한 지침(Guidelines for the Therapist)

1. 근긴장이 재활을 방해할 수 있기 때문에 환자가 물에 대한 두려움을 가지지 않도록 확신시켜야 한다.
2. 환자의 상태에 가장 적합한 기법 혹은 기법의 혼합을 선택한다.
3. 환자가 선택된 이완 기술과 관련된 것을 이해할 수 있도록 환자에게 절차를 설명한다.
4. 환자는 항상 신체 분절이 지지된 채로 편안한 자세로 유지되어져야 한다.
5. 기법을 학습한 후에 주기적인 연습에 대한 필요성을 강조한다.
6. 장, 단기 이완 훈련 목표를 설정하고 설명한다.

유산소 요소(The Aerobic Component)

수중운동 치료의 초기 단계는 유산소 요소가 없다. 치료적 물의 높은 온도 때문에 고강도, 장기간 활동은 추천하지 않는다. 환자는 증가된 심박수로 얻어지는 유산소 효과를 얻기 위해 물에서 충분히 강렬한 운동을 거의 수행할 수 없다.

환자가 성공적으로 침범된 관절에 가동범위를 회복하고 적절한 기능적 근력과 지구력을 회복한 후에 유산소 운동을 환자의 전체적인 프로그램에 추가한다. 각 프로그램은 환자의 상태, 근력 그리고 약증을 고려하여 개개인에 맞게끔 특별히 고안되어져야 한다(제 17장 참조).

온수에서 운동의 효과 ▶ ▶ ▶
(THE BENEFITS OF EXERCISE IN WARM WATER)

생리학적 효과(The Physiologic Effects)

온수에서의 운동은 다양한 상태에 대한 효과적인 치료 수단이 된다. 머리를 물 밖으로 한 채 침수를 시행한 연구에서 적정 온도(Thermo-neutral), 즉 심부 체온에 영향을 주지 않는 온도를 95°F (36°C)라고 생각된다.[11] 어떤 수온의 작은 변화가 순환계에 중대한 변화를 유발 할 수 있다. 신체 분절에 울혈을 대신해 혈액은 재분배된다. 이 재분배는 정맥 환류를 증가하고 침수와 관련된 모든 생리학적인 변화에 대한 근거로 생각되어진다.[11] 가장 큰 생리학적인 변화는 바로 누운 자세나 앉은 자세보다 바로 선 자세에서 관찰된다.

온수에 침수한 환자에게 경험되어지는 생리학적인 변화는 환자의 자세와 신체의 적정 온도 상태(Thermo－nuetral state)를 변화시키는 어떤 요소에 따라 결정된다. 이러한 상태에 영향을 주는 요소는 수온, 치료 기간, 운동의 강도와 종류, 환자의 병적 상태이다.

수온은 피부 온도보다 높다면 신체의 온도를 증가시킬 수 있다. 온도의 양은 얼마만큼의 신체가 침수되어졌는지에 따라 결정된다. 머리를 밖으로 한채로 침수시키면 열은 수면 아래의 신체 영역에서 얻어지고 대기에 노출된 영역의 땀샘을 통해 잃게 된다. 온도 변화는 환자마다 다양하다.[7, 11, 12]

온수 침수동안 신체에서 경험되는 생리학적인 반응은 국소화된 열의 적용과 매우 흡사하지만 비교적 덜 집중화된 양상이다. 열과 결합된 물의 물리적 성질은 신체 시스템의 변수들에 영향을 주는 많은 일반적인 생리적 변화에 원인이 된다(표 1－1).

치료적인 효과(The Therapeutic Effects)

온수 침수 동안 발생하는 다양한 생리학적인 변화에 더하여 물리적인 물의 특성은 재활에 있어 많은 이점을 가져다준다. 수치료의 이점은 다양한 상태에 따라 다르나 이 책은 정형외과적인 그리고 류마티즘 상태, 수술 후 재활, 만성 통증 그리고 스포츠 재활에 기초로 해서 다룬다. 온수에서 수중운동 치료의 효과는 회복기의 환자를 효과적으로 치료하기위해 고안되었다(표 1－2). 이러한 장점은 다음 단락에서 충분히 다루어진다.

[표 1-1] 온수 운동 동안 생리적 변화

호흡률 증가
혈압 감소
근육에 혈액 공급 증가[11,14]
근육 대사 증가[11,14]
표재 순환 증가
심박동 증가
심장에 환류되는 혈액 증가[11]
대사율 증가
침수된 신체 분절의 부종 감소 (수표면에서 발생되는 정수압으로 인해 발생, 14.7psi, 매 1피트의 깊이가 증가함에 따라 0.43psi가 증가한다)
감각 신경 종말의 감수성 감소
전신 근육 이완

* 참고 : 1psi는 가로 세로 1inch인 면적에 1pound가 누르는 힘을 말한다.

[표 1-2] 온수 운동의 치료적 효과

근이완 촉진
통증 감수성 감소
근 경련 감소
관절 움직임의 용이성 증가
근력 강화 그리고 과 약증 상태에서 지구력 증가
중력을 약화(조기 보행)
말초 순환 증가(피부 상태)
호흡 근육 개선
신체 인지, 균형 그리고 근위 체간 안정성 개선
환자 의욕 고취 그리고 확신 (심리적)

근육이완 촉진(Promotion of Muscular Relaxation)

이완 반응은 환자가 얼마나 물 속에서 편안해하는지에 달려 있다. 치료적 풀의 따스함은 근긴장을 줄이고 관절 움직임을 제한하는 것을 방지한다. 따스한 물일수록 더욱 그러하다.

통증 감수성 감소(Reduces Pain Sensitivity)

온수는 환자가 통증 이완과 좀더 편안한 느낌을 가지도록 돕는다. 부력은 관절에 압력을 줄여줌으로써 중력에 반작용하고 체중을 경감한다. 물은 손상된 체절에 지지를 제공하여, 통증 증가없이 편안한 자세를 가지게 하고 통증 사이클을 깨뜨린다. 온수의 자극적인 효과는 탄탄해진 경련성 근육의 이완을 촉진하여 근 방호(muscle garding)를 줄인다. 온수는 신경계에 자극(Bombarding)을 가함으로써 통증을 분리한다. 감각 입력의 자극은 더욱 크고 빠른 섬유를 따라 전해지고 통증 섬유보다 더 큰 전도도를 가진다. 온수 침수 동안 감각 입력은 통증 입력과 경쟁한다. : 결과적으로 환자의 통증 인지는 관문 조절 또는 차단되게 된다. 이런 통증 감소는 아마도 수중 치료의 가장 중대한 이점이 아닐까 생각된다.

근 경련 감소(Decrease in Muscle Spasm)

95°F (35°C)보다 따듯한 물에 신체 분절 침수는 심부 온도 상승을 유발하기 시작한다. 따스함은 비정상적 근 긴장과 경련을 감소시킨다.

관절 움직임의 용이성 증가(Increase in Ease of Joint Movement)

물의 따스함과 물리적 성질은 관절가동 범위를 유지하고 증가하는데 중요한 역할을 한다. 부력은 통증 관절에 압력을 줄여주고 움직임을 돕는다. 물은 지지를 제공하고 부목이나 보호의 필요성을 감소시킨다. 움직임은 더욱 쉬워지고 통증이 줄어든 상태에서 수행된다. 온수는 경련을 줄이고 이완을 촉진하고 신장을 위한 결합조직의 준비를 돕는다. 길어진 조직은 손상의 위험을 줄이고 운동 후 근육 통증을 줄인다.

관절 가동을 증가하기 위한 운동은 천천히 가동범위의 끝에서 수행되어야 하고 30초 혹은 그 이상 유지한다.[8] 환자는 가능한 한 제한 지점 부근까지 수행하도록 고취시키고 그 다음 이완한다. 물의 표면으로의 움직임은 부력의 도움을 받는다 : 그 효과는 부력 기구를 사용하면 더욱 크다.

근력 증가 그리고 과약증에서 지구력 증가(Increase in Muscular Strength and Endorance in cases of Excessive Weakness)

물은 공기가 좀더 자유로운 관절 움직임을 허용하는 것에 비교해 더욱 큰 저항을 제공한다. 침수된 신체 분절은 모든 방향의 움직임을 따라 저항에 부딪히게 되어, 더욱 큰 에너지 소비를 요구하게 된다. 물에서 움직임은 능동 움직임에 따른 통증없이 부력의 원리를 사용해 더욱 안정되고 좀더 쉽게 전환된다. 기구는 약화된 근육에서 힘을 얻기 위해 항상 필요한 것은 아니다. 물에서 운동 수행은 매우 비용 면에서 효과적일 수 있다.

온수는 약화된, 실행하는 근육의 강직된 길항근의 이완을 촉진한다. 근력강화가 지상에서 가능하지 않다면 물 속에서 시작할 수 있다. 이것은 골격근의 위축을 방지한다. 자극적인 물의 효과는 환자로 하여금 움직임에 사용된 기전과 가동되는 신체 분절의 더 많은 인지가 이루어지도록 돕는다.

중력힘 약화(Reduction Gravitional Forces)

중력의 효과는 물 속에서 감소된다. 신체를 침수할수록 더욱 작은 압력이 신체에 작용한다. 손상 후 환자는 치유되고 있는 조직을 더 이상 손상되는 것에 대한 걱정 없이 지상에서 보다 쉽게 서기와 걷기 훈련을 시작할 수 있고 근력 강화 운동을 시작한다.[8, 12] 걷기는 쉽게 균형과 근긴장을 증가시킨다. 물 속에서 점진적인 중력 감소는 보행에서 체중지지 측면을 재훈련하는데 도움이 된다.

말초 순환 증가(Increase in Peripheral Circulation)

93°F(34°C)보다 높은 수온에서 순환이 증가한다. 침수동안 혈액의 재배치는 말초쪽으로 혈액 흐름이 증가하기 때문이다. 온수침수는 신체 심부로의 피부 온도 증가를 발생시킨다. 바꾸어 말하면 피부 혈관이완과 피부 외양을 개선한다. 운동은 근육에 혈액 공급을 증가시키고 정맥 환류를 증가하는데 도움이 된다. 조직액은 손상된 조직을 통해 자유로이 움직이고 축적된 대사물들을 제거하여 영양을 개선하고 치유과정을 촉진하는데 도움이 된다. 깊은 물에서 손상된 사지를 운동하는 것은 순환에 도움이 된다. 물이 깊어질수록 정수압이 침수된 신체 분절에 작용하기 때문이다. 이러한 이유로 순환이 증가한다.[11, 12]

호흡 근육 개선(Improvement of Respiratory Muscles)

가슴높이의 물 속에서, 호흡하는 동안 흉벽과 복부에 정수압 증가가 발생한다. 물은 흡기를 저항한다. 이것은 낮은 폐활량 환자(1500 ml 이하), 손상당하기 쉬운 노인, 심장 환자에게서 명백하다. 경련성 호흡근은 물이 제공하는 적절한 따스함으로 인해 이완된다. 수영, 유산소 운동 같은 호흡을 증가하는 수중 활동 또는 풍선 불기 같은 호흡 요소 훈련은 호흡기계 문제를 가진 환자에게 유용하다.[14]

신체 인지, 균형 그리고 근위 체간 안정성 개선(Improvement of Body Awareness, Balance and Trunk Stability)

온수는 움직여지는 분절의 인지를 자극하고 근재교육을 위한 이상적인 매개물이 된다. 물의 지지 요소는 느려진 동작으로 넘어질 때 약화된 균형 반응 소요 시간이 반응할 수 있도록 한다. 전정기 자극은 사지와 체간에 항중력근을 자극함으로써 평형 반응을 개선한다.[14] 운동 동안 안정화는 역시 레일, 평행봉, 수중 의자, 침수의자, 관 그리고 다른 기구들로 획득된다.

환자 의욕 고취 그리고 확신(Improvement of Patient Morale and Confidence)

지상에서 운동이 불가능한 환자와 통증환자에게, 물은 움직이고 이완할 수 있는 긍정적인 매개물이 된다. 움직임의 용이성은 환자가 지상에서 보다 더욱 많이 얻을 수 있게 하고 환자가 재활에 도움이 된다는 확신을 가지게 한다. 통증부 또는 손상부를 손상케 하거나 넘어지는 것에 대한 두려움을 감소시킨다. 그룹운동은 사회적 관계 형성을 촉진하고 회복의 다양한 단계에서 비슷한 손상을 가진 환자에게 지지와 동기를 제공한다.

수중치료의 많은 다른 이점들이 있으나, 정형외과적 재활에서 이런 종류의 치료가 효과적이고 즐길 수 있다는 것을 보여준다.

참고자료(REFERENCES)

1. Krejci V, Koch p. Muscle and Tendon injuries in Athletes. Chicago, Year Book Medical Publishers, 1976.
2. Kisner C, Colby L. Therapeutic Exercise: Foundations and Techniques. 2nd ed. Philadelphia, F.A. Davis, 1990.
3. Arnheim D. Modern Principles of Athletic Training. 6th ed. St. Louis, Time Mirror/mosby College Publishing, 1993.
4. Alter J. Stretch and Strengthen. Boston, Houghton Mifnin, 1986.
5. Jacobsen E. You Must Relax. New York, McGraw-Hill, 1970.
6. Kessler RM, Hertling D. Management of Common Musculoskeletal Disorders:Physical Therapy Principles and Methods. Philadelphia, Harper & Row, 1983.
7. Skinner AT, Thomson AM. Duffield's Exercise in Water. 3rd ed. East Sussex, Bailliere Tindall, 1983.
8. Thomson A, Skinner A, Pierce J. Tidy's Physiotherapy. 12th ed. Toronto, Butterworth-Heinemann, 1991.
9. Golland A. Basic hydrotherapy. Physiotherapy 67:258-260, 1981.
10. Jacotson E. Progressive Relaxation. 4th ed. Chicago, University of Chicago Press, 1962.
11. Hall J, Bisson D, O'Hare P. The physiology of immersion. Physiotherapy 76:517-521, 1990.
12. Dulcy F. Benefits of aquatic therapy, Part I. Anterican Execine Association, AKWA Newsletter, November 1988.
13. Haralson KM. Therapeutic pool programs. Clin Manage 5:510-513, 1988.
14. Charness A. Physiological and Psychological Values of Pool Therapy. Aquatics for the Physicially Disabled, February 1983.

2 효과적인 수중운동치료 프로그램 계획
(DESIGNING AN EFFECTIVE AQUATIC EXERCISE THERAPY PROGRAM)

프로그램의 기초 설정 ▶ ▶ ▶
(ESTABLISHING THE FOUNDATIONS OF THE PROGRAM)

치료적인 목적(Therapeutic Purpose)

수중치료 설비를 계획하기 전에, 다양한 환자들이 사용하게 될 방식을 확인하는 것이 중요하다. 통증을 가진, 움직이면서 통증이 있는, 관절 움직임 제한, 약증, 부종 그리고 불충분한 협응 또는 균형을 가진 환자가 수중치료 프로그램으로 여러 가지 이점을 누리게 된다.[1]

프로그램은 이러한 문제들에 한 가지 혹은 전반적인 것에 중점을 두게 된다. 프로그램은 스포츠 재활과 작업강화 프로그램 같은 특히 객관적인 생각을 발달시킬 수도 있다. 개별 단위 기간은 이완, 유산소 운동 혹은 여러 가지 객관적 기준에 중점을 둔다. 프로그램이 무엇에 중점을 두든지 간에, 설비 계획은 종사자와 환자의 필요에 부합해야 한다.

수중치료 설비(The Aquatic Facility)

건설 전문가에게 의뢰하기 전에, 계획된 치료목적을 이행하기 위해 필요하게 될 모든 조건을 결정하는 것이 중요하다. 장소, 방향 혹은 풀의 위치에 관계된 고려점 혹은 제한점 역시 이야기되어야 한다. 아래의 여러 요소를 고려해야 한다.

수심(Water Depth)

수심은 치료할 상태 또는 프로그램 종류를 수용할 수 있어야 한다. 예를 들어, 배드라가즈(Bad Ragaz)기법을 사용하는 치료사는 흉곽보다 높지 않은 일정 깊이를 유지할 필요가 있다. 만약 성인만 풀에서 치료한다면 낮은 수심은 필요치 않다. 반면에 스포츠 재활, 유산소 상태에 초점을 둔 프로그램은 다양한 깊이의 수중운동이 사용된다. 이러한 운동은 더욱 깊고 차가운 물을 필요로 한다.

수심의 다양함은 경사진 풀 바닥, 계단, 움직이는 바닥 등의 사용으로 얻어질 수 있다. 움직이는 풀 바닥은 수압 리프팅 시스템으로 구동한다. 물은 바닥이 위 아래로 움직임을 허용하는 윤활유로서 작용한다. 그러한 바닥은 각 치료기간 중 어떤 깊이로도 조정될 수 있다. 일괄적으로 적용된 풀 바닥은 다양한 수심에서 치료 받아야 하는 사람들이 있다면 문제의 소지가 있다. 움직이는 바닥은 비용이 많이 들고 드물게 설치되어 있다. 계단형 풀 바닥은 경사진 풀 바닥과 마찬가지로 용도가 넓다. 경사면의 기울기는 높이는 1:6의 비율로 설정해야 한다.[1]

수온(Water Temperature)

치료 풀의 수온은 92~98°F (33~37°C)이다. 이 온도는 유산소 상태에는 적합지 않다. 수영장의 온도는 보통 80~85°F (27~30°C)이다. 만약 유산소 상태가 프로그램의 중점사항이라면 분리된, 더욱 따스한 풀이 신장, 근력강화 그리고 이완을 위해 필요하다. 풀을 사용하는 환자의 수와 요구는 온·냉 풀을 추가하는 비용의 근거가 되도록 도움을 줄 것이다.

설계(Design)

풀 환경(Pool Surroundings)

풀 영역은 설비 내에서 조절된 환경이다. 바깥에서 풀로 직접적인 접근은 권하지 않는다. 왜냐하면 열 손실과 외풍 방지가 중요하기 때문이다.

풀장과 주변 복도는 휠체어와 들것(stretcher)들의 이동에 충분한 폭을 가져야 한다. 접근 복도 벽에 박아서 고정한 난간은 균형이나 협응환자에게 그리고 크럿치와 워커사용 환자에게 도움을 준다. 문은 쉽게 열 수 있고 크럿치 사용 환자, 휠체어 또는 들것을 사용하는 환자가 안전하게 풀 안으로 들어설 수 있게 되어야 한다.[1-3]

외부 출입문은 풀 장에 직원이 없는 상태에선 잠금 장치가 되어야 하며 문은 잠겨지고 안전해야 한다. 만약 이동성 바닥이 있다면, 모든 통행로 위로 두어야 하며 전원 키는 풀이 사용되지 않을 때는 전원 박스로부터 제거되어야 한다.

응접실과 대기실은 휠체어를 안전히 다룰 정도로 충분한 공간이 있어야 하며 출입로를 막지 않도록 한쪽에 주차할 수 있도록 공간이 있어야 한다.[3] 음료수와 다른 다과는 환자에게 이용 가능해야 하며 전화기도 사용 가능해야 한다.[4]

환자 탈의실은 한, 두 개의 휠체어를 다룰 수 있을 정도로 충분히 공간이 있어야 한다. 벤치, 의자, 거울, 세면대 그리고 헤어드라이어를 위한 콘센트도 제공되어야 한다. 직원들을 위한 적절한 탈의실과 사무실 역시 필요하다.

주변의 바닥면은 미끄럼방지가 완벽해야하며 배수구 측으로 약간 경사져야 한다. 경사의 기울기는 높이 1당 길이 24의 비율이다.[1] 적절한 배수구가 샤워기 근처에 위치해야 하며 물이 어느 장소에서든지 고이면 안된다.

편안한 대기 온도는 68～78°F (20～25°C)이다.[3,5] 풀에서와 주변 영역에서 적용가능한 대기 온도 유지는 환자와 직원에게 편안함을 위해 중요하다. 풀 영역에서, 78°F (25°C)와 상대습도 55%가 가장 편안하다.[1] 풀로부터 물이 항상 증발하기 때문에 효과적인 환기 시스템이 필요하며, 시간당 10～12회의 완전한 환기가 이뤄져야 한다.

모든 치료적 풀은 경보 장치와 전화가 필요하다. 경보는 풀 영역에 독특한 소리를 가져야 하며 건물의 다른 영역 직원에게도 들릴 정도로 큰 소리여야 한다. 다른 소리를 가진 경보는 직원들이 바로 어디에서 문제가 발생 했는지 알 수 있게 한다. 반응시간은 10초를 넘지 않아야 한다. 각 직원은 단독 혹은 두 사람에 의한 심폐 소생술에 대해 주기적으로 훈련하고 점검받아야 한다. 응급 상황 절차는 모든 직원들에게 정규 기초 소양으로 교육되고 복습되어야 한다.

효과적인 경보 시스템은 풀 위로 달려진 경보 선 혹은 손이 닿을 거리에 있는 경보 버

튼, 혹은 두 종류 모두 구비되어야 한다. 치료사는 작은, 원격의 경보 시스템 작동기를 목걸이로 차고 있어야 한다. 이런 시스템은 치료사가 환자와 함께 있어야 되고 경보 시스템을 작동시켜야 하는 상황에서 매우 유용하다.

기구실은 풀 가까이 있어야 한다. 그곳은 풀 화학품, 청결 도구 및 물건 그리고 부가적인 장비들을 보관하기 위한 안전한 공간을 제공해야 한다. 기계실은 보통 풀장과 떨어져 있으나 근접해야 한다. 기계실은 열 재순환 시 열손실과 비용 감소 측면에서 적은 관이 필요하므로 풀에 가능한 가까이 위치해야 한다.[1, 2]

타월과 수영복은 수중치료의 필수 요소이다. 그러므로 모든 풀장은 수집기, 세탁 그리고 얼룩진 내의류와 수영복을 모아둘 장소를 필요로 한다.

풀(The Pool)

치료 풀은 많은 형태와 크기가 있다. 가장 일반적인 형태는 직사각형 또는 사각형이다. 풀은 어떤 크기이던 간에 재활 기법과 보행 재교육 프로그램을 위해 충분한 깊이와 넓이를 가져야 한다.

풀 바닥면은 미끄럼방지 장치가 되어 있어야 한다. 색깔은 밝고 출입구, 비상구 그리고 수심의 변화를 표시하는 대비색을 가져야 한다.[1-3]

풀 출입(Entering and Exiting the Pool)

직원과 환자 모두 풀 입수 전에 비누로 샤워를 해야 한다. 샤워는 높은 위생 수준을 보장해 주고 입수 후 샤워는 피부로부터 풀의 화학약품을 제거해 준다.

풀 출입에는 여러 방법이 있다. 풀의 설계에 따라, 한번에 치료받는 환자의 수에 따라, 풀에서 치료받는 장애 정도에 따라 방법을 선택한다.[3] 보행 환자는 램프나 계단 심지어 사다리까지도 아무 문제가 되지 않으며 가능한 그런 구조들은 난간과 밝고 미끄럼방지 표시로 안전하게 보호되어야 한다. 비보행 환자는 특별히 물 속에서 사용하도록 고안된 의자차, 회전의자 또는 승강기를 사용할 수 있다. 모든 환자는 보행 상태에 관계없이 평면 바닥 출입구(level deck entry), 이동성 바닥 같은 것을 이용할 수 있다.

수압 승강 시스템, 승강기, 휠체어 그리고 다른 어떤 풀 기구라도 검사하고, 체크하고 주기적으로 보수해야 한다. 일상의 유지보수 점검 동안 발견된 고장난 기구, 닳은 선 그리고 어떤 기계 결함은 즉각 보수, 대체되어 환자와 직원 모두 안전을 보장해야 한다.

수압은 대기압보다 크다. 수심이 증가 할수록 물의 정수압과 침수 신체 분절에 대한 효과는 커진다. 호흡은 물이 흡기동안 흉벽을 저항하기 때문에 영향받는다. 이러한 효과는 저폐활량 (1500 ml) 환자,[6] 심장환자 그리고 손상당하기 쉬운 또는 노인 환자에게 주목해야 하

고 이러한 환자는 천천히 입수해야 한다.[3]

물의 청정(Water Purity)

보건 검열관과 당국은 물의 청정에 대한 높은 기준을 유지하기 위해 높은 입욕자 수용능력(high bather load)를 가진 공중 수치료 설비를 요구한다. 효과적이고 보편적으로 사용하는 화학품은 염소(chlorine)이다. 다른 품목은 피부를 부드럽게 해주는 브롬(bromine) 그리고 보완 시스템에 필요한 오존(ozone)이다.

염소는 물에 자동화방법으로 액체 염소 주입기를 사용 혹은 수동으로 입자형 가루 혹은 염소 팩(원형 덩어리)을 사용한다. 염소 농도는 1.5~3.0 ppm을 유지해야 하며, 자유 염소 농도는 0.5~1.5 ppm이다. 염소 농도는 적어도 하루 두 번 검사하고 보통 하루의 처음 치료 시간과 늦은 오후 각 1회 검사한다. 이것은 모든 입욕자들을 수인성 박테리아와 질병으로부터 보호한다. 매 4시간마다 완전한 물 회전이 중요하다. 그렇게 함으로써 어떤 화합물의 순환이 하루 동안 풀에 유도되어 수질 검사가 풀에서 능동 화합물 농도의 적절한 상황을 제공하도록 해준다.

적정 화합물 농도의 유지는 매우 중요하다. 예를 들어, 염소는 물의 알카리에 영향을 준다. 적절한 pH는 7.5~8.0이다 : 7.3 아래의 pH 수준은 너무 산성이고 피부 과민과 눈을 화끈거리게 한다. 만약 pH 수준이 기준의 최소 한계로 유지된다면 치료사와 환자 모두 사용하는 수영복이 좀 빨리 파손되는 것을 발견할 것이다. 만약 pH가 너무나 산성이라면 소다제를 첨가해야 하고 너무나 알카리라면 염화수소 산화물을 물에 첨가해야 한다.

물의 경도, 구리(필요하다면), 세균학 검사 같은 다른 수질 검사는 주기적으로 해야 하고 모든 검사는 기록 보관되어야 한다.

시간표 작성(Scheduling)

풀을 사용할 수 있는 인원수를 결정해서 적절한 직원과 반을 계산하는 것이 중요하다. 치료사는 휴식없이 두 시간 이상 물에서 근무하지 말아야 한다.[7] 만약 가동 시간이 너무 길다면, 주기적인 휴식이 근무 피로증에 필요하다.

가동 시간을 결정한 후에 수업 시간표를 설정한다. 관절염과 같은 어떤 상태에서 아침 뻣뻣함이 유발된다. 그러므로 관절염반은 관절이 더욱 유연해지는 오후에 편성한다. 운동을 위해 약물투여 중인 환자(항통증약물 혹은 비스테로이드성 항염증 약물)는 만약 풀 치료 전후로 어떤 다른 훈련에 참가해야 할 필요가 있다면 시간표 설정에 특히 고려해야 할 필요가 있다.

기관은 각 환자 기록을 보관해야 한다. 기록은 환자에 의한 동의서를 포함하고 환자의 의사로부터 서명된 의뢰지와 의료기록, 평가 양식, 프로그램 목표 그리고 의뢰 받은 환자 상태에 따른 수중운동 치료 규약을 포함해야 한다. 의뢰없이는 어떤 치료도 이루어지지 않는다.

프로그램 카드는 이름, 주소 그리고 환자의 전화 번호 그리고 환자의 의사 이름, 연락처를 기록해야 한다. 프로그램 카드의 다른 정보는 풀치료의 금기증, 약물, 시작 날짜, 환자가 참여하고 있는 각 운동 시간의 일시, 환자가 사용하고 있는 수중운동치료 규약의 기간과 명칭, 신체검사 결과 그리고 프로그램 목적을 포함해야 한다. 치료사는 환자의 수행과 관련된 사항, 의욕 수준, 통증 양상 변화, 운동 중 통증 정도, 반복 횟수의 증가 및 감소 등등에 대해 매일, 정량적인 정보를 기록해야 한다. 부가적인 첨언 뿐 아니라 진전 기록들을 위한 충분한 공간이 있어야 한다.

수중치료반 또는 시간은 다양한 형태가 있다. 치료반은 어깨, 허리 손상 같은 일반 손상 환자와 전슬관절 대체술 같은 특별한 상태의 환자만으로 구성하기도 하고, 또는 혼합해서 구성하기도 한다. 시간은 일대일로 할 수도 있고, 환자가 인증된 규약을 가지고 단독으로 시행할 수도 있다. 풀 프로그램은 많은 치료반 형태의 혼합형태를 가질 수 있다(그림 2-1).

[그림 2-1] 수치료 재활 학급 시간표의 예

일시	풀치료 반					
반이름	반별 시간	환자 이름	기록 단위	환자 이름	기록 단위	반별 환자수
상지	8:15~9:45	박○○	6/11	황○○	6/11	4
		홍○○	6/11	권○○	6/11	
만성요통	9:45~10:30					3
하지	11:00~11:45					2
관절염	2:00~2:30	박○○	6/11	허○○	6/11	2
총 참가자						11

수중치료의 금기증 선별검사 (Screening for Contraindications to Pool Therapy)

모든 환자는 풀치료 금기증인지에 대해 선별해야 한다. 각 기관은 상대적인 혹은 절대적인 예방책을 정립해야 한다. 변수는 프로그램과 치료받는 환자에 따라 달라진다. 풀 치료에 대한 금기증은 아래와 같다.

1. 장티푸스, 콜레라, 이질 같은 수인성 질병
2. 100°F(38°C) 이상 열
3. 심부전
4. 신장 질환(체액 손실에 적응할 능력이 없는)
5. 소화기계 질환
6. 감염 질환
7. 개방 상처
8. 전염성 피부 발진
9. 관통성 중이염
10. 대 소변 실금
11. 내부 보호 없는 월경
12. 간질
13. 비정상적 혈압(저, 고혈압)
14. 현재, 최근의 방사선 치료(최근 3개월)
15. 낮은 폐활량(900 ~ 1500 ml)

저, 고혈압 환자는 짧은 시간동안 치료받아야 한다. 운동간 자주 휴식을 주어야 하며 현기증, 어지럼증은 치료사에게 보고하도록 고취시켜야 한다. 족부 백선(육상 선수의 발)과 같은 피부 감염환자는 풀치료 전에 치료받아야 한다. 에이즈 환자에 대한 예방책이 있어야 하며 이런 환자는 개방 상처 혹은 창상 시 풀에서 치료해서는 안 된다.

청각 보조기구를 착용한 환자는 적응증이긴 하나 특히 침수를 금지하고 어디에서는 기구를 적시지 않도록 한다. 심각한 정신 지체 환자는 물에서나 지상에서나 특별한 감독과 보조가 필요하다.

수중 재활 계획 ▶ ▶ ▶
(THE AQUATIC REHABILITATION PLAN)

효과적인 재활 프로그램은 현존하는 기능이상의 정도를 평가하기위한 충분한 정보를 모으는데서 출발한다. 이러한 정보를 수집한 후에, 치료사는 수중운동치료가 기능을 재회복하는데 이익이 되는 수단인지 결정해야 한다. 만약 수중치료가 적응증이라면, 치료사는 치료의 객관성과 목표들을 세부화 한다.[8, 9] 치료사는 어떻게 이런 목표들이 실현되어야하는지에 대한 명백한 계획을 발전시켜야 한다.[10] 각 목표는 측정할 수 있는 객관성 혹은 결과를[8] 가져야 하고 주기적인 기준을 두고 재평가해야 한다.

기능이상 평가(Assessing Dysfuntion)

치료사는 환자의 기능이상 정도를 적절히 평가할 충분한 정보를 모아야 하고 환자에게 수중운동 치료가 이익이 되는지 결정할 필요가 있다. 이것은 물리적 평가와 상대적으로 주관적 정보를 모으는 것을 포함해야 한다.

신체 평가(Physical Evaluation)

환자의 신체적 평가는 프로그램 목표와 객관성의 평가에 필요한 측정 가능한 정보를 제공해 준다. 수치료는 다음과 같은 정보를 얻어야 한다.

1. 자세 비정상
2. 보행 상태 혹은 보행 이상
3. 일상 생활 동작 혹은 기능적 능력
4. 관절가동범위(수동과 능동)
5. 근력 저항 검사
6. 외관 (부종, 위축)
7. 통증 정도(1 ~ 10척도)

주관적 정보(Subjective Information)

주관적인 평가는 프로그램에 영향을 주는 세부 사항을 제공해 준다. 치료사는 아래의 사항을 기록해야 한다.

1. 환자 정보(프로그램 카드)
2. 전반적 건강력
3. 과거력과 통증의 발현, 손상일시와 같은 연관된 과거력
4. 24시간 내의 행동, 증상
5. 수술 후 상태
6. 물 적응 평가 혹은 공수병 경향

수중치료 계획(The Aquatic treatment Plan)

수중치료 계획은 환자 평가, 주관적 평가, 환자의 심리적 상태 그리고 환자의 일 혹은 직업에 복귀 계획 등으로부터 끌어낸 프로그램 목표를 기초로 한다. 치료 계획은 치료접근이 재활 프로그램 목표와 부합하는지 결정하는데 필요하다. 각 목표는 측정가능한 객관적 결과, 재현할 수 있는 검사, 그리고 예상되는 치료 기간을 포함해야 한다. 치료사는 치료 중 발생하는 변화를 기록할 수 있어야 한다(표 2－1).

[표 2-1] 환자 회복을 평가하기 위해 사용되는 검사와 척도

관절가동범위－고니오메터 측정
근육 검사-근력 등급
외양-둘레 측정
통증 크기와 통증 도형
기능적 능력과 일상생활 동작기술-특정 과제 수행 능력(예 : 빗질, 라켓 휘두르기, 걷기)

프로그램은 장단기 목표를 포함하여야 한다. 장기계획은 보통 특정 기간의 끝에서 혹은 프로그램의 결과로 기대되어지는, 최종적인, 측정할 수 있는 결과이다. 단기목표는 장기 목표를 성취할 수 있는데 필요한 모든 구성 요소가 포함된다. 이러한 것은 각 운동 기간, 치료 기법의 숙련 혹은 환자의 재활에 필요한 부가적인 치료 기법들이다.

치료사는 계획의 다른 세부 사항을 결정해야 한다.

1. 치료 빈도(보통 주당 2～5회)
2. 단계 혹은 참여 수준에 근거한 프로그램의 강도
3. 환자가 수중운동을 시작해야 할 때. 이것은 손상 혹은 상태에 달려있고 어떠한 개방상처 혹은 움직임 제한이 있는지에 달려 있다.
4. 수중운동 치료 단위의 기간

수중치료 계획 이행(Implementing the Aquatic Treatment Plan)

수치료 계획이 설정된 후에, 치료사는 프로그램의 목표에 부합하는 치료 계획에 사용되어질 특수한 기법 혹은 특수한 운동 단계를 결정해야 한다. 수술 전 환자는 고단위로 프로그램을 도입한다. 의사는 종종 수술을 연기하고 환자는 근긴장을 개선하고 관절가동범위를 개선하기 위해 풀에서 운동해야 한다. 수술 전 풀에서 운동은 수술 후 결과를 향상하고 환

자가 수술 후에도 계속적으로 운동하도록 유도할 수 있다.

환자의 물속 상태에 개의치 않고, 점진적인 수중운동 단계는 관절이나 신체 분절의 완전한 기능을 최대화하기 위해 고안되어져야 한다. 여기에는 수술 후 혹은 급성기 : 초기 운동기 ; 중간 운동기 : 진전된 운동기 : 지상으로의 통합기의 다섯 가지가 있다.

1단계 - 수술 후 혹은 급성기(The Postsurgical or Acute Phase)

이 단계에서는, 통증, 염증, 부종, 움직임과 기능의 소실이 많다. 환자는 봉합이 치유되자마자 빨리 운동을 시작한다. 되도록이면 손상 후 혹은 수술 후 처음 24시간 안에 시작한다. 개방창은 필요하다면 방수 붕대로 덮어준다. 온수에서 운동은 통증을 줄이고 치유로 촉진하고 악화되는 이상증상을 방지한다. 중요한 운동사항은 다음과 같다.

1. 만약 금기증이 아니라면 부더런 관절 가동운동과 관절의 근력 강화 운동이 즉각적으로 인접부 혹은 원위 그리고 근위부에 실시되면 치유를 촉진할 것이다.
2. 치유되는 조직의 가벼운 신장
3. 통증 범위 안에서 시행되고 수중에서만 저항을 사용하는 치유조직의 가벼운 관절 운동
4. 견인, 얼음, 초음파 같은 다른 치료적 기구의 사용은 통증을 줄이고 운동을 더욱 쉽게 해준다.

2단계 - 초기 운동기(The Early Exercise Phase)

이 단계에서, 발현한 증상 정도가 전반적으로 감소한다. 증상은 약한 상태에서 중간의 간헐적 통증, 중간 정도의 염증과 부종 그리고 치유되는 구조에서 움직임과 기능의 중간 정도의 소실이 여전히 관찰된다. 중요한 운동사항은 다음과 같다.

1. 특수한 신장 운동
2. 수중에서만 저항을 사용하는, 가동범위를 극대화하기 위한 지지, 보조하는 운동기구 사용
3. 통증의 유의한 증가 없이 근육 수축
4. 치유 조직 주변의 근력 유지 회복

3단계 - 중간 운동기(The Intermediate Exercise Phase)

이 시기에는, 약한, 간헐적 통증이 있고 다른 모든 증상이 약화된다. 환자는 근력 증가를

위해 저항 운동기구를 사용하기 시작하고 통증 없는 근육 수축을 수행하기 시작한다. 신경근 협응이 거의 정상이고 주변 조직은 약 50% 정도의 힘과 가동범위를 회복한다. 중요한 운동사항은 다음과 같다.

1. 신장 운동
2. 중간정도의 점진적인 저항 운동이 교반, 속도, 표면 같은 수치료 원리를 사용하여 실시
3. 완전 가동범위 운동

4단계 - 진전된 운동기(The Advanced Exercise phase)

이 시기의 목표는 근력, 지구력을 최대화하고 정상의 90% 정도의 가동범위 확보에 둔다. 어떤 환자는 이 시기를 지나도 진전이 없을 수도 있다. 중요한 운동사항은 다음과 같다.

1. 유연성 그리고 관절 가동 운동
2. 최대의 저항 운동
3. 근육 지구력(최대의 반복)
4. 신경근 협응

5단계 - 지상으로의 통합기(The Phase of Integration Onto Land)

이 시기는 수중 그리고 지상 프로그램 모두를 환자가 수행할 수 있다. 수중 프로그램은 유산소 운동을 포함해야 한다. 치료사는 유지, 사회 공동체, 가정 위주의 수치료 프로그램을 염두에 둔 퇴원 계획을 짜기 시작한다.

유지 프로그램은 환자가 성취한 기능 수준, 현재의 생활 질 그리고 독립 수준을 향상 또는 유지하도록 도움을 주고 공공시설 수용을 피하고 일상생활 동작 기술을 향상하도록 도움을 준다.

지상 프로그램은 전신적인 면 뿐 아니라 손상부의 지구력 및 근력 회복에 초점을 둔다. 운동선수는 속도, 힘 그리고 민첩성 요소에 중점을 둘 필요가 있다. 강도 높은 반복 훈련은 수중에서 그리고 지상으로 진행하여 수행되어 질 수 있다.

일반적으로, 환자는 통증의 유의한 증가와 후유증 없이 3회 주어진 운동을 수행할 수 있을 때 다음 단계 프로그램으로 진행할 수 있다. 하지만 어떤 상태에서는, 환자는 침범된 구조가 다음 단계로 충분히 진행할 수 있을 정도로 안정될 특정 기간까지 주어진 단계에서 머물러야 한다.

수중치료 프로그램 평가(Evaluating the Aquatic Program)

치료사는 전체 프로그램을 통해 긍정적인 또는 부정적인 결과 모두를 기록해야 한다. 적절한 보고는 객관적으로 세워진 목표에 따른 프로그램 수행의 평가에 도움을 준다.

환자의 수행은 자주 재 측정할 수 있는 검사와 측정법으로 평가해야 하고 퇴원 및 입원 상태를 비교하도록 한다(표 2-1 참조). 치료사는 목표를 확인해야 하고 목표와 관계된 특정 검사와 측정법을 연관시켜야 한다. 이미 성취된 목표가 나빠질 수도 있고 현재 환자의 상태 또는 삶의 스타일의 변화에 결과로 강조되어질 필요가 있는 어떤 새로운 목표가 더해질 수도 있다.

재활팀(The Rehabilitation Team)

성공적인 환자의 재활은 종종 여러 분야 전문가가 참여하는 팀 조직이 필요하다. 각 팀 구성원은 환자가 가진 치료의 특이한 점 혹은 진행하는 경향에 비추어 구성한다. 재활팀의 구성원은 자주 협의해야 하며 장, 단기 목표를 포함한 프로그램의 중요한 목적들을 인지해야 한다(그림 2-2).

각각의 구성원이 다른 구성원이 무엇을 하고 있는지 알기위한 일반 규약 구성을 가짐으로써 간단히 운영할 수 있는 많은 프로그램이 있다(그림 2-3). 치료 기법은 중복되기도 하지만 이것은 환자의 치료 연속성에 기여한다.

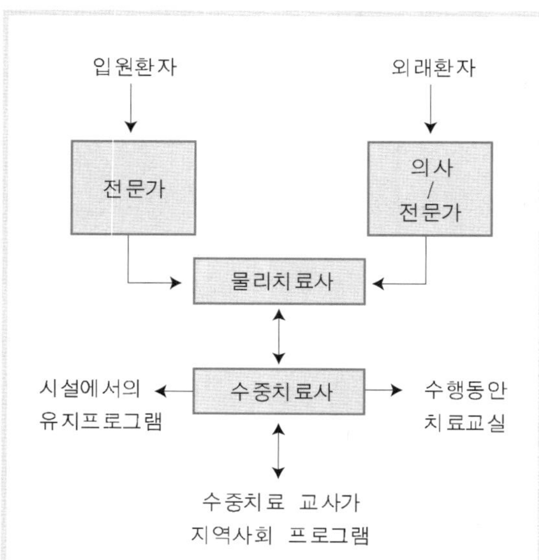

[그림 2-2] 수중운동치료 프로그램을 수행하기 위한 전문가들 사이의 의사전달 선

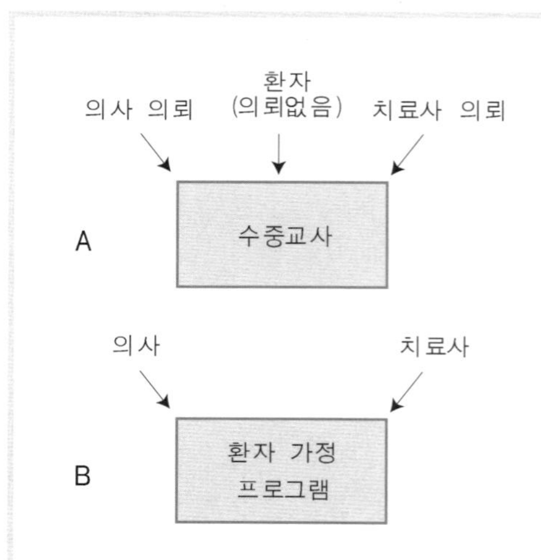

[그림 2-3] 프로토콜 설정의 일반적인 승인으로 (A)는 수중운동치료사가 재활프로그램을 수행 하는 것이고, (B)는 환자가 치료사나 의사의 지시에 따르는 것이다.

재활팀은 외과의사 혹은 재활의사, 물리치료사 혹은 작업치료사 혹은 다른 치료사, 운동역학자 혹은 운동생리학자, 그리고 수중치료사를 포함해야 한다.

재활의사 혹은 외과의사는 진단과 수술 절차를 시행하는데 책임이 있다. 오직 면허받은 의사가 의학적인 진단을 내린다. 의사는 치료의 금기사항이나 권고사항의 윤곽을 잡는 정보를 제공할 수 있다.

환자를 평가하고 치료의 세부사항을 결정하는 것은 치료사의 소임이다. 환자의 치료나 프로그램 이행에 관여하는 모든 전문가는 환자의 건강상태나 의학적 과거력을 숙지하고 있어야 한다. 환자에게 연관된 상태에 대해서만 치료하는 것이 중요하다. 환자 기록과 적절한 모든 사고나 발생한 일에 대해 적절한 기록이 적용 가능한 규정에 따라 보존되어야 한다.

많은 시설에서, 치료사는 운동역학자 혹은 운동 생리학자와 수중치료 프로그램 이행과 발전을 위해 다른 전문가와 함께 일하게 된다. 이러한 팀 구성원은 의뢰 의사 혹은 치료사의 명시된 처방을 따르는 것이 중요하고 사용이 증명된 그리고 법률이 사용하도록 한 치료적 방법을 사용하는 것이 중요하다. 팀 구성원은 의뢰 의사에게 환자의 수중 기술 평가 그리고 사회 공동체 프로그램 혹은 유지에 대한 환자의 준비상황을 보고서로 제공할 책임이 있다.

환자가 사회공동체로 복귀한 후, 재활팀은 치료사나 수중치료 전문가로부터 받은 규약 혹은 지침에 근거한 수중치료 프로그램 이행을 계속하기 위해 수중치료사를 필요로 한다. 수중치료사는 의뢰의사에게 진전 혹은 피드백을 보고해야 한다. 이때 역시, 치료는 오직 환자가 의뢰된 상황에 대해서만 제공되어야만 한다. 프로그램의 효용성에 대한 최종적인 피드백을 제공하는 것은 환자이다.

참고자료(REFERENCES)

1. Francis IN. Design of therapeutic pools. Physiotherapy 75:141-1742, 1989.
2. Greenlees KR. Hydrotherapy Pool design. Physiotherapy 51:315-319, 1965.
3. Golland A. Basic hydrotherapy. Physiotherapy 67:258-260, 1981.
4. Edlich RF. Design of hydrotherapy exercise pools. Burn Rehabil Forum 9:505-509, 1988.
5. Jamison L, Ogden D. Aquatic Therapy Using PNF Patterns. Tucson, Therapy Skill Builders, 1994.
6. Skinner AT, Thomson AM. Duffield's Exercise in Water. 3rd ed. East Sussex, Bailliere Tindall, 1983.
7. Thomson A, Skinner A, Pierce J. Tidy's Physiotherapy. 12th ed. Toronto, Butterworth-Heinemann, 1991.
8. Breckenridge K. Medical rehabilitation program evaluation. Arch Phys Med Rehabil 59:419-423, 1978.
9. Arnheim D. Modern Principles of Athletic Training. 6th ed. St. Louis, Time Mirror/Mosby College Publishing, 1985.
10. Kisner C, Colby L. Therapeutic Exercis:Foundations and Techniques. 2nd ed. Philadelphia, F.A. Davis, 1990.

3 물의 원리와 특성
(THE PRINCIPLE AND PROPERTIES OF WATER)

물과 운동(WATER AND EXERCISE)

비록 공기와 물은 유체이지만 서로 다른 성분을 함유하고 있으며, 재활학적 환경(rehabilitative environment)상에서 고유한 역할을 가지고 있다. 물은 유체 매개물이며 32℉(0℃)이하에서는 고체로 존재하며 32℉와 212℉(0~100℃) 사이에서는 액체로 212℉(100℃) 이상에서는 기체이다. 분자구성이 변함에 따라 유체의 특성 또한 변하게 된다.

물의 원리와 특성을 이해함으로써, 운동 매개물로서의 많은 이득을 얻을 수 있다. 모든 수중운동치료(aquatic exercise therapy, AET) 과정에 있어서 두 가지 중요한 요소가 다루어져야 한다. 몸이 물에 담겨 있을 때의 생리학적 반응과, 물의 물리학적 특성이다. 첫 번째 특성은 첫 번째 장에서 다루었고 이 장에서는 운동에 있어 매개물로 물을 사용할 때 고려되어야 할 여러 기본적인 물리학적 원리를 다룰 것이다.

운동 프로그램을 설계하는 사람은 이러한 원리에 대해 철저한 이해를 해야 하는데 각 원리들이 운동하는데 있어 드라마틱하게 영향을 주기 때문이다. 예를 들면 우리는 땅에서 다리를 들 때 공기의 저항을 고려하지는 않는다. 모든 저항은 다리에 가해진 중력의 효과(다리의 무게)로서 제공되었다고 가정한다. 그러나 물 속에서 운동할 때에는 중력의 효과는 부력과 반대로 작용하게 된다. 그러하므로 움직임에 있어 저항의 대부분은 실제 유체 저항이지 다리 자체의 무게가 아니다. 물의 물리적 특성을 이해함으로써 운동 프로그램 설계자는 논리적으로 안전하고 효과적인 운동계획을 세울 수 있다.

상대적 밀도 - 중력 비(比) ▶ ▶ ▶
(RELATIVE DENSITY(SPECIFIC GRAVITY)]

물체의 상대적인 밀도는 물체가 뜰 수 있을지 없을지를 결정하는 특성이다. 상대적 밀도와 중력 비(比)는 동의어다. 물체의 상대적 밀도는 물체의 무게 : 물체와 같은 부피의 물 무게이다. 만약 상대적 밀도 값이 1보다 증가한다면 물체는 가라앉을 것이고; 만약 1보다 작아진다면 물체는 뜰 것이다.[1] 만약 값이 정확히 1이라면 물체는 물 표면 아래에 물체가 떠 있을 것이다.[2] 중력 비란 물체 부피의 일부분으로 물 아래 떠있는 부분을 가리킨다.[3] 예를 들면 사람의 중력 비는 0.96으로 몸의 4%만이 물 표면 위에, 96%는 물 아래 떠있는 것이다.

몸의 상대적인 밀도는 그것의 성분에 의존한다. 지방과 뼈 그리고 얇은 근육의 중력 비는 각각 0.8, 1.5에서 2.0, 그리고 1.0이다.[4] 결과적으로 날씬한 사람들은 가라앉으려는 경향이 있으며 뚱뚱한 사람은 뜨려고 한다. 날씬한 사람의 중력 비는 1.10을 넘을 수 있으며 뚱뚱한 사람은 0.93 이하로 내려 갈수도 있다[2]. 일반적으로 여자가 남자보다는 지방 비율이 높으므로 좀더 뜨려는 성향이 있게 된다. 나이가 들어감에 따라 지방이 증가되고 근육 크기는 줄어드는 경향이 있으므로 역시 나이 많은 사람이 좀더 뜨려는 경향이 강하다.[2,4]

각각 사지의 상대적 밀도 또한 다양하다. 사지는 보통 1.0의 중력 비를 가지고 있지만, 근조직의 지방 비율에 따라 달라진다. 또한 왼쪽 오른쪽이 서로 틀릴 수도 있다. 예를 들어, 사지의 선천적 또는 외상성 상실을 가지고 있는 사람은 몸 양쪽의 상대적 밀도가 틀려질 수 있다. 상대적으로 높은 중력 비를 가지고 있는 쪽은 가라앉고 낮은 쪽은 뜨려고 함으로 물 속에서 불균형을 가져 올 수 있다. 부양기구(flotation devices)는 부력 중심의 위치를 변화시키는데 도움을 줄 수 있으며 물 속에서도 직립상태로 유지하게도 할 수 있다. 마비가 있거나 약화된 사지는 근육부피의 소실이 있으므로 마비가 안된 사지보다는 중력 비가 낮게 된다.[5]

부력(BUOYANCY)

부력과 상대적 밀도는 매우 밀접한 연관성이 있다. 아르키메데스(Archimedes)의 원리에 따르면 몸이 안정된 상태에서 완전히 또는 부분적으로 유체에 담겨져 있을 때, 몸을 대신한 물의 중량만큼 떠오르게 하려는 힘이 발생한다는 것을 경험하게 된다.[1, 2, 5] 그리하여 1보다 낮은 상대적 밀도를 가진 물체는 떠오르게 되는데 이유는 물체의 무게가 물의 무게보다 낮기 때문이다.[4, 6]

앞에서 언급했듯이 중력 비는 중력 비란 물체 부피의 일부분으로 물 아래 떠있는 부분을 가리킨다. 만약 물에 떠있는 사람의 중력 비가 0.96%라면 담겨져 있는 96%의 몸을 충분한 물이 대신함으로써, 떠오르게 하는 부력힘(Buoyancy force)이 가라앉게 하려는 중력힘(force of gravity)과 평행을 이루고 있음을 말한다[6](그림 3－1).

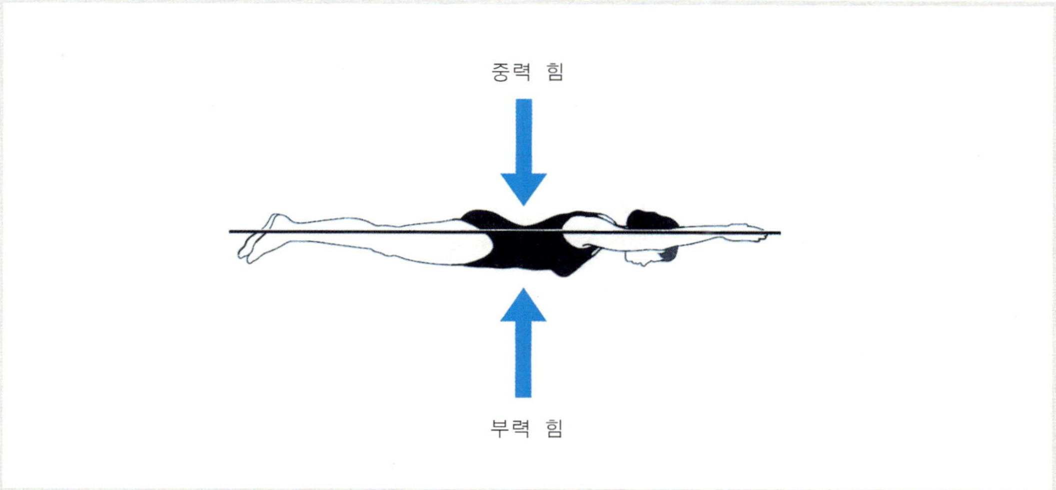

[그림 3-1] 부력힘은 수영하는 사람의 부피만큼의 물의 무게와 같다(중력의 힘)

부력은 보조적(assistive), 저항적(resistive), 또는 지지적(supportive)이 될 수 있다. 이 힘은 물 표면으로 향하는 어떠한 움직임을 보조할 수 있으며 물 아래로 향하는 모든 움직임에는 저항하는 힘으로 작용한다. 부력이 중력 힘과 같다면 모든 수평적 움직임에 지지적으로 작용하고 있다고 할 수 있다.[1, 5] 부력의 이러한 3가지 특성은 부양기구(flotation device)의 사용으로 인해 향상될 수 있다. 팔이나 다리를 운동시키는데 특히 효과가 있을 수 있는데 예를 들면 어깨의 외전(abduction)은 손으로 쥐는 부양기구를 내전(adduction)함으로써 보조적 도움을 받을 수 있지만 반대로 어깨 내전은 같은 도구 사용 시 저항력이 발생하게 된다. 만약 부양기구를 단지 물 표면에 어깨를 떠올라 있게 하는데만 사용한다면 어깨의 수평외전

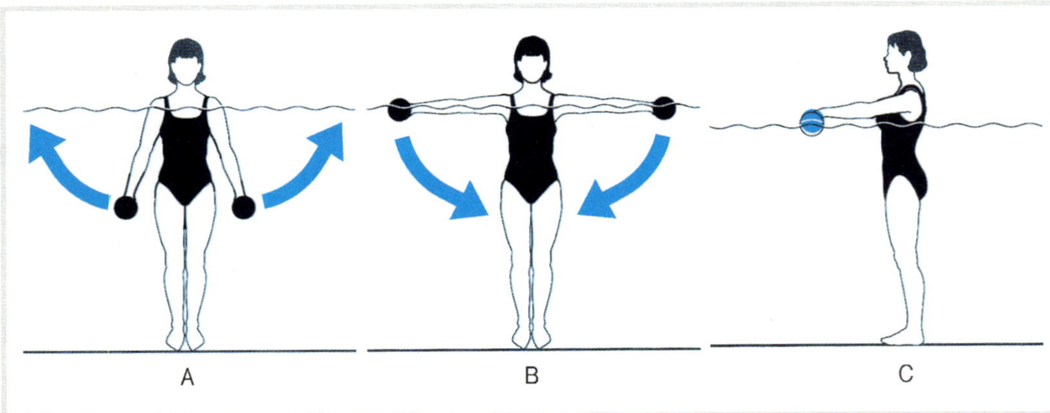

[그림 3-2] 손잡이 부양기구는 (A)어깨 외전동안 보조를 하고, (B)어깨 내전동안은 저항을하며, 또는(C)물의 표면에서는 수평 외전과 내전동안 지지를 한다.

움직임 시 지지적인 도구로서 분류될 수 있을 것이다(그림 3-2)

부력 힘의 작용이 통과하는 한 점을 부력 중심(center of bouyancy)이라 한다(물체를 대신한 유체의 중력 중심). 그것은 중력 힘과는 정 반대로 작용해 물위로 떠오르게 한다. 물 속에서의 몸은 두 개의 반대되는 힘들의 작용을 받게 되는데; 중력, 중력 중심을 통한 작용, 부력, 부력 중심을 통한 작용 이렇게 나눌 수 있다.[4] 만약 떠오른 몸이 몸을 대신한 유체의 중량과 같다면 부력 중심과 중력 중심은 같은 라인의 수직 배열 상에 있게 된다.

그러나 만약 몸이 물에 잠긴 부분의 중략이 몸을 대신한 물의 중량과 일치하지 않는다면 중력 중심과 부력 중심은 수직을 이루는 배열 상에 존재하지 않게 된다(그림 3-3). 이러한 점은 예를 들면 부력 보조 도구를 사용할 때 발생할 수 있다. 결과적으로 중력 힘과 부력은 몸을 회전시키거나 돌림으로써 평형상태에 도달할 수 있게 작용한다. 이러한 점은 물 속에서 특히 하지에 부력 보조도구를 착용한 상태에서 운동하는 경우에는 반드시 경험하게 된다. 이러한 회전 효과는 사람의 발을 물 표면으로 떠오르게 해서 몸을 수평이 되게 한다. 치료사들은 이러한 상황이 발생하는 것에 대해 주의해야 한다.

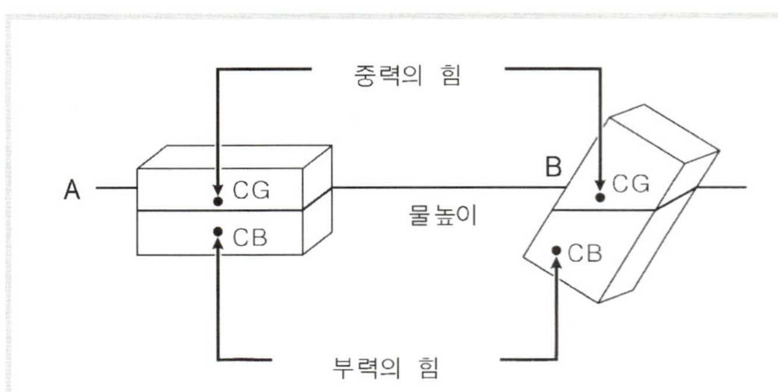

[그림 3-3] 힘의 작용은 (A)부양체와 동일하고, (B)는 부양체와 동일하지 않다. CB=center of buoyancy CG=center of gravity

요구된 움직임을 수행하는데 있어 부력 보조도구의 보조 또는 저항의 량을 고려할 때, 부력은 힘의 모멘트(moment of force, 각 가속도)의 개념으로 고려해야만 한다. 힘의 모멘트는 한 점을 축으로 하고 발생되는 힘으로 정의된다. 만약 힘을 부력으로 한다면 그것은 부력의 모멘트로서 간주하는 것이며 다음 공식을 사용해 계산될 수 있다.

$$m = Fd$$

m이 힘의 모멘트일 때, F는 부력에 의해 제공된 떠오르려는 힘을 말하며 d는 부력 중심으로 지나는 수직선으로부터 수평으로 떨어진 (직각을 이루는) 거리를 말한다.

그림 3－4는 어깨를 외전 하는 동한 수평 거리가 다양하게 됨을 묘사하고 있다. 사지의 움직임이 물 표면에 가까워짐에 따라 부력의 작용은 좀더 커지게 된다. 만약 사지의 분절이 짧아진다면(예. 팔꿈치 굽힘) 부력 중심이 축과 가까워지고 d의 거리가 짧아지므로 부력 모멘트는 작아지게 된다.

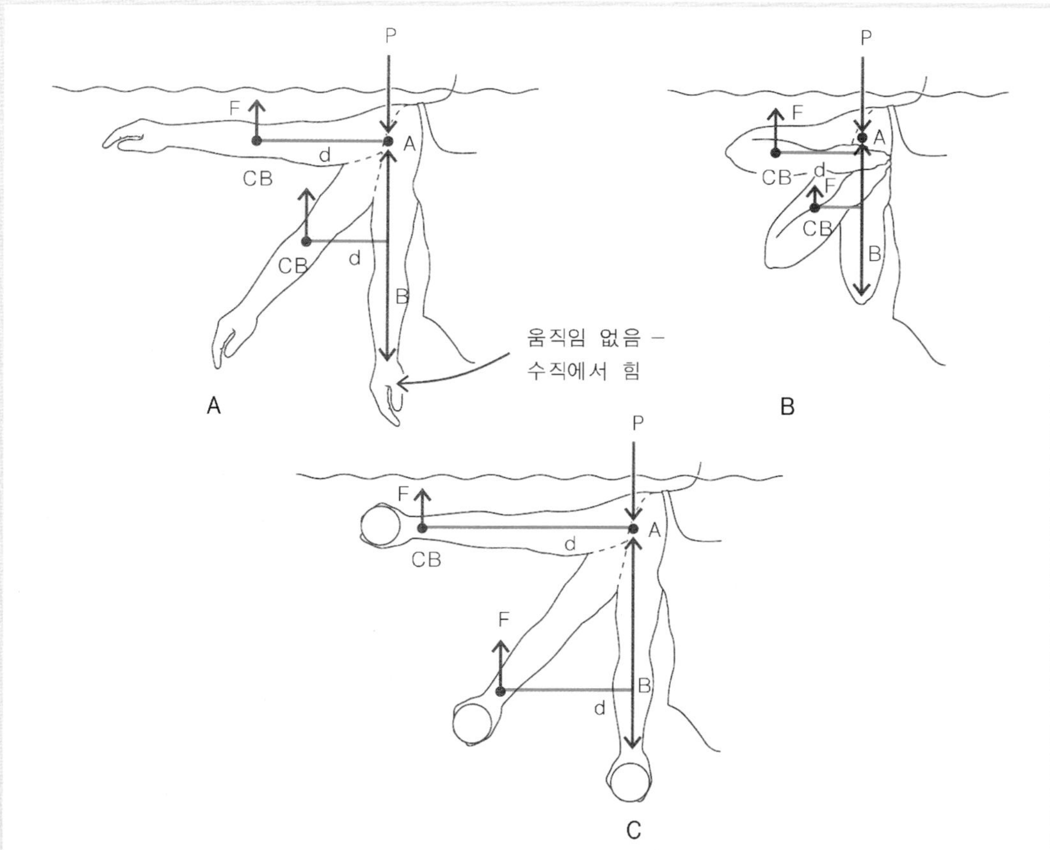

[그림 3-4] 팔을 뻗친 팔(A)서 부력의 회전 효과(긴팔), (B)팔을 굽힌 상태(짧은 팔), 그리고 (C)는 부양을 고정한 상태. P는 추축(pivot) 점, F는 부력에 의한 위로 향하는 힘, 그리고 D는 수직(AB)으로부터 부력중심(CB)까지의 수평거리.

현실상에서, 수행되어야 할 각각의 운동을 위해 힘의 모멘트를 정교하게 측정하는 것이 그리 실용적인 것은 아니다. 그렇지만 특정 사람을 위해 운동을 교정할 때 마음속에 이 원리를 잘 담고 있어야 한다. 두 가지 방법이 부력 모멘트의 크기를 변화시키는데 사용될 수 있는데 ; 부력 보조도구의 크기(size)를 변화 시키는 것과 수평 거리(d)를 변하시키는 것이 그것이며 사지에 적용된 부력 보조도구의 위치를 변하시키거나 사지를 굽힘으로써 효과적으로 지레팔(lever arm)의 거리를 조절하게 된다.[3,7] 작은 부력 보조도구의 사용으로, 보조도구의 위치를 사지의 근위(proximal)에 가깝게 함으로써, 움직임 동안 무릎이나 팔꿈치의 굴곡을 유지함으로써 부력 모멘트를 줄일 수 있다. 만약 부력 모멘트를 크게 하려 한다면 큰 부력 보조도구를 팔의 원위에 위치시키고 사지를 완전하게 신전시키면 된다.

체중부하 상태에서의 부력의 효과 ▶ ▶ ▶ (THE EFFECTS OF BUOYANCY ON WEIGHT BEARING)

수중운동치료(AET)의 주요 이점 중 하나는 체중부하하는데 드는 힘을 감소시킬 수 있다는 점이다. 환자가 물 속에서 운동할 때는 부력의 효과로 인해 좀더 가볍고 쉽게 움직일 수 있으며 관절에 가해지는 힘도 적게 느껴지게 된다. 땅에서 신체의 중력 중심점(center of gravity)은 엉치뼈(S2 수준)의 바로 앞에 위치하게 되지만 물 속에서는 중심점이 폐(lungs) 높이에 위치하게 된다. 그러므로 수영장의 깊이에 따라 부분적인 체중부하의 정도를 다양하게 할 수 있

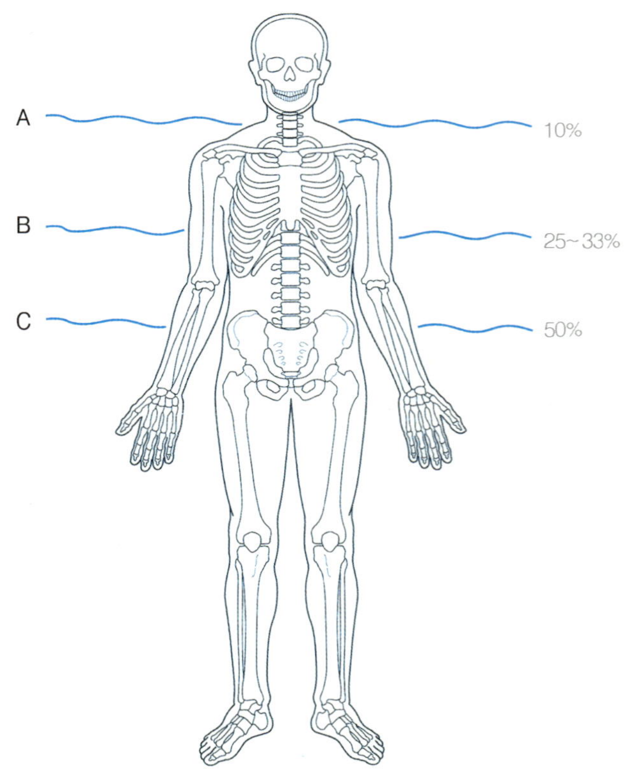

[그림 3-5] 다양한 물의 깊이에서 하지에 의한 체중지지의 백분율: A, 목(C7); B, 가슴(검상 흉골); 그리고 C, 골반(전상장골극)

다(그림 3-5).

유체 저항(FLUID RESISTANCE)

유체 속에서 움직일 때 유체 분자간의 마찰로 인해 발생된 저항을 점성(viscosity)이라 한다. 이러한 저항은 매개물(medium)이 공기일 때는 무시해도 좋을 만큼 낮으나 물 속이라면 달라지며 움직이는데 있어 여러 힘이 작용하게 된다. 응집력(Cohesion)은 같은 매질(matter)간에 인접 분자끼리 서로 끌어당기는 힘을 말한다. 유착력(Adhesion)은 서로 다른 매질 간에 인접 분자끼리 서로 끌어당기는 힘을 말한다. 표면 장력(surface tension)은 물의 표면 분자끼리 서로 끌어당기는 힘을 말한다(신체의 움직이는 부분이 물 속에 완전히 담겨져 있는 상태라면 고려해야 할 요소는 아니지만 사지가 물의 표면에서 움직인다면 중요 요소로 작용하게 된다.)[5]. 물의 온도가 증가함에 따라 점성은 감소하는데 분자간의 거리가 멀어지게 되기 때문이다. 이점은 작고 약한 근육에 유익할 수 있다. 그러나 움직이는데 있어 점성은 저항으로 작용하는데 유체의 분자는 몸의 표면과 서로 점착(adhere, 유착)하려는 성향이 있기 때문이다. 이러한 저항력을 견인력(drag)라고 하며 수중운동치료 프로그램을 진행하는데 있어 고려되어야 한다.

물 속에서의 움직임 (MOVEMENT THROUGH WATER)

물 속에서 움직임에 따라 물체가 경험하게 될 견인력(drag)의 량은 많은 요소들이 결정하게 된다. 첫 번째로 고려해야 할 요소는 움직임 자체가 유선형(streamlined)인가 아니면 거친(turbulent) 움직임을 일으키는가? 이다. 물 속에서의 움직임들은 종종 물체가 유체 속을 움직인다고 하기보다는 물체 주변에 흐르는 유체의 움직임이라는 말로 표현되곤 한다[6](그림3-6). 유선형의 흐름 동안에는 유체의 고정된 움직임이 지속된다. 유체의 층(layers of fluid)간에는 마찰은 거의 없는데, 주변 물체의 둘레와는 구별되어 흐르며 물체를 지난 후에는 부드럽게 다시 모이기 때문이다. 거친(turbulent) 유체의 흐름 동안에는 유체의 층간에 그리고 물체와 유체 간에도 불규칙한 움직임이 발생하게 된다. 물체를 지난 후 부드럽게 모이는 대신 유체의 층이 소용돌이(eddy)라 불리는 순환성(circular)의 패턴으로 움직이게 된다(그림 3-6). 이러한 현상은 물체의 움직임 이후에 압력이 낮은 부위에서 발생하는데 물

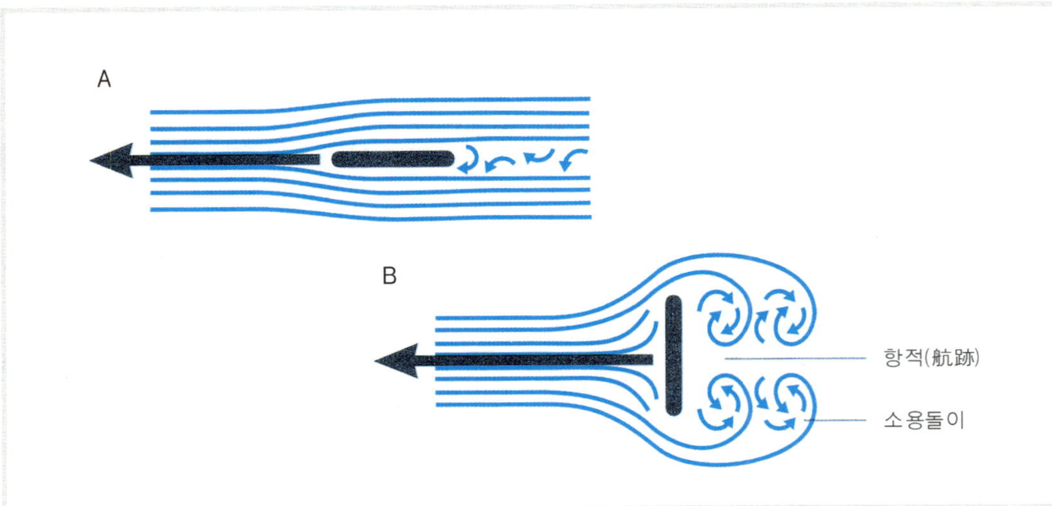

[그림 3-6] 물의 흐름이 평행한 물을 통한 노(paddle)의 움직임(A), 물의 흐름에 대한 수직을 이룰 때 그친 움직임(소용돌이)을 일으킨다.

체를 뒤로 잡아당기는 경향을 가져오게 된다. 거친 흐름의 저항은 유선형 흐름의 그것보다 절대적으로 크다.

거친 흐름은 비 유선형적 물체가 움직이거나 또는 유선형의 물체라도 유체 속에서 임계 속력(critical velocity)보다 더 빠르게 움직일 때 발생한다. 이러한 관계는 물체의 모양(shape), 속력(velocity), 그리고 견인력의 크기(amount of drag)간의 관계 속에 발생하며 다음과 같은 공식으로 계산될 수 있다.

$$F_D = PCV^2A/2G$$

FD는 견인력이고 P는 유체의 밀도, C는 견인계수, V는 물체의 속력이다. A는 물체의 전면 면적(frontal area, 사지와 저항을 제공하는 도구의 면적을 더함)이며 G는 중력 상수이다. 이 공식은 땅위의 운동에도 적용할 수 있지만 공기의 밀도는 매우 낮으므로 그러한 점은 견인력을 매우 미미하게 만든다. 물의 유체 밀도나 중력 상수 둘 다 뚜렷하게 변하는 것이 아니므로 견인력의 변화는 나머지 3가지 변화에 따라 달라진다. 견인 계수는 얼마나 물체가 유선형을 이루는가에 관련이 있다. 좀더 유선형을 이루는 물체는 계수가 낮다. 정사각형의 계수는 1.0이며 원판은 1.17, 반구모양의 볼록면은 0.38, 오목한 면은 1.42가 된다. 물 속에서 운동하는데 있어 이러한 용어들의 의미는, 손을 오므리고 움직일 때가 편편히 펼 때보다 30%이상 큰 견인력을 경험할 수 있다는 사실에 적용할 수 있다.

물 속에서 움직이는 물체의 속력과 전면 면적(frontal area)은 변할 수 있은 점이다. 위의 공식으로부터 견인력은 속력의 제곱으로 비례함을 알 수 있다. 그러므로 사지의 움직임 속력이 두 배이면 견인력은 제곱해서 4배가 된다. 전면 면적은 견인력에 정비례하므로 이는 수중운동 중 발생하는 저항에 중요한 요인이 됨을 의미한다. ; 예를 들면 전면 면적의 2배 확대는 2배의 견인력 증가를 가져온다. 상지 운동시 손 면적은 단순히 손가락을 폄으로 서 효과적으로 증가시킬 수 있다. 이것은 물체(손가락 같은) 주위에서 유체 경계층(boundary layer)의 움직임이 공기 내에서 보다 훨씬 크기 때문이다. 손가락을 약간 벌렸을 때 그 경계층은 서로 겹쳐지게 된다.[3]

부력 모멘트를 계산함에 있어, 각각의 운동을 위해 견인력을 정교하게 결정하는 것이 실용적이지는 않다. 그러나 물체의 크기(size), 모양(shape), 그리고 저항을 제공하는 도구의 속력(velocity of resistance device)에 생긴 작은 변화라도 물 속에서 운동을 수행하는데 있어 영향을 줄 수 있다는 점을 이해하는 것은 중요하다. 또한 한 가지 반드시 고려해야 할 점은 이러한 그리고 다른 힘들이 어떻게 결합을 해서 물 속에서의 움직임에 영향을 주는가 하는 점이다. 예를 들면 제공된 부력 보조 도구가 보조적(assistive)이고 저항적(resistive)인 특성을 둘 다 가지고 있다는 점이다. 도구 자체로 인한 부력은 움직임을 보조할 수 있지만 도구의 크기와 형태는 견인력을 발생 움직임에 저항을 발생하게 한다. 사지의 움직임에 있어 보조 도구의 그물 효과(the net effect)는 반드시 고려되어야 한다.

움직이는 사지의 속력과 몸의 속력, 그리고 물의 속력의 합 또한 운동 중 견인력에 영향을 준다.[5] 만약 환자가 앞으로 걸어가고 또한 팔도 같이 움직인다면 두개의 속력은 물에 연관지어 팔의 속력을 결정하는데 반드시 더하여 져야 한다. 물 속에서의 상호 교환적 움직임(alternating reciprocal movements)같은 동작 또한 견인력에 영향을 준다. 예를 들면 팔을 외전 시키면 팔과 같은 방향으로의 물의 움직임이 발생한다. 그런데 만약 팔을 갑자기 되돌린다면 팔은 물의 흐름을 거슬러 움직일 것이다. 이러한 움직임은 드라마틱하게 견인력을 증가시키고 움직임의 저항 또한 커지게 된다. 역으로 어떠한 움직임이 물과 같은 방향으로 발생한다면 견인력은 흐르지 않는 물에서 움직이는 것보다 작아지게 될 것이다.

견인력의 증가에 더하여져서, 관성을 반드시 극복해 나가기 위한 일(work)에는 역방향으로(reversing the direction) 움직임 또한 포함된다.[5] 사지의 움직임을 멈추기 위해서는 적절한 근육들이 사지의 질량과 사지의 뒤로 움직이는 물의 질량 둘 다를 줄이기 위해 힘을 발생시켜야만 한다. 전통적인 공식 a=F/m(가속도와 감속에서 F는 힘, m은 질량을 나타낸다.)에서는 무게(weight, 중량)가 아닌 질량(mass)을 다룬다. 이점은 비록 견인력이 물아래서 가속도의 역할을 담당할지라도 부력은 그렇지 않은데, 그 이유는 부력이 물체의 질량에 영향을 주지 않음을 의미한다.[2] 마지막으로 수중운동을 다룰 때 고려되어야 될 힘은 충격력(impact force)이다. 그것은 다음과 같은 공식으로 계산될 수 있다.

$$F_I = mE(V_1 - V_2)/t$$

F_I은 충격력(impact force)이며 m은 신체의 질량, E는 지면의 탄성 계수, V_1은 지면에 도

달 할 때의 속력 V_2는 지면에 착지했을 때의 속력, 그리고 t는 지면에 닿았을 때 시간이다. 일단 무게와 부력은 고려되어야 될 주요 요소는 아니다. 지상 운동에서처럼 수중운동에서도 "작은 충격"(low impact)이 다루어지는 이유는 수중운동은 낮은 속력으로 시행되기 때문인데, 지상에서 시행되는 운동보다 V_1과 V_2 둘 다 현저하게 낮다.[6]

정수압(HYDROSTATIC PRESSURE)

파스칼의 법칙(Pascal's law)에 따르면 유체의 압력은 같은 깊이에 잠긴 신체의 모든 표면에 동일하게 작용한다는 것이다(그림 3-7). 압력은 깊이와 유체의 밀도 두 가지에 정비

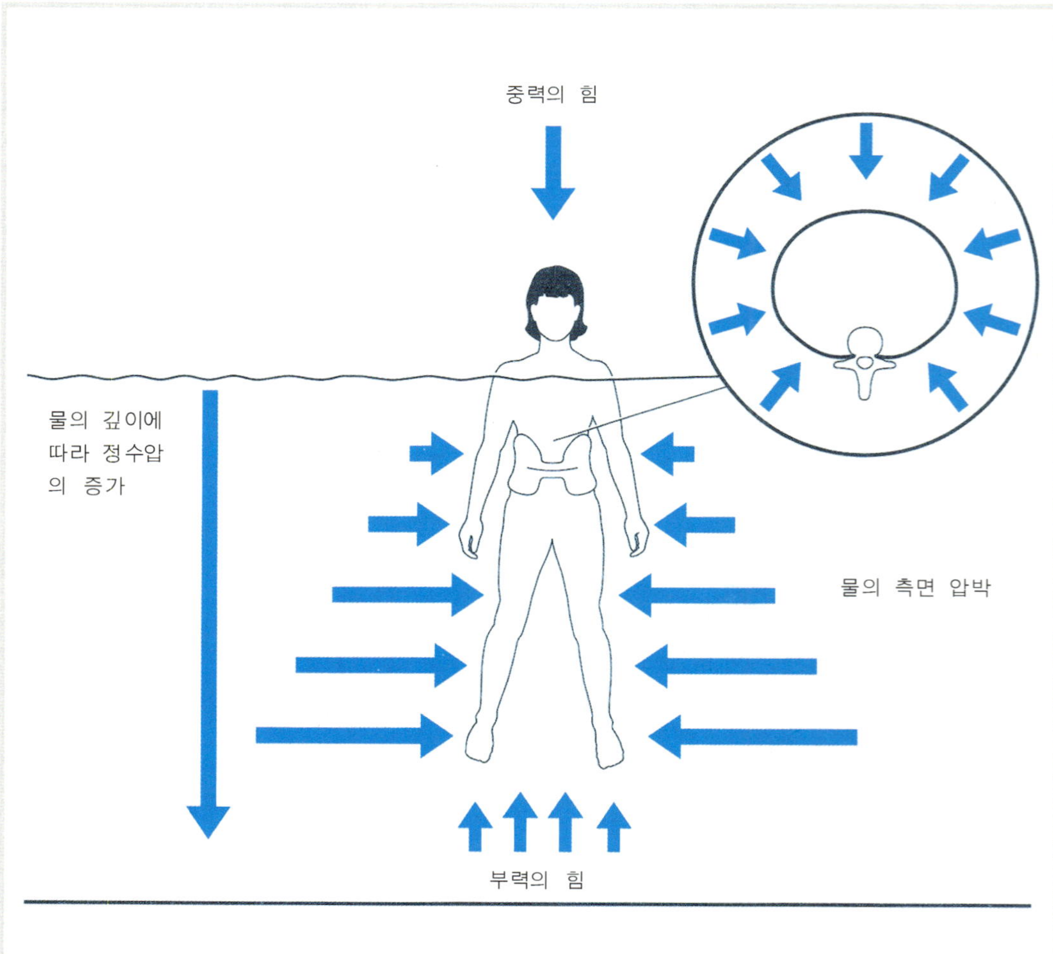

[그림 3-7] 물위로 머리를 내고 신체를 침수하는 동안 압력이 가해진다.

례한다. 물의 표면 14.7psi(대기압)을 기준으로 1피트당 0.43psi 만큼 압력이 증가하게 된다. 이러한 이유로 폐활량(VC, vatal capacity)이 1500 ml 이하인 환자(만성 폐쇄성 폐질환을 가진 환자 같은)는 수영장에 85% 이상 몸을 담그지 않는 것이 옳은데, 그러한 환자들은 물의 저항으로 인해 흉곽을 확장시키기에 어려움을 갖게 되기 때문이다. 정수압은 몸의 하부로 모이려는 피와는 반대 경향을 가지고 있으므로 불필요한 부종(swelling)을 줄이는데 도움을 주며 불안정한 관절을 안정화시키는데도 도움을 줄 수 있다.

물의 비열(SFECIFIC HEAT OF WATER) ▶ ▶ ▶

사람들은 종종 간과하는 물의 물리학적 특징이 있는데 그것 중 하나는 물의 비열이다. 비열의 정의는 1g의 물을 1℃ 올리는데 필요한 에너지의 량을 말한다. 물의 비열은 공기의 수천 배이며, 같은 온도에서 공기보다도 25배의 열을 소모한다. 이러한 열 손실은 종종 전도(conduction, 따뜻한데서 찬 곳으로의 온도 에너지의 이동)나, 대류(convection, 예로 만약 물과 몸의 온도가 같다면, 신체에 대비한 물의 움직임으로 인한 열의 손실)의 형태로 나타난다. 만약 근육에 의해 생성하는 것보다도 많은 양의 열을 물에 손실한다면 춥게 느껴질 이다.

결론적으로 물의 온도와 신체에 의해 발생된 열의 량은 운동하기에 적절한 물의 온도를 결정하는데 고려되어야 한다. 따뜻한 물(91°F 또는 33℃)에서의 강력한 운동은 몸 중심부의 온도를 증가시키거나(103°F 또는 39.4℃) 때 이른 피로를 야기할 수 있다. 찬물(65°F 또는 18℃)에서의 강력한 운동은 중심부 온도를 떨어뜨리거나(96.8°F 또는 36℃) 근 수축의 효율성을 떨어뜨릴 수 있다. 강력한 운동을 하기에 적절한 온도는 82°F에서 86°F(28℃에서 30℃)이다. 이 책에서는 강력한 운동을 묘사하지 않았고 그것이 몸의 온도를 그리 올리지도 않으므로 치료가 시행되는 풀의 온도는 91°F(33℃에서 35℃)가 적절하다.

굴절(REFRACTION) ▶ ▶ ▶

굴절은 한 매개물에서 밀도가 다른 매개물로 빛이 이동할 때 광선의 굽힘이 발생하는 것을 말한다. 그림 3-8에서는 밀도가 높은 물에서 낮은 공기로 광선이 이동

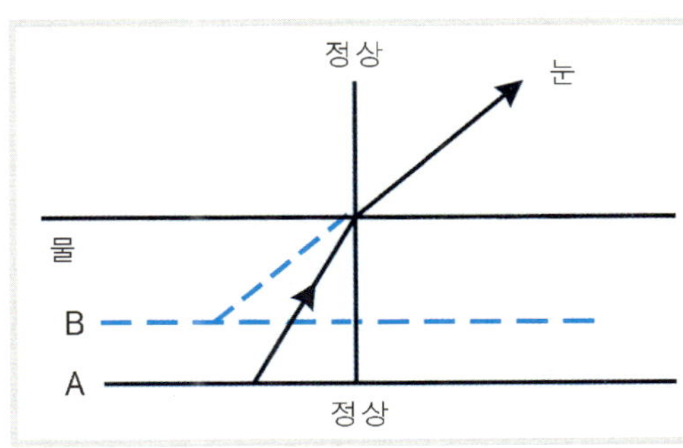

[그림 3-8] 풀의 실제 바닥(A)에서 광선의 반사로 보이는 가짜 바닥(B)의 빛 굴절

할 때 어떻게 광선의 굽힘이 발생하는지 보여주고 있다. 굴절은 수영장의 깊이가 실제보다는 낮게 보이게 하는 주요 이유이다. 물에서 운동하는 사람들의 팔 또한 왜곡되어 보일 수 있다. 물에 담겨져 있는 부위는 실제 물속 위치에서 굴절돼 보이므로 시각적 피드백이나 관절 위치를 관찰하는 것, 그리고 자세 교육 등은 매우 어렵다. 교사들은 종종 그런 점들을 수영장에 서있는 데스크를 통해 발견하거나 그것들을 가지고 설명하곤 한다. 그럼에도 불구하고 환자들이 곧바르게 서있는 자세를 취하거나, 자세를 교정하는 것은 언제나 도움이 필요하다.

참고자료(REFERENCE)

1. Haralson KM. Therapeutic pool programs. J Clin Manage 5:510-513, 1988.
2. Edlich RF, Towler MA, Goitz RJ, et al. Bioengineering principles of hydrotherapy. J Burn Care Rehabil 8:579-584, 1987.
3. Bolton E, Goodwin D. An Introduotion to Pool Exercises. 2nd ed. London, E. & S. Livingstone, 1962.
4. Hay J. The Biomechanics of Sports Techniques. Englewood Cliffs, N.J., Prentice-Hall, 1978.
5. Jamison L, Ogden D. Aquatic Therapy Using PNF Patterns. Tucson, Therapy Skill Builders, 1994.
6. Skinner AT, Thomson AM, eds. Dufaeld's Exercise in Water. 3rd ed. London, Bailliere Tindall, 1983.
7. Kinder T, See J. Aqua Aerobics: A Scientific Approach. Dubuaue, lowa, Eddie Bowers Publishing, 1992.
8. Johnson C. Backstrokes: An Aquatic Rehabilitation Program for People with Back Pain. Haverton, Pa., Occupational Therapy Associates, 1989.
9. Lenk M. Aquaphysic:The 1993 Aquatic Therapy Symposium Syllabus. Port Washington, Wis., Aquatic Exercise Association, 1993.
10. McDonald G, The benefits of water therapy:An overview. Aquatic Exercise Association, AKWA Newsletter, 1991.

4 수중 도구(AQUATIC EQUIPMENT)

안전을 위한 도구(Safety Equipment)
치료적 도구(THERAPEUTIC EQUIPMENT)
운동 도구(EXERCISE EQUIPMENT)
  다양한 운동 강도를 위한 도구들의 사용
  (Using Aquatic Equipment to Vary Exercise Intensity)
  - 관절가동범위(Range of Motion)
  - 지레팔(Lever Arms)
  - 저항의 표면(Surface Area of Resistance)
  - 움직임의 속도(Speed of Motion)
  - 중력의 영향(Effects of Gravity)
  - 장력(Tension)
  주의할 점(Precautions)
  수중운동 도구의 종류(Types of Aquatic Exercise Equipment)

수중 치료 설비(aquatic therapy setting)에는 많은 형태의 도구들이 사용되는데 안전을 위한, 치료를 위한 그리고 운동을 위한 도구들이 그 안에 포함된다.

안전을 위한 도구(SAFETY EQUIPMENT)

모든 안전을 위한 도구는 눈에 잘 보이고 치료사가 쉽게 접근할 수 있는 위치에 있어야 한다. 치료에 참여한 사람들은 시설(facility)내에서 응급상황 시 취해야 할 행동과, 관련 법규 그리고 행동 절차 등에 대해 훈련을 받아야 한다. 응급 알람은 항상 쉽게 접근할 수 있어야 하며 자주 검사를 해보아야 한다. 수중에서 근무하는 치료사들은 심폐소생술과 기본 수중 안전교육 그리고 응급 처치 등에 대해 훈련받아야 한다. 구급상자에는 방수 붕대, 귀막이, 코막이, 그리고 일반적인 도구들이 포함되어 있다. 만약 치료 규모가 크거나 공공시설 내에 속해 있다면 치료사들은 안전구조요원을 고용해야 할 것이다.

치료사들은 수영장 내에서 안전을 위한 모든 도구의 정확한 사용과 활용에 대해 알아야 한다. 이러한 도구에는 물에 뜨는 견인 도구, 지도자들이 쓰는 갈고리나 막대, 척추 보드 그밖에 여러 안전 도구들이 있다.

치료적 도구(THERAPEUTIC EQUIPMENT)

수영장에는 많은 형태의 치료적 도구들이 있다. 이러한 도구에는 리프트(lifts), 계단(steps), 평행봉(parallel bar), 난간(handrail)이나 손잡이들(holds), 그리고 수중 의자들과 휠체어들, 그리고 들것(stretcher)이 있다.

리프트와 발판은 수영장 속으로 들어 갈 수 있게 도와주며 아마도 고정되어 있거나 움직일 수 있는 것들이다. 모든 리프트 도구들은 좋은 상태로 유지해야 하며 규정된 방법으로 사용되는지 자주 검사해야 한다. 계단은 통상 3 ft 또는 91 cm 정도로 넓어야 하며 양쪽에 난간이 있어야 한다. 계단의 양쪽 끝에는 대조 색으로 눈에 띄게 해놓아야 한다.

평행봉은 길고, 스테인레스로 만들어진 봉이 수영장의 바닥까지 닿아 있어야 한다. ; 평행봉 또한 움직일 수 있는 것이거나 고정된 것 두 가지가 있으며 그 끝은 구부러지고 고무로 이루어져 미연의 손상을 막을 수 있도록 해야 한다. 이러한 것들은 환자의 이동(ambulation)에 이용해서, 비-체중부하나 부분적인 체중부하운동(partial weight-bearing exercise) 시행중 안전하고 편안함을 주도록 한다.

난간, 봉, 또는 손잡이는 수영장의 벽에 고정되어 있어야 하는데 환자가 물 속에서 운동하는데 불안정하거나 주변으로 좀더 쉽게 이동하려 할 시 도움을 주도록 하기 위해서다. 무거운 의자 또한 수영장 내에서 앉은 상태로 상지 운동을 시행시 안정감을 제공할 수 있어 도움이 된다.

운동 도구(EXERCISE EQUIPMENT)

수중 치료도구에는 지지적인(SUPPORTIVE), 보조적인(ASSISTIVE), 그리고 저항적인(RESISTIVE) 도구들이 있다.

지지적인 도구에는 몸통을 서 있게 하거나 눕게, 또는 엎드려 누운 상태를 유지하는데 도움으로 사용된다. 치료사들은 이러한 도구들을 사용해서 환자들이 안락하고 안전한 자세를 취할 수 있게 도움을 준다.

보조적인 도구는 부력을 일으키는 도구로서, 움직임을 보조하는데 사용된다. 만약 관절 움직임이 치료에 주 관심사가 된다면 치료사는 보조적인 도구를 이용 관절가동범위(ROM)를 증가시킬 수 있다. 예를 들면 무릎의 굽힘과 폄의 가동범위를 증가시키기 위해 물 표면에 떠있는 상태에서 움직이거나 또는 무게를 달고 수영장의 바닥에서 움직이는 운동을 할 수 있다. 둘 다 보조적 형태로 사용한 예이다.

저항적 도구는 즉 장력(예, 스트레치 밴드)이나, 표면적을 증가시켜서 또는 부력이나 무게를 증가시켜 운동 강도를 증가시키는 형태로 여러 종류의 저항을 제공하는데 사용한다.

부양물 같은 형태의 도구들은 다양한 형태로 사용할 수 있는데, 움직임에 따라 보조적이 되거나 저항적 형태로 사용할 수 있다.

다양한 운동 강도를 위한 도구들의 사용 (Using Aquatic Equipment to Vary Exercise Intensity)

근육 강화를 위하거나 지구력의 증진을 위해 점진적으로 부하를 증가시키는 것은 지상에서나 물 속에서나 효과적이다. 치료사는 특정 움직임의 시행횟수를 다양하게 하거나 각 운동에 있어 저항이나 강도를 다양하게 할 수 있다, 수중에서 사용하는 도구들도 관절가동범위를 증가시키거나 지레팔의 길이를 변화시켜, 또는 저항의 표면적이나 움직임의 속도를 변화 시켜서, 중력 효과를 증가시키거나 장력을 증가시킴으로써 운동의 강도를 변화시킬 수 있다.

관절가동범위(Range of Motion)

부력을 생성하는 도구들을 사용해 기능적으로 최적의 효율성을 발휘해 관절가동범위를 증가시킬 수 있다. 예를 들어 무릎의 관절치환술 이후에 관절낭이 매우 뻣뻣해지고(stiff), 또한 무릎 굽힘이 종종 감소된다. 이럴 때 치료사들은 부력을 생성하는 도구들을 이용해 단순히 환자의 자세를 변화시킴으로써 부드럽게 무릎 굽힘이나 폄을 보조할 수 있다. 보조의 량은 도구의 크기를 변화시키거나 도구내 공기의 량을 증가시킴으로써 변화시킬 수 있다. 이러한 점들은 치료사가 운동을 수행함에 있어 점진적인 부력의 효과를 얻게 한다. 최대한의 관절가동범위 운동은 근육의 짧아짐을 예방한다.

지레팔(Lever Arms)

움직임은 골격근의 수축으로 이루어진다. 신체는 근 활동의 효율성을 증가시키기 위한 지레 시스템으로 볼 수 있다. 모든 지레들은 받침(fulcrum)과 회전 적용점(point of rotation, 예로 관절), 힘 적용점(근육), 저항 적용점(무게)을 가지고 있다. 이 세 점의 상대적인 위치에 따라 지렛대의 종류가 결정된다.

지렛대는 세 가지 종류의 형태: 1형, 2형, 3형(그림 4-1)이 있다. 1형 지렛대는 받침이 항상 힘 적용점(근육)과 저항 적용점(무게) 사이에 위치한다. 1형의 좋은 예로는 시소가 있다. 2형 지렛대는 저항이 항상 받침과 힘 적용점 사이에 존재한다. 좋은 예로는 외바퀴손수레가 있다.

신체 내에서 대부분의 지레팔은 3형 지렛대로 근육(힘 작용점)이 항상 무게(저항 적용점)과 관절(받침) 사이에 있다. 물 속 운동 중에 저항은 물로 대신한 양과 같다.

물 속에서 운동할 때 가장 좋은 것은 지렛대 길이를 짧은 형태에서 긴 형태로 진행하는 것인데 구부린 사지는 작은 저항을 일으키거나, 곧게 편 사지보다도 보조를 많이 제공하기 때문이다.

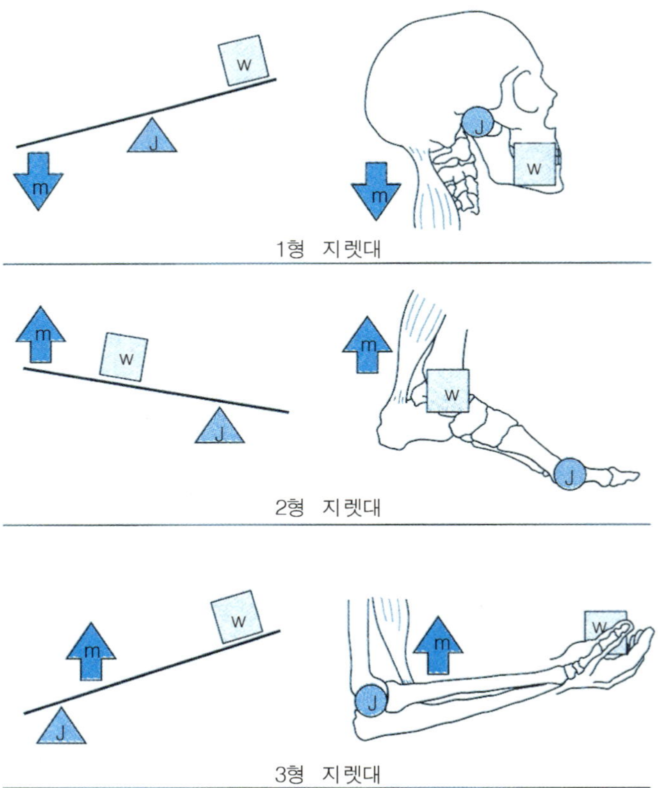

[그림 4-1] 지렛대의 3가지 형태. J=관절, m=근육, w=무게(modified from Kapit W, and Elson L. the Anatomy Coloring Book. Copyright ⓒ 1977 by Wynn Kapit and Lawrence M. Elson. Replinted by permisssion of Harper Collins Publisher, Inc)

저항의 표면(Surface Area of Resistance)

옆으로 물 속에서 걷는 것이 정면으로 향해서 걷는 것 보다 훨씬 쉬운데 그 이유는 움직임의 방향에 따라 노출되는 신체의 표면적이 달라지기 때문이다. 수중 도구들도 이와 비슷한 방법으로 사용될 수 있다. 편편히 편 손은 유선형으로 움직이므로 물에 직접적으로 닿는 전면적(frontal area)이 작아 저항의 량이 적게 된다. 움직이는 방향으로 손을 직각으로 구부린다면 움직이는데 강도를 높이게 된다. 저항의 표면적을 점진적으로 증가시킴에 따라 치료사들은 운동의 강도를 통제된 방법으로 증가시킬 수 있다.[1, 2]

움직임의 속도(speed of Motion)

물은 공기보다 밀도가 훨씬 높다. 이러한 이유로 물은 움직이는데 더 많은 저항력을 제공하고 움직임마다 속도를 줄어들게 한다. 몸이 움직이기 시작할 때 근육은 첫 관성을 극복하고 그 다음에, 저항을 이겨내기 위해 수축하게 된다. 일단 움직이게 되면 한 방향으로 계속 움직이는 것이 방향을 바꾸는 것이나 흐름에 대항하여 일하는 것보다는 훨씬 쉽다.

저항에 대항해서 움직이는 것은 근육의 많은 노력이 필요하게 된다. 속도와 관절가동범위를 증가시킴에 따라 환자에게 요구되는 힘은 점점 커지게 된다. 결론적으로, 근육이 일하는 량이 많아지게 된다. 그러므로 속도를 변화시키는 것은 저항에 맞서 일하는 근육에 많은 노력이 필요하게 된다. 부가적인 저항 도구들은 이러한 노력을 증가시킨다. 움직임의 속도를 변화시키는 것은 운동 자체의 변화 없이 운동 강도를 다양하게 변화시킬 수 있는 방법 중 하나이다.

중력의 영향(Effects of Gravity)

3장에서 논의했듯이 물에 몸을 더 많이 담그는 것이 중력의 영향을 줄이는 것이다. 느리게 물의 깊이를 줄임으로써, 치료사는 중력의 영향을 많이 받는 다양한 근육들을 점진적으로 훈련시킬 수 있다.

장력(Tension)

스트레치 밴드 같은 도구들은 장력을 통해 저항을 제공할 수 있다. 밴드의 장력은 운동 자체의 변화 없이 점진적으로 증가시킬 수 있다.

주의할 점(Precautions)

수중운동에 쓰이는 도구에는 주의할 점이 있다.

1. 환자는 자세 정렬을 바르게 유지해야 한다. 저항과 어느 정도 절충적인 자세를 취하지 않도록 한다. 신체는 안정적이어야 하고 복근은 운동을 통해 단단해져야 한다.
2. 환자는 접번 관절을 절대로 고정시키지(lock) 않는다. 관절은 부드럽게(soft) 움직이는 상태로 유지한다. 저항이 관절에 불필요하게 스트레스를 가하지 않도록 한다. 팔꿈치와 무릎의 완전히 편 자세는 피하도록 한다.
3. 환자는 항상 근력강화를 할 근육을 먼저 스트레칭 한다. 장비를 갖추고 걷기 전 예비운동을 먼저 실시함으로써 신장할 관절과 근육을 준비시킨다.
4. 환자는 짧은 지레부터 시작해서 긴 지레로 나아간다.
5. 환자는 근력 강화를 목적으로 저항을 제공하는 도구를 사용하기 전에 관절가동범위를 극대화해야 한다.
6. 사용될 도구의 선정은 목적에 적합해야 한다.

수중운동 도구의 종류(Types of Aquatic Exercise Equipment)

수중에서 사용하는 도구들은 잘 구성이 되어 있어야 하며 박테리아 생성이 잘 안되는 것이어야 한다. 수영장내 모든 도구들을 위해 보관과 배수가 잘 되어야 한다. 수중운동 도구들은 설계 목적에 맞게 반드시 사용되어야 하며 안전은 그 첫 번째 목적이다.

인너 튜브(Inner Tube)

이것은 도넛 모양의 고무 튜브로 그 두께와 지름이 다양하다. *목적* : 부력을 이용 지지적(supportive)인 용도로 사용할 수 있으며 물 속에서 안전하고 평안하게 해준다. 환자는 서 있거나 누운, 또는 엎드린 자세에서 이 튜브를 사용할 수 있다.

심부 부양벨트(The Deep Water Float Belt)

이것은 거품모양의 긴 벨트로 끈과 버클이 달려 있다. *목적* : 깊은 물에서 사용하는 지지적 도구로 몸통 둘레에 입는 형태이다. 항시 높은 부력을 얻기 위해 사용한다.

수중운동 덤벨(Water Exercise Dumbbells)

이것은 폴리비닐 클로라이드로 만들어진 단단한 봉으로 양 끝에 빽빽하게 구성된 거품형태의 뚜껑이 씌워 있다. 이 제품은 관절염 환자를 위해 스폰지가 있어 다루기 쉽게 되어 있다. *목적* : 부력을 제공하는 도구로 부력에 대항해 저항력을 제공한다. 또한 팔이나 무릎

밑을 지지해주기도 한다.

킥보드(The Kickboard)

고밀도의, 그리고 치밀한 에틸렌 비닐 아세테이트 거품 보드이다. 비록 크기와 형태는 매우 다양하지만 대부분 직사각형 형태이다. *목적* : 부력을 제공하는 도구로 팔은 펴고 엎드려 누운 제세를 보조해준다. 물 속에서 이것을 쥐고 있을 때 걷거나 다른 운동시 굉장히 많은 저항을 생성할 수 있다.

봉(The Wand)

이것은 플라스틱이고 대략 2ft(61cm) 길이의 속이 빈 막대기이며 양 끝이 개방되어 있다. *목적* : 보조도구로 상체의 관절가동범위를 증가시키고 가벼운 저항을 준다.

저항 패달(The Resistive Paddle)

이것은 두꺼운 벨크로 스트랩이 달린 플라스틱 패달이다. 다양한 형태의 움직임 동안에 표면적을 증가시킨다. *목적* : 발목을 묶거나 손을 고정시켜 다양한 근육군을 운동시키는 저항 도구이다. 패달은 안전하게 되어 있으며 운동의 완성도를 유지시키기 위해 운동 속도가 조절 될 수 있다. 저항 패달은 반대 방향의 운동에도 같은 저항을 제공한다.

손목과 발목 무게장치(Wrist and Ankle Weight)

다양한 크기로 구성되어 있으며 운동 중 손목이나 발목을 안전하게 보호하기 위한 벨크로 끈이 달려 있다. *목적* : 저항 도구로 지상이나 물속 둘 다 사용 가능하다. 무게는 저항을 제공하고 다양한 관절가동범위 운동 중에 안정성을 제공한다.

발목 커프(Ankle Cuff)

치밀한 에틸렌 비닐 아세테이트 거품으로 구성 되어 있다. 3방향으로 이루어져 있으며 끈이 달린 벨트와 버클 그리고 운동 중 커프가 발에서 벗겨지지 않게 하기 위한 발목 끈이 달려 있다. *목적* : 부력 보조도구로서 누운 자세나 엎드린 자세에서 발을 지지해준다. 이것은 또한 다양한 관절가동범위 운동 중 저항이나 보조도구로 사용할 수 있다.

신장 밴드(Stretch Band)

다양한 레벨의 저항을 조절하기 위해 사용되는 밴드이다. *목적* : 저항도구로 신체 여러 부위를 강화하기 위한 목적으로 사용된다. 자세를 교정하고 그리고 밴드를 사용하는 것이 치료설정에 있어 중요하다. 스트레치 밴드는 운동 목적이 이해되지 않은 상황이나 금기증이 해결되지 않았을 경우에는 사용하지 않는다.

계단(The Step)

이것은 넓고 안전한 걸 표면을 가지고 있으며, 수영장의 바닥에서 다양한 높이로 이루어져 있다. 목적 : 발걸음을 반복적으로 떼기 위해 사용되는 도구이다. 이것은 또한 상지 운동 중 키가 작은 환자가 서 있는데 도움을 주거나 또는 하체의 신장 운동 중 운동을 보조하기 위해서도 사용된다.

참고자료(REFERENCES)

1. Abidin MR, Thacker JG, Booker DG. et al.: Hydrofitness devices for strengthening upper extremity muscles. J Burn Care Rehab 9:199-202, 1988.
2. Goitz RJ, Towler MA, Buschbacher LP, et al.: A new hy-drofitness device for leg musculoskeletal conditioning. J Burn Care Rehab 9:203-206, 1988.

5 수중재활 운동의 개요
(INTRODUCTION TO AQUATIC REHABILITATION EXERCISE)

· 당기면서 진자운동(Pendulum Pulls)

· 가로지르며 진자 운동(Pendulum Crisscross)

▶ 복합된 팔의 운동들(Combination Arm Movements)

하체의 준비운동들(Low body Warm-up Exercise)

▶ 앞으로 걷기(Forward Walking)

▶ 뒤로 걷기(Backward Walking)

▶ 옆으로 걷기(Side Stepping)

▶ 가로지르며 걷기(Crossover Stepping)

▶ 발을 뻔뻔하게 펴고 걷기(Stiff Leg Walking)

▶ 찌르기 자세로 걷기(Lunge Walking)

▶ 판들고 걷기(Walking with Tray)

▶ 행진하기(Marching)

▶ 다리 교차하기(Leg Exchange)

▶ 조깅하기(Jogging)

▶ 자전거타기(Bicycle)

▶ 골반 운동들(Pelvic Movements)

움직임에 대한 용어들의 재고 ▶▶▶ (REVIEW OF MOVEMENT TERMINOLOGY)

해부학적 자세(The Anatomic Position)

해부학적 자세는 광범위하게 통용되는 자세로 몸통을 곧게 펴고 팔을 몸통에 붙이고 손바닥은 전면을 향하며 다리는 곧게 펴는 자세를 말한다. 관절의 움직임을 정의내리고 측정할 때 0° 자세(zero position)로 사용되기도 한다.[1]

움직임의 면(Planes of Movement)

움직임의 기본적인 면은 공간상에서의 각각 차원(dimensions)을 말하며 각 차원은 서로간에 90°를 이루고 있다(그림 5-1).

정중면(Median Plane)

몸의 중심선을 가로지르는 평면으로 몸의 오른쪽과 왼쪽을 나누는 면이다.

시상면(Sagittal Plane)

몸의 꼭대기 또는 전면에서 등 쪽(앞에서 뒤로, anteroposterior)으로 가로지르는 면으로 몸의 오른쪽과 왼쪽을 나누는 면이다.

이마면, 관상면(Frontal or Coronal Plane)

몸의 꼭대기 또는 몸의 한쪽에서 다른 쪽으로 시상면과 90° 되게 가로지르는 면으로 몸의 전면과 뒤를 나누는 면이다.

가로면(Transverse Plane)

수평면으로 몸을 위쪽(머리쪽)과 아래쪽(꼬리쪽)으로 나누는 면이다.

해부학적 방향(Anatomic Directions)

방향에 관한 용어는 하나의 다른 신체구조와 관련된 신체의 위치를 기술하는데 사용된다[2](그림 5-1).

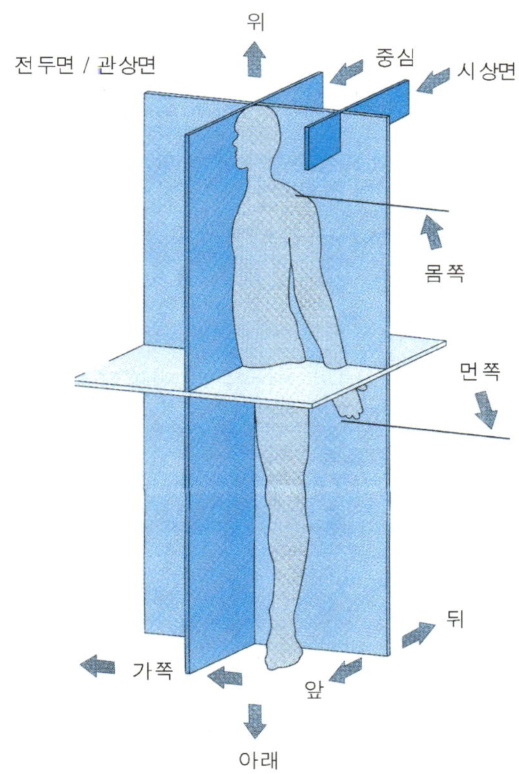

[그림 5-1] 움직임과 해부학적 방향의 면

위(두측의, Superior or Cranial)
머리 방향으로 또는 다른 신체 구조보다도 높은 ; 위로

아래(꼬리쪽의, Inferior or Caudal)
머리로부터 멀리 또는 발에 가깝게, 다른 신체 구조보다도 낮은 ; 아래로

앞(Anterior)
앞에 위치하는 또는 다른 신체구조보다도 앞쪽으로

뒤(Posterior)
뒤에 위치하는 또는 신체의 후방에

안쪽(Medial)
신체 정중선을 향하여

가쪽(Lateral)
신체 정중선으로부터 멀리

몸쪽(Proximal)
신체의 정중선에 가깝게 또는 시작점에 가깝게(사지만을 언급할 때만)

먼쪽(Distal)
신체의 정중선으로부터 멀리 또는 시작점으로부터 떨어져(사지만을 언급할 때)

움직임의 축(Axes of Motion)

움직임의 축은 움직임 발생에 대한 실제 또는 가상의 선이다. 이러한 축에는 가상의 3개 선이 있는데 각각 서로 간에 직각을 이루고 있으며 움직임의 면(planes of movement)과 관련이 있다.[2]

세로축(Sagittal Axis)
시상면에 놓여져 있으며 앞에서 뒤로 수평선을 관통해 지나간다. 벌림(abduction)과 내전(adduction)이 관상면 내에서 이 축에서 일어나는 움직임이다.

가로축(Coronal or Frontal Axis)
관상면에 놓여져 있으며 한쪽에서 다른 한쪽으로 관통해 지나간다. 시상면상에서 발생하는

굴곡(굽힘, flexion), 신전(폄, extension)의 움직임이 이 축에서 일어나는 움직임이다.

세로축(Longitudinal Axis)

머리에서 꼬리 방향으로 진행하는 수직 축으로 횡단면에서 발생하는 안쪽돌림(medial rotation), 가쪽돌림(lateral rotation)이 축에서 일어나는 움직임이다.

관절 움직임(JOINT MOVEMENT)

관절의 형태(Type of Joints)

관절은 언제나 두개 또는 그 이상 수의 뼈가 만나거나, 혹은 뼈들과 연골들이 만나서 이루어진다. 어떤 관절은 매우 가동성이 크고 다른 어떤 것들은 실제적으로 고정되어 있다. 관절의 형태로는, 섬유(fibrous), 연골(cartilaginous), 윤활관절(synovial) 이렇게 3가지가 있다.

섬유 관절(Fibrous Joints)

섬유관절 또는 가동성이 없는 관절의 종류에는 두개골의 봉합(suture)이 있다. 섬유관절에서는 뼈들이 서로 단단히 고정되어 있다. 섬유관절은 서로 간에 잘 늘어나지 않는 결합조직(connective tissue)으로 묶여 있으며 관절 움직임이 적거나 거의 없다(그림 5-2).

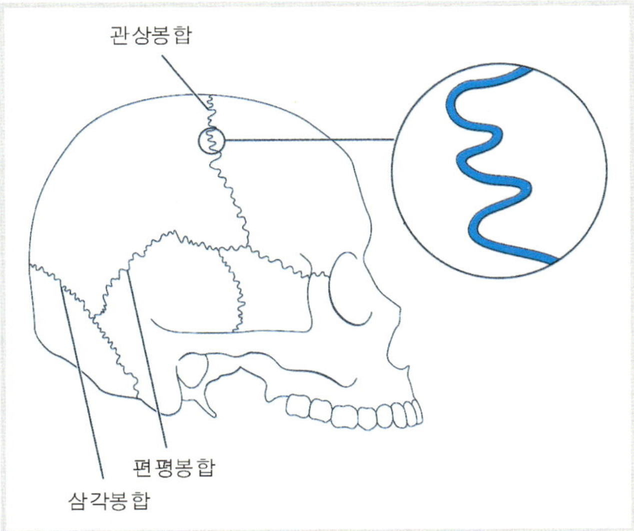

[그림 5-2] 섬유 관절 : 두개골의 봉합

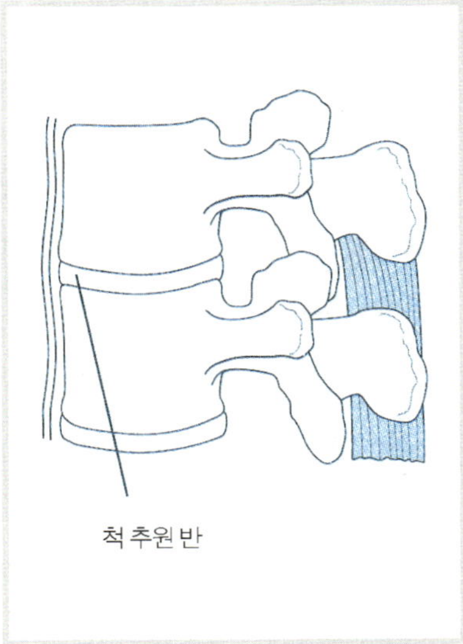

[그림 5-3] 연골 관절 : 추간판

연골 관절(Cartilaginous Joints)

연골과 같은 약간의 가동성이 있는 관절에는 척추원반(intervetebral disc)이 있다. 연골관절에는 뼈들이 섬유 또는 유리연골(hyaline cartilage)을 통해 나누어져 있다. 섬유연골로 이루어진 관절은 약간의 가동성 만이 허용되지만 유리연골로 구성된 관절에는 움직임이 거의 없다(그림 5-3).

윤활 관절(Synovial Joints)

인체에서 윤활이나 매우 가동성이 좋은 관절은 무릎이다. 윤활관절에는 6개에 하위범주가 있다.

경첩관절(Hinge or Ginglymus Joints)

뼈가 경첩의 2부분처럼 서로 붙어 있는 경우를 말함(그림 5-4). 경첩관절은 1축 관절이며 전형적으로 곁인대(collateral ligament)가 관절을 보조하고 있다. *예* : 슬관절

타원 관절(Condyloid or Ellipsoid Joints)

양쪽의 볼록한 면이 오목한 면에 맞혀 들어가는 관절이다(그림 5-5). 이 배열은 앞뒤와 양 옆으로의 움직임을 허용하지만 돌림(rotation)이나 비트는(twisting) 움직임은 안된다. *예* : 손목에서의 노-손목관절(radiocarpal joints)

절구관절(Ball & Socket Joints)

한쪽 뼈는 공모양이고 다른쪽 뼈는 소켓 모양이다(그림 5-6). 이러한 관절은 신체 내에서 가동성이 아주 좋다. 이유는 단단한 인대보다는 근육들이 지지를 하는데, 결과적으로 탈구의 가능성이 더 높다고 할 수 있다. *예* : 엉덩관절(hip joint), 어깨(shoulder)

평면 관절(Plane Joints)

관절면이 더 편평하고 덜 편평한 관계를 이루고 있으며 미끄러지는 움직임이 두 평면상, 즉 앞뒤, 양옆으로의 움직임을 허용한다(그림 5-7). *예* : 손목뼈(carpal bones)

중쇠관절(Pivot Joints)

한 뼈는 축을 이루고 다른 뼈가 돌림 움직임을 생성한다(그림 5-8). *예* : 근위쪽 요척관절(proximal radioulnar joint)

안장 관절(Saddle Joints)

이 관절에서는 뼈들이 뒤-안쪽으로의 움직임과 양쪽으로의 움직임을 허용하지만 비트는 움직임(twist)은 허용하지 않는다(그림 5-9). *예* : 엄지의 손목손허리관절(carpometacarpal thumb joint)

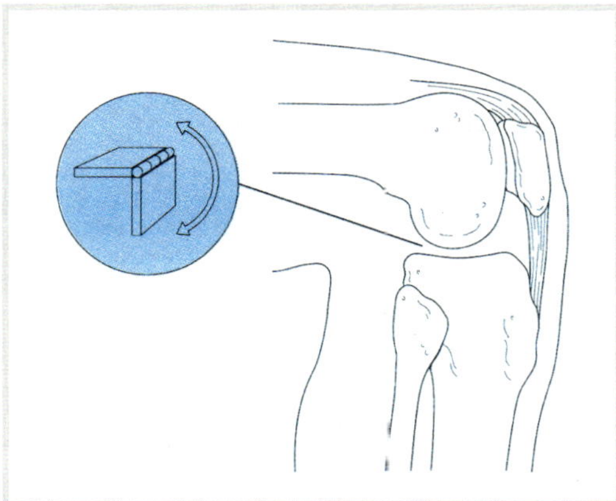

[그림 5-4] 경첩 관절 : 무릎

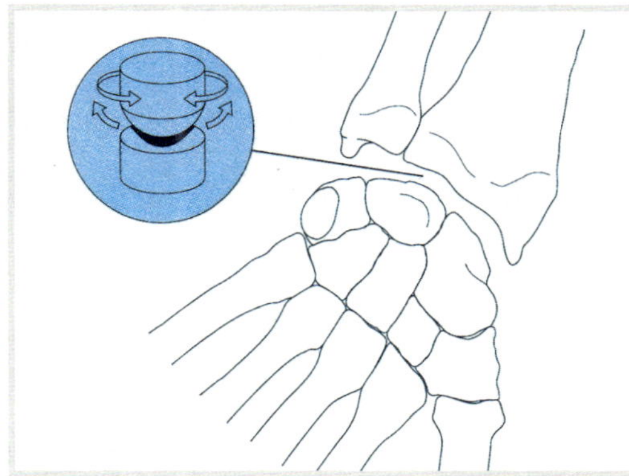

[그림 5-5] 타원 관절(과상관절) : 노-손목 관절

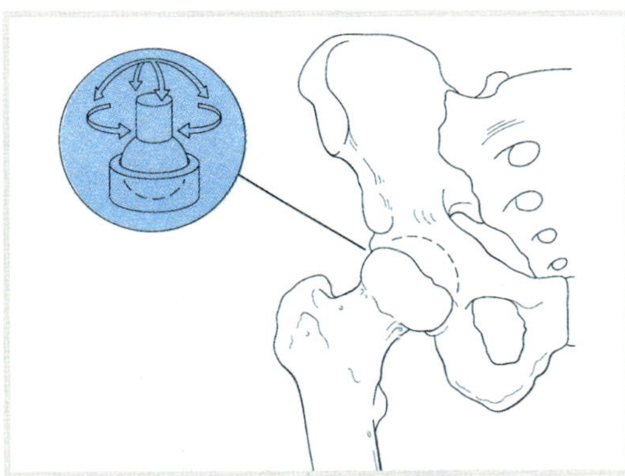

[그림 5-6] 절구 관절 : 엉덩관절

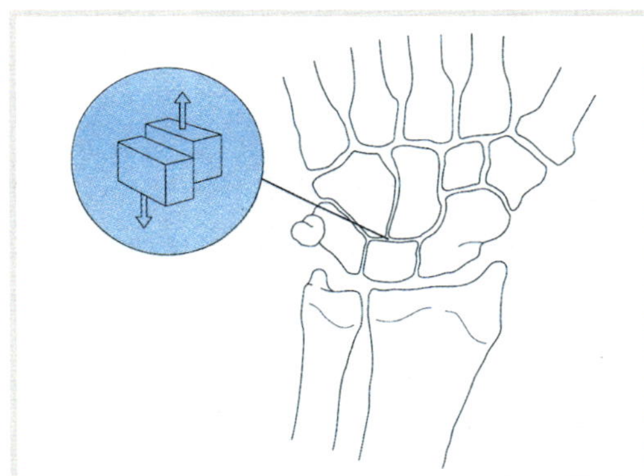

[그림 5-7] 평면 관절 : 손목뼈 사이관절

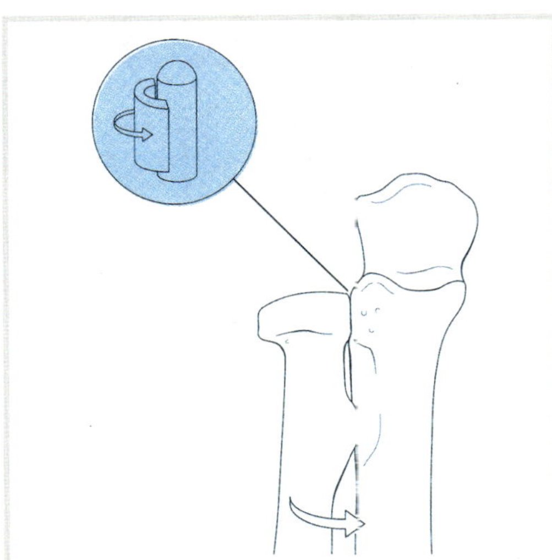

[그림 5-8] 중쇠 관절 : 몸쪽 노자관절

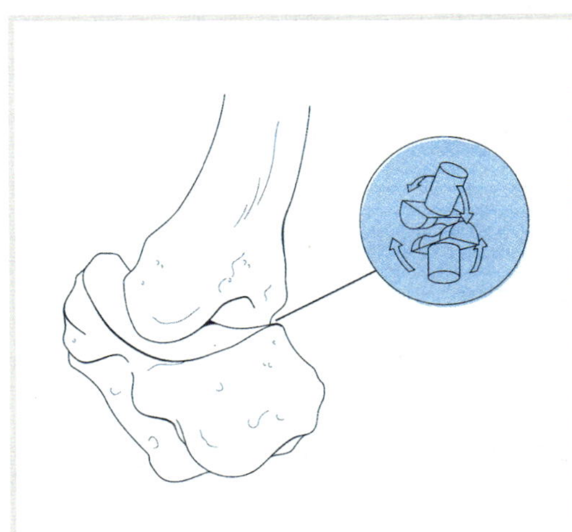

[그림 5-9] 안장 관절 : 엄지의 손목 손허리 관절

전형적인 윤활 관절(A Typical Synovial Joints)

윤활 관절은 자유로운 움직임이 요구될 때 필요한 형태를 가지고 있다. 이러한 형태는 다음과 같다(관절 5-10).

1. 관절 안(joint cavity)
2. 관절안을 둘러싼 관절 낭(joint capsule). 관절낭은 보통 양쪽 뼈를 포함한 관절 양끝에 붙어 있다.
3. 관절 주머니 안쪽에 위치한 윤활막(synovial membrane)은 관절면을 제외한 관절강 내 뼈의 일부분을 덮고 있다.
4. 윤활 막에서는 윤활(synovial fluid)을 분비, 관절을 미끄럽게 한다.
5. 유리 인대가 관절면을 덮고 있다.
6. 인대들이 결합하고 관절과 주머니를 지지한다.

몇몇의 특정 구조들은 항상 어떤 관절에나 나타나는 것이 아니다. 예를 들어 어떤 관절은 섬유인대 패드를 가지고 있는데 충격을 흡수함으로 인해 관절을 미끄럽게 하는데 도움을 주며 관절면을 증가시킨다. 또한 많은 윤활 관절이 점액주머니들을 가지고 있는데 이것은 작은 윤활막으로 찬 주머니로 움직임이 일어나는 면(힘줄과 뼈 사이, 근육과 뼈 사이)에서 부딪침을 줄이는데 도움을 준다.

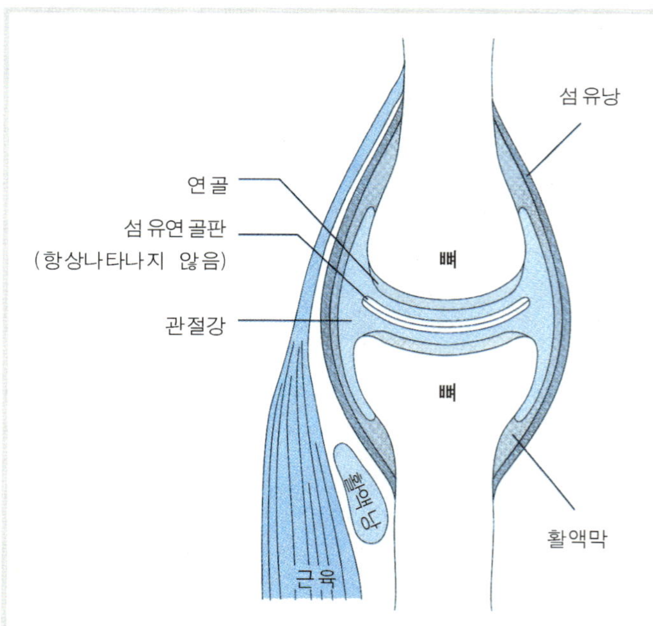

[그림 5-10] 전형적인 활액관절의 구조

관절에 대한 정의들(Joint Definitions)

표 5-1은 윤활 관절들에 있어서 관절 움직임에 대한 정의들을 보여주고 있다. 해부학적 움직임은 항상 해부학적 자세를 참고해서 기술한다.

[표 5-1] 관절 움직임의 서술(Description of Joint Movement)

관절 운동	기술
굽힘(flexion)	앞쪽이나 머리 방향으로의 움직임. 팔이나 엉덩관절에서 나타난다. 무릎이나 발가락에서의 굽힘은 뒤쪽으로 발생한다.
폄(extension)	굽힘과 반대. 팔이나 엉덩관절에서 뒤쪽으로 나타나는 움직임. 무릎이나 발가락에서는 앞쪽 방향이다.
벌림(abduction)	몸의 중심선 방향으로부터 멀어지는 움직임.
모음(adduction)	몸의 중심선 방향으로의 움직임.
가쪽 굽힘(lateral flexion)	척추에서의 가쪽으로의 움직임(예 : 왼쪽에서 오른쪽으로의 움직임).
돌림(rotation)	긴축에 대한 돌림 움직임.
휘돌림(circumduction)	굽힘. 폄. 벌림. 모음 등의 움직임이 결합된 것. 그 경로가 원뿔모양이다.
젖힘(hyperextension)	정상 범위를 초과해서 과도하게 폄 상태.
수평 벌림 (horizontal abduction)	어깨 높이에서 팔을 편 상태에서, 몸의 중심선으로부터 멀어져 뒤쪽 방향으로 움직이는 것.
뒤침(supination)	전완에서 회전 움직임으로 손바닥이 위로(앞으로) 보이게 하는 것.
엎침(pronation)	회외전의 반대 : 전완의 움직임으로 손바닥이 아래로(뒤로) 향하게 하는 것.
노측치우침(radial deviation)	전완의 요측 방향으로 손목을 움직이는 것.
자측치우침(ulnar deviation)	요측 편향과는 반대 움직임, 전완의 척측 방향으로 향하는 손목의 측방 움직임(lateral movement).
발등굽힘(dorsiflexion)	발목의 움직임으로 발의 위쪽면이 머리 쪽으로 향해 움직이는 것.
발바닥굽힘(plantarflexion)	발등굽힘과는 반대 움직임. 발바닥이 땅을 향해 움직이는 것.
안쪽번짐(inversion)	발이 안쪽으로 향해 움직이는 것(뒤침과 벌림이 합쳐진 움직임).
가쪽번짐(eversion)	안쪽번짐과는 반대 움직임. 발이 가쪽으로 향해 움직이는 것(엎침과 벌림이 합쳐진 움직임).
후방 경사(posterior tilt)	골반의 뒤쪽 기울기.
전방 경사(anterior tilt)	골반의 앞쪽으로 기울기.
안쪽돌림 (internal or medial rotation)	신체의 중심선 쪽으로 분절(segment)의 돌림.
가쪽돌림 (external or lateral rotation)	신체의 중심선으로부터 멀어지는 분절의 돌림.
내밈(protraction)	목이나 견갑대를 앞쪽으로 움직임.
들임(retraction)	견갑대나 목의 뒤쪽 움직임.
올림(elevation)	견갑대의 위쪽으로의 움직임.
내림(depression)	견갑대의 아래쪽의 움직임.

관절가동범위(Range of Motion)

물 속에서 운동하는데 있어 가장 이득이 되는 점은 관절가동범위를 유지하거나 증가시키는 데 도움이 된다는 점이다. 관절에서의 움직임은 근육의 수축이나 외부적인 힘에 의해 발생된다. 그렇지만 한 분절(segment)에서의 움직임은 관절면에서 뼈의 구조와 완전성(integrity), 관절 둘레를 싸고 있는 물렁조직의 유연성에 달려있다(그림 5-11). 완전한 범위에서의 움직임은 관절에서 언급된 관절가동범위가 가능하다는 것이다. 관절가동범위를 기술할 때 우리는 굽힘(flexion), 폄(extension)이란 용어를 사용한다. 신체 분절에서의 다양한 움직임은 수동적(passive), 능동적(active), 또는 능동-보조적(active-assistive)인 관절가동범위를 통해 발생한다.

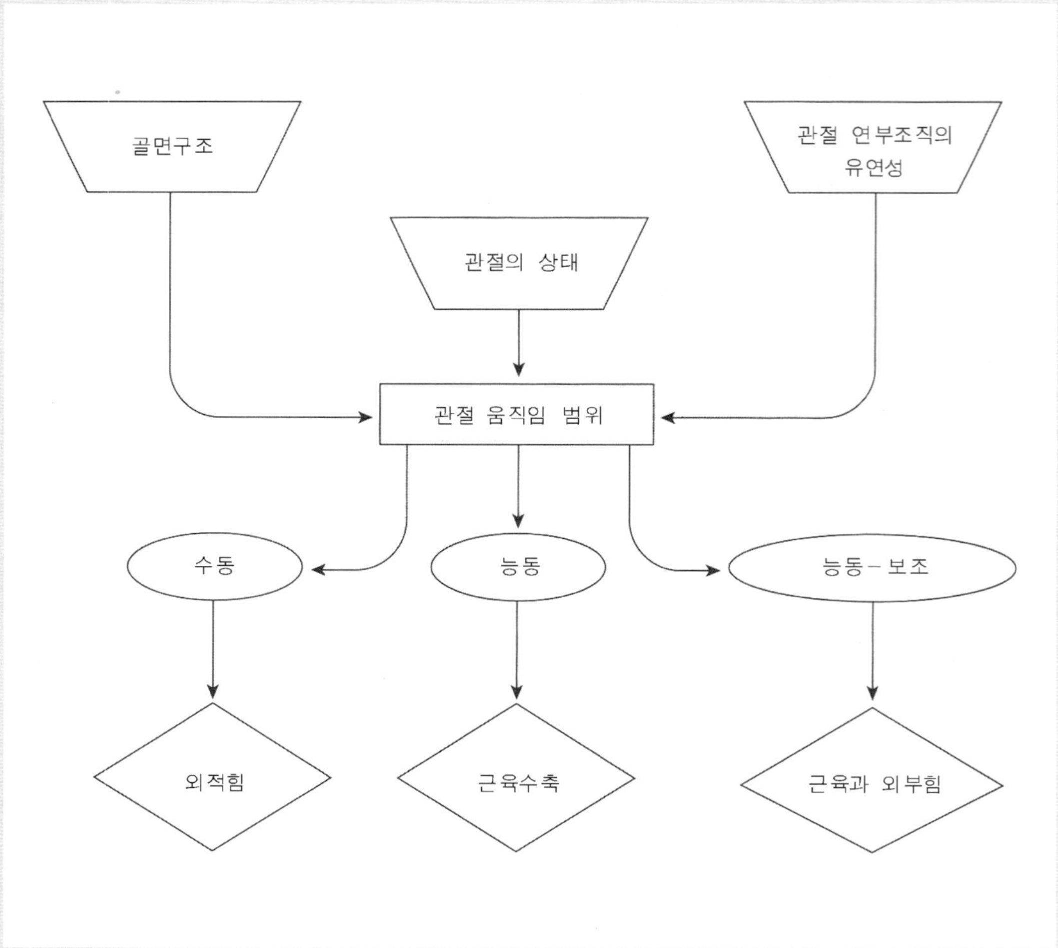

[그림 5-11] 관절가동범위에 영향을 주는 요인의 요약(modified from Kendall EP, McCreary EK. Muscle : Testing and Function. 3rd ed. Baltimore, Williams & Wilkins, 1993.)

수동적 관절가동범위(Passive Range of Motion)

분절의 움직임이 외부의 힘으로만 발생했을 때. 수의적 근육의 수축이 없는 경우를 말한다.

능동적 관절가동범위(Active Range of Motion)

분절의 움직임이 관절을 가로지르는 근육의 수축으로 인해 발생하는 것

능동-보조적 관절가동범위(Active-Assistive Range of Motion)

능동적인 관절 운동 중에 외부의 힘에 의한 보조를 받을 때, 이유는 주요 근육이 완전한 움직임을 보이기 위해서는 도움이 필요하기 때문이다. 물 속에서 관절가동범위 운동을 위한 적응증은 지상에서와 유사하다. 그러나 따뜻한 물 속에서는 지상에서 불가능한 물 고유의 치료 기능을 제공한다.

관절가동범위의 사정(Assessing Joint Range of Motion)

관절가동범위의 측정은 보통 측각기(고니오메터, goniometer)로 측정한다. 여러 종류가 있지만 가장 많이 쓰는 측각기는 0~180°까지 측정 가능한 것으로, 한쪽팔은 고정팔, 다른팔은 완전하게 움직임이 가능한 것이다.

표준화된 신체 자세와 해부학적 표시(landmark)는 검사의 결과를 정확하게 하고 신뢰성이 있게 한다. 관절가동범위는 보통 0~180° 범위 내에서 표시한다. 관절 움직임을 정의하거나 측정할 때 해부학적 자세는 보통 0° 자세("zero position")로 간주한다.[4-6]

수중운동 치료의 원리와 철학 ▶ ▶ ▶ (THE PRINCIPLES AND PHILOSOPHY OF AQUATIC EXERCISE THERAPY)

원리(The Principles)

수중 프로그램을 시행하거나 치료적인 운동들을 교육시키는 책임이 있는 재활 팀 소속 인원들은 환자가 회복하는데 있어 생명유지원칙(vital role) 상에서 운동을 시행해야 한다. 성공적인 결과를 획득하기 위해서는 각각의 환자 상태와 컨디션을 고려한 정확한 정보가 반드시 필요하다. 1장에서 간주했듯이 자료(data)는 다루고 있는 해부학적 구조를 정의하고, 기능적인 한계, 그리고 수중 치료에서의 금기증 등의 내용을 포함하고 있어야 한다. 다음 단계는 운동 목표를 결정하그 이 목표를 획득하기 위한 치료 계획을 세워야 한다.

수중운동의 적절한 선택은 매우 중요한 일이다. 물은 운동하기에 효과적인 매개물로서 지도자는 치료된 상처에 대한 적절한 지식과, 움직이는데 영향을 주는 물의 물리학적 성질에 대해 정보를 제공해야 한다. 2장에서 논의되었듯이, 재활팀 소속 인원들 간의 시행 능력과 한계에 대해 고려하는 것은 매우 중요하다. 수중 치료 프로그램을 누가 시행하든간에 다음에 언급하는 몇몇의 기본 원리는 반드시 지켜져야 한다.

1. 환자가 물을 두려워하면 안된다.
2. 환자는 운동 상황에서도 편안한 자세를 유지할 수 있어야 한다. 그러한 자세는 안전하고 가능한 최소한의 긴장도만을 요구하는 것이어야 한다.
3. 치료사들은 특정 신체 분절을 운동할 때 상처가 있는 인접 부위 관절은 조심스럽게 안정화 시켜야 한다.
4. 물 속에서의 모든 움직임은 천천히 시행하고 부드럽게 시작해야 한다(환자가 스스로 몸의 자세를 교정할 수 있을 때까지).
5. 머리를 물 밖으로 꺼내고 운동을 수행하는 동안 환자가 숨쉬는 것을 잊지 않도록 해야 한다. 숨을 멈추는 것은 (breath holding) 긴장도를 높이고, 따뜻한 물에서 운동하면서 얻을 수 있는 이완효과(relaxing benefits)를 줄어들게 한다.
6. 모든 움직임은 통증이 발생하지 않는 범위(pain-free range) 내에서 시행하거나 주어진 상태의 제한 내에서 시행되어야 한다.
7. 각각의 운동은 조심스럽게 교육이 진행되어야 하며 치료사가 먼저 보여주고 환자가 반복하는 형식으로 생체 역학적인 정확성을 확보하면서 시행되어야 한다. 하지를 포함한 운동은 수영장에 있는 책상에서 먼저 보여주는 것이 좋은데 그렇게 함으로써 물의 굴절이 시야를 방해하지 않기 때문이다.
8. 환자는 각 운동의 목적을, 또는 어떤 근육들이나 신체 영역이 일차적으로 포함되는지 충분히 이해해야 한다.[7]

철학(The Philosophy)

이 글에서 제시하는 수중운동의 궁극적 목표는 기능장애(dysfunction)를 예방하고 발달, 발전, 회복, 또는(근력, 지구력, 유연성, 가동성, 이완, 협응, 적절한 타이밍, 심혈관계의 지구력 등을 포함하는) 정상 기능의 유지에 있다.

따뜻한 물에 들어가는 것은 지상에서 불가능한 독특한 고유의 치료 기능이 있다. 운동은 2개의 기본적인 분류가 있는데 – 능동(active)과 수동(passive)이 그것이다.

능동 운동(Active Exercise)

능동운동에는 골격근의 수축이 필요하다. 이러한 수축에는 등장성, 등척성, 또는 등속성이 있다.

등장성은 전체 또는 일부분의 관절운동범위 중, 다양한 속도 상에서 저항을 일정하게 유지시켜 운동하는 것을 말한다. 예를 들면 저항을 주는 도구의 표면적이 운동 중 변하지 않게 유지시키는 것이 있다.

등척성 운동은 관절운동범위 운동 중 신체의 움직임 없이 근육이나 근육군의 긴장(tone)을 증가시키는 것을 말한다. 이것은 알다시피 정적 수축(static contraction)을 의미한다.

등속성 운동은 움직임 동안에 속도를 항상 일정하게 유지시키는 것이다. 이는 사지의 움직임이 발생시키는 힘에 대해 저항의 량을 일정하게 제공하는 것이다. 비록 물 속에서는, 사지가 발생시킨 힘이 증가할수록 동일한 크기로 저항이 증가하기 때문에 움직임의 속도를 항상 일정하게 유지하는 것을 보장할 수는 없다.[7, 8]

능동적 및 능동-보조적 관절가동범위 운동의 효과(Benefits of Active and Active-Assistive Range of Motion Exercise)

1. 이러한 운동의 종류는 관련된 근육들의 유연성을 증가시키거나 유지하는데 도움이 되고, 근육의 이완을 증진시키며 말초 혈액순환을 증가시킨다.[9]
2. 중력을 이겨내는 능동운동시에는 통증 없이도 근육을 강화시킬 수 있다. 물 속에서는 부력이 관절운동범위 운동을 보조하기도 하며 동시에 모든 방향으로의 움직임에 저항을 제공한다.
3. 중력의 압축힘(compression forces) 없이도 근육의 강화가 가능하다.
4. 이러한 종류의 운동은 협응(coordination)이나 운동 기술(motor skill)들을 증가시키는데 도움을 준다. 또한 수축하는 근육으로부터의 감각 피드백을 얻을 수 있다.
5. 치료사들은 체육경기에서의 움직임(축구에서 킥 같은 움직임)을 되풀이하거나, 들어올리기 같은 작업장에서의 일을 증가시켜 일상생활 동작에서 사용되는 기술들을 연습시킬 수 있다. 물 속에서 기능적인 근력이나 지구력을 획득하는 것은, 환자들의 독립성을 높이고 공공시설에서 수용되는 비율을 낮추는데 도움이 될 것이다.
6. 물 속에서 운동하는 것은 부종을 감소시킬 수 있는데 그 이유는 물의 정수압(hydrostatic force of water) 때문이다.

수동 운동(Passive Exercise)

수동운동은 외부의 힘(손이나 또는 기계의 힘)에 의해 주어진 움직임을 획득하는 것이다. 수동적 움직임으로는 생리학적(physiologic) 또는 부수적(accessory)인 움직임이 있다. 수동적인 생리학적 움직임에는 움직임을 생성하여 전체 가동범위의 운동을 발생시키는데 있어서 외부의 힘이 필요하다. 수동적인 부수적(accessory) 움직임은 생리학적인 관절 움직임 동안에 관절면에서 발생한다. 이러한 부수적 움직임은 능동적으로는 생성할 수 없다.[3, 11] "활주(미끄러짐, glide)", "스핀(spin)" "두루마리(roll)" 등의 용어는 부수적인 움직임을 묘사할 때 사용한다.

수동적인 관절가동범위 운동의 이득(Benefits of Passive Range of Motion Exercise)

1. 수동적인 관절가동범위 운동은 관절의 통합성(무결성, integrity)과 유연성을 유지시키는데 도움을 준다. 물 속에서 중력의 영향은 제거되고 부력의 힘이 움직임을 보조하므로 수동적 가동범위 운동은 더 쉽게 시행할 수 있다.
2. 이러한 종류의 운동은 근육이 단단해지거나(tightness) 짧아지는(shortening) 또는 구축(contracture)을 예방하는데 도움이 된다.
3. 수동적 관절 운동은 근육의 이완을 돕는다. 그리고 물 속에 담겨져 있는 부분의 순환을 자극하는데 도움이 된다, 이러한 점은 전체 치료 진행 동안에 신체가 따뜻한 상태로 유지되기 때문에 가능한 것이다.
4. 통증이 억제 된다. 물에서 수동적 관절가동범위 운동은 통증이 있는 관절을 움직일 때, 압박(compression)력을 경감시킨다. 게다가 따뜻한 물에 담겨져 있음으로 인한 감각 입력이 통증 전달과 서로 경쟁하면서 통증 수준을 줄어들게 한다.
5. 환자는 지상에서 보다도 재활 과정을 좀더 쉽게 진행할 수 있다.
6. 수동적 관절가동범위 운동은 신체와 움직임에 대한 인식을 증가시키는데 도움이 된다.
7. 치료사는 다양한 움직임을 수행하는데 있어 어려움이 있는 환자들이나 통증이 많은 환자들에게 편안한 자세를 제공할 수 있다.
8. 수동적 관절가동범위 운동은 경직과 근 긴장감에 도움이 된다.
9. 그러나 수동적 관절가동범위 운동은 근육소모(muscle wasting)를 멈추게 하거나 근력, 지구력을 증가시키고, 능동적인 동작처럼 순환을 증진시키는 별개의 문제이다.

운동 계획안(Exercise Protocols)

다양한 치료용 풀(pools)은 적극적으로 사용되어지지 않는데, 그 이유는 비용에 있어서의 효율성 문제 때문이다. 종종 풀에서 환자를 치료하는데 치료사의 시간이 너무 많이 소비되기도 한다. 안전을 위해서 재활 시설은 반드시 빠르고 효율적인 치료를 제공해야 한다. 이 책에서 제시하는 재활적인 규약의 토대는, 건강관리 전문가를 보조하고, 환자의 독립성을 장려하기 위한 효과적인 수중 프로그램을 계획하는데 있다. 각 파트별로 이러한 것들을 성취하기 위해서는 공통된 상황에 대한 단체 계획안을 설정해야만 한다. 공통 상태에 대한 치료를 위해 정해진 계획안을 설정하는 것은 많은 이득이 뒤따른다.

1. 치료사들은 한 명 한 명, 주어진 환자의 치료과정을 기록하지 않음으로써 시간을 절약할 수 있다.
2. 치료하는데 있어 미리 설정된 과정을 감하거나 완전하게 뺌으로써 개별화시킬 수 있다.
3. 다른 건강관리 전문가들은 치료사가 다른 환자들을 볼 수 있게 시간을 남겨 놓거나 규정된 규약을 이행할 수 있다.
4. 치료사는 어떻게, 언제 환자가 진행하는지 조절할 수 있는데 단체 치료 계획에서 좀 더 어려운 단계를 설정함으로써 가능하다. 재활 시설 내에 치료 풀이 없을 때 환자는 풀 밖에서 명확하게 운동 개요만을 시행할 수 있다. 그리고 나서 치료사에게 돌아가 재평가 하고 다음 단계나 레벨로 진행한다.
5. 치료사들은 환자에게 제공하여 시행하고 있는 시행 계획 단계에 대한 단순한 상태를 문서화시켜 시간을 절약한다.
6. 치료사들은 이해가 가능하고, 쉬운 상황에서 어려운 단계로 이행하는 가정 내에서의 수중운동 프로그램을 지정할 수 있다.
7. 수중 교사들의 모임 단체는 환자들이 시행해야 하는 운동의 종류를 이해할 수 있다.
8. 고정된 계획안은 재활팀 내 인원간에 대화를 촉진시키는데 도움을 준다.

고정된 운동계획안의 설정은 또한 재활 과정에 있어서 환자의 독립성을 장려하기도 한다. 독립적인 프로그램은 치료사와 환자 모두에게 도움이 되는데 한 명의 치료사가 동시에 여러명의 환자를 치료할 수 있기 때문이며, 이윤을 증가시킬 수 있고 프로그램을 좀더 경제적으로 응용할 수 있게 한다. ; 환자가 집에서 시행하도록 프로그램 일부분을 할당하고 ; 재활 시설 내 풀이 없어도 수중운동 치료의 이익을 얻을 수 있게 하기 위해서 환자는 또한 독립적이며 분류된 수중 치료 프로그램으로부터 이득을 얻을 수 있다. 그러한 프로그램들은 환자가 회복하는데 있어 능동적인 역할을 수행하도록 장려하고 또는 풀장 밖에서도 분류되고 계획이 짜여진 동안 환자의 사회적 상호관계를 증가시키는데 도움이 된다.

수중 정형 재활과 운동 ▶ ▶ ▶
(AQUATIC ORTHOPEDIC REHABILITATION AND EXERCISE)

이 장에서 제시된 수중운동은 수중 재활에 있어 혁신적인 접근을 보여준다. 각 운동은 치료에 사용되는 물의 물리학적 성질과 고유의 따뜻한 성질을 이용한다. 진행 계획들은 환자가 지상에서 운동이 가능하도록 각 상태에 맞게 제공한다. 치료사의 입장에서 장점만을 거론하였지만, 실제로 치료사들이 환자에게 운동의 본질을 전달하는데 있어서 자기 자신의 교육스타일 사용을 장려하기 위함이다.

이 장에서 각 운동은 관절 움직임 표 5-1의 용어로 기술 되었다, 참조된 해부학적 용어는 좀더 명확하게 운동기술을 제공하기 위해서이다. 각 운동에는 주동근이 제시되었고 환자의 상태에 맞게 각 운동의 난이도를 증가시켜서 각 단계를 진행시켰다.

준비운동(The Warm-up)

준비운동은 거의 모든 운동프로그램에 채택된 원칙이다. 준비운동은 보통 전체 운동 기간의 20~30%를 차지하고 낮은 강도로 시행된다. 어떤 운동프로그램이든 점진적인 운동의 시작은 근육의 손상 위험을 낮추는데 도움을 준다.[12]

재활을 위한 운동설정에서 준비운동의 이득이 무시되어서는 안된다. 준비운동의 가장 중요한 생리학적 변화는 운동에 참여한 근육 내 세포의 온도가 증가하는 것이다. 이는 세포 내 대사 비율의 증가로 인해 발생하는 것이다. 대사 변화의 비율은 온도에 민감하다. 내부 온도의 1° 증가는 대사비율의 13% 증가를 동반한다.[13, 14]

높은 온도에서는 세포 단계에서 생물학적 또는 효소반응 비율이 매우 높게 된다. 이는 헤모글로빈이나 마이오글로빈으로부터의 산소 해리도가 좀더 빠르고 높게 된다는 것이다. 그리하여 따뜻한 물 속에서의 준비운동은 근육들을 곧 사용할 수 있게 준비시키고 또한 산소 가용에 있어 전달과 사용의 효율성을 증가시킨다.

상체의 준비운동들(Upper Body Warm-up Exercise)

팔 구부려 당기기(Bent Arm Pull) (그림 5-12)

작용근(prime movers) : 앞쪽 어깨세모근(anterior deltoid), 작은가슴근(pectoralis minor), 넓은등근(latissimus dorsi), 큰원근(teres major), 마름근(rhomboids), 등세모근(trapezius), 위팔두갈래근(biceps), 위팔근(brachialis), 위팔세갈래근(triceps), 위팔노근(brachioradialis)

- 팔꿈치를 앞쪽으로 뻗는다.
- 팔목을 굽히고 손을 뒤로 당긴다. 어깨만 팔을 편한다.

팔 펴서 당기기(Straight Arm Pull) (그림 5-13)

작용근(prime movers) : 어깨세모근(deltoids), 뒤침근(supinator), 네모 엎침근(pronator quadratus), 넓은등근(latissimus dorsi), 작은가슴근(pectoralis minor), 마름근(rhomboids), 등세모근(trapezius), 위팔세갈래근(triceps)

- 팔꿈치는 편 상태로 유지하고 한손을 뒤침한다. 그리고 팔을 몸의 앞쪽으로 민다.
- 동시에 다른 손을 엎침하고 팔을 몸 뒤로 당긴다.
- 서로 바꿔가며 반복한다.

가슴 앞 휘젓기(평영)(Breast Stroke) (그림 5-14)

작용근(prime movers) : 어깨세모근(deltoid), 큰가슴근(petoralis major), 작은가슴근(pectoralis minor), 부리위팔근(coracobrachialis), 가시아래근(infraspinatus), 작은원근(teres minor), 마름근(rhomboid), 등세모근(trapezius)

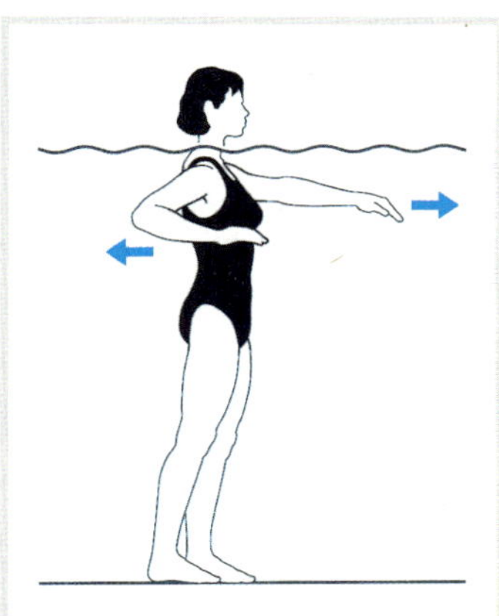

[그림 5-12] 팔 구부려 당기기

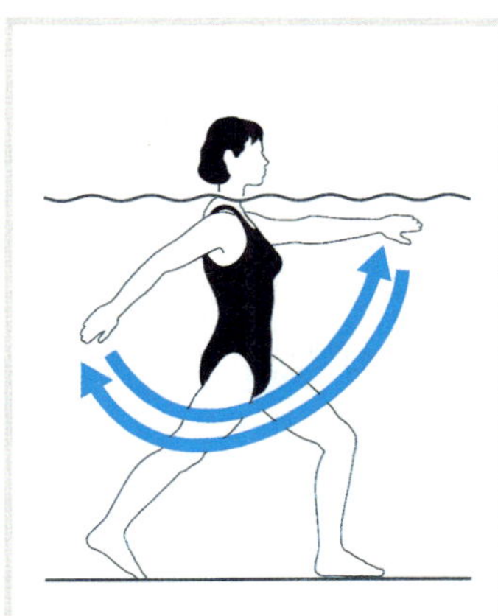

[그림 5-13] 팔 펴서 당기기

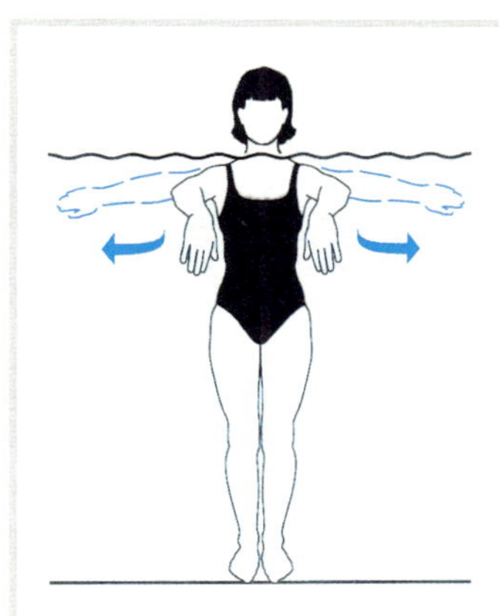

[그림 5-14] 가슴 앞 휘젓기

- 양쪽 팔을 앞쪽으로 뻗는다.
- 수평으로 팔이 몸과 같은 면에 도달할 때까지 벌림시킨다.
- 팔꿈치를 90° 굽히고 팔을 정중선(중심)으로 모음한다.

몸통 가로질러 당기기(Cross-Body Pull) (그림 5-15)

가슴 앞 휘젓기와 비슷하지만 한번에 한 팔만 운동하는 것이 다르다(다른 손은 엉덩이 위에 올려놓는다). 몸통을 정중선 쪽으로 돌리고 모음하면서 몸통을 가로질러 팔을 뻗는다.

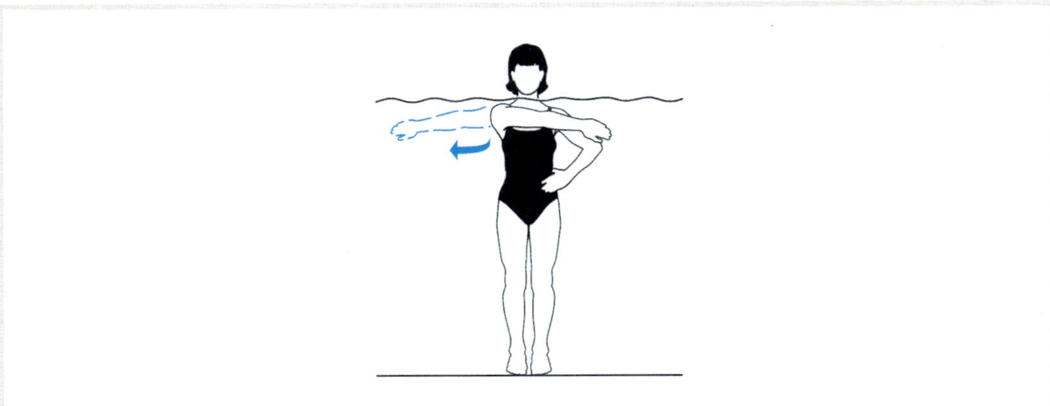

[그림 5-15] 몸통 가로질러 당기기

진자 운동(Pendulum Exercises)

이러한 그룹 운동에는 손목에 무게 추를 사용하기도 하는데 치료사가 관절에 조작(manipulative) 효과를 얻게 하거나 사지가 너무 이완되어 뜰 때, 환자가 진자운동을 매우 어려워 할 때나, 중력효과를 증가시킴으로써 운동의 난이도를 증가시키기 위해서 사용한다.

앞뒤로 진자운동(Pendulum Front to Back) (그림 5-16)

작용근(prime movers) : 앞쪽 어깨세모근(anterior deltoid), 작은가슴근(pectoralis minor), 넓은등근(latissimus dorsi), 작은원근(teres minor)

- 똑바로 서고 사용하지 않는 손은 엉덩이나 수영장의 모서리에 댄다.
- 반대 팔은 앞뒤로 어깨를 흔들며 움직인다.

원을 그리며 진자운동(Pendulum Circles) (그림 5-17)

작용근(prime movers) : 어깨세모근(deltoids), 가슴근(pectoralis), 가시위근(supraspinatus),

넓은등근(latissimus dorsi), 큰원근(teres major)

- 똑바로 서서 사용하지 않는 손은 엉덩이나 수영장의 모서리에 댄다.
- 반대 팔은 시계방향, 반대방향으로 원을 그리며 움직인다.

당기며 진자운동(Pendulum Puls) (그림 5-18)

작용근(prime movers) : 마름근(rhomboids), 어깨세모근(deltoids), 큰원근(teres major), 등세모근(trapezius), 넓은등근(latissimus dorsi), 가슴근(pectoralis), 위팔두갈래근(biceps), 위팔근(brachialis), 위팔노근(brachioradialis)

시행하는 움직임 : 어깨의 내밈과 들임

- 똑바로 서서 사용하지 않는 손은 엉덩이나 수영장의 모서리에 댄다.
- 팔을 몸 보다 앞에 뻗는다.
- 어깨를 후방내밈하고 팔꿈치는 구부리면서 팔을 당긴다.

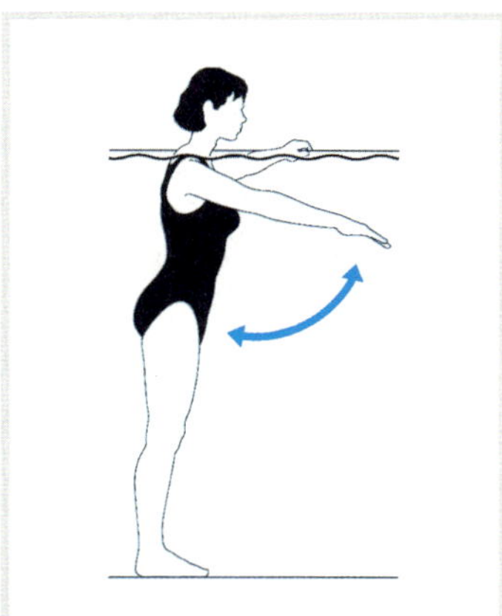

[그림 5-16] 앞뒤로 진자운동

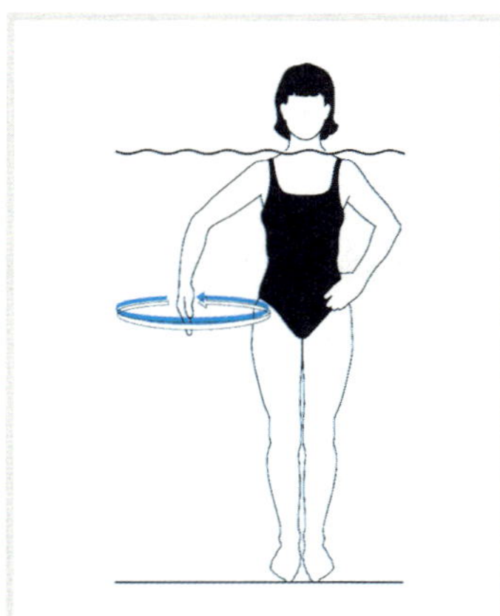

[그림 5-17] 원을 그리며 진자운동

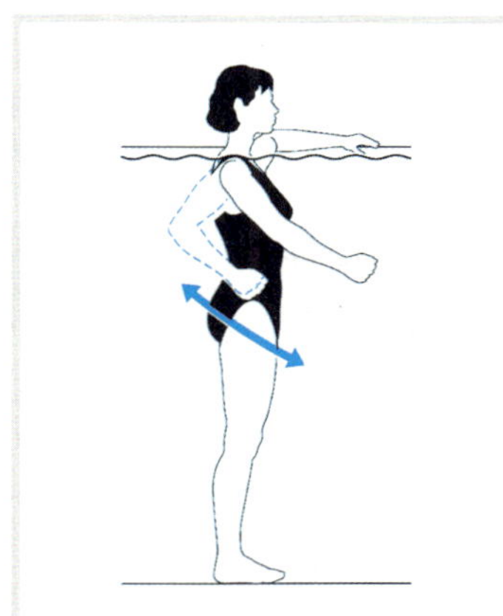

[그림 5-18] 당기며 진자운동

가로지르며 진자운동(Pendulum Crisscross) (그림 5-19)

작용근(prime movers) : 벌림을 위해서, 중간 그리고 뒤쪽 어깨세모근(medial and posterior deltoid), 가시아래근(infraspinatus), 작은원근(teres minor), 넓은등근(latissimus dorsi), 큰원근(teres major) 모음을 위해서 앞쪽 어깨세모근(anterior deltoid), 큰가슴근(petoralis major), 작은가슴근(pectoralis minor), 부리위팔근(coracobrachialis), 위팔두갈래근(biceps)

시행하는 움직임 : 수평 벌림과 모음

- 똑바로 서서 사용하지 않는 손은 엉덩이나 수영장의 모서리에 댄다.

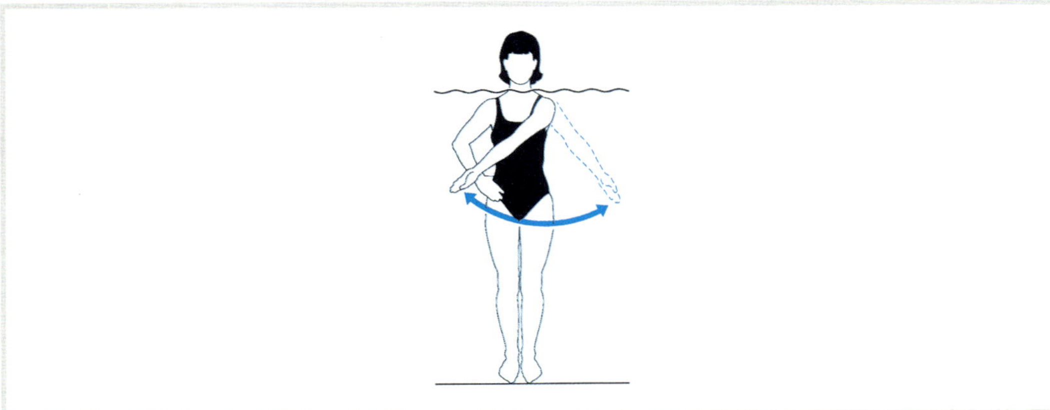

[그림 5-19] 가로지르며 진자운동

• 수평벌림을 하고 반대 팔로 모음을 한다. 몸의 앞으로 한쪽에서 다른 쪽으로 휘젓는다.

복합된 팔의 운동(Combination Arm Movements) (그림 5-20)

A파트

작용근(prime movers) : 어깨세모근(deltoid), 가슴근(pectoralis), 등세모근(trapezius)

• 90° 약간 안 되게 팔을 양옆으로 편다.

B파트

작용근(prime movers) : 어깨세모근(deltoids), 마름근(rhomboid), 등세모근(trapezius), 넓은등근(latissimus dorsi), 큰원근(teres major)

• 팔을 4번 뒤로 돌린다.

• 돌리는데 손도 참여한다.

• 팔을 펴고 부드럽게 위로 당기고 본래 자세로 팔을 편다.

C파트

작용근(prime movers) : 위팔두갈래근(biceps), 위팔근(brachialis), 위팔노근(brachioradialis), 위팔세갈래근(Triceps), 큰가슴근(pectoralis major), 작은가슴근(pectoralis minor), 마름근(rhomboids), 등세모근(trapezius)

• 팔을 앞으로 4번 돌린다.

• 가슴 앞에서 손도 참여한다.

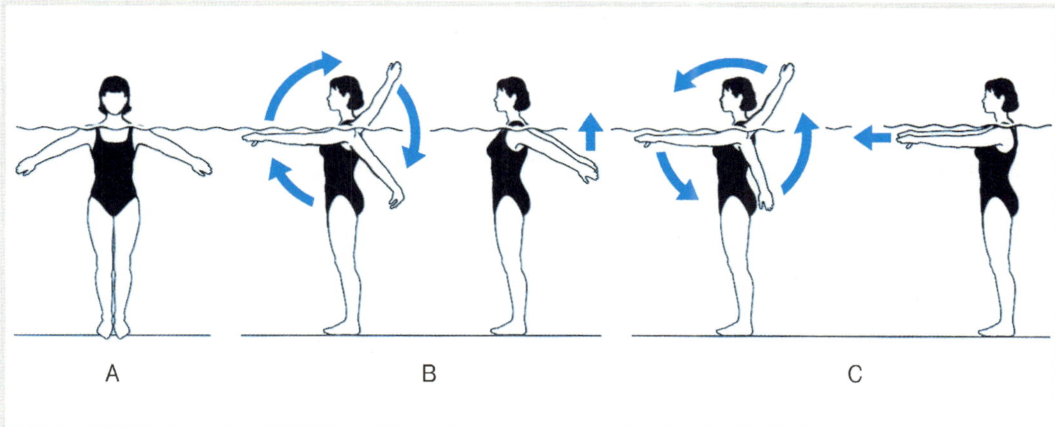

[그림 5-20] 3단계의 복합된 팔의 운동들(A-C)

- 앞으로 팔을 밀고 팔목도 편다. 어깨는 내밈한다.

하체의 준비운동들(Low body Warm-up Exercise)

앞으로 걷기(Forward walking) (그림 5-21)

작용근(prime movers) : 엉덩허리근(iliopsoas), 넙다리직근(rectus femoris), 빗살근(pectineus), 큰볼기근(gluteus maximus), 넙다리뒤쪽근(hamstrings), 넙다리네갈래근(quadriceps), 장딴지근(gastrocnemius), 가자미근(soleus)

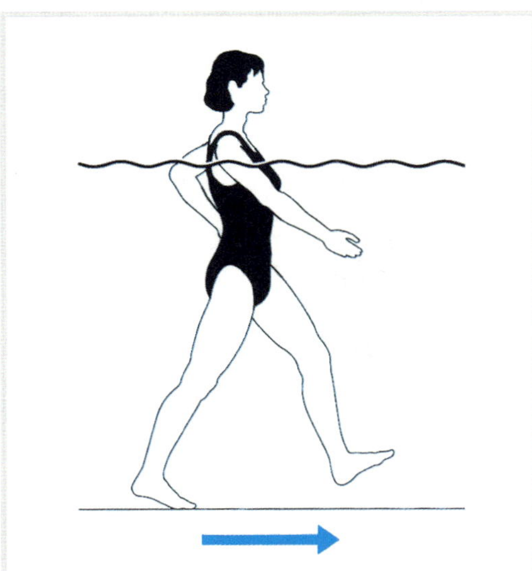

[그림 5-21] 앞으로 걷기

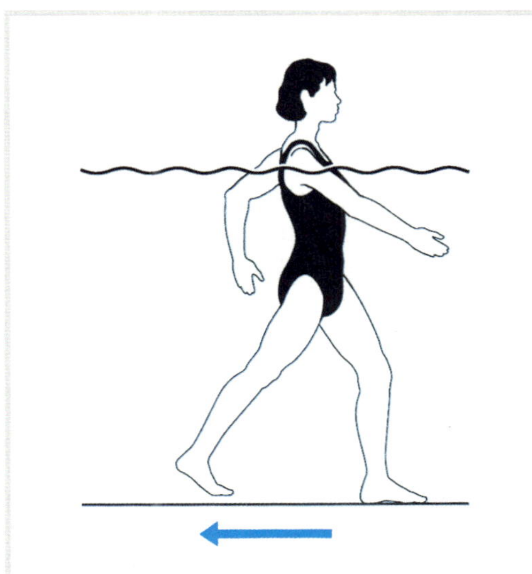

[그림 5-22] 뒤로 걷기

• 똑바로 서고 한쪽 엉덩이와 무릎은 굽힌다.
• 발을 펴고 발목관절은 배측 굽힘하여 뒤꿈치를 든다.
• 발가락을 앞으로 나아가며 민다.
• 반대쪽 발로 반복한다.

뒤로 걷기(Backward Walking) (그림 5-22)

작용근(prime movers) : 엉덩허리근(iliopsoas), 넙다리직근(rectus femoris), 빗살근(pectineus), 큰볼기근(gluteus maximus), 넙다리뒤쪽근(hamstrings), 넙다리네갈래근(quadriceps), 장딴지근(gastrocnemius), 가자미근(soleus)

• 똑바로 서고 한쪽 엉덩이와 무릎은 굽힌다.
• 발가락을 몸뒤로 향해 뻗친다.
• 발가락을 땅에서 뗀 채 발목을 발바닥쪽 굽힘한다.
• 부드럽게 뒤꿈치로 나아간다.
• 반대쪽 발로 반복한다.

옆으로 걷기(Side Stepping) (그림 5-23)

작용근(prime movers) : 중간볼기근(gluteus medius), 엉덩허리근(iliopsoas), 넙다리빗근(sartorius), 넙다리직근(rectus femoris), 넙다리근막긴장근(tensor fasciae latae), 작은볼기근(gluteus minimus), 빗살근(pectineus), 두덩정강근(gracilis), 긴모음근(adductor longus), 짧은모음근(adductor brevis), 큰모음근(adductor magnus)

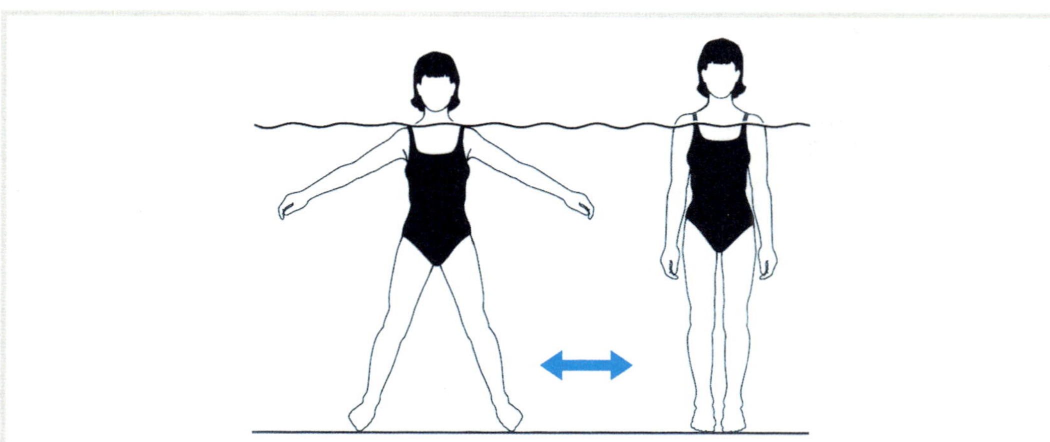

[그림 5-23] 옆으로 걷기

- 다리를 곧게 펴고 선다.
- 한 다리를 벌림해서 바닥에 닿게 한다.
- 반대 다리를 정중선에 모음시켜 시작 자세로 돌아오게 한다.
- 반대 방향으로 다시 반복 움직인다.

가로지르며 걷기(Crossover stepping) (그림 5-24)

작용근(prime movers) : 중간볼기근(gluteus medius), 엉덩허리근(iliopsoas), 넙다리빗근(sartorius), 넙다리직근(rectus femoris), 넙다리근막 장근(tensor fasciae latae), 작은볼기근(gluteus minimus), 빗살근(pectineus), 두덩정강근(gracilis), 긴모음근(adductor longus), 짧은모음근(adductor brevis), 큰모음근(adductor magnus)

- 똑바로 서고 한 다리를 몸의 정중선을 가로질러 모음한다. 팔은 바닥에 닿게 한다.
- 반대쪽 다리를 벌림하여 처음 자세와 같이 돌아온다.

발을 뻗뻗하게 펴고 걷기(Stiff Leg Walking) (그림 5-25)

작용근(prime movers) : 엉덩관절 굽힘근(hip flexors), 큰볼기근(gluteus maximus), 넙다리뒤쪽근(hamstrings)이 운동에는 3가지로 변화된 자세가 있다.

- 1 : 똑바로 서고 무릎을 거의 굽히지 않은 상태에서 가볍게 발꿈치와 발가락을 이용하여 앞으로 걷는다.
- 2 : 발바닥쪽굽힘을 유지한 채 발가락으로 운동을 행한다.
- 3 : 발등굽힘을 유지한 채 발뒤꿈치로 운동을 행한다.

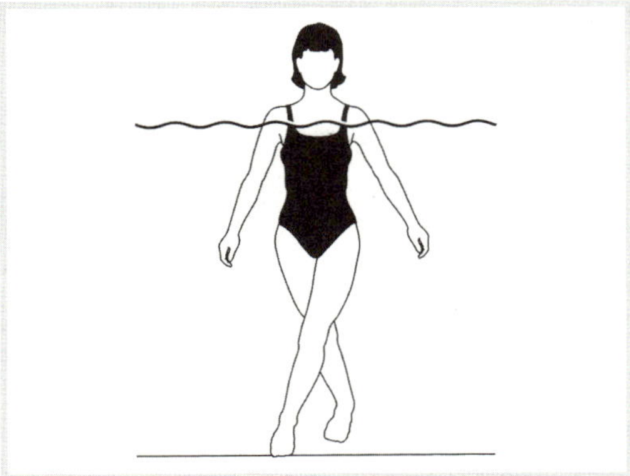

[그림 5-24] 가로지르며 걷기

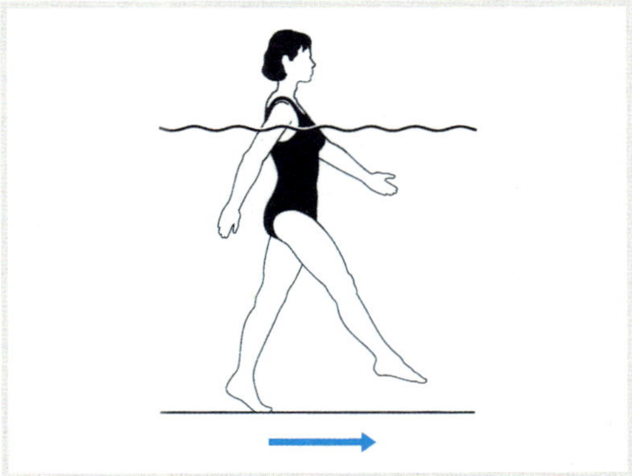

[그림 5-25] 발을 뻗뻗하게 펴고 걷기

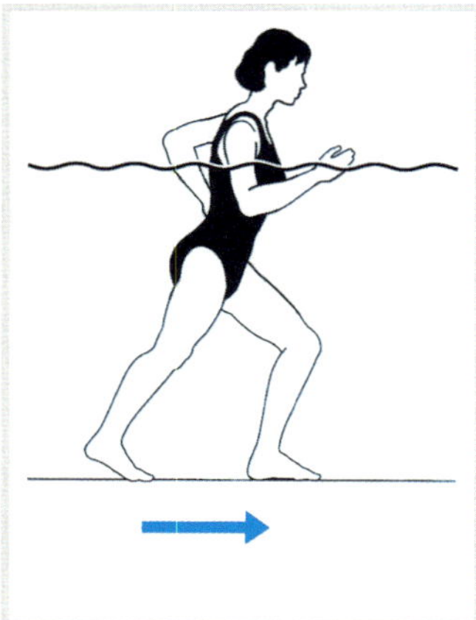

[그림 5-26] 찌르기 자세로 걷기

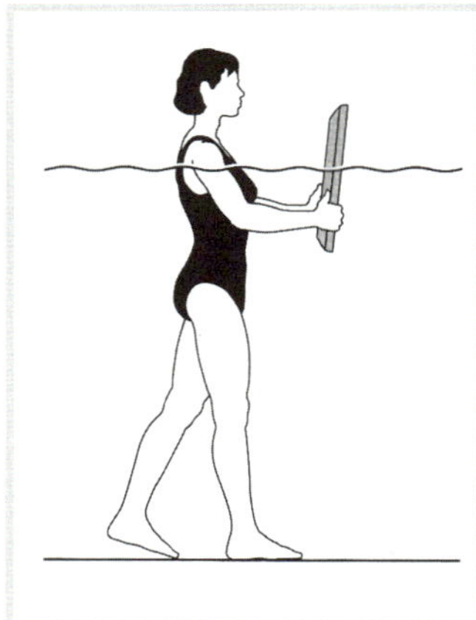

[그림 5-27] 판들고 걷기

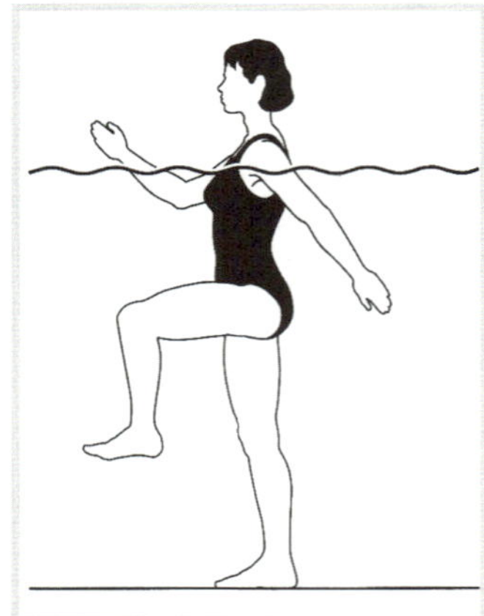

[그림 5-28] 행진하기

찌르기 자세로 걷기(Lunge Walking) (그림 5-26)

작용근(prime movers) : 앞으로 걷기(Forward walking)와 같은 근육을 사용한다.

- 몸통을 선채로 유지하면서 걷는 폭을 크게 하면서 걷는다.
- 뒤따르는 다리를 곧게 유지하는 동안 앞선 다리의 무릎은 굽힌다.
- 몸통은 곧게 편 상태를 유지하며 복근에 힘을 준다.

판들고 걷기(Walking with Tray) (그림 5-27)

작용근(prime movers) : 앞으로 걷기(Forward walking)와 같은 근육을 사용한다. 하체 운동을 시행하는 동안 판을 이용하여 저항의 양을 증가시킨다.

- 앞뒤로 걷는 동안 몸통 앞에 판을 들고 있는다.
- 골반 기울기(pelvic tilt)는 유지하며 자세 배열 또한 고정한다.
- 옆으로 걸을 때는 물 아래, 나아가는 발의 엉덩이 보다 위에 위치해서 걷는다.

행진하기(Marching) (그림 5-28)

작용근(prime movers) : 엉덩관절 굽힘근(hip flexors), 큰볼기근(gluteus maximus), 넙다리빗근(sartorius), 넙다리근(quadriceps), 넙다리뒤쪽근(hamstrings), 엉덩관절 벌림근(hip abductors), 장딴지근(gastrocnemius), 가자미근(soleus), 어깨세모근(deltoids), 가슴근(Pectoralis), 마름근(rhomboids), 위팔두갈래근(biceps).

- 똑바로 서서 엉덩이와 무릎을 90° 굽힌다.
- 행진하듯 한 다리를 내리면 다른 다리의 엉덩이와 무릎을 90° 굽힌다.

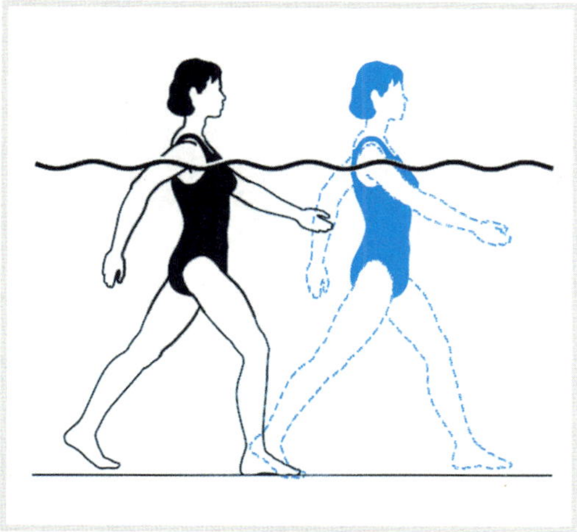

[그림 5-29] 다리 교차하기

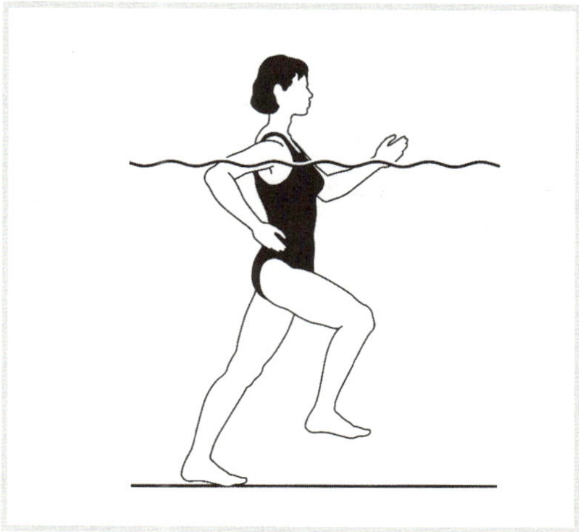

[그림 5-30] 조깅하기

- 편안한 팔 움직임을 강조한다.

다리교차하기(Leg Exchange) (그림 5-29)

작용근(prime movers) : 엉덩관절 굽힘근(hip flexors), 큰볼기근(gluteus maximus), 넙다리 뒤쪽근(hamstrings)

- 오른쪽팔과 왼쪽다리를 앞쪽으로 왼쪽팔과 오른쪽다리를 뒤로 한 자세로 시작한다.
- 크로스컨트리(Cross-country) 스키하듯 다리와 팔의 위치를 바꿔가며 점프한다.
- 충격 흡수를 위해 무릎을 굽힌다(깊은 물은 충격이 적다).

조깅하기(Jogging) (그림 5-30)

작용근(prime movers) : 앞으로 걷기(Forward walking)와 같다.

- 선 자세에서 제자리 조깅하듯 다리를 번갈아 가며 엉덩이와 무릎의 굽힘과 폄을 반복한다.
- 깊은 물에서는 척추와 하지 관절에 충격이 적어진다.
- 운동은 환자에게 편안한 정도의 속도로 시행한다. 이 단계에서는 유산소 반응보다는 움직임의 순서를 조절하는 것이 더 중요하다.

자전거타기(Bicycle) (그림 5-31)

작용근(prime movers) : 엉덩관절 굽힘근(hip flexors), 큰볼기근(gluteus maximus), 넙다리

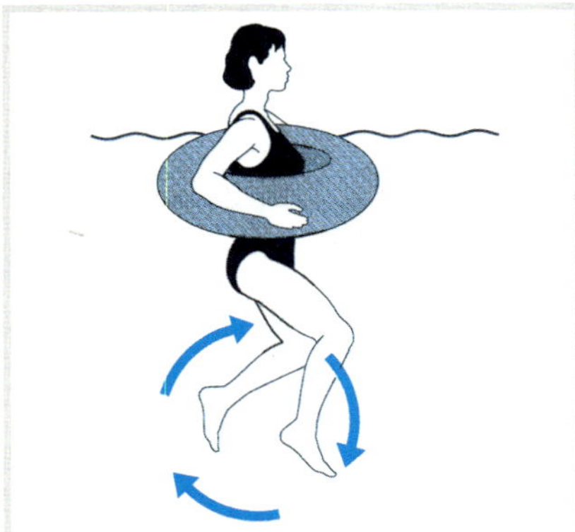

[그림 5-31] 자전거 타기

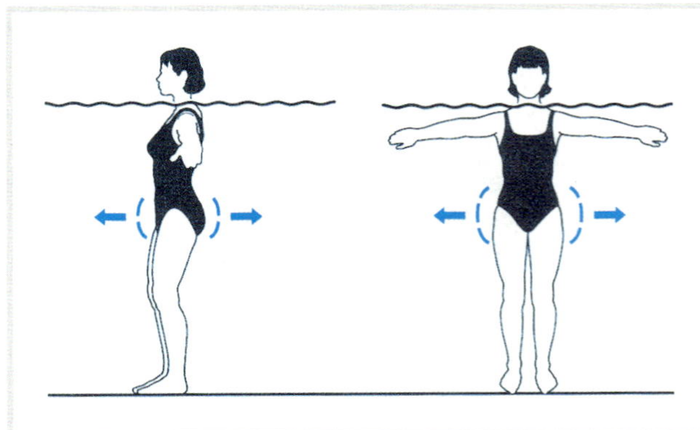

[그림 5-32] 골반 운동들

뒤쪽근(hamstrings), 넙다리근(quadriceps)

- 튜브나 부력 도구를 사용해 몸을 지지하고, 복근을 딴딴하게 해서 척추의 기럽을 유지한다.
- 양쪽 다리를 번갈아 엉덩이와 무릎을 굽히고 펴는 운동을 한다(서서 자전거 타기 동작).

골반 운동들(Pelvic Movements) (그림 5-32)

작용근(prime movers) : 배곧은근(rectus abdominis), 천골가시근(sacrospinalis), 허리네모근 (quadratus lumborum)

- 발은 어깨 넓이로 벌리고 팔은 지면과 양옆으로 평행하게 한다.
- 눈은 앞을 보고 무릎은 살짝 구부린다.
- 엉덩이를 앞으로 제자리로, 뒤로, 제자리로, 오른쪽으로, 왼쪽으로, 제자리로……. 이런 순서대로 움직인다.

참고자료(REFERENCES)

1. Hollinshead W, Jenkins D. Functional Anatomy of the Limbs and Back. Philadelphia, W.B. Saunders. 1981.
2. Rasch P, Burke R. Kinesiology and Applied Anatomy. Philadelphia, Lea & Febiger, 1972.
3. Gould J, Davis G. Orthopaedic and Sports Physical Therapy. Toronto, C.V. Mosby, 1985.
4. Green W, Heckman J. The Clinical Measurement of Joint Motion. Rosemont, IL:American Academy of Orthopaedic Surgeons, 1994.
5. Norkin CC, White DJ. Measurement of Joint Motion:A Guide to Goniomeoy. Philadelphia, F.A. Davis, 1985.

6. Arnheim D. Modern Principles of Athletic Training. Toronto. Times Miror/Mosby College Publishing, 1985.
7. Kisner C, Colby L. Therapeutic Exercise:Foundations and Techniques. 2nd ed. Philadelphia, F.A. Davis, 1990.
8. McCarthey P, Knopf K. Acapted Physical Education for Adults with Disabilities. 3rd ed. lowa, Eddie Bowers, 1992.
9. Hoppenfeld S. Physical Examination of the Spine and Extremities. New York, Appleton-Century-Crofts, 1976.
10. Magee D. Orthopaedic Physical Assessment. Philadelphia, W.B. Saunders, 1987.
11. Nafziger N, Lee S, Huang S:Passive cxercise system:Effect on muscle activity. strength, and lean body mass. Arch Phys Med Rehabil 73:184-189. 1981.
12. Krejci V, Koch P. Muscle and Tendon Injuries in Athletes. Chicago, Year Book Medical Publishers, 1976.
13. Brooks G, Fahey T. Exercise Physiology. Toronto, John Wiley & Sons, 1984.
14. Licht S, ed. Medical Climatology. Baltimore, Waverly Press, 1964.
15. Martin BJ, Robinson S, Wiegman DL, Anlik LH. Effects of warm-up on metabolic responses to strenuous exercise. Med Sci Sports Exer 7:146, 1975.

6 깊은 물 속에서의 운동
(EXERCISE IN DEEP WATER)

깊은 물속운동의 이점 (THE BENEFICIAL PROPERTIES OF DEEP WATER EXERCISE)

깊은 물속운동은 수중재활에서 중요한 역할을 한다. 운동을 다양하게 적용할 수 있고 환자가 수영을 배울 필요가 없다는 점이 깊은 물속운동을 다양한 상황에서 적용할 수 있게 한다. 치료적 이점은 수중운동과 관련하여 몇몇 특징으로 설명할 수 있다. 가장 확실한 장점은 충격을 받거나 풀장의 벽 또는 바닥과의 접촉이 없는 것이다. 여기서 신체의 움직임은 관절가동범위가 끝에 도달하거나 환자가 움직임을 멈출 때 정지한다. 또한 신체에 충격이 없을 때 정지하기도 하는데 고정된 저항에 대해 작용하지 않기 때문이다. 그래서 깊은 물속 운동은 열린사슬 운동으로 정의할 수 있다. 반대로 체간이나 관절 움직임이 풀장의 바닥 같은 고정된 저항에서 있을 때는 닫힌사슬 운동으로 정의한다. 얕은 물속운동은 바로 선 상태로 시행되는데 닫힌사슬 운동의 예이다.[1] 피로골절과 같은 반복적인 타박상에는 충격이 전혀 없는 깊은 물속 운동이 매우 효과적이다.

중력은 부력과 상반되기에 물 속에서의 영향은 미비하다. 사람이 지구와 접촉하고 있을 때(앉거나 선 자세) 중력은 다리와 척추를 압박한다. 깊은 물속운동시 부력은 몸통을 지지하고 체중지지 관절을 보호한다. 몸통에 주어지는 많은 압박이 물속에 들어감으로써 운동시 발생하는 충격으로 인한 통증을 없애주기 때문이다.[2]

물 속에서 환자의 척추는 약간의 견인효과를 볼 수 있다. 이것은 중력의 압박력이 물의 부력효과와 상호작용하기 때문에 일어난다. 이 효과는 가슴부위에 튜브를 사용한 상태로 허리나 발목에 무게(웨이트)를 사용하여 증가시킬 수 있다. 중력은 발을 바닥으로 당기는 반면 튜브는 상체의 위치를 고정시킨다(그림 6-1). 견인 시 디스크 내압은 줄어들고 척추공은 증가하며 후관절(facet joint)의 간격이 생긴다. 이러한 효과는 허리환자의 운동에 좋다. 그러나 척추의 부하는 점진적으로 치료시기의 끝에 주는 것이 중요하다.

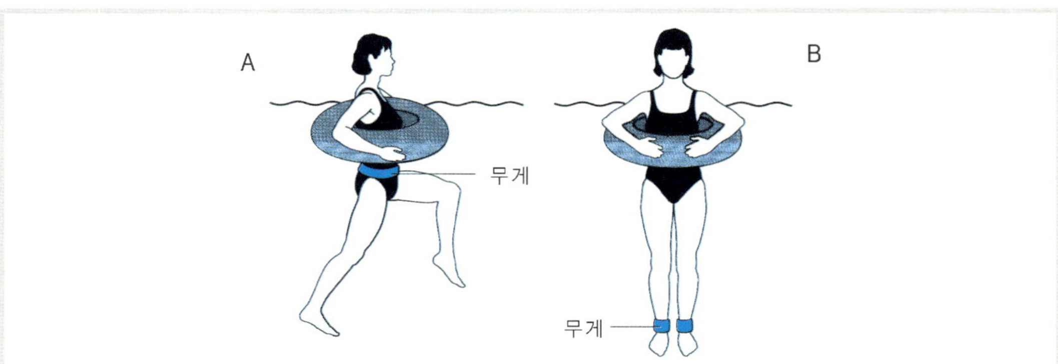

[그림 6-1] 튜브를 이용한 부력 견인.
(A) 엉덩관절주위에 다이빙무게(웨이트)를 착용 (B) 발목에 무게 착용

재활에서의 깊은 물 이용 ▶ ▶ ▶
(USING DEEP WATER IN REHABILITATION)

근력과 지구력 유지(Maintaining Muscular Strength and Endurence)

깊은 물속 운동으로 근력과 지구력을 증가시키는 문헌은 드물고 일반적으로 다발성 경화증을 가진 환자들에게만 제한되어 있다. 물속달리기는 육상선수들의 다리근력 유지에 효과적인 것으로 알려져 왔다.[4] 우리의 임상관찰 결과로 보면 깊은 물속운동은 부상으로부터 회복되는 동안 근력을 유지 증진시키기 위하여, 주로 앉아서 생활하는 환자들에게 이롭다는 것을 알 수 있다. 이런 약화된 근육들을 가진 사람들이 근력을 회복하는 경우가 많이 관찰되었다. 운동시 저항 표면적이 커지기 때문이다. 움직임은 모든 주요 근육그룹들을 사용하는데 주동근들이 작용하고 나서 길항근이 교대로 일어난다. 이러한 상호 교차적인 근력은 전 운동 범위를 통해 근육균형을 제공하고, 발생가능한 어떤 불균형을 드러내 주는데 도움을 준다. 물에 잠긴 부위는 압력이 똑같고 일정하여 불균형을 발견하여 교정할 수 있을 것이다. 물의 압력은 가슴확장에 저항을 줄 수 있다. 가로막과 갈비 사이의 움직임이 힘들어서 숨쉬는데 이용되는 근육들을 강화시킬 수 있다.

몸통이나 신체부분들에 가해지는 저항은 물 속에서 주어진 힘의 양에 달려있다. 저항은 힘이 주어지면 증가하고 제거되면 즉각 멈춘다. 최대조절이 가능하여 환자는 통증 범위 안에서 조절하며 운동할 수 있다.[5]

수중운동시 원심성 근육운동을 할 수 없다. 물의 저항은 사지의 움직임을 느리게 하기 때문에 환자는 원심성 활동을 할 수 없다. 물 속에서 걷기나 달릴 때 1/2에서 1/3의 속도가 육지에서와 같은 대사량이 요구된다. 이것은 육지운동시의 원심성 요소를 나타내는 뼈의 미세손상이나 근육위험을 줄인다. 정강이 부목(Shin splint)은 과사용 부상의 좋은 예이다. 부상조직에 스트레스를 주지 않고 환자는 운동을 하면서 실제로 부상의 휴식을 취할 수 있다. 운동선수들은 어떠한 "휴식"도 좋아하지 않기에 깊은 물속운동은 그들의 재활에 중요한 부분을 차지할 수 있다.

피트니스 수준 증가(Improving Fitness Level)

깊은 물속운동은 치유과정동안 유산소상태를 유지, 증진시키는데 사용할 수 있다. 또한 힘든 단계의 운동까지 점진적인 적용을 할 수 있다.

부상에서 회복까지 환자의 상태가 진행됨에 따라 일반적인 피트니스 프로그램이 필요하다. 깊은 물 속에서의 달리기를 하는 동안 관찰되는 대사반응은 육지와는 현저히 다르다. 깊은 물 속에서 달리기를 하는 동안의 최대산소소모량(VO_2 max)과 최대열 비율은 트레드밀 달리기보다 낮다. 유산소 운동을 위한 원칙과 지침은 17장에서 보다 자세히 다룰 것이다. 고강도 장시간 활동은 따뜻한 물에서 실시해서는 안된다. 유산소 활동은 이상적으로 28℃ ~30℃(82~86°F) 사이에서 실시하여 운동 중 저장된 열로부터 몸을 보호해야 한다.[8]

정확한 신체정렬(Correct Body Alignment)

벨트나 수영복은 운동시 환자에게 정확한 수직정렬을 할 수 있도록 돕는다. 수면은 어깨높이 정도로 하고, 머리는 물 밖으로 편하게 내어놓고 목은 약간 굽은 상태로 유지한다. 운동을 시행할 때 몸은 수직이어야 하고 가슴은 올려지며 배와 볼기부위 근육은 약간 수축되어야 한다(그림 6－2). 땅에서 중력중심은 두덩결합(대략 S1이나 S2)에 위치하고 목 아래로 잠긴 물 속에서는 중력중심이 가슴(흉강)으로 이동한다. 이러한 차이점이 회전효과(부력토크)를 만드는데, 중립자세로 몸통이 떠있지 않다면 가슴주위로 몸이 돌게 만든다. 물 속에서 운동시에 환자는 이러한 토크에 능동적인 상호작용을 해야 한다. 심각한 약화가 있거나 컨디션이 나쁜 환자(진행 중인 근육위축가쪽경화증 축삭 경화증 같은)는 서있는 자세로 돌아올 수 없다면 안정상 위험이 있기에 시행해서는 안된다.

깊은 물속달리기 동안 몸은 약간 수직에서 5°정도 앞쪽으로 기울이고 척추는 중립으로 유지한다(그림 6－3). 허리가 아닌 엉덩관절을 구부려야 한다. 수중달리기의 생체역학적 운동패턴은 땅에서와 같다. 적절한 형태를 위해서는 다음과 같다:

1. 머리는 편하게 물밖에 두고 얼굴은 앞을 보며 목을 폄시키지 말 것.
2. 척추는 중립자세로 수직에서 약간 앞으로 구부릴 것.
3. 팔은 땅에서 달릴 때처럼 하고 어깨에서 주요 움직임이 일어나며 손은 편안하게 이완시키되 약간 쥐어야 한다.
4. 고관절 굴곡은 대략 60°~80°이고 동시에 무릎을 구부리거나 펼 것.
5. 발목은 발바닥굽힘, 발등굽힘을 시킬 것.[8]

대칭은 모든 운동에서 필수적이다. 만약 몸의 한쪽이 다른 쪽보다 더 작용한다면 정확한 수직자세를 유지하기가 불가능한 것이고 근 불균형이 명백하게 될 것이다. 운동시에 정확한 몸통의 위치는 중요하다. 너무 많이 앞쪽이나 뒤쪽으로 기울이면 회전효과나 토크가 발생한다. 풀장의 바닥과 접촉하지 않으면 환자의 몸통근육은 몸을 안정화시키기 위해 작용하고 팔다리는 움직인다. 이러한 현상이 근력을 생성하지는 않지만 협응과 고유 감각을 증진시킨다. 과다한 척추움직임을 가진 환자(척추앞전위증)에게 특히 유익하다.

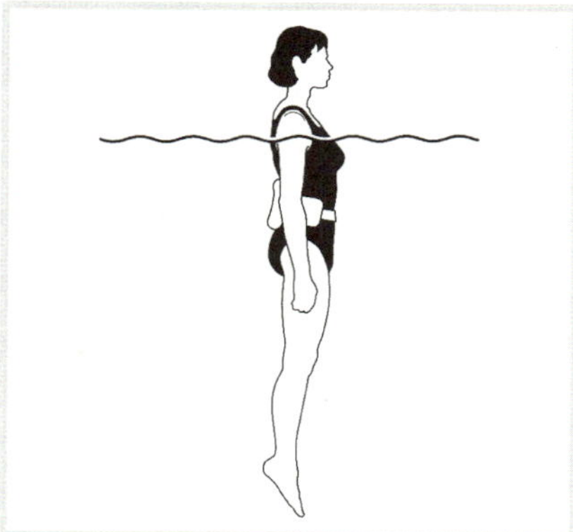

[그림 6-2] 깊은 물속운동을 위한 정확한 신체정렬(시작자세)

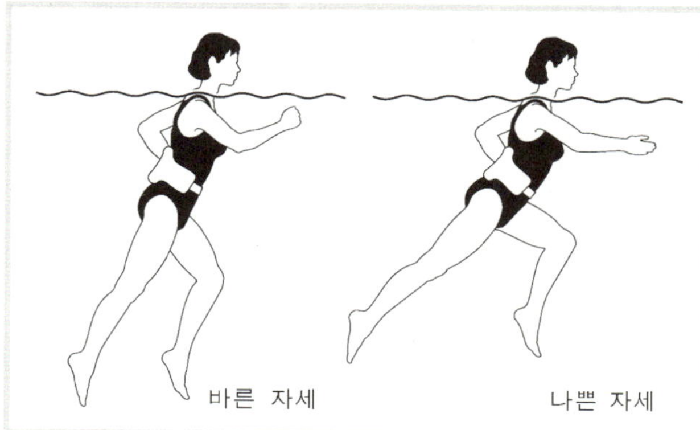

[그림 6-3] 깊은 물속달리기의 정확한 자세

상체를 위한 깊은 물 운동 ▶ ▶ ▶
(DEEP WATER EXERCISE FOR THE UPPER BODY)

팔 구부리고 당기기(Bend Arm Pull) (그림 6-4)

- 수직자세 위치
- 한쪽 팔을 앞으로 내민다.
- 팔꿈치를 구부리며 팔을 뒤로 당기는 동시에 다른 팔을 앞으로 내민다.
- 다른 팔로 반복

팔 펴고 당기기(Straight Arm Pull) (그림 6-5)

- 수직자세 위치
- 팔꿈치를 편 상태로 유지하고 손바닥이 위로 올라오게 한 뒤 몸 앞으로 팔을 민다.
- 동시에 다른 손은 손바닥을 아래로 하고 몸 뒤로 팔을 민다.
- 팔을 바꾸어가며 반복

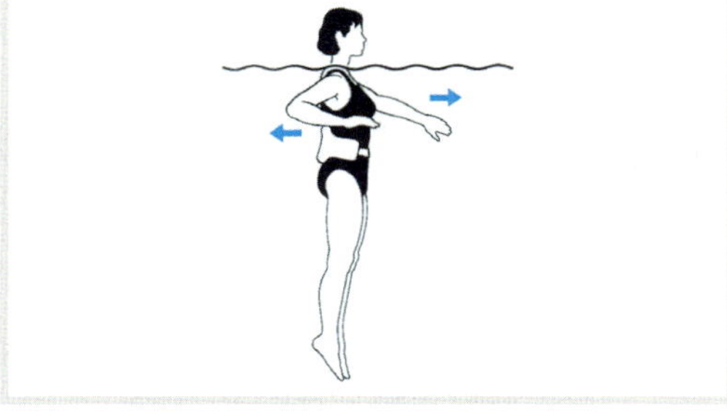

[그림 6-4] 팔 구부리고 당기기

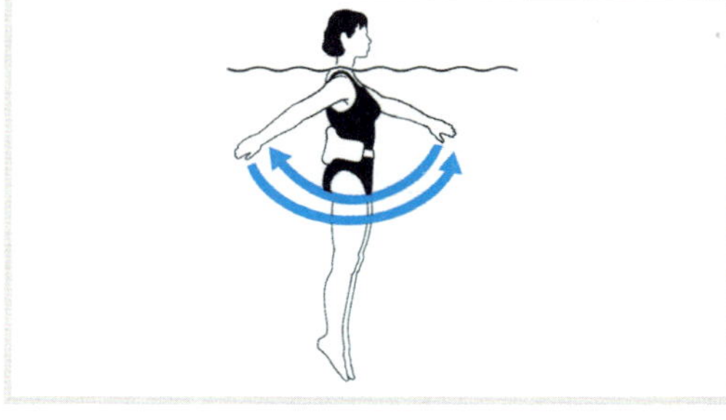

[그림 6-5] 팔 펴고 당기기

어깨 돌리기(Shoulder Circles) (그림 6-6)

- 수직자세 위치
- 팔을 옆으로 45° 물 아래쪽으로 내민다.
- 팔꿈치를 편 상태로 유지하고 팔을 원을 그리며 움직인다.
- 다양한 크기의 원을 그리며 회전움직임을 계속할 것.

가슴 앞 휘젓기(평형)(Breast Stroke) (그림 6-7)

- 5장에 기술된 가슴 앞 휘젓기를 시행(그림 5-14 참조)

어깨밀기(Shoulder Press) (그림 6-8)

- 수직자세 위치
- 가슴으로부터 양손을 앞쪽으로 동시에 민다.

팔꿉치밀기(Elbow Press) (그림 6-9)

- 수직자세 위치
- 교대로 한쪽팔꿈치를 굽히고 다른 쪽은 편다. 하완을 몸 앞에서 위아래로 움직인다.

변형(Variation) : 양팔을 동시에 움직이며 시행한다.

파도 만들기(Wave) (그림 6-10)

- 수직자세 위치
- 팔을 수평으로 옆으로 뻗친다.
- 팔꿈치를 편 상태로 유지한다.
- 교대로 한쪽손목은 굽힘시키고 한쪽은 폄시킨다.

변형(Variation) : 양쪽 손목을 동시에 시행한다.

밖으로 밀기(Wrist Side Press) (그림 6-11)

- 수직자세 위치
- 팔꿈치와 손목을 굽힘한다.
- 손목은 굽힘시킨 상태로 팔꿈치를 편다.

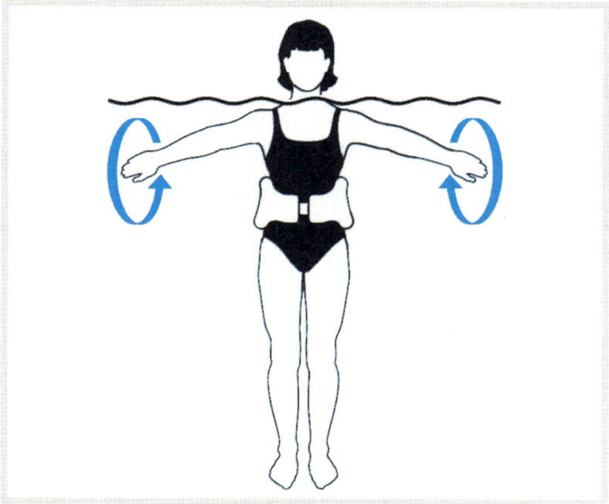

[그림 6-6] 어깨 돌리기

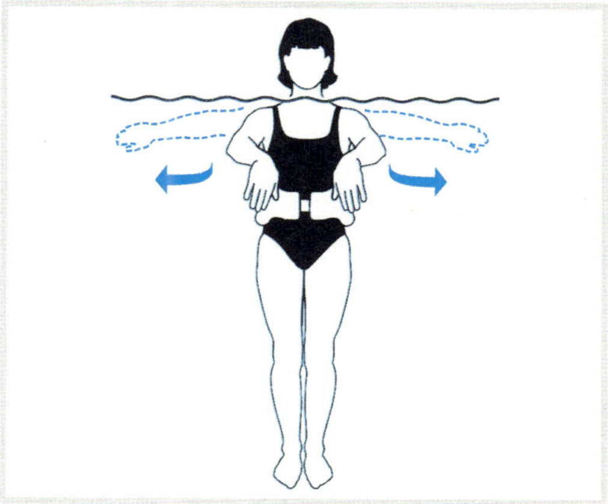

[그림 6-7] 가슴 앞 휘젓기

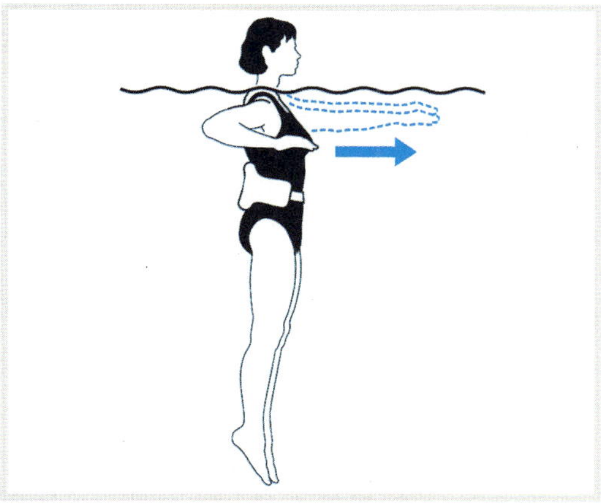

[그림 6-8] 어깨밀기

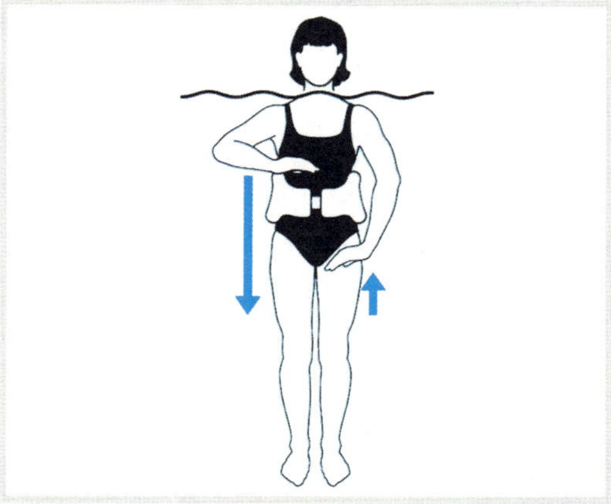

[그림 6-9] 팔꿈치밀기

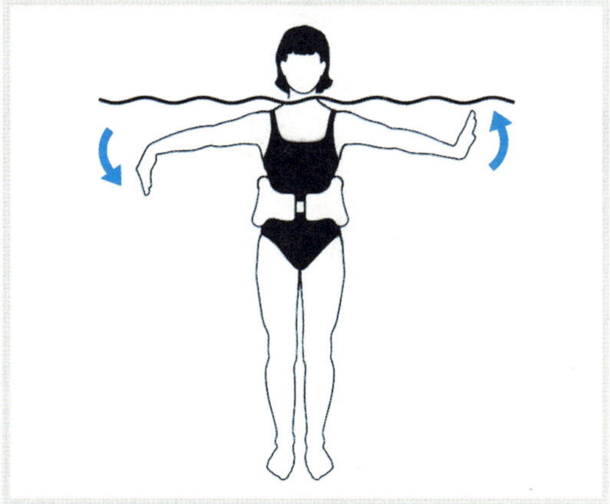

[그림 6-10] 파도 만들기

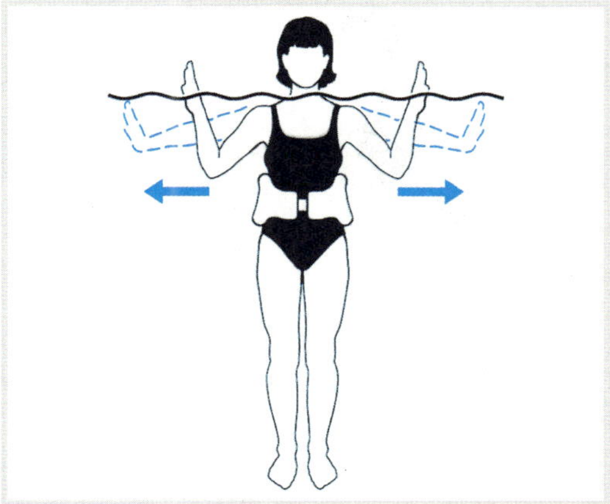

[그림 6-11] 밖으로 밀기

하체를 위한 깊은 물 운동 ▶ ▶ ▶
(DEEP WATER EXERCISE FOR THE LOWER BODY)

아래의 많은 운동은 팔의 움직임을 줄이고 더 많은 안정성을 위해 손으로 잡는 부유물을 가지고 시행되어야 한다. 이러한 다양성을 위해 적합한 운동은 별표로 표시하였다.

달리기(Running) (그림 6-12)
- 복근의 상호작용과 함께 수직자세 위치
- 몸을 앞으로 5° 기울인다.
- 양팔과 다리를 이용해 달리는 동작을 한다.

걷기(Walking) (그림 6-13)
- 수직자세 위치
- 걷는 자세를 취하며 엉덩관절과 무릎관절을 교대로 굽힘, 폄시킨다.
- 팔을 다리와 반대로 흔든다.

자전거 타기(Sit Cycle) (그림 6-14)
- 수직자세 위치
- 엉덩관절을 앉은 자세로 90° 구부린다.
- 몸통은 수직으로 다리는 앞쪽에 위치하며 다리로 자전거를 타는 자세를 취한다.

변형(Variation) : 바로 선 상태에서 자전거 타기를 한다.

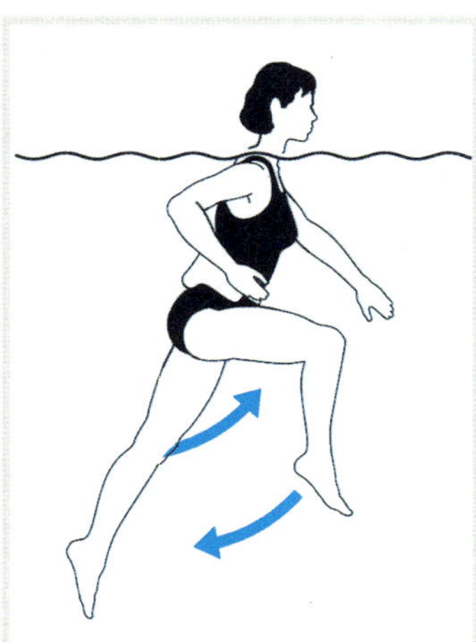
[그림 6-12] 달리기

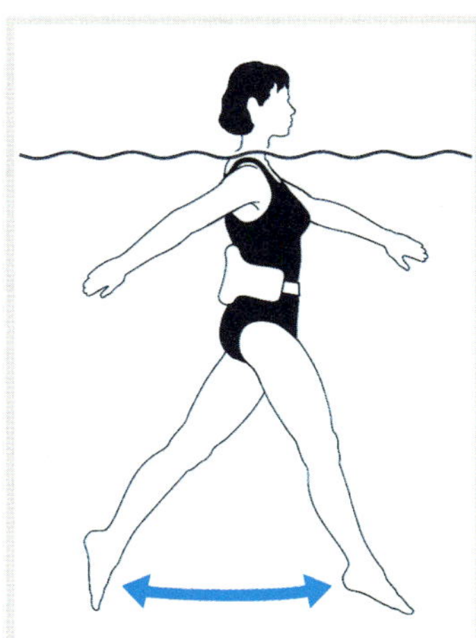
[그림 6-13] 걷기

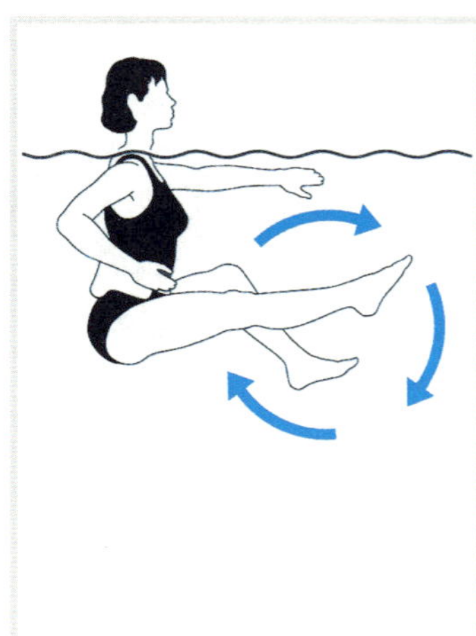
[그림 6-14] 자전거 타기

크로스 컨츄리 스키(Cross-Country Skiing) (그림 6-15)

- 수직자세 위치
- 팔과 다리를 펴고 엉덩관절과 어깨관절을 교대로 굽힘 폄시키며 크로스 컨츄리 스키자세를 취한다.

스트라이드 점프(Stride Jump) (그림 6-16)

- 수직자세 위치
- 팔꿈치와 무릎을 편다
- 엉덩관절을 벌림시키고 동시에 어깨관절을 모음시킨다.
- 그리고나서 어깨관절을 벌림시키고 동시에 양쪽 엉덩관절을 정중선으로 모음시킨다.

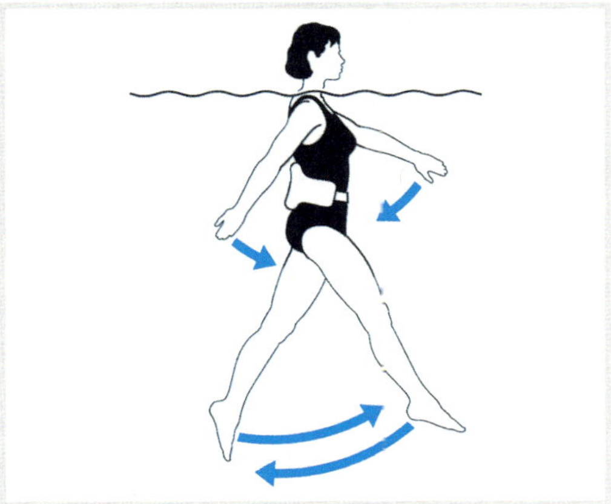

[그림 6-15] 크로스 컨츄리 스키

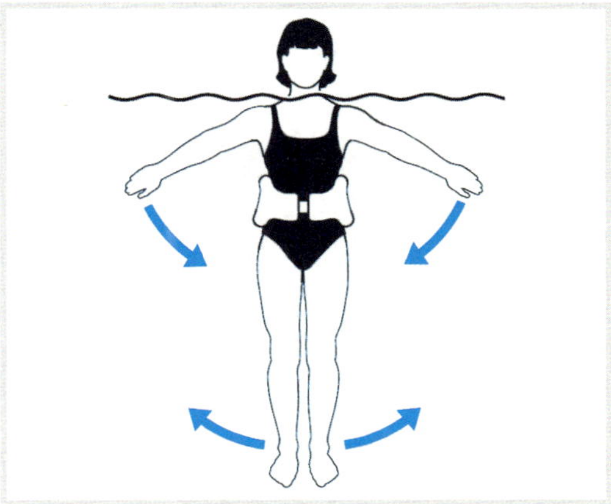

[그림 6-16] 스트라이드 점프

교차 스트라이드 점프(Cross-stride Jump) (그림 6-17)

- 스트라이드 점프를 시행하지만 엉덩관절이 정중선을 지날 때까지 모음(다리교차)

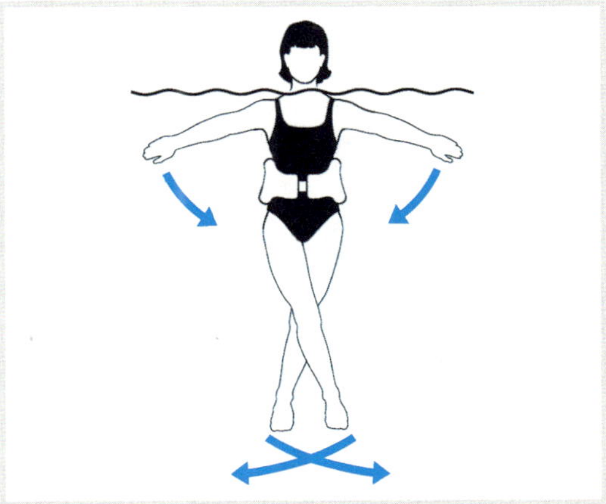

[그림 6-17] 교차 스트라이드 점프

양 무릎 들기(Double Knee Lift) (그림 6-18)

- 수직자세 위치
- 다리를 함께 유지, 양 무릎을 가슴으로 가져온다.
- 다리를 내리고 반복한다.

다리 흔들기(Flutter Kick) (그림 6-19)

- 수직자세 위치
- 엉덩관절과 무릎관절을 폄 시킨다.
- 발목은 발바닥굽힘 시킨다.
- 엉덩관절을 교대로 굽힘, 폄시키고 발을 빠르게 움직인다.

엉덩관절 굽힘과 폄(Hip Flexion and Extension) (그림 6-20)

- 수직자세 위치
- 무릎을 펴고 엉덩관절을 교대로 굽힘, 폄시킨다.

양 무릎 구부리기(Double Knee Bend) (그림 6-21)

- 수직자세 위치
- 양 무릎을 구부리고 물 표면을 향해 뒤꿈치를 들어올린다.
- 무릎을 구부린다.

변형(Variation) : 양 무릎을 교대로 시행한다.

앉아 다리 폄 시키기(Seated Leg Extension) (그림 6-22)

- 수직자세 위치
- 앉은 자세에서 엉덩관절을 90°로 굽힘시킨다.
- 넙다리부위는 함께 유지시키고 교대로 무릎을 폄, 굽힘시킨다.

앉아 엉덩관절 벌림시키기(Seated Hip Abduction) (그림 6-23)

- 수직자세 위치
- 앉은 자세에서 엉덩관절을 90°로 굽힘시킨다.
- 무릎은 편 상태로 유지하고 다리를 벌림시킨 후 다시 모음시킨다.

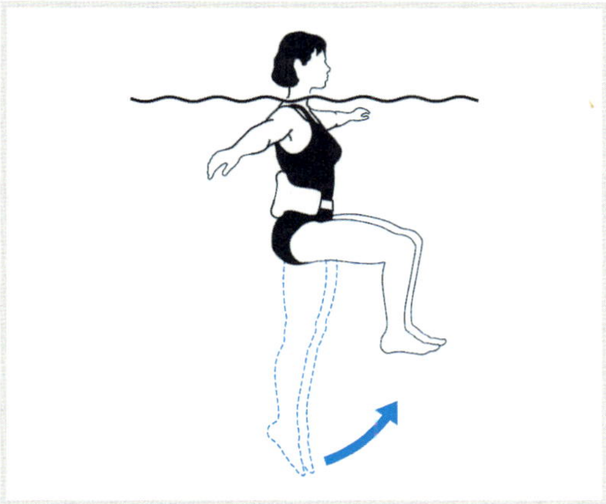

[그림 6-18] 양 무릎 들기

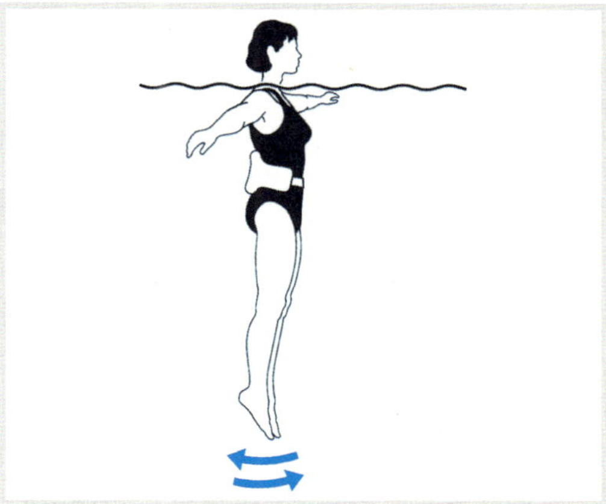

[그림 6-19] 다리 흔들기

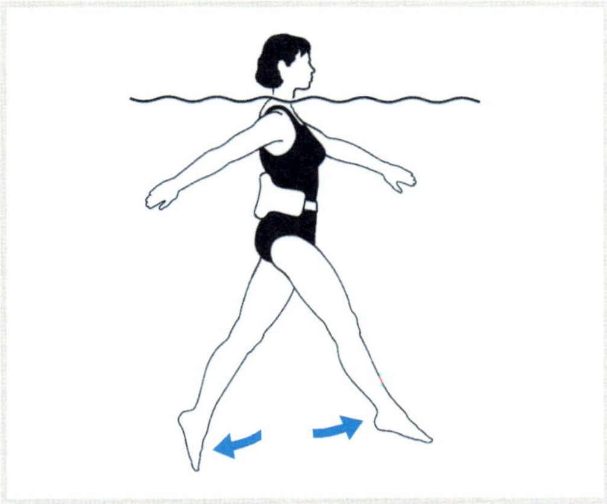

[그림 6-20] 엉덩관절 굽힘과 폄

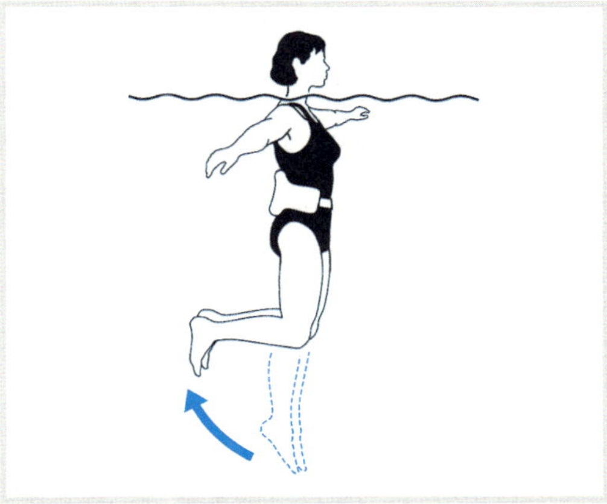

[그림 6-21] 양 무릎 구부리기

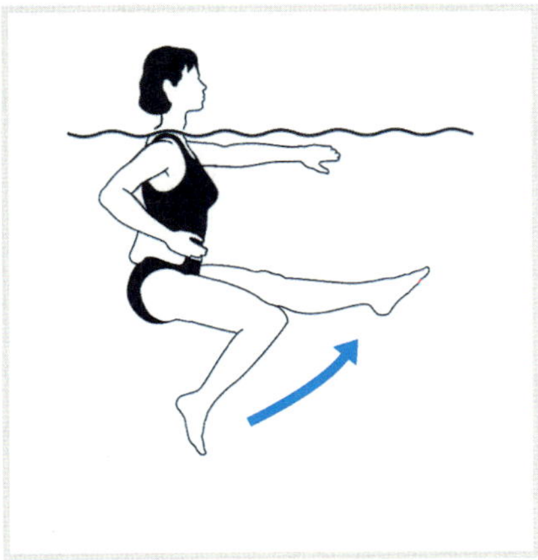

[그림 6-22] 앉아 다리 폄시키기

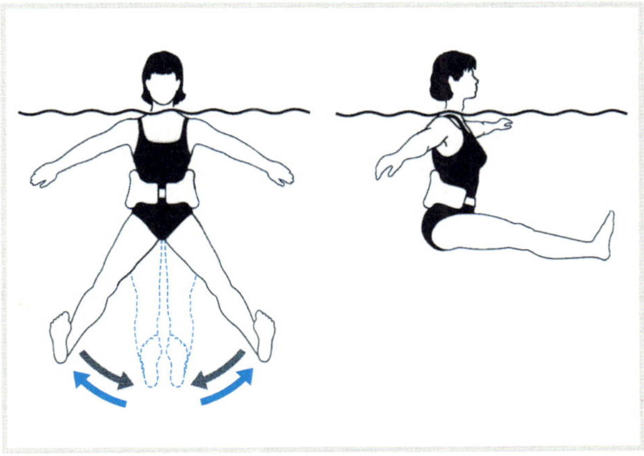

[그림 6-23] 앉아 엉덩관절 벌림 시키기

다이아몬드(Diamond) (그림 6-24)

- 수직자세 위치
- 엉덩관절을 굽힘시키고 발은 함께 발바닥이 마주보게 위치시킨다.
- 발은 함께 유지시키고 엉덩관절은 약간 굽힘시킨다. 무릎을 붙였다 뗀다.

엉덩이 힘주기(Bum Squeeze) (그림 6-25)

- 수직자세 위치
- 엉덩관절은 구부리고 발바닥은 마주 붙이고 무릎관절은 바깥회전시킨다.
- 볼기부위를 조이며 뒤꿈치를 사타구니 쪽으로 들어올린다.
- 다리를 펴고 무릎은 바깥회전을 유지한다.

엉덩관절 바깥회전 상태에서 굽힘(Hip Flexion with External Rotation) (그림 6-26)

- 수직자세 위치
- 엉덩관절과 무릎관절을 동시에 바깥회전 시킨다.
- 다시 수직 자세로 위치시킨다.

스테그(Stag) (그림 6-27)

- 수직자세 위치
- 한쪽 다리는 펴고 다른 한 다리는 무릎관절은 굽힘과 엉덩관절은 벌림시킨다.
- 수직자세 위치로 돌아온 후 다른 다리로 운동을 반복한다.

깊은 물 밀고 당기기(Tuck and Roll) (그림 6-28)

- 수직자세 위치
- 양 무릎을 가슴으로 가져온 후 기울이고 뒤로 구르고 양다리를 앞으로 편한다.
- 무릎을 가슴으로 다시 모으고 앞으로 기울인 후 양다리를 뒤쪽으로 편한다.

엉덩관절 벌림과 모음(Hip Abduction and Adduction) (그림 6-29)

- 수직자세 위치
- 무릎을 펴고 동시에 양다리를 벌림시킨다.
- 동시에 원래 자세로 만든다.

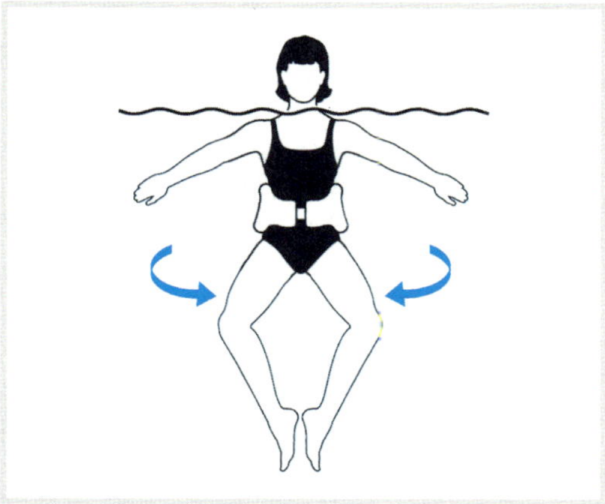

[그림 6-24] 다이아몬드

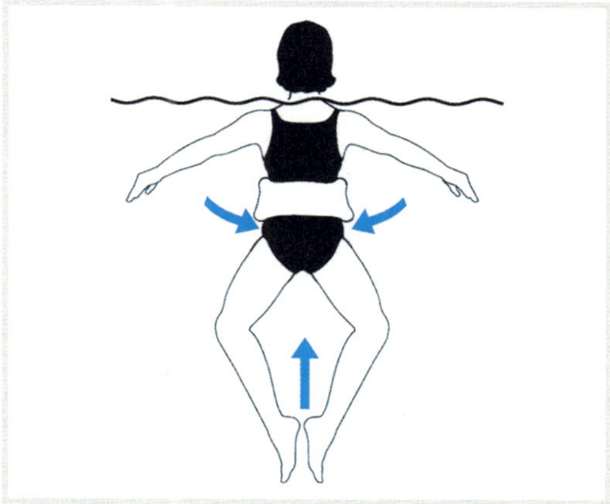

[그림 6-25] 엉덩이 힘주기

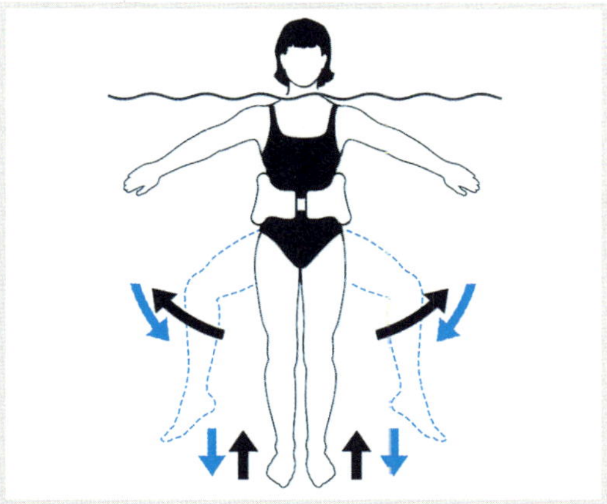

[그림 6-26] 엉덩관절 바깥돌림 상태에서 굽힘

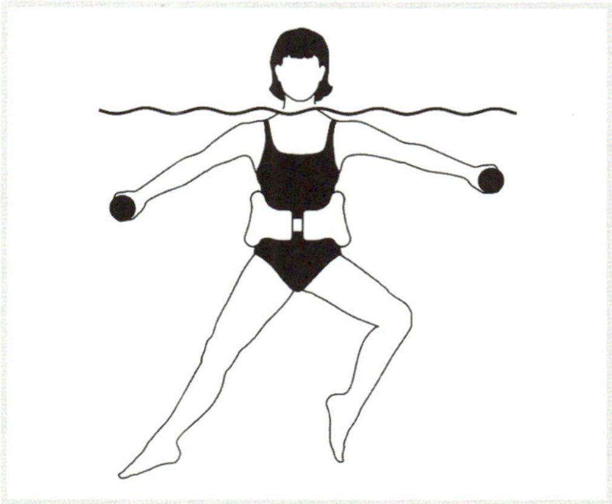

[그림 6-27] 스테그

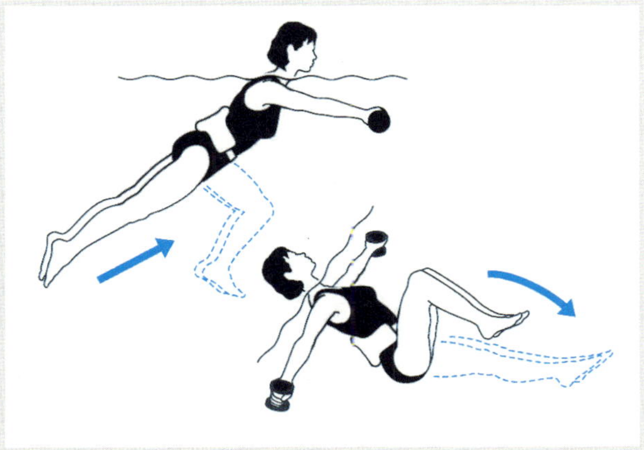

[그림 6-28] 밀고 구르기

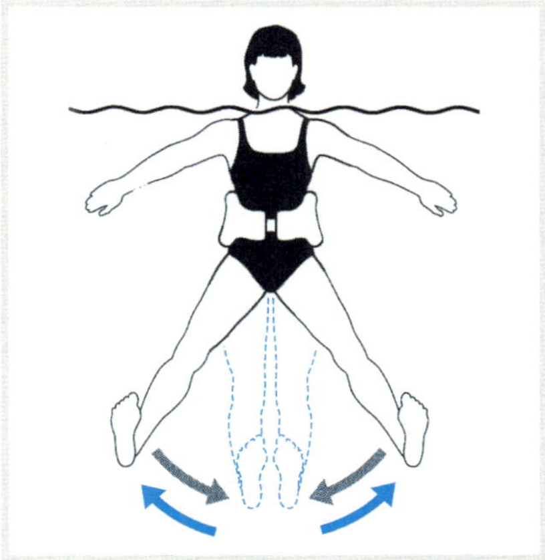

[그림 6-29] 엉덩관절 벌림과 모음

참고자료(REFERENCES)

1. Becker BE. The Biologic Aspects of Hydrotherapy. J Back Musculoskel Rehabil 4:255-264, 1994.
2. Harrison RA, Hillman M, Bulstrode S. Loading of the lower limb when walking partially immersed. Physiotherapy 78:165-166, 1992.
3. Gehlsen GM, Grigsby S, Winant D. The effects of an aquatic fitness program on the muscular strength and endurance of patients with multiple sclerosis. Phys Ther 64:653-657, 1984.
4. Henker L, Provast CM, Sestili P, et al. Water running and the maintenance of maximum oxygen consumption and leg strength in runners. Med Sci Sports Exerc 24(Suppl. S23 136):3, 1991.
5. Ruoti RG. Overview of non-swimming aquatic research. J Back Musculoskel Rehabil 4:315-318, 1994.
6. Evans BW, Cureton KJ, Purvis JW. Metabolic and circulatory responses to walking and jogging in water. Res Q 49:442-449, 1978.
7. Wilder RP Brennan DK. Physiologic responses to deep water running in athletes. Sports Med 16:374-380, 1993.
8. Wilder RP, Brennan DK. Fundamentals and techniques of aqua running for athletic rehabilitation. J Back Musculoskel Rehabil 4:287-297, 1994.

7 일반적인 정형 외과적 질환
(COMMON ORTHOPEDIC CONDITION)

수많은 정형 외과적 상태(증상)들을 작은 병리학적 그룹으로 분류할 수 있다. 이러한 각각의 그룹들은 발병부위와 관계없이 비슷한 유형의 결함들을 가지고 있다. 예를 들어 무릎의 뼈관절염과 팔꿈치의 뼈관절염은 원인, 병리, 증상과 징후는 비슷하다. 결론적으로 두 질환의 치료목표는 유사하다. 이번 장에서는 관절염, 물렁조직치유, 골절에 대해 알아보고자 한다.

자세는 이미 다루었는데 급성손상을 넘어선 재활의 요소를 포함하기 때문이다. 만약 손상이 신체의 한 영역에서의 자세변화를 가져온다면 이로 인해 다른 신체부분도 영향을 받는다. 하나의 예로 엉덩관절 굽힘 구축이 척추에 주는 영향을 들 수 있다. 이는 허리의 앞굽음을 가져오고 흉추의 뒷굽음을 가져와서 경추의 앞굽음을 증가시킨다. 그러므로 목의 자세 결함의 치료는 아마 엉덩관절의 치료부터 시작할 수 있다. 이러한 관계는 항상 자세분석시 고려되어야 한다.

관절염(ARTHRITIS)

"관절염"이라는 용어는 간단히 어떤 관절에 염증이 있는 것을 말한다. 대부분 심각한 정도의 관절변형을 가진 만성적 염증상태로 생각되며, 전형적으로 모든 관절이 손상된다(뼈, 관절연골, 윤활막, 관절주머니). 통증과 관절운동범위 감소, 윤활막의 두꺼워짐이 특징이다. 활성시기의 관절염은 관절이 자주 따뜻해진다. 관절이 붓고 관절운동을 시킬 때 딸깍거리는 느낌이 느껴진다.

관절염의 유형(Type of Arthritis)

화농 관절염(Pyogenic Arthritis)

이러한 유형의 관절염은 관절에 박테리아성 감염으로 인해 일어난다. 급성기에 통증이 특징적이며 붓고 관절이 따뜻하다. 재활 전에 약물로 감염을 치료해야 한다. 그림 7-1이 이러한 유형의 관절염으로 인한 관절변형의 종류들을 보여주고 있다.

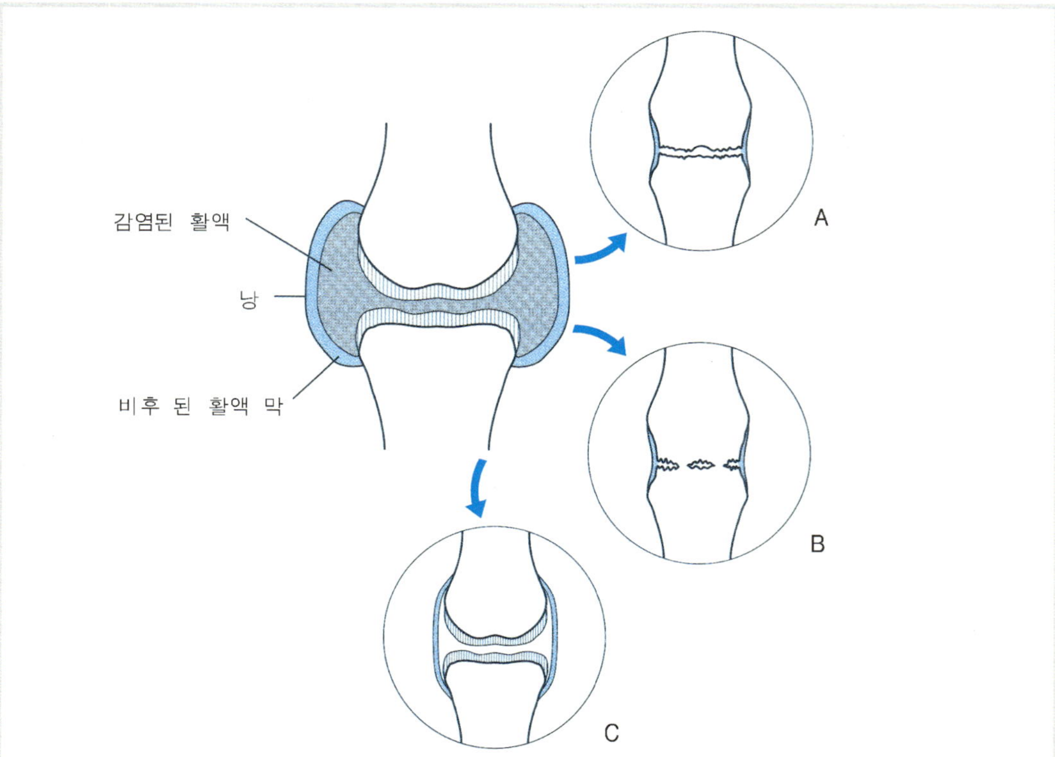

[그림 7-1] 화농 관절염에 감염된 관절은 (A) 섬유성 경직이나 (B) 뼈의 강직이 된다. (C) 정상으로 복귀.(Adapted from Adams JC. Outline of Orthopedics. New York, Churchill Livingstone. 1981.)

결핵성 관절염(Tuberculous Arthritis)

이름이 암시하듯 결핵균(tubercle bacilli)감염에 의해 일어난다. 주로 등뼈와 허리뼈를 침범한다. 그림 7-2는 윤활막의 두꺼워짐으로 이러한 유형의 관절염에서 자주 보이며 관절파괴도 종종 일어난다.

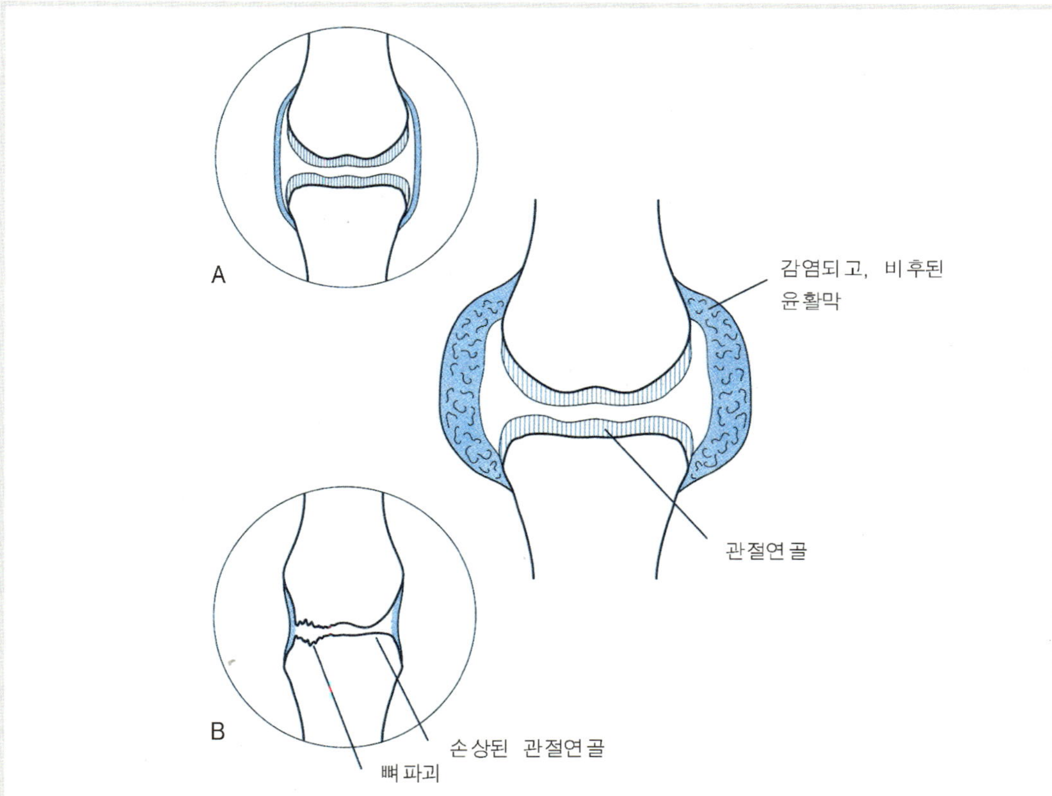

[그림 7-2] 결핵성 관절염에 감염된 관절은 활액감염과 (A)정상으로 돌아오거나 (B)섬유화또는 강직화 된다.(Adapted from Adams JC. Outline of Orthopedics. New York, Churchill Livingstone. 1981.)

임질성 관절염(Gonorrheal Arthritis)

임질의 징후는 보통 무릎관절에서 나타난다. 급성기에는 다른 관절에도 나타난다. 치료는 약물치료로 시작되어야 한다.

매독성 관절염(Syphilitic Arthritis)

임질성 관절염과 같이 성병의 마지막 단계에서 발생한다.

통풍성 관절염(Gouty Arthritis)

통풍성 관절염은 퓨린(purine) 대사 작용의 이상으로 발생한다. 관절의 결합조직(연골, 윤활주머니, 인대)에 요산염이 침착되어 발생한다. 손과 발에 흔하며 갑자기 발생한다. 만성 통풍은 류마티스 관절염을 발생시킬 수 있다.

향신경성 관절염(Neurotrophic Arthritis)

이러한 관절염은 합병증이나 신경계의 이차적인 질환으로 발생한다. 환자에게 감소된 통증감각을 유발한다. 결과적으로 환자는 관절이 다쳐도 통증을 느낄 수 없다. 향정신성 관절염은 마미총(cauda, equina)이나 당뇨병에서 흔히 볼 수 있다.

혈우병성 관절염(Hemophilic Arthritis)

혈우병과 관련된 관절염이다. 관절내로의 출혈로 발생한다. 만약 출혈이 계속 발생하면 관절연골의 변형이나 윤활막의 섬유화를 초래할 수 있다.

류마티스성 열 관절염(Arthritis of Rheumatic Fever)

활액막의 급성감염이 나타날 수 있다. 활액막을 두껍게 하거나 활액을 증가시킨다.

강직성 척추염(Ankylosing Spondylitis)

척추의 인대와 관절의 만성적인 염증이 특징이다. 천장관절(sacroiliac joint)에서 시작해서 척추 위쪽으로 진행한다. 침범된 관절이 경직(뻣뻣함)으로 진행된다. 심한 경우 척추의 실제적인 움직임이 전혀 없어진다.

류마티스성 관절염(Rheumatoid Arthritis)

전신적 질환으로, 면역체계의 이상으로 발생하지만 정확한 원인은 알려져 있지 않다. 진행성질환이고 윤활막이 두꺼워지며 관절연골이 부드러워지면서 시작된다. 연골은 점차 뼈끼리 부딪칠 때까지(bone to bone) 손상된다. 병이 진행되면 뼈는 서서히 손상되기 시작한다. 관절변형이 더해갈수록 관절을 둘러싼 물렁조직에 결절이 생성된다. 힘줄집(tendon sheaths)는 힘줄에 염증이 생기게 되면 두꺼워지고 더 부드러워져서 힘줄이 끊어질 수 있다(그림 7-3).

뼈관절염(Osteoarthritis)

관절염의 가장 일반적인 형태이다. 손상된 관절이 찢어지거나 닳아서 생긴다. 나이가 많거나 비만, 과거에 병이 있었거나 다쳤을 때, 선천성 손상이나 혈관부전으로 악화될 수 있다. X-선 검사에서 뼈관절염은 관절공간(뼈의 관절면을 이루는 사이공간)이 줄어들어 있는 것을 볼 수 있다. 연골이 점차적으로 닳아지기 때문이다. 연골이 다 닳게 되면 관절은 부딪치게 된다(bone to bone). 이렇게 되면 뼈는 관절이 두꺼워진 부분의 가장자리에서 돌기를 만들거나 뼛조각이 생성된다. 그림 7-4는 진행된 뼈관절염을 보여준다.

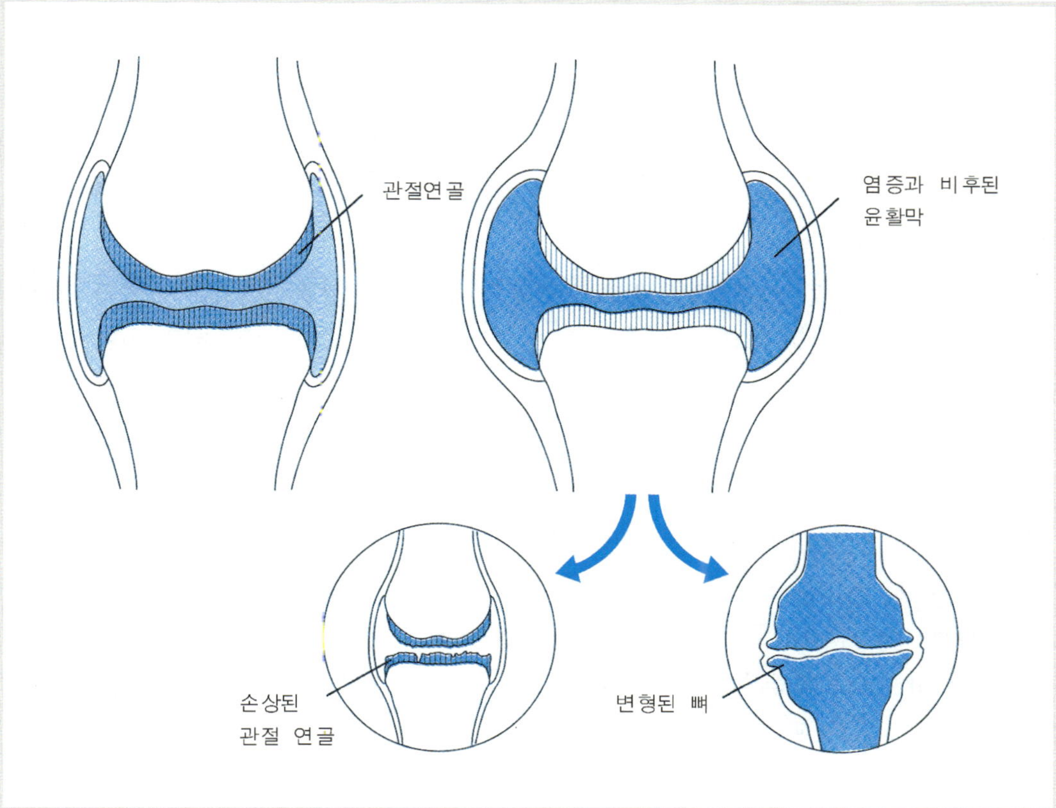

[그림 7-3] 류마티스성 관절염에서의 병리적 변화.

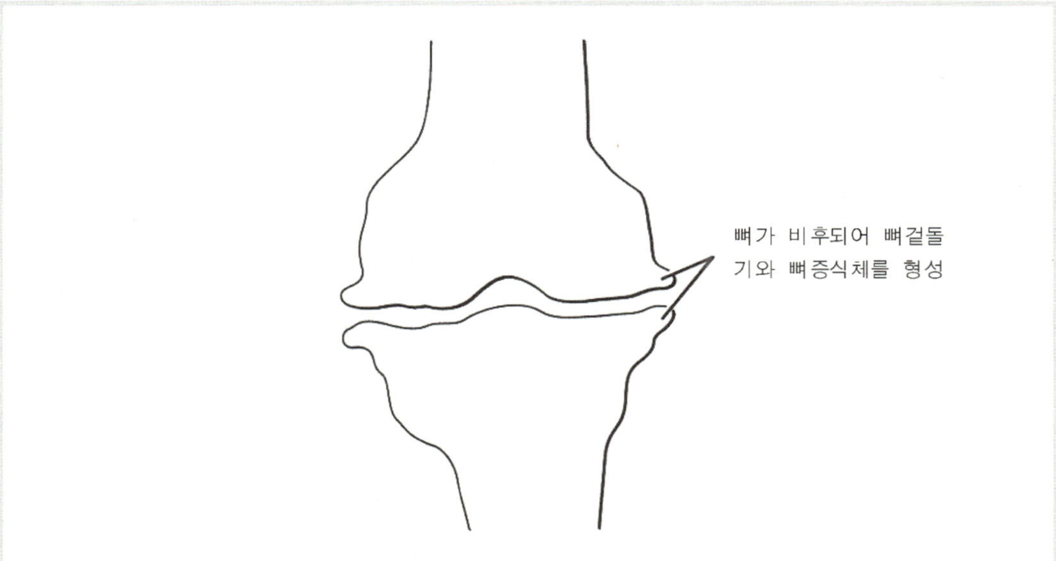

[그림 7-4] 진행된 뼈관절염.

증상과 징후(Sign and Symptoms)

여러 가지 다른 종류의 관절염이 있지만 관절변형은 일반적으로 일어나는 증상과 징후이다. 가장 명백한 점은 통증과 뻣뻣함이다. 이러한 증상은 관절을 오랫동안 한 자세에 있다가 펴시켰을 때 가장 심하다. 이러한 증상은 정적인 자세기간에 미끄러짐, 영양상태의 제한으로 발생한다.

관절염이 걸린 관절은 많은 활동을 하면 통증이 생긴다. 관절은 활동하기에 충분히 건강치 않다. 관절염이 걸린 관절에서의 뻣뻣함은 통증이나 관절 악화, 이차적 물렁조직단축으로 발생한다. 수중치료가 관절의 악화를 막을수는 없고 단지 일시적 통증감소만을 가져오지만 이차적 물렁조직단축을 역전시킬 수 있는 훌륭한 환경을 제공한다. 수중치료는 관절의 가동범위를 유지, 증진시키는데 도움을 준다.

또한 감소된 근력과 지구력은 관절염을 가진 환자에게 큰 문제이다. 왜냐하면 이러한 요인들은 직접적으로 근육사용의 결핍과 관련되어있고, 점진적 근력강화 프로그램(graduated strengthening program)은 근력의 기능적 수준을 유지시키는데 도움을 줄 수 있다. 관절염을 가진 많은 환자들은 수중환경을 좋아하는데 물 속에서의 운동은, 특히 체중지지관절에게, 지상에서의 근력강화 프로그램보다 더 편안하기 때문이다.

물렁조직 손상(SOFT TISSUE INJURIES) ▶ ▶ ▶

윤활낭염, 삠, 타박상의 세 범주로 나눌 수 있다. 이번 장은 원인, 병리, 증상과 징후 이 세가지 부상에 적절히 우선되어야 할 운동에 대해 알아보고자 한다.

윤활낭염(Bursitis)

윤활주머니는 윤활액용액이 가득 찬 주머니이다. 이 용액은 뼈와 힘줄 같은 두개의 다른 유형의 조직사이의 마찰을 감소시킨다. 윤활주머니의 감염은 윤활낭염으로 알려져 있다.

원인(Origin)

윤활낭염은 외상, 과사용, 감염, 칼슘침착에 의해 발생할 수 있다. 종종 갑자기 일어난 사고로 재발할 수 있다.

병리(Pathology)

윤활낭염은 윤활낭에 염증이 생긴 것이다. 만성이 된다면 활액낭의 벽이 두꺼워질 수 있다. 상피선(epithelial lining)이 손상되면 흉터조직이 생겨날 수 있다.

증상과 징후(Signs and Symptoms)

급성염증의 일반적 증상은 통증, 발열, 홍조, 부종이 있다. 통증은 손상부위 근처와 관련되거나 "텅 빈 끝느낌(empty end-feel)"이 있게 한다. 이것은 통증이 딱딱해지는 물렁조직보다 관절가동범위를 제한하는 요소로 더욱 작용하기 때문이다. 만성이 되면 염발음이 나고 물렁조직 주위가 뻣뻣하게 된다.

삠(Sprains)

삠는 인대의 손상을 말한다. 약간의 폄에서 완전 파열까지 다양하다.

원인(Origin)

삠은 관절에 외상이 가해져 일어난다. 관절이 꼬이거나 구부러져 인대들이 과도하게 신전되어 발생한다.

병리(Pathology)

삠은 발생한 부상정도에 근거해 구분한다. 그림 7-5는 3단계 삠을 설명한다.

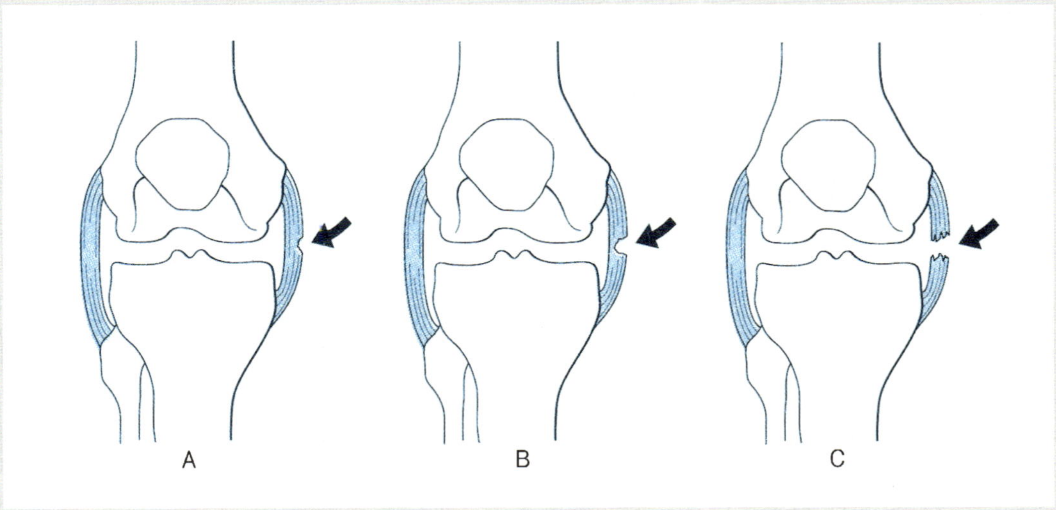

[그림 7-5] 무릎 인대 삠. A, 1°. B, 2°. C, 3°.

뻼의 유형(Types of Sprains)

1° 삠(first-degree sprain)

인대가 약간 펌된 상태이다. 섬유들 몇 개가 찢어질 수 있다. 환자는 인대가 스트레스를 받았을 때 통증을 느낀다.

2° 삠(second-degree sprain)

인대가 부분적으로 파열된 상태이다. 부종과 출혈이 1°보다 많다. 환자는 인대가 스트레스를 받았을 때 통증을 느낀다.

3° 삠(third-degree sprain)

인대가 완전 파열되거나 뼈로부터 완전히 분리된 상태이다. 인대에 스트레스가 주어져도 통증이 증가하지 않는다. 당겨지도록 붙어있는 섬유들이 없기 때문이다. 이러한 심각한 타박상은 어느 정도로 환자관절을 이완하지 않고서는 낫기 힘들다. 인대의 치유는 섬유조직형성과 아교질(인대로 변하는) 사이에서 볼 수 있다. 치유과정은 조직손상의 양, 간격의 정도, 조기치료 시간, 조기 재발손상 예방에 의해 영향을 받는다. 명백한 것은 많이 파열 될수록 더 많은 상처조직이 생성된다는 것이다.

운동도 치유과정에 영향을 준다. 조절된 방식으로 적용된 적절한 운동은 치유를 돕고 적절한 스트레스를 제공한다. 아교질 섬유는 상처를 증가시키고 관절을 이완상태로 만든다. 미성숙 아교질이 성숙아교질으로 변하는데 3~12개월이 걸리기 때문에 최대한 회복을 가져오기 위해 부상 후 몇 달 동안 지속적인 재활운동이 필요하다.

타박상(Strains)

근육과 힘줄이 손상된 것이다. 타박상은 힘줄이나 근육힘줄연접 또는 힘줄뼈연접에 염증이 생겼다면 힘줄염으로 언급된다. 건염과 관련하여 건초(힘줄덮개)에 감염이 되었을 때 나타나는 힘줄윤활막염(tenosynovitis)이 알려져 있다.

원인(Origin)

힘줄과 근육의 가장 일반적인 손상기전은 과사용(반복된 타박상)이다. 그러나 과사용은 어떤 사람에게 일어나는 것이 다른 사람에게는 문제가 되지 않을 수 있다. 이러한 손상은 근육-힘줄 단위가 약하거나 유연하지 않기 때문이다. 결과적으로 이러한 나쁜 상태는 반복적인 활동 때문에 일어난다. 다른 원인으로는 감염, 허혈, 타박상이 있다. 격렬한 과신전도 근육이나 힘줄의 파열을 일으킬 수 있다.

병리(Pathology)

타박상은 삠과 같은 방식으로 단계 지워진다(그림 7-6). 단계는 근육이나 힘줄이 찢어지는 정도에 근거한다.

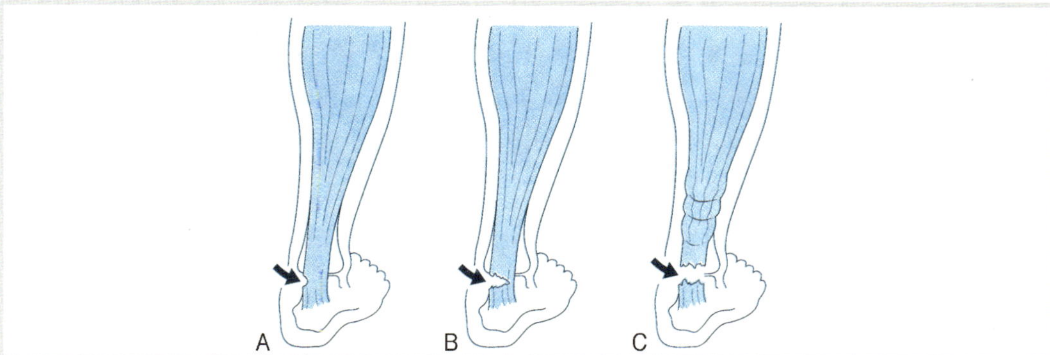

[그림 7-6] 아킬레스건 삠. A, 1°. B, 2°. C, 3°.

타박상의 유형(Types of Strains)

1° 타박상(first-degree strain)

근육이 당겨지거나 힘줄이 약간 펌 상태이다. 힘줄염의 대부분이 이 범주에 속한다.

2° **타박상**(second-degree strain)

근육이나 힘줄이 약간 파열된 것이다. 이런 파열은 심각하게 멍이 들거나 붓게 만든다.

3° **타박상**(third-degree strain)

완전 파열된 것이다. 파열손상에서 힘줄은 붙어있던 뼈조각을 당긴다. 이런 유형의 손상이 치유되는데 영향을 미치는 요소들은 부상의 심각한 정도, 혈액공급, 신경손상의 유무 등이다. 인대와 함께 손상되면 상처조직 형성과 새로운 근육조직 형성이 나타난다. 적절한 양의 정확한 운동은 치유과정을 돕기 위해 조기 재활에 사용된다. 손상된 힘줄이 완전한 근력으로 돌아오는데 6~24개월이 걸리기 때문에 통증이 없어져도 지속적인 근력강화운동이 중요하다.

증상과 징후(Sign and Symptoms)

1°와 2° 타박상은 능동운동과 등척성 수축, 손상근육의 폄 시 통증이 증가한다. 붓고 멍드는 것은 조직손상의 양에 따라 다르다. 3°는 부상초기 단계에서 다른 타박상보다 실제적 통증은 적을 것이다. 3° 타박상은 온전히 당겨지는 섬유가 없기 때문이다.

골절 (FRACTURES)

인체뼈대는 몸을 지지하고 장기를 보호한다. 뼈대의 뼈들은 네 가지 범주로 나눈다: 긴뼈(넙다리뼈, 위팔뼈), 짧은뼈(손배뼈, 목말뼈), 편평뼈(갈비뼈), 불규칙뼈(등골뼈). 어떤 뼈는 방어적 이어서 몸에 공간을 형성한다. 팔과 다리 같은 다른 뼈들은 근육을 위한 지렛대역할을 한다. 뼈는 딱딱하고 탄력적인 성질을 둘 다 가지고 있다. 미네랄을 함유하고 있기에 딱딱하고 단백질 때문에 탄력성이 있다. 나이가 들수록 두 요소의 양은 변하게 된다. 그 결과 나이가 들면 뼈가 쉽게 깨지거나 골절되게 된다. 골절은 외상에 의해 자주 발생한다. 뼈의 일부나 전체가 손상될 수 있고 피부를 뚫고 나오기도 한다.

골절 유형(Type of Fractures)

파열골절(Avulsion Fracture)

뼈에 붙어있는 힘줄이나 인대의 작은 뼈 부위가 떨어져 나간 상태(그림 7-7).

분쇄골절(Comminuted Fracture)

뼈가 세부분이나 그 이상으로 골절된 것이다. 고정도구들을 이용하여 함께 정복되어야 한다(그림 7-8).

완전골절(Complete Fracture)

골절된 분절이 완전히 분리된 상태. 단순하게 골절된 부분은 쉽게 뼈 융합이 이루어진다(그림 7-9).

복합(개방)골절(Compound (open) Fracture)

최소 하나 이상의 뼛조각이 피부를 뚫고 나온 상태이다. 이러한 유형은 감염위험이 높다(그림 7-10).

생나무 골절(Greenstick Fracture)

불완전골절로 뼈에 조각이 남아 있는 상태이다. 이름이 암시하듯(greenstick) 부분적으로 부러진 막대기와 유사하다(그림 7-11).

나선상골절(Spiral Fracture)

분산된 힘때문에 나선형 방식으로 골절조각이 분리된 상태이다(그림 7-12).

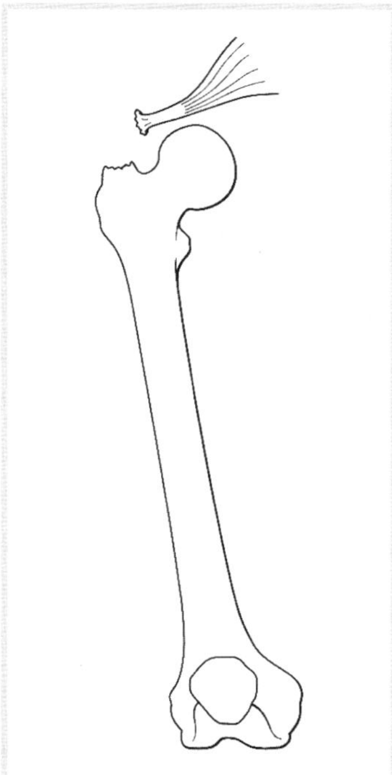

[그림 7-7] 파열골절

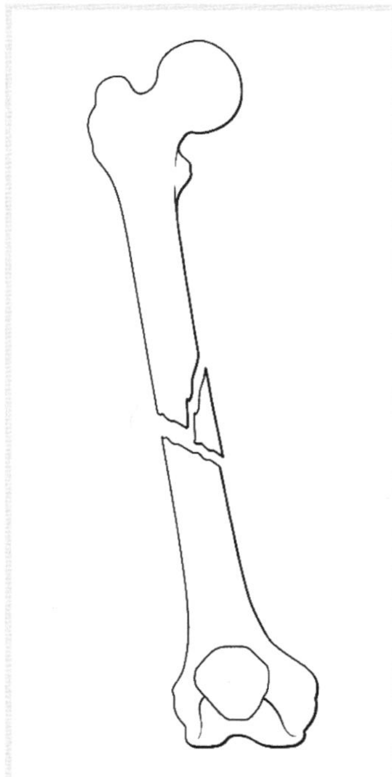

[그림 7-8] 분쇄골절

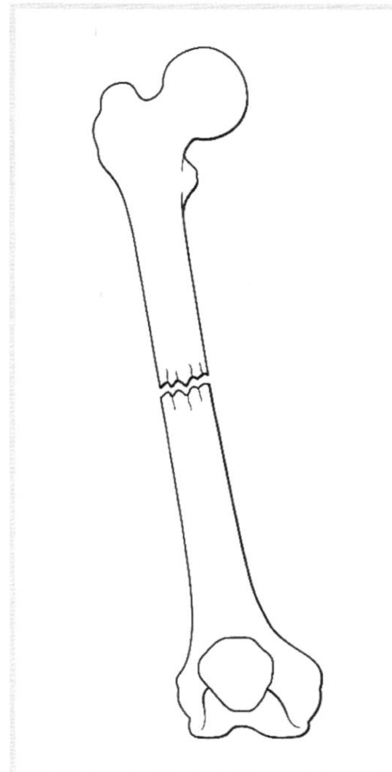

[그림 7-9] 완전골절

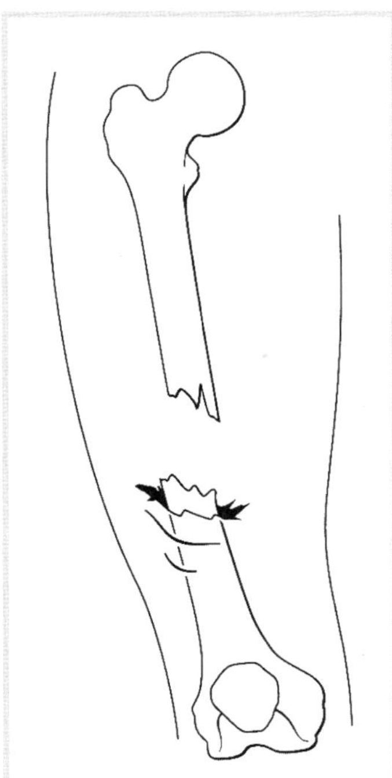

[그림 7-10] 복합골절.

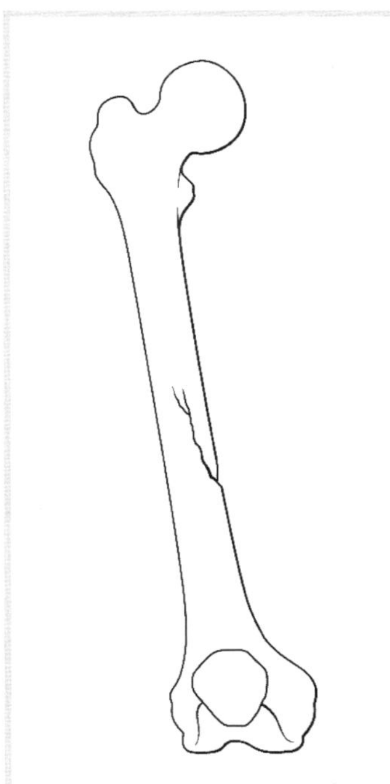

[그림 7-11] 생목 골절

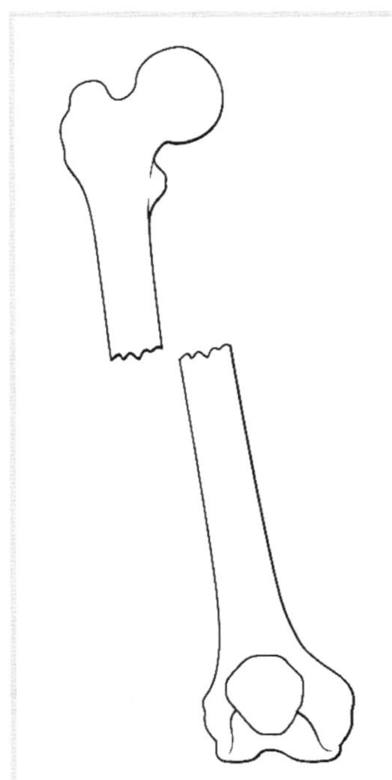

[그림 7-12] 나선상골절

가로골절(전위가 동반된)(Transverse Fracture (with Displacement))

골절된 뼈 부분이 전위되어 정상 배열을 이루지 못한 상태이다. 개방이나 폐쇄정복이 재배열을 위해 필요하다(그림 7-13).

압박골절(Compression Fracture)

뼈의 큰 부분이 압박되었을 때 발생한다(그림 7-14).

피로골절(Stress (fatigue) Fracture)

미세골절보다 많진 않지만 뼈에 반복적인 스트레스가 가해져 발생한다. 현미경으로 볼 수 있는 골절을 발생시킬 수 있으며 X선으로는 볼 수 없다. 휴식이 최선의 치료이며 고정은 필요치 않다.

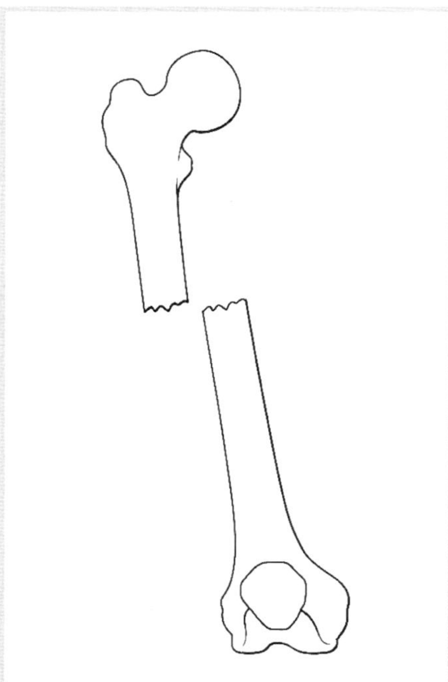

[그림 7-13] 전위를 동반한 가로골절

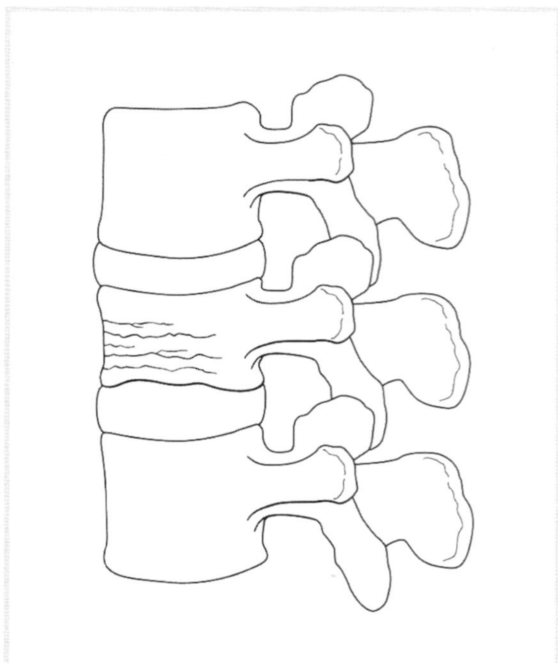

[그림 7-14] 압박골절

골절 치료(Treatment of Fracture)

스트레스 골절이나 압박골절을 제외하고 뼛조각을 함께 붙여서 치유가 일어날 수 있도록 도와야 한다. 이러한 목표를 성취하기 위해 보통 아래의 네 가지 방법이 사용된다.

석고붕대법(Cast)

골절고정의 고전적 방법이 석고붕대법이다. 최소 6주이상 지속 돼야 하기 때문에 심각한 뻣뻣함이 발생할 수 있다. 석고붕대를 제거하기 전에 수중치료를 시작해선 안된다(그림 7-15).

부목(Splint)

부목은 석고붕대를 할 정도로 심각하지 않은 골절에 사용된다. 이러한 고정형태의 이점은 재활 운동시 제거할 수 있다는 것이다. 치료 풀장은 이러한 최소 골절의 조기 움직임을 위해 가장 최적의 환경을 제공할 것이다.

내부고정(Internal Fixation)

내부에 부속을 사용하여 뼛조각을 함께 정복하는 것을 내부고정이라 한다. 일반적인 형태의 내부고정으로는 못과 금속판, 골수공간, 철사, 나사못고정이 있다. 그림 7-16은 나사못과 금속판 방법, 골수공간 방법을 보여준다. 모든 부속이 피부아래 놓이기 때문에 피부절개 부위가 치유되면 수중치료를 시작해야 한다. 이러한 고정을 한 환자는 골절이 치유되기 전에 체중지지를 제한해야 한다.

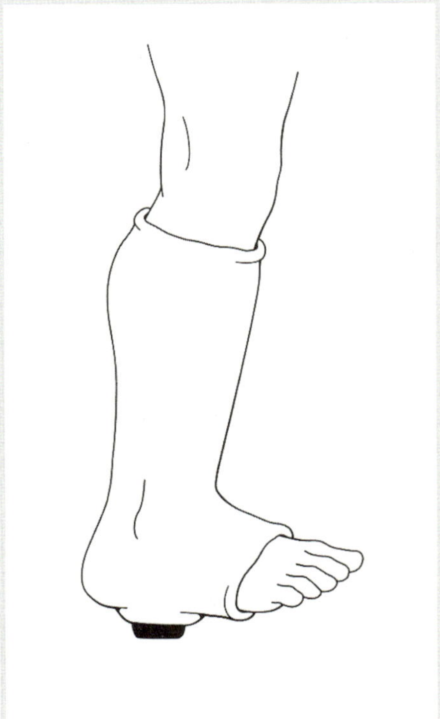

[그림 7-15] 석고붕대를 이용한 골절의 고정.

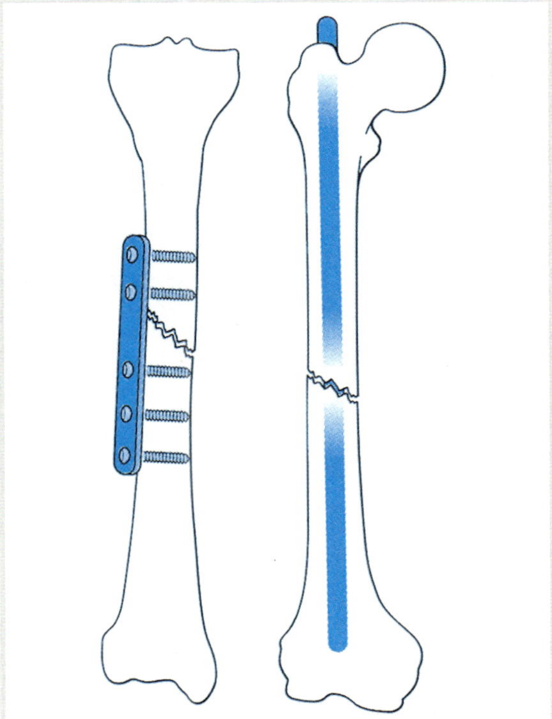

[그림 7-16] 내부고정. (A) 나사못과 금속판을 이용한 방법 (B) 골수공간 못 삽입법

외부고정(External Fixation)

그림 7-17에서 보인 바대로 외부고정은 피부를 통해 뼈에 핀을 박고 뼈대를 이용, 몸의 외부에 고정시키는 것이다. 주요목적은 부러진 뼛조각들을 정복하는 것이다. 수중치료는 고정을 제거한 후에 실시되어야 한다.

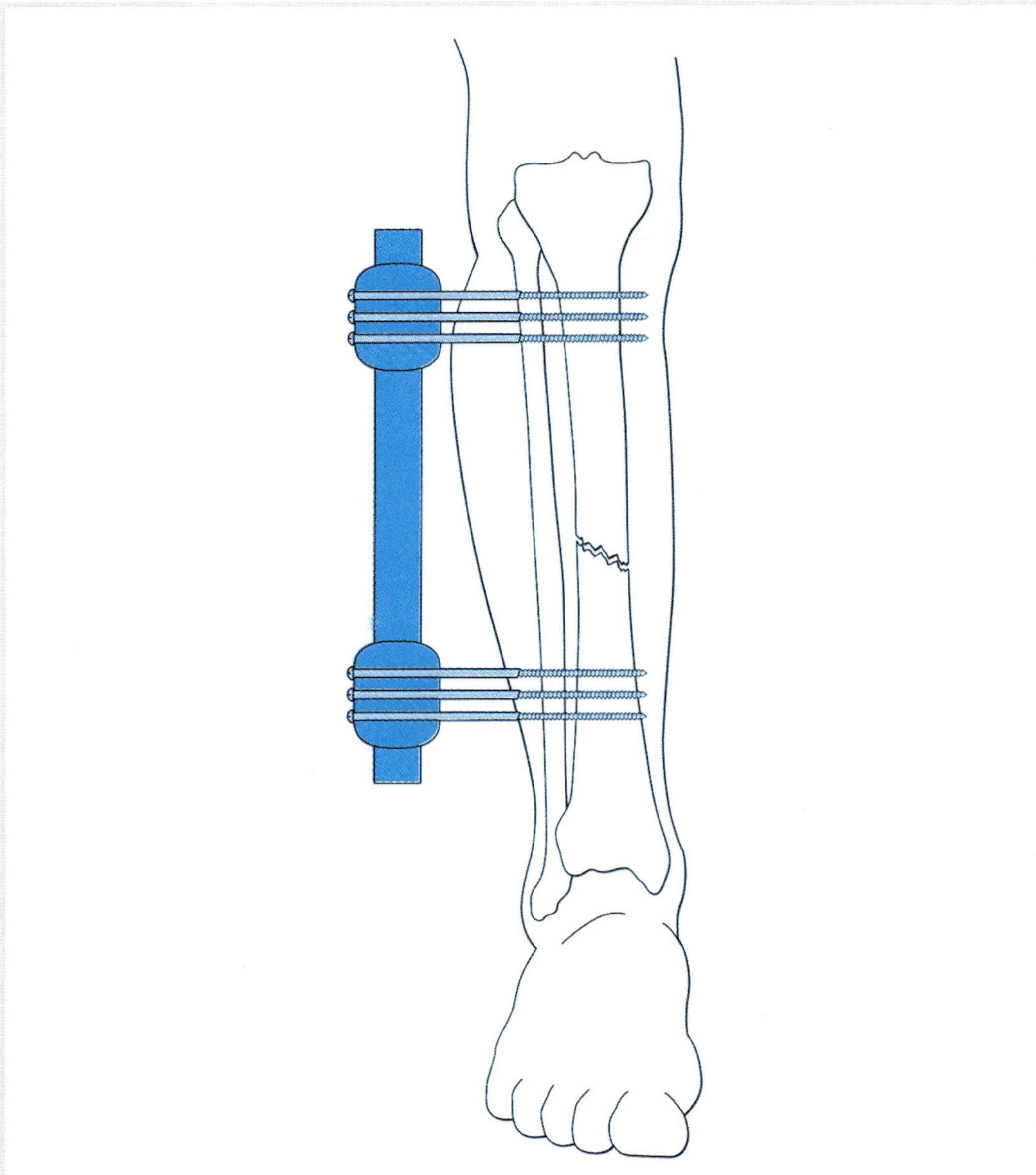

[그림 7-17] 외부고정

자세(POSTURES)

환자의 자세를 관찰함으로 많은 정형 외과적 문제를 발견할 수 있는 단서를 찾을 수 있다. 안 좋은 자세는 근 불균형이나 뼈의 변형, 통증, 근 구축, 일반적 약화로 인해 올 수 있다. 단지 좋지 않은 자세 습관으로도 올 수도 있다. 어떤 경우에는 교육과 운동을 통해 문제를 해결하는 것이 종종 효과적이기도 하다.

일반적인 자세의 문제(Common Postural Problems)

발(Feet)

과도한 뒤침, 엎침을 찾아볼 것. 이러한 문제는 발목에 삠이 있었기 때문일 것이다. 평발은 무릎관절, 엉덩관절, 허리문제를 야기할 수 있다.

무릎(Knee)

바깥굽음이나 안굽음 변형을 찾아볼 것. 일반적으로 관절염이나 수술, 교정할 수 없는 상태로 이를 수 있다. 무릎뼈 배열 이상(너무 높이 올라가거나 무릎 바깥으로 너무 나간 상태)은 안쪽 넓다리네갈래근의 근력강화운동으로 향상시킬 수 있다. 무릎손상 후 완전폄이 안되는 것은 조기에 조직을 폄시키지 않으면 영구변형을 초래한다.

엉덩관절(Hip)

엉덩관절 굽힘 구축은 무릎과 허리 문제를 야기한다. 관절을 가로지르는 조직이나 근육의 단축이 일어나면 관절운동의 제한이 온다. 구축은 정상보행으로 예방할 수 있다. 오랫동안 구축이 있어도 환자의 보행에 도움을 줄 수 있는 데까지 폄시키는 것이 중요하다.

허리뼈(Lumbar Spine)

가장 일반적인 허리자세문제는 과도한 앞굽음에 있다(그림 7-18). 엉덩관절 굽힘근이나 허리폄근들이 짧아지고 배근육이 약해서 발생한다. 이런 짧아진 근육들은 폄시키고 배근력은 강화시켜야 한다. 골반기울기는 다양한 자세에서 시행하는 것이 중요한데 배근육들을 항상 낮은 수준에서 일할 수 있도록 교육하기 때문이다. 이것은 앞굽음증을 감소시켜준다.

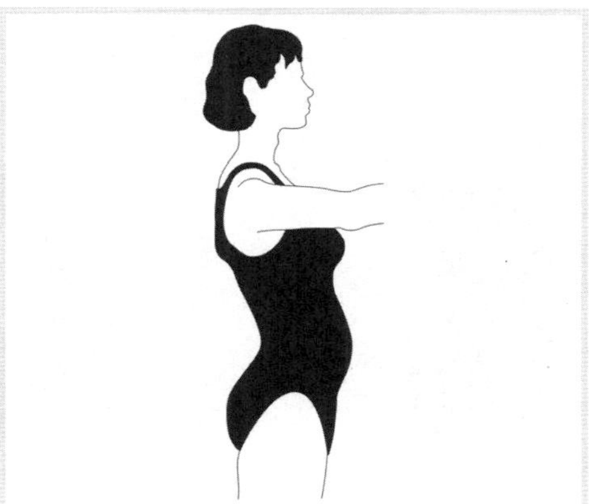

[그림 7-18] 척추전만의 증가

등뼈(Thoracic Spine)

등뼈자세문제는 척추옆굽음증(옆으로 S커브를 그리는)과 뒤굽음증(굴곡되고 기울어진 자세)이 있다. 옆굽음증 변형은 구부릴 수 없고 변하기 쉽다. 일반적인 관절가동운동이 도움을 줄 수 있고 환자는 바로선 자세를 유지하기 위해 격려되어야 한다. 그림 7-19는 굽음 자세를 보여준다. 정상보다 등뼈 뒤굽음을 가진 사람들은 등뼈폄운동을 해야 한다. 이러한 환자들은 바로선 자세를 취해야 한다.

목뼈(Cervical Spine)

목에서 가장 일반적인 자세 문제는 목뼈 앞굽음증의 증가(poking chin)이다(그림 7-20). 목폄근은 연장(elongation) 펴돼야 하고 축폄 자세도 강화되어야 한다. 이는 환자에게 턱을 들어올리고 머리 꼭대기가 들려 올려진다는 기분으로 있도록 말함으로 간단히 실시할 수 있다. 이상적으로 귀와 어깨 끝이 같은 수직선상에 있어야 한다.

어깨(Shoulder)

많은 어깨 힘줄염과 윤활낭염은 어깨가 앞으로 나가 있는 자세(둥글게 앞으로 내민)로 인해 발생한다. 이것은 그림 7-21처럼 종종 턱이 앞으로 나가거나 등뼈뒤굽음증과 동반된다. 어깨가 앞으로 나가면 어깨 앞쪽근육이 짧아지고 회전근띠 근육들의 기전이 바뀐다. 단축된 근육은 폄시키고 척추자세문제도 고려해야 한다. 환자는 어깨를 이완시키고 어깨를 뒤로 빼는 자세를 배워야 한다.

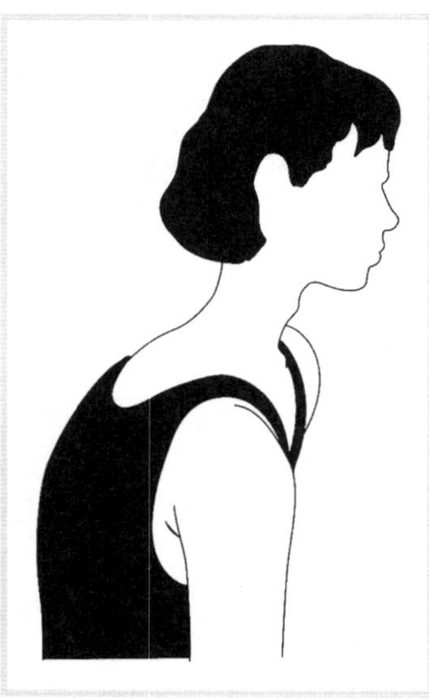

[그림 7-19] 등뼈의 뒤굽음증

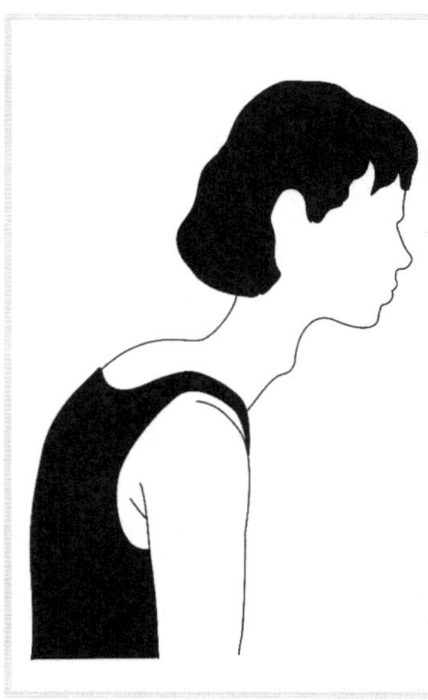

[그림 7-20] 목뼈의 앞굽음증

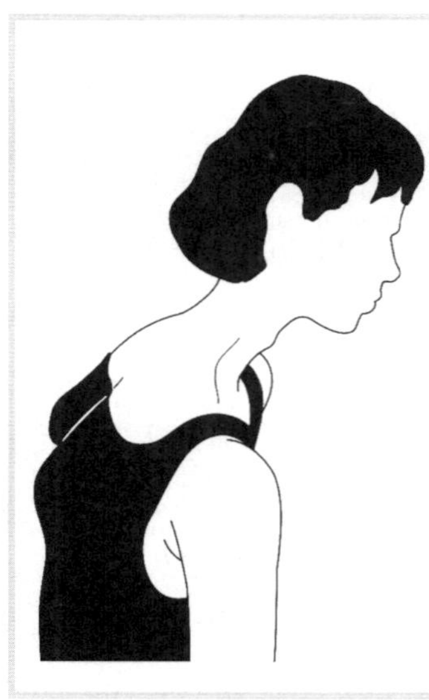

[그림 7-21] 앞으로 당겨진 어깨.

정확한 수직정렬(Correct Vertical Alignment)

정확한 수직정렬 자세를 성취하기 위해서는 몸의 한 부분보다는 전체를 평가해야 한다. 전형적인 배열은 그림 7-22에 설명되어있다. 귀는 어깨위 중심에 위치해야 하고 어깨는 엉덩이 중심위에 위치해야 된다. 정확한 배열은 머리를 앞으로 내밀고 몸을 뒤로 빼는(허리나 엉덩이로부터 옆으로 기울이는) 자세만이 아니다. 목뼈나 허리뼈 부위의 과도한 폄과 관절의 완전 폄이 없어야 한다.

정확하게 서 있는 자세를 찾아내는 법(How to Find the Correct Standing Position)

벽에서 멀리 한발을 놓고 선다. 무릎을 약간 구부리며 서서히 벽에 허리를 대고 앉는다. 배와 엉덩이 근육을 단단하게 하는 것은 골반을 뒤로 기울게 하고 척추하부를 편평하게 한다. 이러한 자세를 유지하고 벽으로 다가서며 서기자세를 취하고 다리에 힘을 주며 뒤꿈치를 벽에 가까이 가져간다(그림 7-23). 이제 같은 자세를 유지하며 주위를 걸어 다닌다. 정확한 서기자세가 유지되는지 보려면 벽에 등을 다시 가져다 댄다.

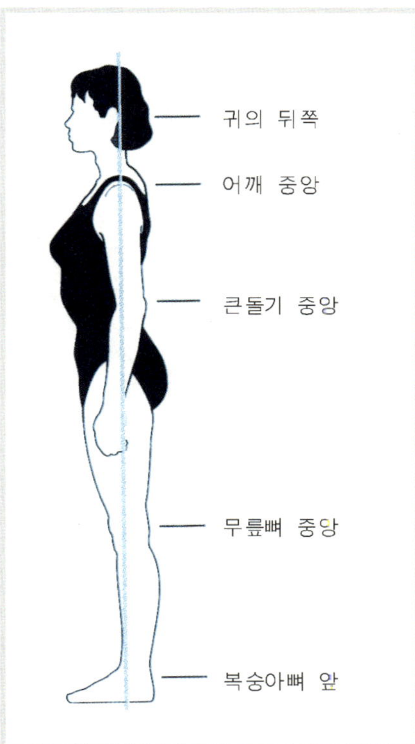

[그림 7-22] 전형적인 수직 정렬의 표시점

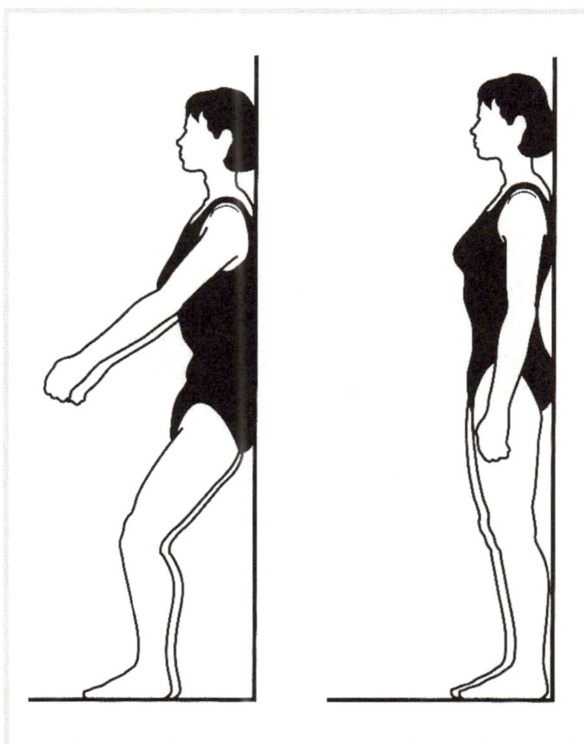

[그림 7-23] 정확한 서기 자세로 만들기 위해 벽으로 다가감

8 어깨관절의 수중재활
(AQUATIC REHABILITATION OF THE SHOULDER)

어깨관절 운동(SHOULDER EXERCISES)

- 어깨관절 아래로 누르기(Shoulder Press-Down)
- 저항력 있는 어깨관절 모음과 벌림하기(Resistive Shoulder Adduction and Abduction)
- 저항력 있는 어깨관절 굽힘하기(Resistive Shoulder Flexion)
- 저항력 있는 어깨관절 폄하기(Resistive Shoulder Extension)
- 저항력 있는 수평 벌림과 모음하기(Resistive Horizontal Abduction and Adduction)
- 저항력 있는 안쪽/가쪽돌림하기(Resistive Internal and External Rotation)
- 노젓기(Rowing)
- 팔을 옆으로 당기기(Side Arm Pull))
- 똑바로 서서 젓기(Upright Rowing)

어깨관절의 일반적인 증상들(COMMON CONDITIONS OF THE SHOULDER)

- 어깨관절염(Shoulder Arthritis)
- 어깨관절(봉우리빗장) 삠(Shoulder (Acromioclavicular) Sprain)
- 어깨관절 골절(Shoulder Fracture)
- 어깨관절 힘줄염(Shoulder Tendonitis)
- 어깨관절 윤활주머니염(Shouder Bursitis)
- 회전근띠 손상(Rotator cuff Damage)
- 굳은어깨(유착성 관절낭염)(Frozen Shoulder(Adhesive Capsulitis)
- 어깨관절 어긋남, 탈구(Shoulder Dislocation)
- 반사성 교감신경 이영양증(Reflex Sympathetic Dystrophy)
- 어깨관절 반관절증 성형술(Shoulder Hemiarthroplasty)

어깨관절 질환에 대한 수중운동치료 프로토콜(THE AQUATIC EXERCISE THERAPY PROTOCOL FOR CONDITIONS OF THE SHOULDER)

- 1 단계(Phase One)
- 2 단계(Phase Two)
- 3 단계(Phase Three)
- 4 단계(Phase Four)

어깨관절과 팔이음뼈의 구조와 기능

(THE STRUCTURE AND FUNCTION OF THE SHOULDER AND SHOULDER GIRDLE)

해부학적 구조(The Anatomic Parts)

어깨관절(The GlenoHumeral Joint)

어깨관절은 위팔뼈의 뼈머리와 어깨뼈의 관절오목(Glenoid cavity)와가 이루는 무축성 관절(multiard Jt)이며 절구관절로서 윤활관절이다. 느슨한 관절주머니는 넓은 범위의 운동을 허용하지만 어긋나기 쉽다. 관절인대와 몇몇의 근육들에 의하여 관절의 위와 앞뒤는 지지되지만, 아래쪽에는 지지물이 없다(그림 8-1). 결과적으로 외상성 위팔뼈머리의 탈구는 만성적인 어깨관절의 불안정성을 야기한다.

복장빗장관절(The Sternoclavicular Joint)

복빗장관절은 빗장뼈의 안쪽갈래와 복장뼈의 복장뼈자루 사이의 안장 윤활관절이다.

이 두 뼈 사이의 관절 디스크는 관절의 일치성을 증가시키고, 충격을 흡수하여 상지로 이동시킨다. 인대들은 관절의 안정성과 적절한 움직임을 제공한다. 관절의 안정성으로 인하여, 지나친 연장(elongation)으로 인한 위팔의 낙하는 복장빗장관절의 탈구보다 빗장뼈의 골절을 야기한다(그림 8-1).

부리빗장관절(The Coracoclavicular Joint)

부리빗장관절은 빗장뼈의 아랫면과 어깨뼈의 부리돌기가 가까이 근접하는 부분에서 나타난다. 섬유성관절의 강한 조합은 어깨뼈와 빗장뼈를 하나의 단위로 움직이게 하고 팔의 충격을 강한 빗장뼈의 안쪽으로 보내는 역할을 한다(그림 8-2).

봉우리빗장관절(The Acromioclavicular Joint)

봉우리빗장관절은 어깨뼈의 봉우리와 빗장뼈의 바깥쪽갈래 사이의 작은 윤활성 관절이다. 관절의 안정성은 둘러싸여진 인대에 의해 제공된다(그림 8-2).

이 관절의 삠을 주의하지 않은 경우, 대개 어깨관절의 분리가 일어난다.

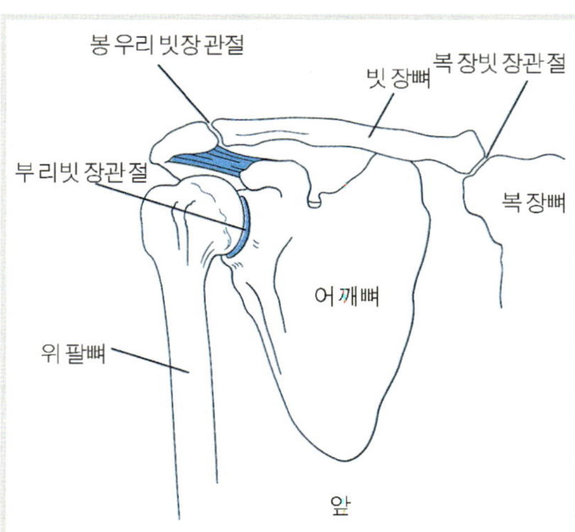

[그림 8-1] 어깨관절과 팔이음뼈의 뼈와 관절들

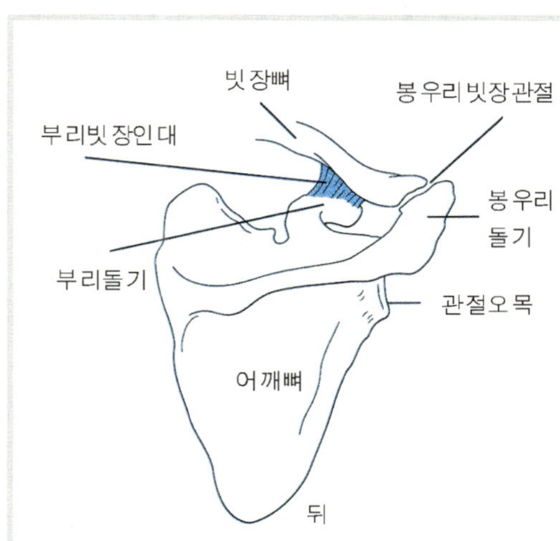

[그림 8-2] 부리빗장뼈와 봉우리빗장관절의 관련된 인대들

근육과 그 기능(The Muscles and Their Actions)

근육은 관절을 가로지르기 때문에 관절에 직접적으로 역할을 한다. 근육이 관절을 가로지르는 방향에 따라 작용에 영향을 미친다. 어깨관절은 다음 동작들이 가능하다(그림 8-3).

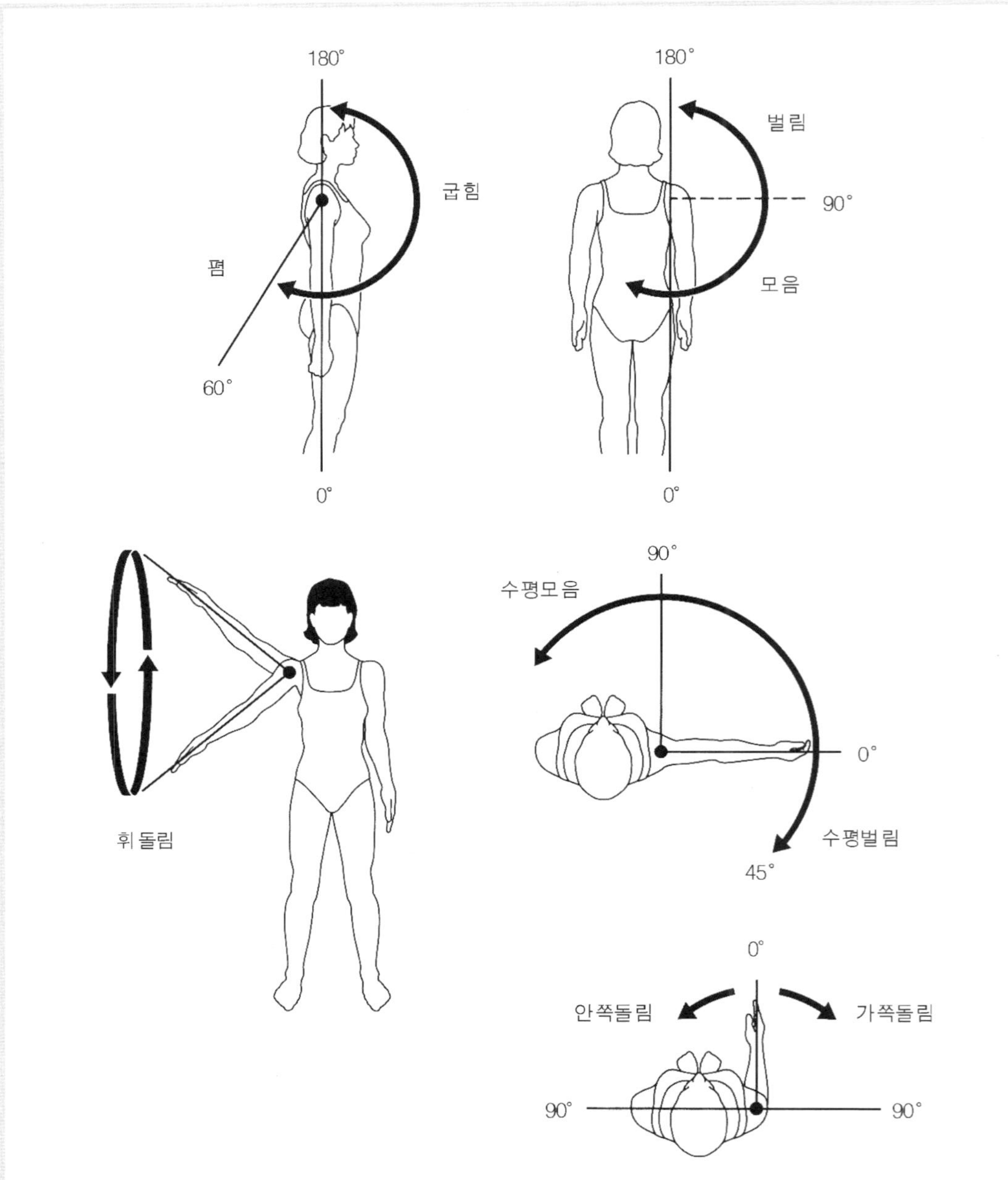

[그림 8-3] 관절의 움직임에 있어서의 정상관절가동범위의 보기(Modified from Magee D. Orthopedic Physical Assessment. Philadelphia: W.B.Saunders)

· 굽힘과 폄(Flexion and Extension)(표 8-1)

· 벌림과 모음(Abduction and Adduction)(표 8-2)

· 수평위 벌림과 모음(Horizontal Abduction and Adduction)(표 8-3)

· 안쪽/가쪽돌림(Internal and External Rotation)(표 8-4)

· 휘돌림(Circumduction)

[표 8-1] 어깨관절 굽힘 폄 작용 근육

근육	잇는 곳 (O)	닿는 곳 (I)	작용
어깨세모근 (앞쪽섬유) (Anterior deltoid) 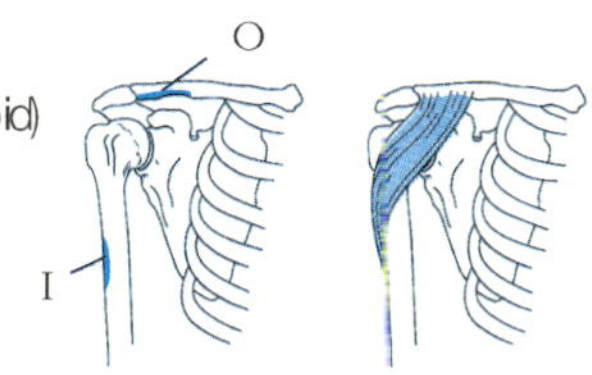	빗장뼈 가쪽 1/3	위팔뼈 가쪽면 중간 아래	어깨관절 굽힘 보조 작용 : 위팔수평모음, 안쪽돌림, 벌림
부리위팔근 (Coracobrachialis) 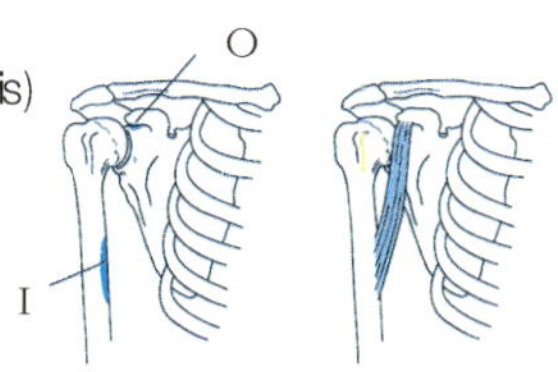	부리돌기	위팔뼈 안쪽면 중간 (어깨세모근 닿는 곳 반대쪽)	어깨관절 굽힘
넓은등근 (Latissimus dorsi) 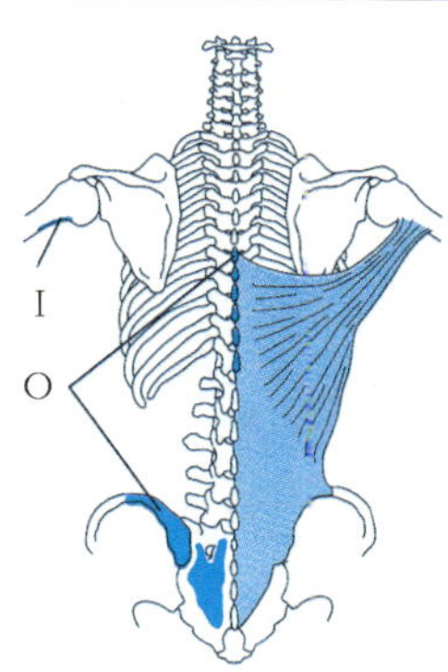	엉덩뼈뒤쪽, 엉치, 등허리근막, T7-T12 가시돌기	위팔뼈 작은결절능선	어깨관절 폄 보조 작용 : 위팔모음, 안쪽돌림
큰원근 (Teres major) 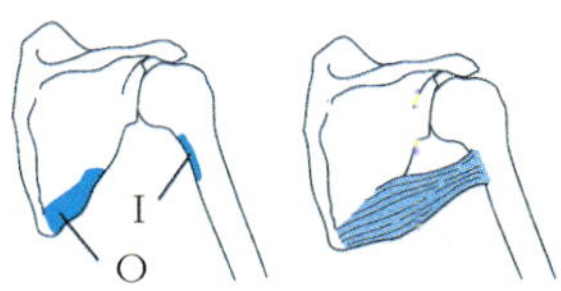	어깨뼈 아랫각의 뒤측면	위팔들 작은결절 능선	어깨관절 폄 보조 작용 : 위팔뼈 모음, 안쪽돌림
어깨세모근 (뒤쪽섬유) (Posterior deltoid) 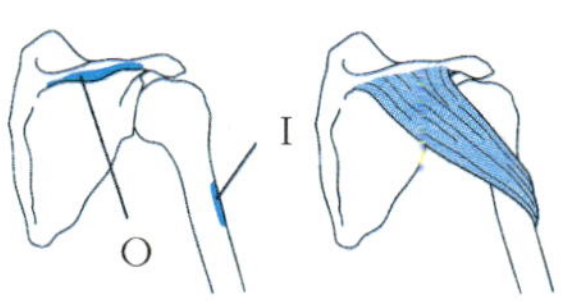	어깨뼈 가시의 아래모서리	위팔뼈 중간 가쪽의 어깨세모근 거친면	어깨관절 폄 보조 작용 : 수평 폄, 가쪽돌림

[표 8-2] 어깨관절 벌림과 모음 작용 근육

근육	잇는 곳(O)	닿는 곳(I)	작용
어깨세모근(중간섬유)(Medial deltoid) 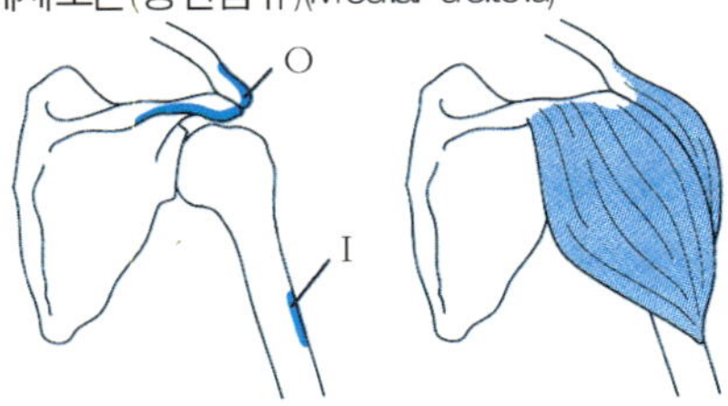 	어깨뼈 봉우리	위팔뼈 가쪽면 중간	어깨관절 벌림
가시위근(Supraspinatus) 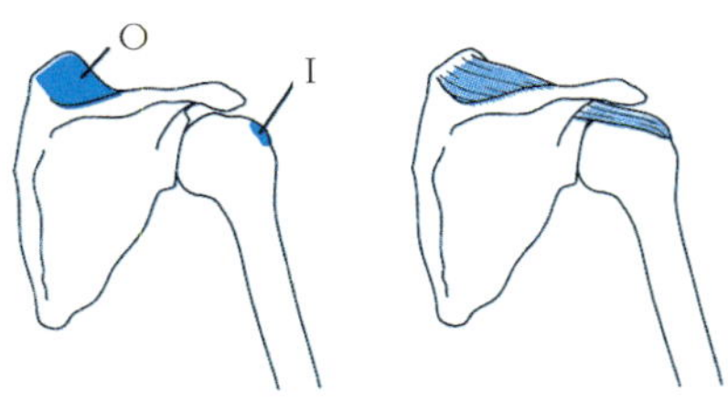 	어깨뼈 뒷면의 가시위오목덜미	어깨뼈 큰결절 꼭대기	처음 위팔뼈 벌림
등세모근(중간섬유)[Trapezius(middle fibers)] 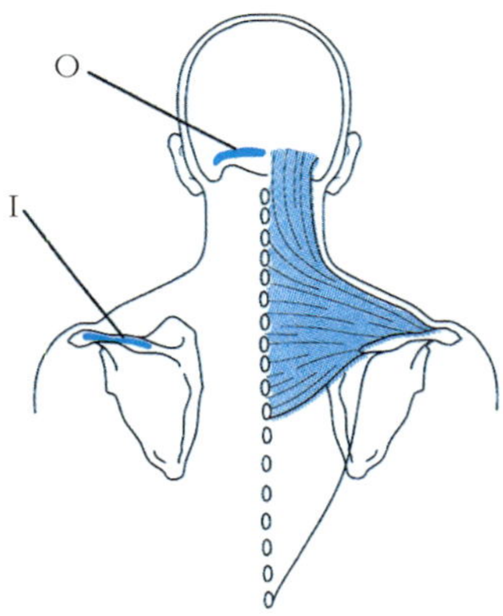 	목덜미 인대 C7-T12 가시돌기	어깨뼈 봉우리 (안쪽모서리)	어깨뼈 모음
큰마름근과 작은마름근 (Rhomboid major and minor) 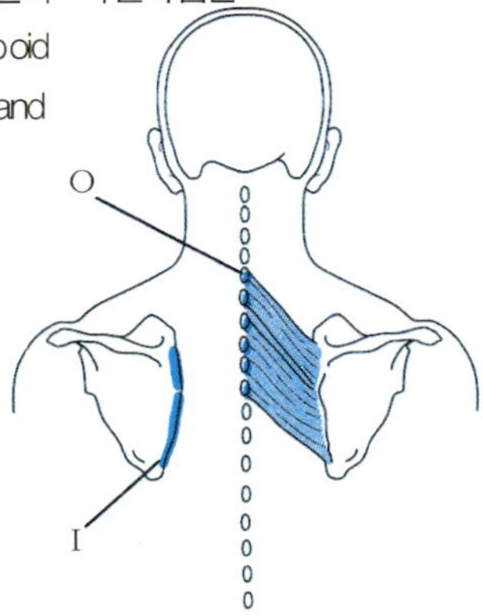 	C7-T5 가시돌기	어깨뼈 안쪽모서리	어깨뼈 모음 보조작용 : 어깨뼈 아래쪽돌림

[표 8-3] 어깨관절 수평벌림과 모음 작용 근육

근육	잇는 곳(O)	닿는 곳(I)	작용
어깨세모근(뒤쪽섬유)(Posterior deltoid) 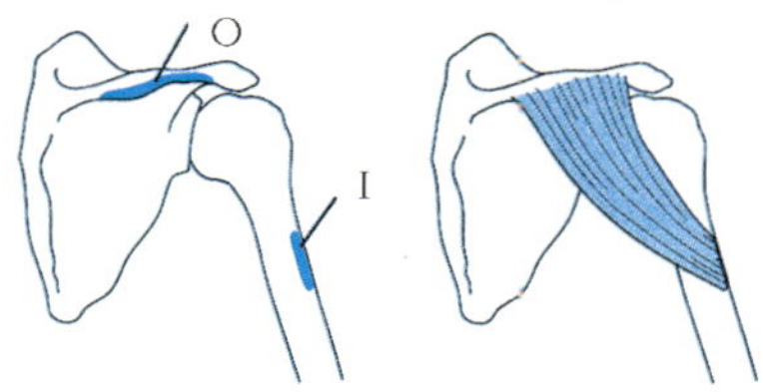 	어깨뼈 가시	위팔뼈 가쪽 중간	어깨관절 수평벌림
큰 가슴근 (Pectoralis major) 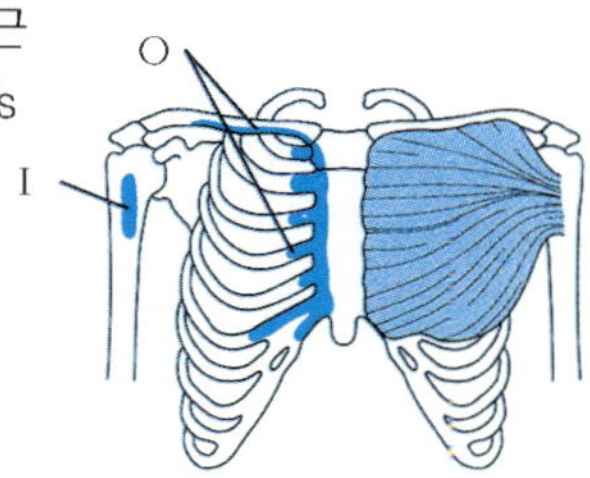 	빗장뼈 안쪽 1/2 복장뼈와 갈비 연골	위팔뼈 두갈래근 고랑의 가쪽	어깨관절 수평모음 보조 작용 : 위팔 굽힘 위팔 안쪽회전

[표 8-4] 어깨관절 안쪽돌림과 가쪽돌림 작용 근육

근육	잇는 곳(O)	닿는 곳(I)	작용
어깨밑근(Subscapularis) 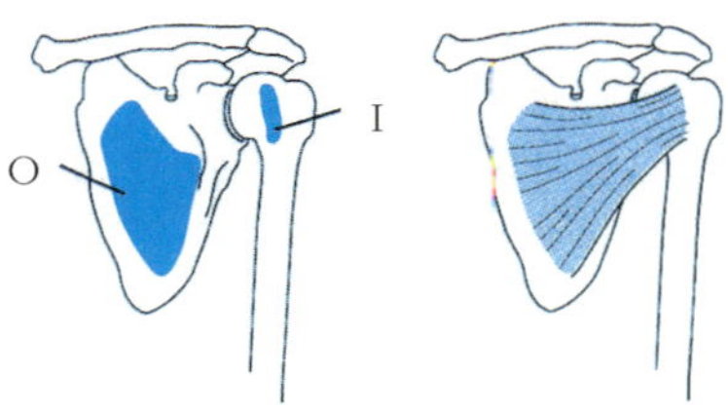 	어깨뼈 밑 오목()	어깨뼈 작은 결절	안쪽회전 보조 작용 : 미약한 위팔 벌림
큰가슴근(Pectoralis major)	표 참고(8-3)		
넓은등근(Latissimus dorsi)	표 참고(8-1)		
큰원근(Teres major)	표 참고(8-1)		
가시아래근(Infraspinatus) 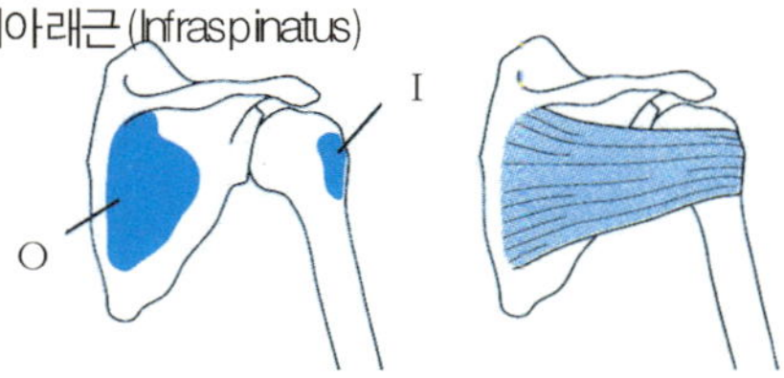 	가시아래오목()	위팔뼈 큰 결절 뒤쪽	위팔 가쪽돌림 보조 작용 : 어깨관절 폄 위팔 수평벌림
작은원근(Teres minor) 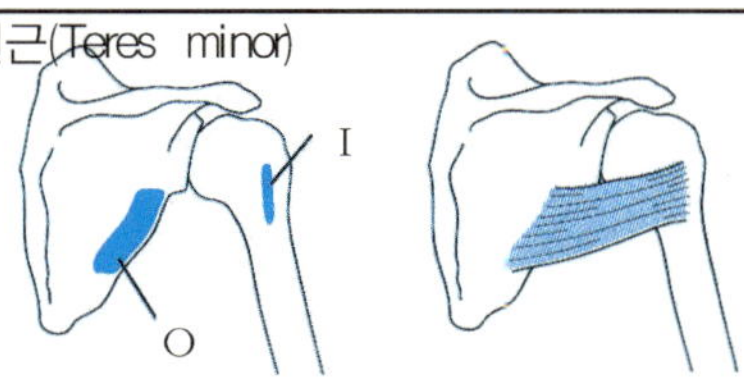 	어깨뼈 가쪽 모서리	위팔뼈 큰 결절 뒤쪽면 아래	보조작용 : 미약한 어깨관절 폄 어깨관절 모음

견갑대(견갑골)는 다음의 움직임을 가능하게 한다(그림 8-4;표 8-5):

· 올림과 내림(elevation and depression)
· 위/아래 돌림(upward and downward rotation)
· 내밈과 당김(protraction and retraction)

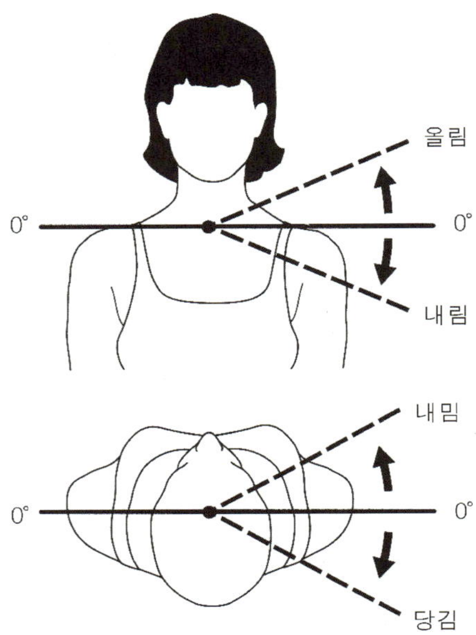

[그림 8-4] 어깨관절 운동들

[표 8-5] 어깨관절 안쪽돌림과 가쪽돌림 작용근육

근육	잇는 곳(O)	닿는 곳(I)	작용
등세모근(위쪽섬유)[Trapezius(superior fibers)] 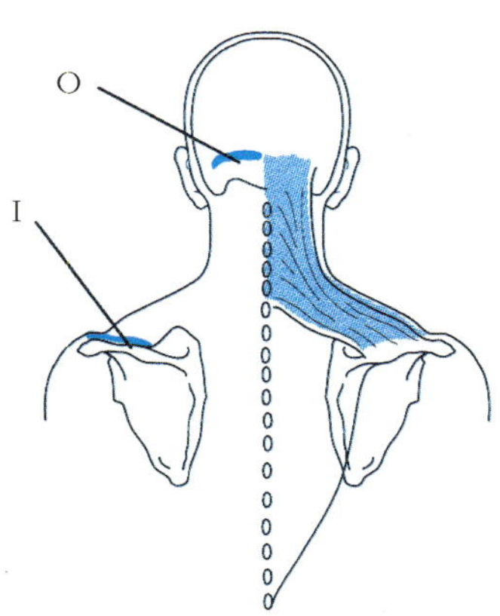	머리뼈 밑 목의 인대	빗장뼈의 바깥 1/3(뒤모서리)	어깨뼈 올림 보조 작용 : 목 폄

[표 8-5] 어깨관절 안쪽돌림과 가쪽돌림 작용근육

근육	잇는 곳(O)	닿는 곳(I)	작용
어깨올림근(Levator scapulae) 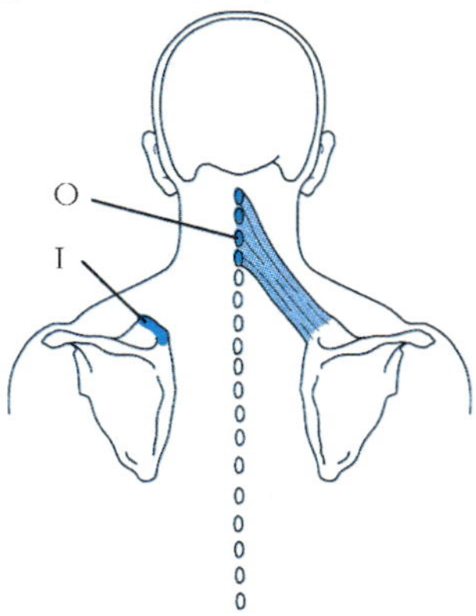 	C1-C4의 가로돌기	어깨뼈의 위 중간모서리	어깨뼈 올림
등세모근(아래쪽섬유)[Trapezius(inferior fibers)] 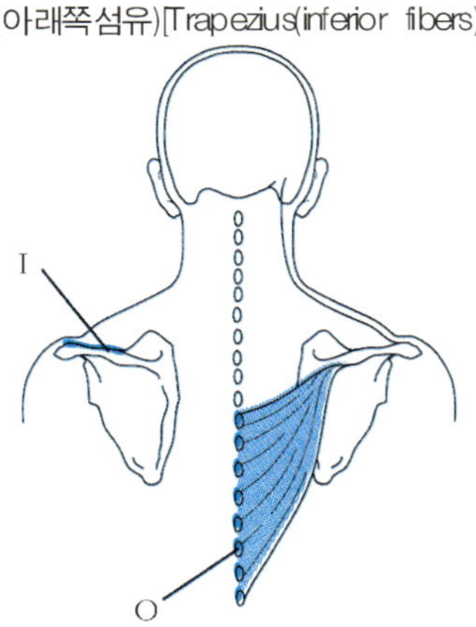 	아래등뼈의 척추뼈몸통	어깨뼈몸통	어깨뼈 내림 보조 작용 : 어깨뼈 모음
앞톱니근(Serratus anterior) 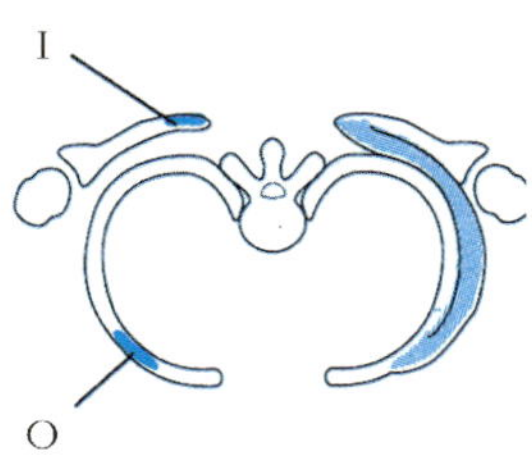 	갈비뼈 1번에서 9번까지 측면 가쪽 갈비뼈사이근의 건막으로 덮혀 있음.	갈비뼈면, 어깨뼈의 안쪽모서리	어깨뼈의 모음 어깨뼈 위쪽돌림
작은가슴근(Pectoralis minor) 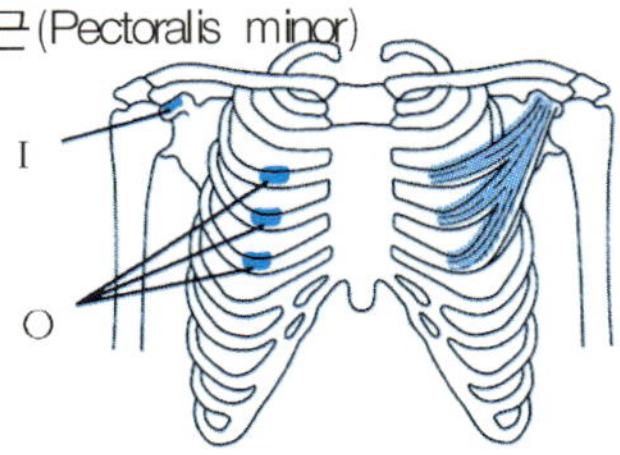 	갈비뼈 3,4-5의 전면	어깨뼈의 부리돌기	어깨뼈 모음 어깨뼈 아래쪽돌림

[표 8-6] 어깨관절과 팔이음뼈 운동에 관여하는 근육의 요약

해부학적 움직임	주동근	보조근	신경근 수준	ROM
굽힘(Flexion)	어깨세모근(앞쪽섬유) 작은가슴근(빗장뼈)	위팔두갈래근(짧은갈래) 부리위팔근 어깨밑근	C5–T2	0–180°
폄(Extension)	넓은등근 큰원근	위팔세갈래근 어깨세모근(뒷쪽)	C5–T2	0–45°
벌림(Abduction)	어깨세모근(중간섬유) 극상근	큰가슴근(윗 수평섬유) 어깨세모근앞쪽, 위필두갈래근(긴갈래) 위팔두갈래근	C5–T1	0–180°
모음(Adduction)	큰가슴근 넓은등근 큰원근	위팔두갈래근(짧은갈래) 위팔세갈래근(긴갈래) 부리위말근 어깨아래근(위수평섬유)	C5–T1	40–45°
수평 모음 (Horizontal adduction)	어깨세모근(앞쪽섬유) 큰가슴근 부리위팔근	위팔두갈래근	C5–T1	0–135° (수평면)
수평 벌림 (Horizontal abduction)	안쪽어깨세모근 뒤쪽어깨세모근 가시위근 작은원근	가시위근 넓은등근 작은원근	C4–T8	0–45° (수평면)
안쪽돌림 (Internal rotation)	어깨밑근 작은원근	어깨세모근(앞쪽섬유) 작은가슴근 두갈래근 넓은등근	C5–T1	55°
가쪽돌림 (External rotation)	가시위근 작은원근	어깨세모근(뒤쪽섬유)	C4–C6	40–45°
어깨뼈 올림 (Elevation of the scapula)	등세모근 견갑올림근 마름근		C1–C5	
어깨뼈 내림(Depression of the scapula)	등세모근 작은가슴근	광배근(넓은등근)	C4–T1	
어깨뼈 벌림 및 위쪽 회전 (Abduction and upward rotation of the scapula)	앞톱니근 등세모근		C2–C8	
어깨뼈 벌림 및 아래 회전 (Abduction and downward rotation of the scapula)	마름근 작은가슴근	어깨올림근	C3–T1	

어깨관절가동범위의 측정(Measuring the Range of Motion of the Shoulder)

어깨관절의 가동범위는 각도기로 측정한다(그림 8-5). 어깨관절 굽힘과 폄을 측정하기 위해서 평가하는 사람은 각도기의 고정팔을 몸통의 중간 겨드랑선을 따라서 놓는다. 가동팔은 그쪽에 있는 위팔의 중간선을 따라 놓는다.[3]

어깨관절 벌림을 측정하기 위해서 평가자는 어깨위팔 관절위에 각도기의 축을 맞추고 몸의 중간선과 평행으로 각도기의 고정팔을 놓는다. 가동팔은 위팔의 중간선을 따라 놓는데 위팔의 뒤쪽에 위치시키도록 한다.[3]

어깨관절 안쪽돌림과 가쪽돌림을 측정하기 위해서 어깨를 90°까지 벌림하고 바닥과 평행하게 각도기의 고정팔을 놓는다. 그리고 팔꿈치오목에 각도기의 중심을 놓는다. 움직임팔은 아래팔의 뒤쪽 중간선을 따라 위치시킨다.

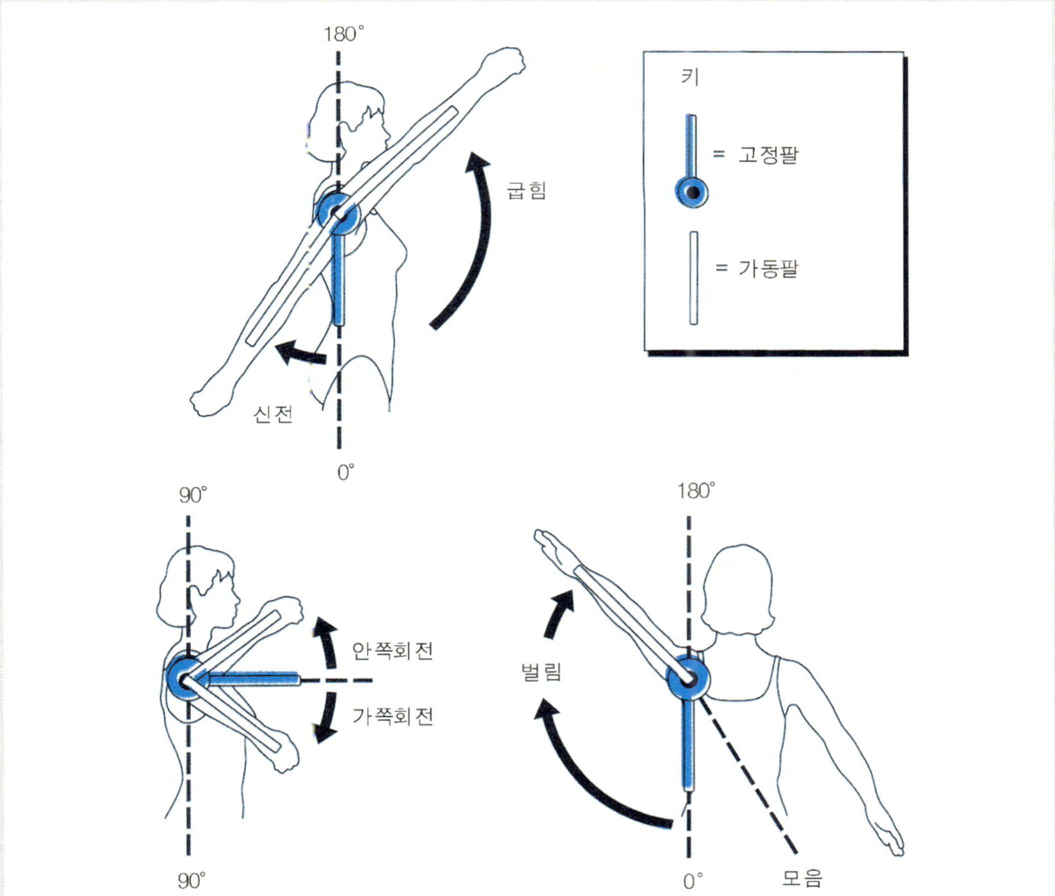

[그림 8-5] 어깨관절가동범위의 측정(Modified from Green W, Heckman J. The linical Measurement of Joint Motior. Rosemont. IL : American Academy of Orthopedic Surgeons, 1994)

어깨관절 신장(SHOULDER STRETCHES) ▶ ▶ ▶

가슴근의 신장하기(Pectoral Stretch) (그림 8-6)

작용근(prime movers) : 가슴근(pectoralis), 마름근(rhomboids), 등세모근과 어깨세모근 (trapezius and deltoids)

- 팔을 어깨 높이로 물 앞에서 뻗는다. 이때 손바닥을 위로 한다.
- 팔을 수평벌림하여 양쪽 어깨가 서로 가까이 오게 한다.
- 손바닥은 계속 위로 한 상태로 유지한다.
- 유지한 다음 이완 그리고 처음의 자세로 돌아온다.

어깨관절 으쓱하기(Shoulder Shrugs) (그림 8-7)

작용근(prime movers) : 등세모근(trapezius), 마름근(rhomboids), 어깨올림근과 넓은등근 (levator scapulae and latissimus dorsi)

- 양쪽 어깨를 위쪽 귀까지 들어 올리고 유지한다.
- 서서히 어깨를 아래로 내린다.
- 유지한 다음 이완한다.

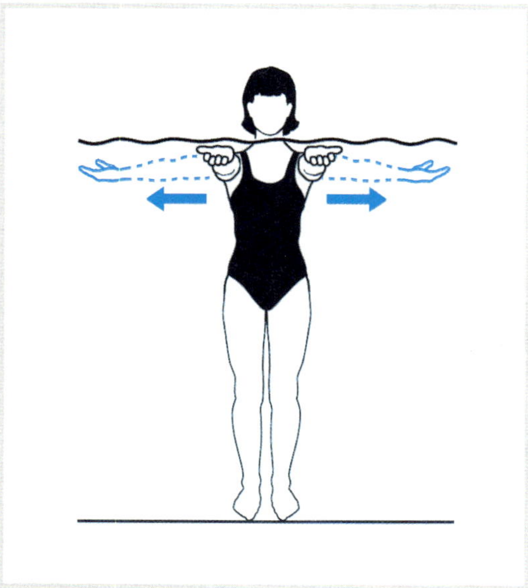

[그림 8-6] 가슴의 신장

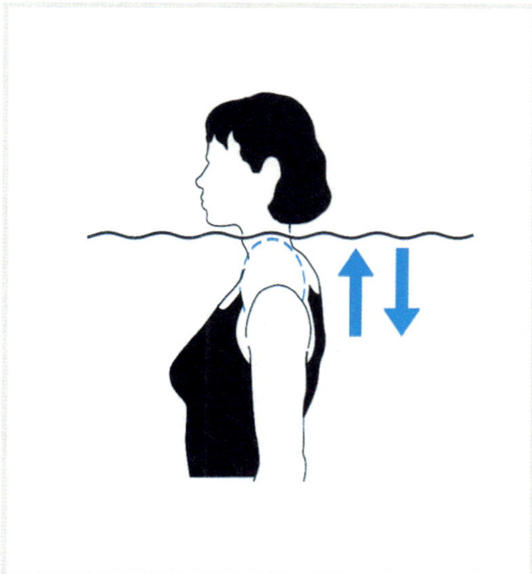

[그림 8-7] 어깨관절 으쓱하기

팔꿈치관절 닿기(Elbow Touch) (그림 8-8)

작용근(prime movers) : 등세모근(trapezius), 마름근(rhomboids), 어깨세모근(뒤쪽섬유)과 가슴근(posterior deltoids and pectoralis)

- 양손을 어깨에 올려놓고 팔꿈치를 양옆으로 벌린다.
- 천천히 모음시켜 전방에서 양쪽 팔꿈치가 닿도록 한다.
- 유지한 다음 이완한다.

어깨관절 돌리기(Shoulder Roll) (그림 8-9)

작용근(prime movers) : 등세모근(trapezius), 어깨올림근(levator scapulae), 마름근(rhomboids), 가슴근(pectoralis), 넓은등근과 앞톱니근(latissimus dorsi and serratus anterior)

- 팔을 옆에 위치한다.
- 어깨를 가상의 원에 따라 끌어당기며 관절은 전방, 상방, 후방과 하방으로 움직인다.
- 반대방향으로 다시 한다.

주 : 강조되는 기본적 어깨뼈 움직임은 : 신장, 올림, 수축과 내림이다.

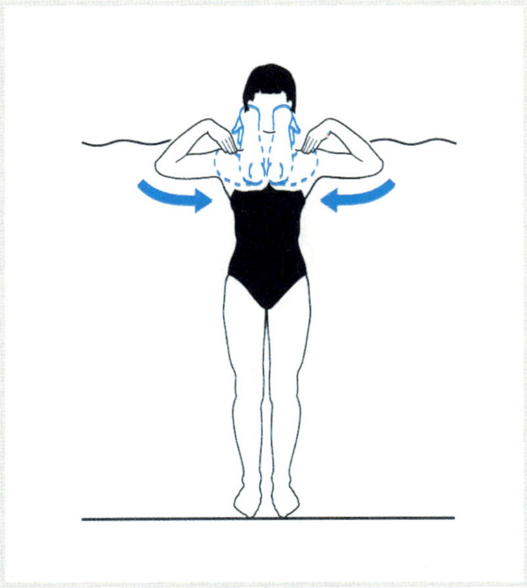

[그림 8-8] 팔꿈치관절 닿기

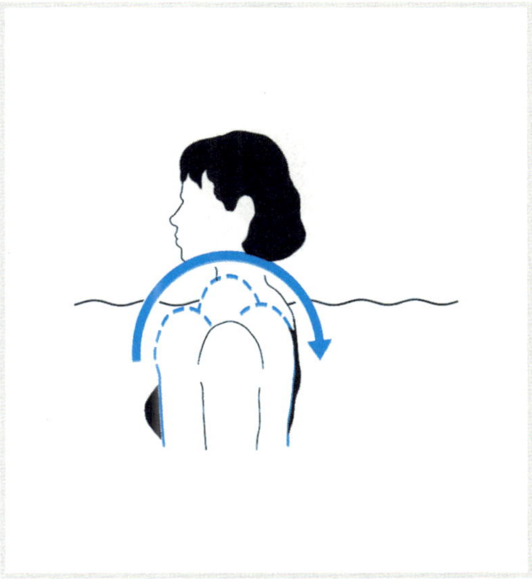

[그림 8-9] 어깨관절 돌리기

껴안기(Hug Stretch) (그림 8-10)

작용근(prime movers) : 등세모근(trapezius), 마름근(rhomboids), 가시아래근(infraspinatus), 큰원근과 작은원근(teres major and teres minor)

- 양팔을 바깥쪽으로 편 자세에서 시작한다.
- 턱을 가슴쪽으로 머리뼈 밑에서 가벼운 신장이 느껴질 때까지 굽힌다.(기시는 등세모근)
- 팔을 가볍게 전방으로 끌어당겨 올린다. 등의 위중간 부위까지 신장이 느껴지게 한다.
- 유지한 다음 이완한다.

어깨관절 교차 신장하기(Cross-Shoulder Stretch) (그림 8-11)

작용근(prime movers) : 등세모근(trapezius), 마름근(rhomboids), 가시아래근(infraspinatus), 큰원근(teres major), 작은원근과 뒤쪽어깨세모근(teres minor and posterior deltoids)

- 오른쪽 팔이 가슴을 지나도록 한다.
- 오른쪽 팔꿈치가 왼손 위에 위치라고 서서히 가슴을 지나도록 팔을 당긴다.
- 유지한 다음 이완한다.
- 반대 팔도 실시한다.

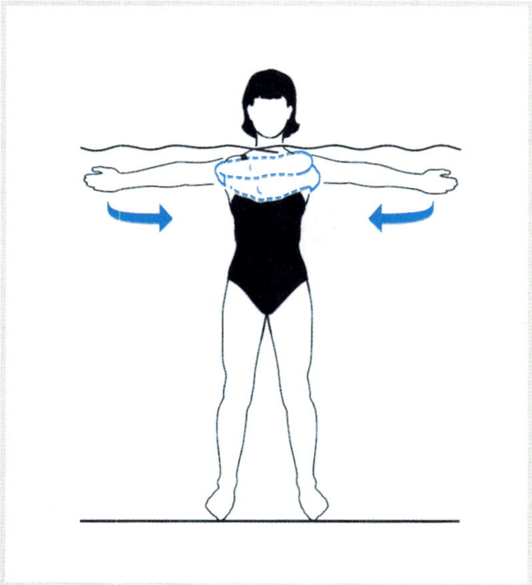

[그림 8-10] 껴안기

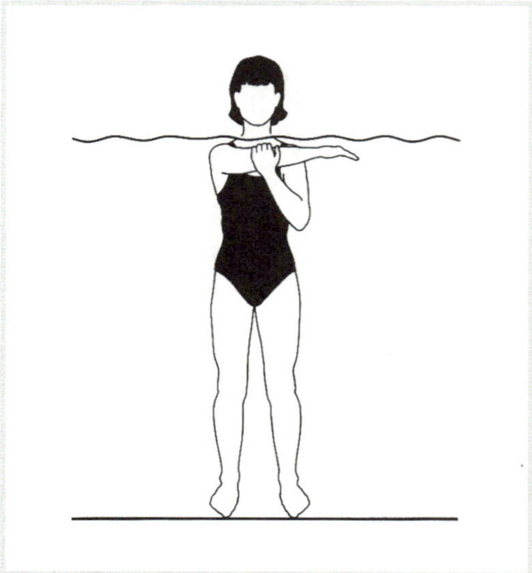

[그림 8-11] 어깨관절 교차신장하기

등 뒤로 끌어당기기(Behind Back Pull-Back) (그림 8-12)

작용근(prime movers) : 작은가슴근(pectoralis minor), 어깨세모근(앞쪽섬유)과 위팔두갈래근(anterior deltoid and biceps)

- 등 뒤로 해서 양손을 잡는다.
- 몸통, 엉덩관절 또는 팔꿈치관절은 구부림 없이 하며 꽉 잡은 손을 서서히 위쪽으로 올린다.
- 유지한 다음 이완한다.

머리위로 올리기(Overhead Pullover) (그림 8-13)

작용근(prime movers) : 넓은등근(latissimus dorsi), 가슴근(pectoralis), 큰원근과 위팔세갈래근(teres major and triceps)

- 가슴 앞에서 양손을 잡니다.
- 허리의 아치가 생기지 않는 또는 팔꿈치관절의 구부림이 생기지 않는 높이까지 서서히 위로 올린다.
- 유지한 다음 팔을 낮추면서 이완한다.

어깨관절 안쪽돌림 신장(Shoulder Internal Rotation Stretch) (그림 8-14)

작용근(prime movers) : 가시위근과 위팔두갈래근 긴갈래(supraspinatus and long head of biceps)

- 팔은 가쪽에 있게 하고 손바닥은 뒤로 향하게 위치한다(엎침).

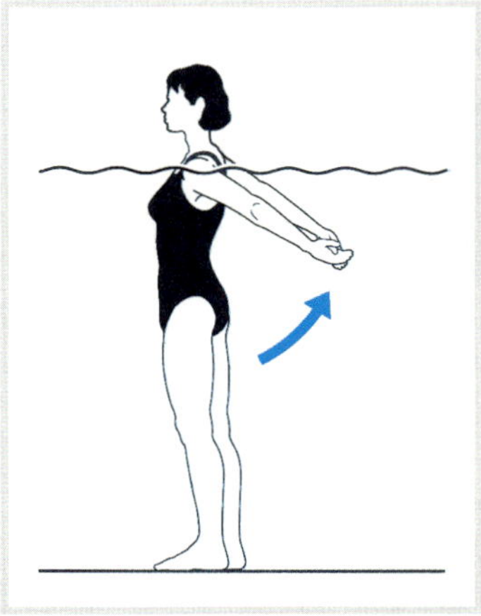

[그림 8-12] 등 뒤로 끌어당기기

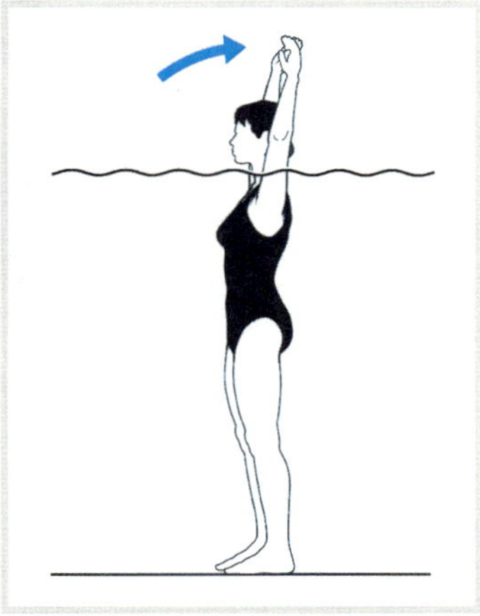

[그림 8-13] 머리위로 올리기

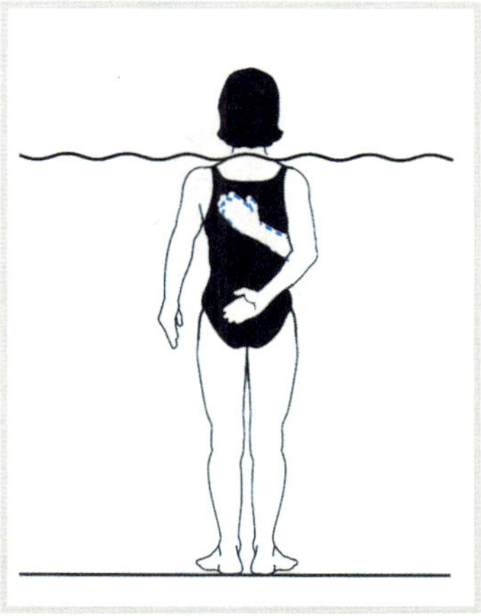

[그림 8-14] 어깨관절 안쪽돌림 신장

• 손등 쪽이 허리 뒤에 오게 하기 위해 팔꿈치관절을 안쪽으로 돌리면서 굽힘한다.
• 가능한 곳까지 손을 올리도록 한다. 어깨 앞쪽 부분이 완전히 신장되었다는 느낌이 들도록 한다.
• 유지한 다음 팔을 아래로 내리면서 이완한다.

변형(Variation) : 부유장치로 유지하는 동안에 움직임을 수행한다.

어깨관절 벌림 신장(Shoulder Abduction Stretch) (그림 8-15)

작용근(prime movers) : 큰가슴근(pectoralis major), 넓은등근과 큰원근(latissimus dorsi and teres major)

• 아래팔을 옆으로 하여 풀 가장자리 받침대에 손바닥을 위로 하여 놓는다.
• 머리를 팔이 있는 쪽으로 내리게 하는 동시에 몸통을 풀의 가장자리에서 멀어지도록 움직인다. ; 팔위가 신장되는 느낌이 들도록 한다.
• 유지한 다음 이완한다.

가슴근 밀어 펴하기(Pectoral Press Stretch) (그림 8-16)

작용근(prime movers) : 가슴근과 앞쪽어깨세모근(pectoralis and anterior deltoids)

• 다리를 약간 벌려서 벽을 향하게 서고 손바닥을 벽에 댄다; 손상되지 않은 쪽의 팔은 팔꿈치관절굽힘하고 손상된 쪽의 팔은 편안하게 편한다.

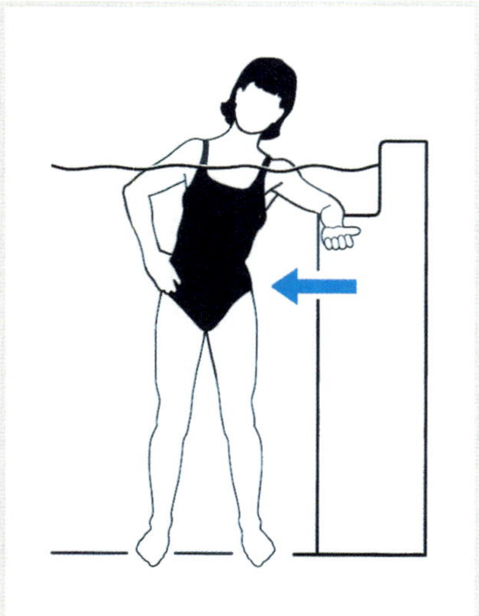

[그림 8-15] 어깨관절 벌림 신장

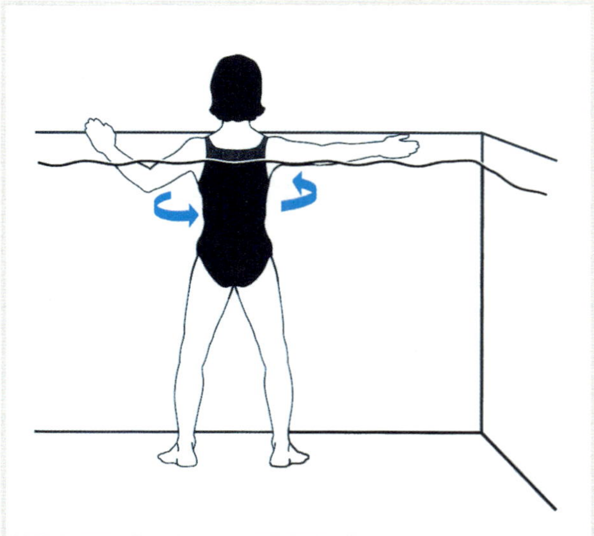

[그림 8-16] 가슴근 밀어 펴하기

• 손으로 고정하여 유지하고 벽에서 떨어지는 손상되지 않은 쪽의 어깨는 서서히 돌림한다; 손상된 쪽의 어깨는 벽 쪽으로 움직인다.
• 유지한 다음 이완한다.

어깨관절 가쪽돌림 신장하기(Shoulder External Rotation Stretch) (그림 8-17)

작용근(prime movers) : 어깨밑근과 큰원근(subscapularis and teres major)
• 손상된 쪽의 손이 풀 벽을 향하게 하고 팔꿈치관절은 90°까지 구부려 위치한다.
• 손상된 쪽의 팔로 고정하고 풀 벽으로부터 떨어지도록 몸통을 돌림하고, 팔꿈치관절은 몸에 가깝게 유지한다.
• 앞의 어깨를 가로질러서 신장 느낌이 들도록 고정 유지한다.
• 유지한 다음 이완한다.

어깨관절 폄, 팔꿈치관절 구부리기(Shoulder Extension, Elbow Bend) (그림 8-18)

작용근(prime movers) : 가슴근(pectoralis), 위팔두갈래근과 앞쪽어깨세모근(biceps brachii and anterior deltoid)
• 평행봉을 등뒤에 두고 선다.
• 양쪽 손과 손바닥을 등 뒤로해서 평행봉을 잡는다.

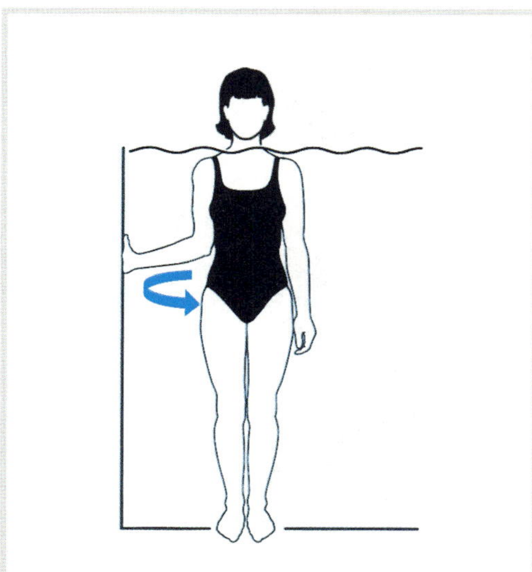

[그림 8-17] 어깨관절 가쪽돌림 신장하기

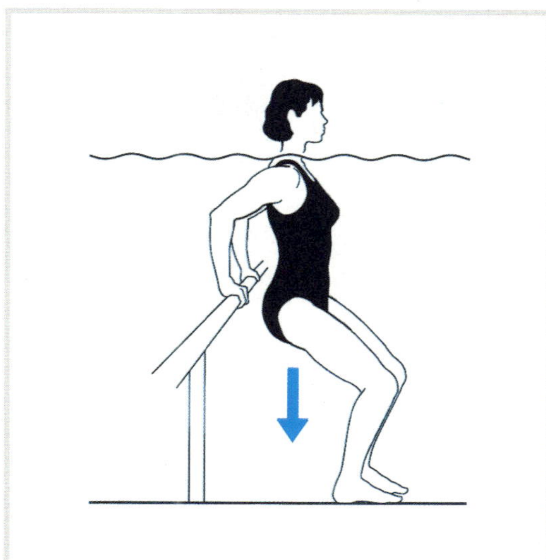

[그림 8-18] 어깨관절 폄, 팔꿈치관절 구부리기

• 발은 어깨 넓이만큼 벌려서 유지한다.
• 어깨가 신장되는 느낌이 들 때까지 서서히 몸을 아래로 내려서 무릎이 구부려지게 한다.
• 유지한 다음 이완한다.

어깨관절 폄, 팔꿈치관절 뻗기(Shoulder Extension, Elbow Straight) (그림 8-19)

작용근(prime movers) : 가슴근(pectoralis), 위팔두갈래근과 앞쪽어깨세모근(biceps brachii and anterior deltoid)

• 양손으로 평행봉을 잡는다.
• 손은 안정되게 유지하고 한쪽 다리를 한 발짝 앞쪽으로 서서히 움직여 어깨가 신장되는 느낌이 들 때까지 허리를 편다
• 유지한 다음 이완한다.

모퉁이에서의 신장(Corner Stretch) (그림 8-20)

작용근(prime movers) : 가슴근(pectoralis)

• 풀 모퉁이에 서서 양손을 어깨 높이로 하고 손가락을 모퉁이 쪽으로 향하게 하여 벽

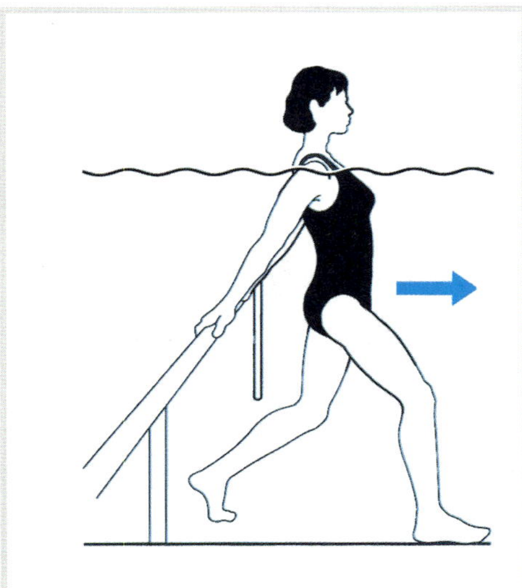

[그림 8-19] 어깨관절 폄, 팔꿈치관절 뻗기

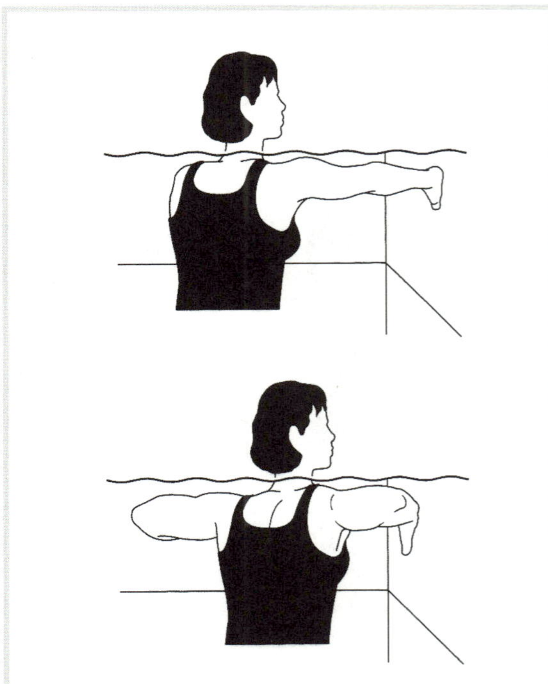

[그림 8-20] 모퉁이에서의 신장

을 누른다. 그리고 2~3발짝 모퉁이에서 떨어진다.

- 팔꿈치를 구부려 신장되는 느낌이 들 때까지 가슴을 가로질러 앞쪽으로 기댄다 ; 팔꿈치가 내려오게 하지 말 것.
- 유지한 다음 이완한다.

봉을 이용한 관절가동범위 운동(Range of Motion Exercise Using a Wand)

봉 운동은 손상된 쪽이나 손상되지 않은 쪽이나 관계없이 최대한의 관절가동범위 획득을 도와준다.

봉을 이용한 어깨관절 굽힘하기(90° 까지)(Wand shoulder Flexion(to 90°) (그림 8-21)

작용근(prime movers) : 작은가슴근(Pectoralis minor), 앞쪽어깨세모근(Anterior deltoid), 위팔두갈래근과 부리위팔근(biceps and coracobrachialis)

- 몸 앞쪽으로 팔을 쭉 펴서 양손으로 봉을 잡는다.
- 수면까지 팔을 들어 올린다(견관절 90° 굴곡).
- 유지한 다음 팔을 내려 이완한다.
- 반복한다.

봉을 이용한 어깨관절 펴하기(Wand Shoulder Extension) (그림 8-22)

작용근(prime movers) : 넓은등근(latissimus dorsi), 큰원근(teres major), 위팔세갈래근과 뒤

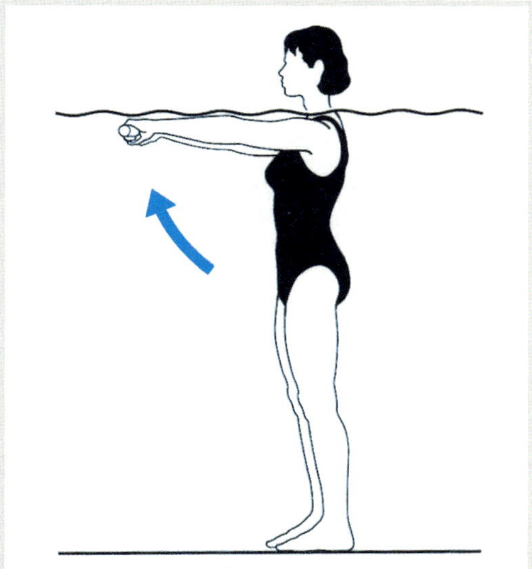

[그림 8-21] 봉을 이용한 어깨관절 굽힘하기 (90° 까지)

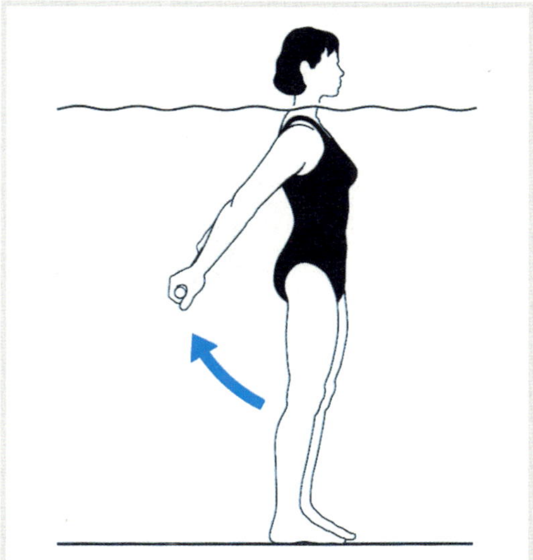

[그림 8-22] 봉을 이용한 어깨관절 펴하기

쪽어깨세모근(triceps and posterior deltoid)

- 허리뒤로 어깨 넓이 만큼 벌려서 양손으로 봉을 잡는다.
- 손상된 쪽의 어깨가 신장되는 느낌이 들 때까지 팔을 위로 올린다.
- 유지한 다음 이완한다.
- 반복한다.

변형(Variation) : 물위에 뜨는 것으로 움직임을 수행할 수 있다.

봉을 이용한 어깨관절 벌림하기(Wand shoulder Abduction) (그림 8-23)

작용근(prime movers) : 어깨세모근(중간섬유)(medial deltoid), 가시위근(supraspinatus), 어깨세모근(전방섬유)과 위팔세갈래근(anterior deltoid and triceps)

- 손상된 쪽의 손바닥이 위로 가게 하고, 손상되지 않은 쪽은 손등이 위로 오게 해서 양손으로 봉의 끝부분을 잡는다. 팔은 내리고 쭉 편다.
- 봉을 이용한다. 손상된 쪽의 어깨가 90°까지 벌림되도록 민다. 봉은 바닥으로 평행하게 한다.
- 가능한 어깨가 물 안에 있을 정도만큼으로 유지한다.
- 유지한 다음 팔을 내려서 이완한다.

변형(Variation) : 바로 누운 자세에서도 움직임을 수행할 수 있다.

봉을 이용한 수평벌림과 모음하기(Wand Horizontal Abduction and Adduction) (그림 8-24)

작용근(prime movers) : 어깨세모근(deltoids), 가슴근(pectoralis), 가시아래근(infraspinatus),

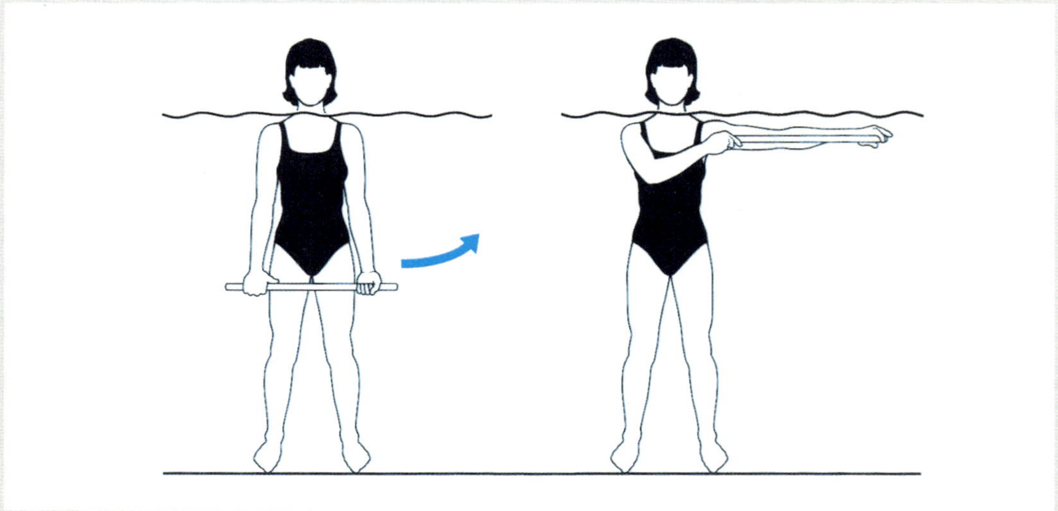

[그림 8-23] 봉을 이용한 어깨관절 벌림하기

작은원근(teres minor), 부리위팔근(coracobrachialis), 넓은등근(latissimus dorsi), 큰원근과 위팔두갈래근(teres major and biceps brachii)

• 어깨선상에서 몸 앞에서 두 손으로 봉의 양쪽 끝을 잡는다. 이때 손바닥이 아래로 향하도록 한다.
• 몸통이 회전하지 않도록 하면서 손상되지 않은 팔과 같이 몸통안을 가로질러 반대쪽으로 봉을 민다. 손상된 어깨를 수평벌림된 자세로 해서 친다 : 이 자세를 유지한다.
• 다시 반대쪽으로 돌려서 봉을 당긴다. 손상된 어깨를 수평모음의 자세로 해서 친다.
• 유지한 다음 처음의 자세로 돌아온다.

봉을 이용한 가쪽돌림 하기(Wand External rotation) (그림 8-25)

작용근(prime movers) : 넓은등근(latissimus dorsi), 가시위근(subscapularis), 큰가슴근(pectoralis major), 큰원근(teres major), 가시아래근(infraspinatus), 작은원근(teres minor), 어깨세모근과 두갈래근(deltoids and biceps)

• 욕조의 벽에 등을 기대고 선다.
• 풀 벽에 등을 기대고 선다.
• 손상 된쪽의 손을 위로 하고 건강한 쪽의 손바닥을 아래쪽으로 향하게 해서 두 손으로 막대기를 잡는다.
• 손상된 쪽의 팔꿈치를 90°까지 구부려서 몸 가까이에 붙인다. 손상되지 않은 쪽의 팔을 사용하여 손상된 쪽 팔을 가쪽돌림 되도록 민다.

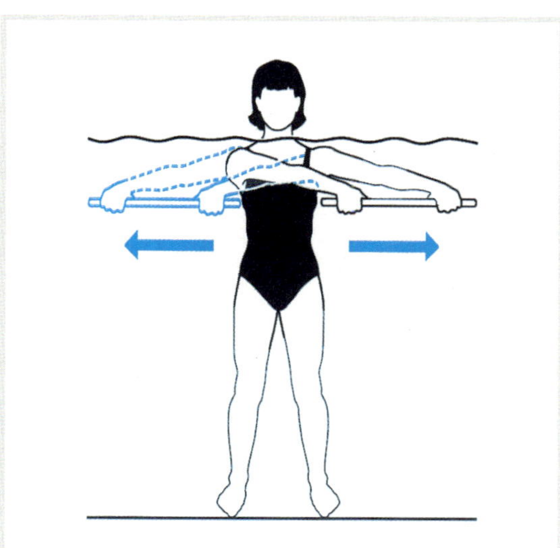
[그림 8-24] 봉을 이용한 수평벌림과 모음하기

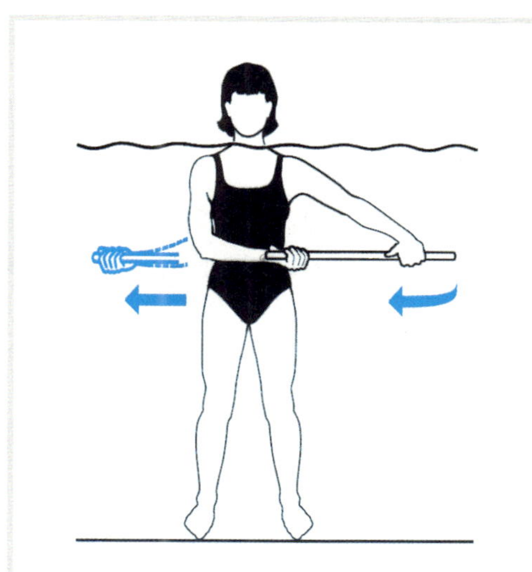
[그림 8-25] 봉을 이용한 가쪽돌림하기

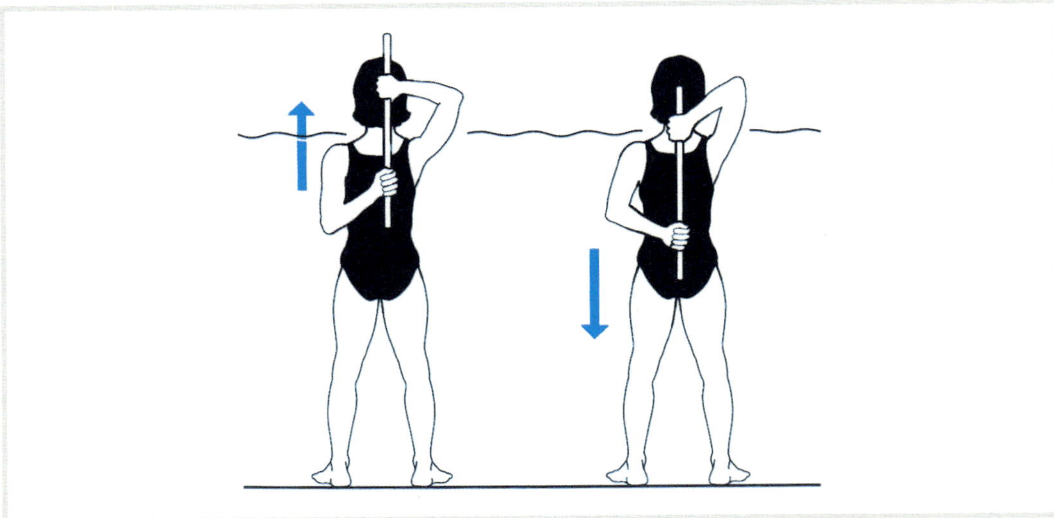

[그림 8-26] 봉을 이용한 기능적인 안쪽돌림과 가쪽돌림하기

- 유지한 다음 처음자세로 돌아온다.

봉을 이용한 기능적인 안쪽돌림과 가쪽돌림 하기(Wand Functional Internal and External rotation) (그림 8-26)

작용근(prime movers) : 넓은등근(latissimus dorsi), 어깨밑근(subscapularis), 큰가슴근(pectoralis major), 큰원근(teres major), 가시아래근(infraspinatus), 작은원근(teres minor), 어깨세모근과 위팔두갈래근의 긴갈래(deltoids and long head of biceps)

- 손바닥이 뒤쪽을 향하도록 해서 팔을 옆에 둔다: 등에 손등 쪽을 향하도록 해서 붙이고 팔꿈치를 구부린다.
- 반대쪽 팔이 머리까지 가도록해서 머리 뒤에 손이 오도록 팔꿈치를 구부려 막대기를 잡는다.
- 등 뒤에서 막대기가 수직으로 향하도록 하여 두 손으로 막대기를 잡는다.
- 내회전되어 있는 위에 있는 팔이 신장되도록 막대기를 위로 올린다: 유지하고 난 다음에 이완한다.
- 팔을 다시 거꾸로 하여 반복한다.

변형(Variation) : 이 운동을 바로 누운 자세에서도 할 수 있다. 바로 누운 자세에서는 물의 표면에 목과 허리와 발목이 떠 있어야 한다.

물위에 바로 누운 자세에서 어깨관절 신장(Supine Shoulder Stretches)

이러한 운동은 환자가 목과 엉덩관절 주위를 물에 띄운채 바로 누운 자세로 실행한다. 풀의 끝 모서리나 계단에서 발을 가만히 있도록 고정한다. 각각의 운동은 막대기를 사용하여 시행할 수 있고(능동-보조운동), 띄워서 할 수도 있고(지지된), 짧고 넓적한 노를 사용하여 시행할 수도 있다(저항운동).

바로 누운자세에서 머리위로 어깨관절 뻗기(Shoulder Overhead Press, Supine) (그림 8-27)

작용근(prime movers) : 넓은등근(latissimus dorsi), 가시위근(supraspinatus), 가슴근(pectoralis), 큰원근과 어깨세모근(teres major and deltoids)

- 두 손을 맞잡고 머리위로 향하게 어깨를 쭉 편다.
- 물의 표면을 따라 이 운동을 계속 유지한다.
- 유지하고 난 다음에 이완한다.

바로 누운자세에서 어깨관절 벌림하기(Shoulder Abduction, Supine) (그림 8-28)

작용근(prime movers) : 넓은등근(latissimus dorsi), 가시위근(supraspinatus), 가슴근(pectoralis), 큰원근과 어깨세모근(teres major and deltoids)

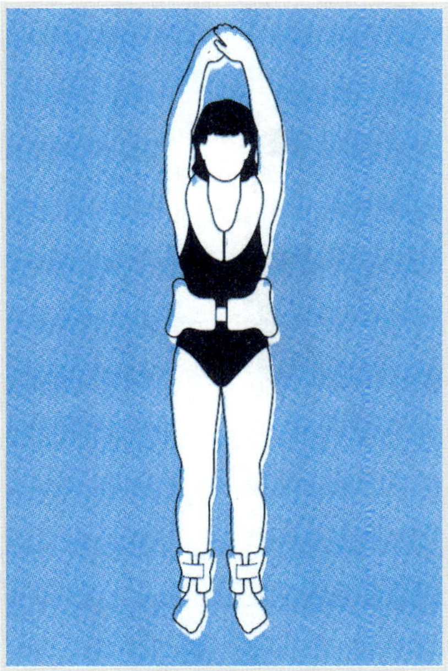

[그림 8-27] 바로 누운 자세에서 머리위로 어깨관절 뻗기

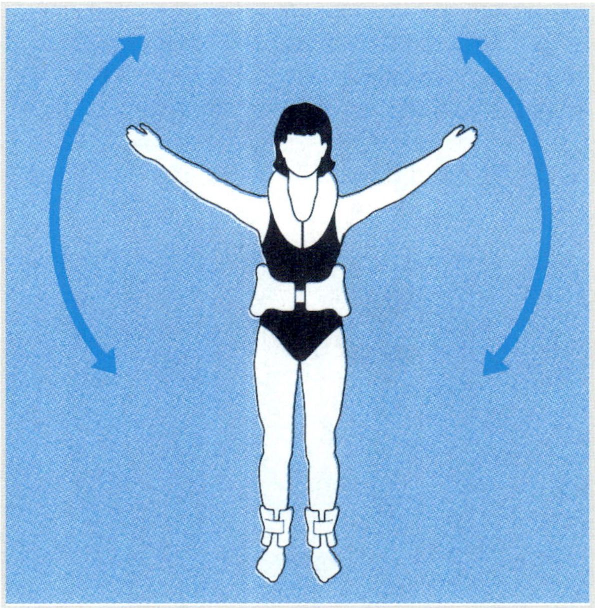

[그림 8-28] 바로 누운 자세에서의 어깨관절 벌림하기

• 팔을 양 옆으로 해서 시작한다.
• 어깨를 최대한 멀리 벌림하고 팔은 수면 가까이에 유지한다.
• 유지한 다음 처음자세로 돌아온다.

바로 누운자세에서 어깨관절 가쪽돌림하기(Shoulder External Rotation, Supine) (그림 8-29)

작용근(prime movers) : 넓은등근(latissimus dorsi), 가시위근(supraspinatus), 어깨밑근(subscapularis), 가슴근(pectoralis), 큰원근과 어깨세모근(teres major and deltoids)

• 손을 머리위로 하고 손바닥을 위로해서 봉을 잡는다.
• 봉을 머리 상단까지 아래쪽으로 당긴다; 양측이 어깨 90° 벌림과 팔꿈치 90° 굽힘 자세가 이루어지도록 노력한다.
• 유지한 다음 이완한다.

어깨관절 운동(SHOULDER EXERCISES)

어깨관절 아래로 누르기(Shoulder Press-Down) (그림 8-30)

작용근(prime movers) : 등세모근(trapezius), 작은가슴근(pectoralis minor), 넓은등근과 어깨세모근(latissimus dorsi and deltoids)

• 부유장치를 몸 약간 앞쪽으로 해서 팔꿈치를 구부려서 가슴 높이까지 올라오게 잡는다.

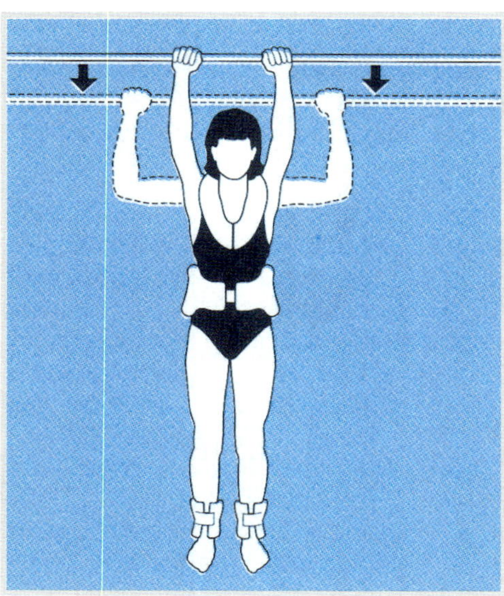

[그림 8-29] 바로 누운 자세에서의 어깨관절 가쪽돌림하기

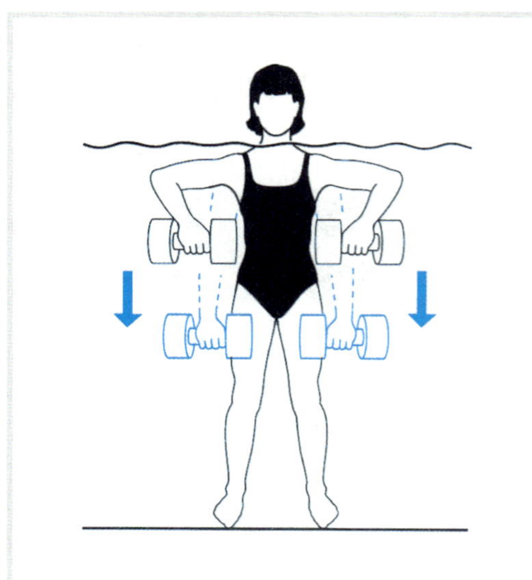

[그림 8-30] 어깨관절 아래로 누르기

• 팔꿈치를 펴면서 아래로 누른다.

• 처음자세로 되돌아온다.

저항력 있는 어깨관절 모음과 벌림하기(Resistive Shoulder Adduction and Abduction) (그림 8-31)

작용근(prime movers) : 모음(adduction) : 큰가슴근(pectoralis major), 넓은등근(latissimus dorsi), 큰원근(teres major), 위팔두갈래근 짧은갈래(short head of biceps brachii), 위팔세갈래근 짧은갈래(short head of triceps brachii)

벌림(abduction) : 중간어깨세모근(medial deltoid), 가시위근(supraspinatus), 앞쪽어깨세모근과 위팔세갈래근(anterior deltoid and triceps brachii)

• 저항 장치를 잡고 어깨 약간 아래 높이로 해서 옆으로 벌린다.

• 팔을 엉덩관절 쪽으로 당기며(모음), 운동 동안에는 팔꿈치가 폄 상태로 유지되어야 한다.

• 몸통을 회전하거나 비틀지 말 것.

• 처음자세로 돌아온다(벌림).

변형(Variation) : 벌림 상태에서 아래팔을 엎침/뒤침로 바꿀 수 있으나 운동 중에는 변경하기가 어렵다.

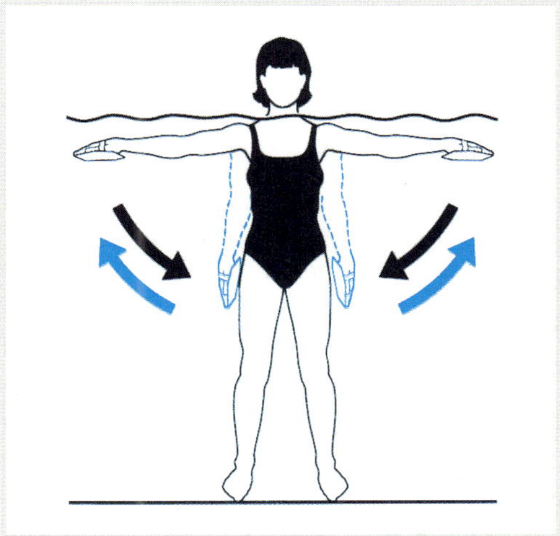

[그림 8-31] 저항력 있는 어깨관절 모음과 가쪽돌림 하기

저항력이 있는 어깨관절 굽힘하기 (Resistive Shoulder Flexion) (그림 8-32)

작용근(prime movers) : 앞쪽어깨세모근(anterior deltoid), 작은가슴근(pectoralis minor), 위팔두갈래근과 부리위팔근(biceps brachii and coracobrachialis)

• 손을 옆으로 두고 손바닥을 앞쪽으로 향하게 해서 저항장치를 잡는다.

• 손상된 쪽의 팔을 몸 앞으로 올리며 팔은 수면까지 들어 올리며 팔꿈치는 쭉 편 상태로 유지하나 잠그지는 말것.

• 처음자세로 되돌아온다.

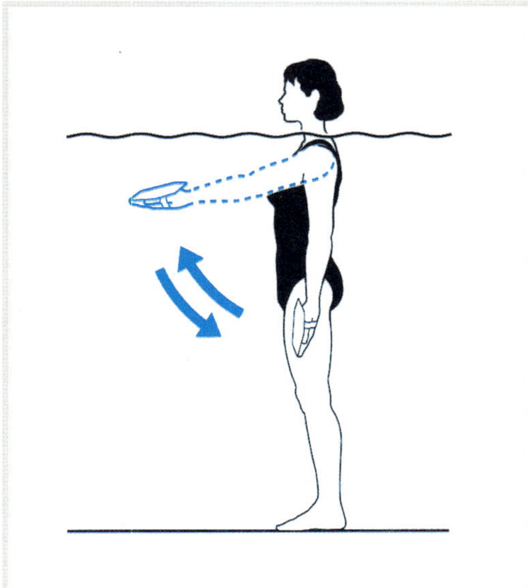

[그림 8-32] 저항력 있는 어깨관절 굽힘하기

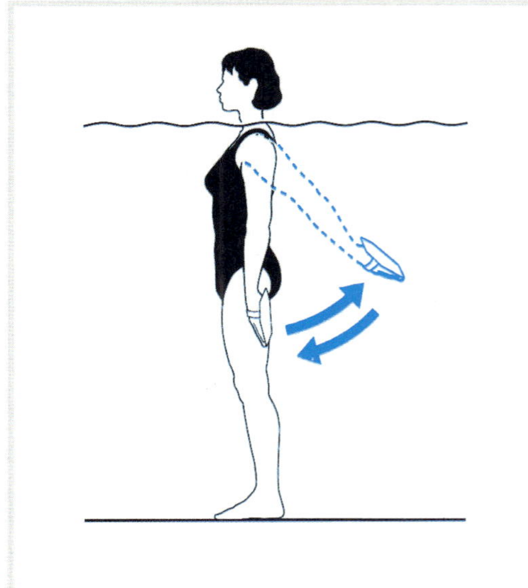

[그림 8-33] 저항력있는 어깨관절 벌림하기

저항력이 있는 어깨관절 폄하기(Resistive Shoulder Extension)
(그림 8-33)

작용근(prime movers) : 넓은등근(latissimus dorsi), 큰원근(teres major), 위팔세갈래근과 뒤쪽어깨세모근(triceps brachii and posterior deltoid)

- 손을 옆으로 두고 손바닥은 뒤쪽으로 향하게 해서 저항장치를 잡는다.
- 손상된 쪽의 팔을 수면까지 들어 올리며 팔꿈치는 쭉편 상태로 유지하나 잠그지는 말 것.
- 처음자세로 되돌아온다.

저항력이 있는 수평 벌림과 모음하기(Resistive Horizontal Abduction and Adduction) (그림 8-34)

작용근(prime movers) : 수평벌림(horizontal abduction) : 중간어깨세모근(medial deltoid), 뒤쪽어깨세모근(posterior deltoid), 가시아래근(infraspinatus), 작은원근(teres minor), 넓은등근과 큰원근(latissimus dorsi and teres major)

수평모음(horizontal adduction) : 앞쪽어깨세모근(anterior deltoid), 큰가슴근(pectoralis major), 작은가슴근(pectoralis minor),

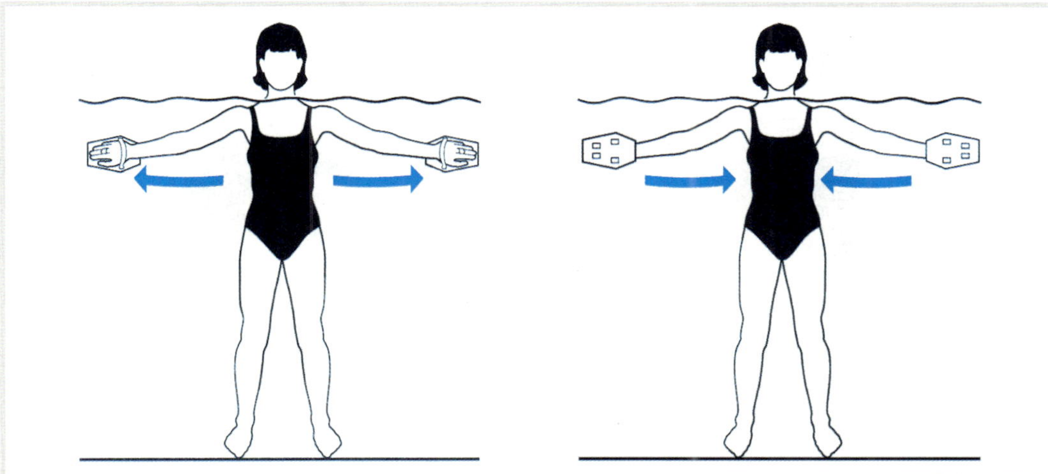

[그림 8-34] 저항력 있는 수평벌림과 모음하기

부리위팔근과 위팔두갈래근(coracobrachialis and biceps brachii)

- 몸 안쪽에서 어깨 높이로 팔꿈치를 약간 굽힘하여 저항 장지인 물젓는 판을 잡는다.
- 손바닥을 위쪽으로 향하게 하고, 몸의 중간선부터 손을 벌린다(벌림).
- 손바닥을 앞쪽으로 바꾸어 팔을 모음하여 처음의 자세로 돌아온다.

저항력이 있는 안쪽/가쪽 돌림하기(Resistive Internal and External Rotation) (그림 8-35)

작용근(prime movers) : 안쪽돌림(internal rotation) : 어깨밑근(subscapularis), 큰원근(teres major), 앞쪽어깨세모근(Anterior deltoid), 작은가슴근과 위팔두갈래근(pectoralis minor and biceps brachii)

가쪽돌림(external rotation) : 가시아래근(infraspinatus), 작은원근과 뒤쪽어깨세모근(teres minor and posterior deltoid)

- 손상된 쪽의 손에 저항장지를 잡고 팔꿈치를 90° 구부려서 반대쪽 팔로 가져간다.
- 서서히 어깨를 가쪽돌림하며 아래팔은 평편하게 평행을 유지하고 팔꿈치를 옆에서 멈춘다.
- 그 다음에 어깨를 안쪽돌림 하여 몸 앞 중간선을 지나 손을 교차시킨다.

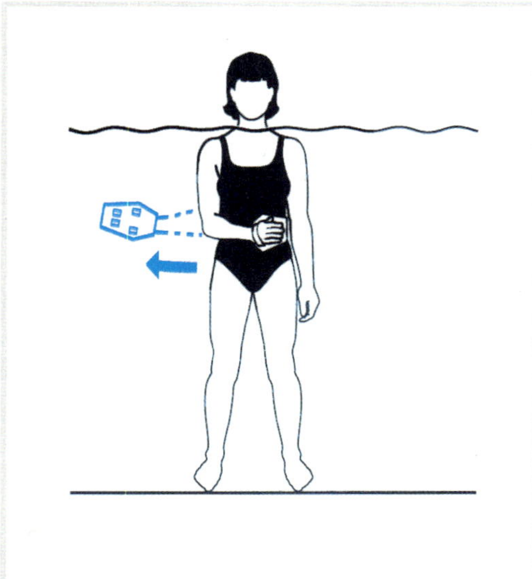

[그림 8-35] 저항력 있는 안쪽/ 가쪽 돌림하기

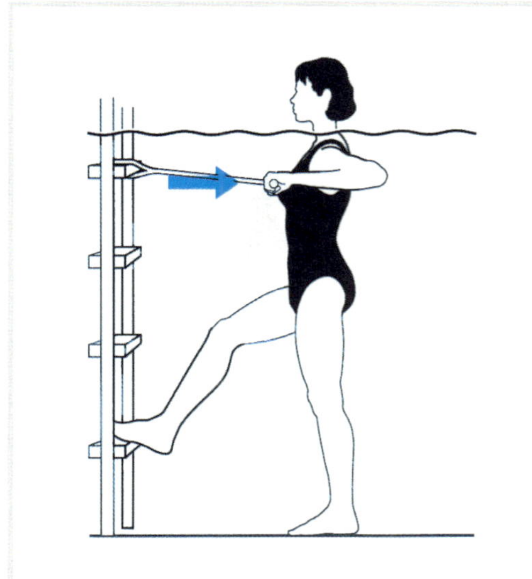

[그림 8-36] 노젓기

노젓기(Rowing) (그림 8-36)

작용근(prime movers) : 넓은등근(latissimus dorsi), 마름근(rhomboids), 등세모근과 뒤쪽어깨세모근(trapezius and posterior deltoids)

- 안전한 신장밴드(번지끈)를 물 안의 사다리나 다른 물체에라도 고정하고, 얼굴은 사다리를 보고, 양손으로 손잡이를 잡는다.
- 유지하기 위해서 한쪽 발은 사다리 위에 올려놓는다.
- 가슴 높이에서 서서히 손을 당기고 팔꿈치로 끌어 어깨뼈가 모음되게 한다.
- 처음자세로 되돌아온다.

팔을 옆으로 당기기(Side Arm Pull) (그림 8-37)

작용근(prime movers) : 중간어깨세모근(medial deltoid) 가시위근(supraspinatus), 앞쪽어깨세모근(Anterior deltoid), 위팔세갈래근(triceps)

- 안전한 신장밴드(번지끈)를 물 안의 사다리나 다른 물체에라도 고정하고, 손상되지 않은 쪽의 팔이 몸 옆면의 사다리를 향하게 선다.
- 지지할 수 있도록 손상되지 않은 쪽의 손은 사다리에 위치한다.
- 몸을 가로질러 사다리에 위치한 손쪽으로 해서 신장밴드의 손잡이를 잡는다. 그리고 서서히 팔을 벌림한다. 이때 팔꿈치는 쭉 편 상태를 유지한다.

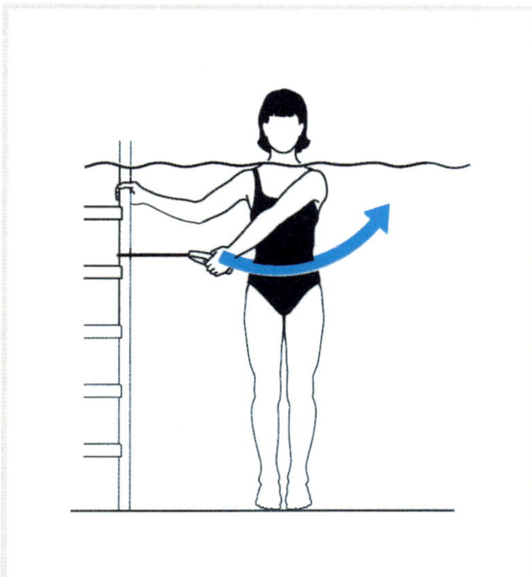

[그림 8-37] 팔을 옆으로 당기기

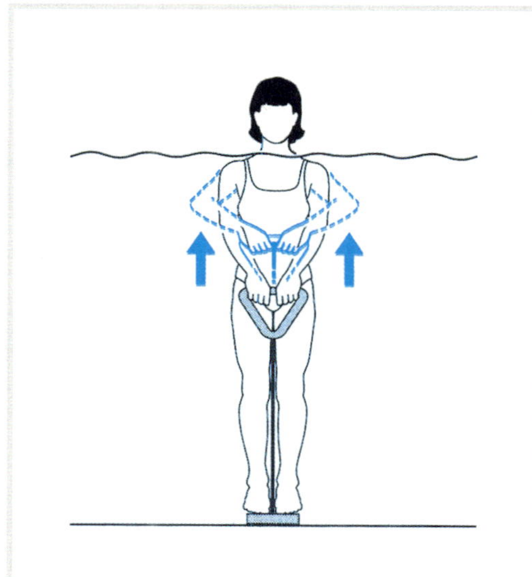

[그림 8-38] 똑바로 서서 젓기

- 처음자세로 되돌아온다.

똑바로 서서 젓기(Upright Rowing) (그림 8-38)

작용근(prime movers) : 등세모근(trapezius), 앞쪽어깨세모근과 위팔두갈래근(anterior deltoid and biceps)

- 신장밴드(번지끈)의 끝에 양 발이 일치하도록 선다. 그리고 양손으로 손잡이를 잡는다.
- 팔꿈치를 끌어(벌림) 수면 쪽으로 손을 당기고; 손을 몸에 가깝게 유지한다.
- 처음자세로 되돌아온다.

어깨관절의 일반적인 증상들 ▶ ▶ ▶ (COMMON CONDITIONS OF THE SHOULDER)

어깨관절염(Shoulder Arthritis)

어깨관절염은 어깨관절에 존재하는 관절염의 일반적인 용어이다

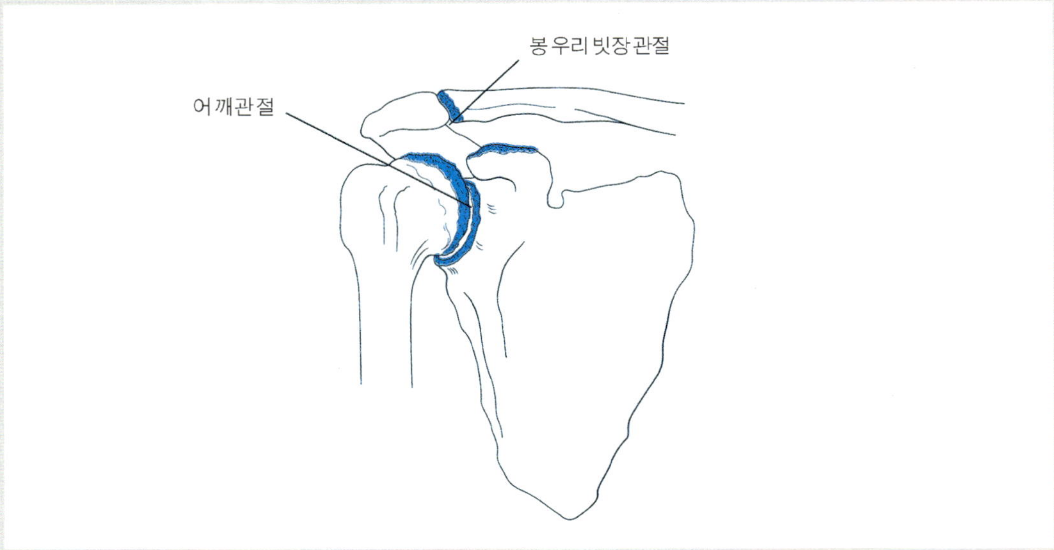

[그림 8-39] 어깨관절 관절염

원인(Origin)

어깨관절은 체중을 지지하지 않기 때문에 다리보다는 적게 뼈관절염이 나타난다. 어깨관절염은 확실한 손상, 질병, 류마티스성 관절염처럼 특별한 관여 인자에 의해 주로 야기된다.

병리학(Pathology)

관절염은 위팔관절과 봉우리빗장관절에 영향을 미친다(그림 8-39). 다양한 병리학적 변화는 7장에서 설명했다.

징후와 증상(Sings and Symptoms)

이 질환의 특징은 통증, 동작의 제한, 근력의 감소이다. 동작의 제한은 관절 자체의 손상과 근육의 단축에 의해 야기된다. 만약 관절염이 급성 손상과 동반되면 증상은 증대된다.

연관된 신체 부위(Body Parts Affected)

- 뼈(어깨뼈, 위팔뼈, 빗장뼈)
- 관절면(관절연골)
- 물렁조직(관절주머니, 근육, 힘줄, 인대)

우선시해야 할 운동(Exercise Priorities)

- 조절된 운동프로그램의 설정(환자가 지나치게 하지 않도록 주의)
- 어깨관절 최대한의 운동범위
- 어깨관절 근육의 강화

어깨관절(봉우리빗장관절) 삠(Shoulder (Acromioclavicular) Sprain)

어깨관절을 분리하는 것으로 잘 알려진 이 손상은 봉우리빗장인대와 원뿔인대에서 일어난다.

원인(Origin)

이 손상의 가장 일반적인 기전은 어깨의 위뒷쪽으로 타격을 하는 것이다. 이것은 어깨를 바닥에 부딪쳐 넘어지거나 손을 짚어 넘어지면서 젖힘될 때 나타날 수 있다. 또한 팔이 몸에서부터 멀리 당겨질 때와 같은 당김손상에 의해서도 발생한다.

병리(Pathology)

1° 삠은 봉우리빗장인대(그림 8-40)의 부분적 열상이다. 2° 삠은 봉우리빗장인대의 완전 파열(rupture)과 원뿔인대의 부분적 열상이 있는 것이다. 3° 삠은 이 두 인대가 모두 완전 파열을 입은 경우이다. 이러한 손상에서 완전한 회복은 매우 느리고 종종 1년이나 그 이상

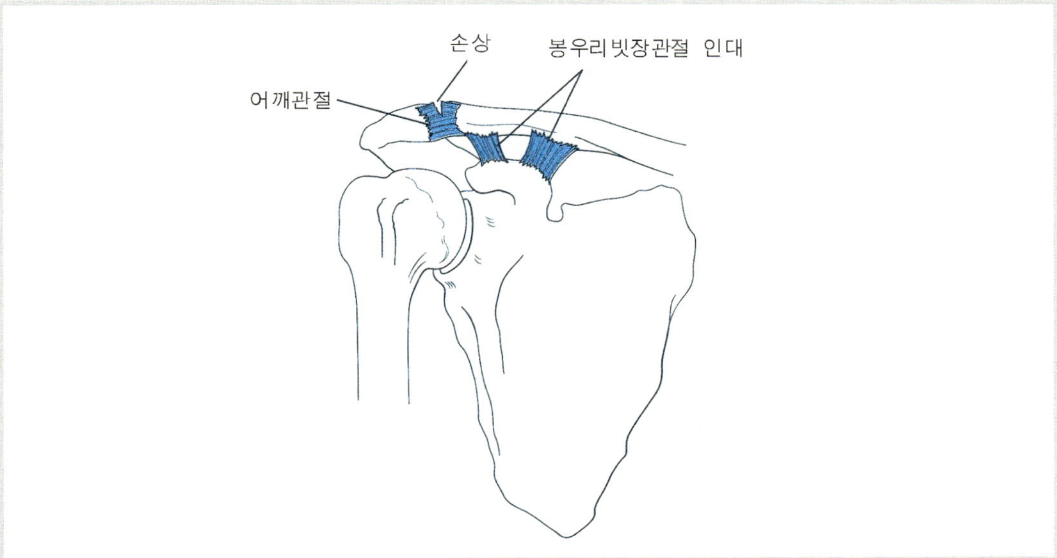

[그림 8-40] 어깨관절 삠

의 시간이 걸리기도 한다.

징후와 증상(Sings and Symptoms)

"천막극(tent pole)" 기형은 일반적으로 중간에서 매우 심한 정도의 삠이다. 이것은 빗장뼈의 끝에서 천막극과 같이 피부가 올라가기 때문에 나타나게 된다. 촉진 시 심한 통증을 느끼고 팔이 수평으로 모음될 때도 매우 심한 통증이 있다.

연관된 신체 부위(Body Parts Affected)

- 인대(봉우리빗장과 원뿔)
- 뼈(위팔뼈, 빗장뼈, 어깨뼈)
- 물렁조직(어깨근육, 힘줄, 어깨관절주머니)

우선시해야 할 운동(Exercise Priorities)

- 완전한 관절범위의 획득
- 모든 어깨근육의 강화(통증이 없는 움직임에서부터 시작하여 점점 더 운동을 첨가한다)

어깨관절 골절(Shoulder Fracture)

일반적으로 어깨관절은 봉우리, 위팔뼈, 어깨뼈와 빗장뼈를 모두 포함한다(그림 8-41).

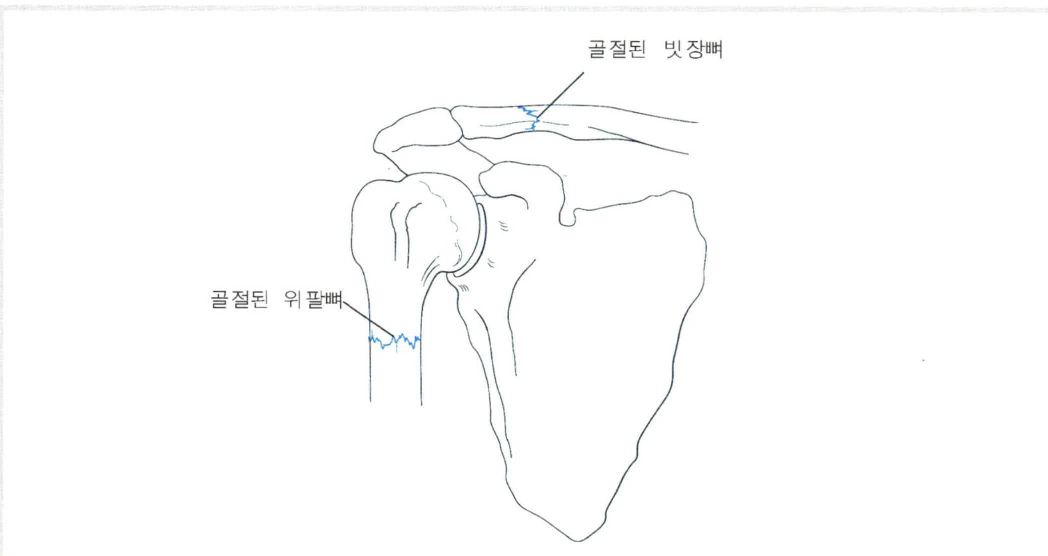

[그림 8-41] 일반적 어깨관절 골절

원인(Origin)

이 부위에서의 골절은 보통 아래로 떨어지거나 교통사고와 같이 직접적으로 어떠한 것에 타격을 받았을 때 일어난다.

병리(Pathology)

7장에서 골절의 다양한 형태가 기술되었다. 딴곳증(ectopia)이 없는 골절은 4~6주 동안 팔에 팔걸이 차고 휴식을 취하는 보존적인 치료를 한다. 어떤 의사는 이 기간에 재활을 시작하기를 원할지도 모른다. 좀더 심한 경우에는 수술하여 다시 재위치에 놓고 내재적 고정을 해야 할지도 모른다. 이것 또한 움직임을 빨리 시작하도록 한다. 보통 관절을 침범하는 골절이 재활을 하는데 더 어렵다. 결과적으로 이 관절에서 관절염이 생길 수 있다.

징후와 증상(Sings and Symptoms)

급성기에 통증이 감소한 경우에는 움직이는 동안에만 통증을 느낀다. 근약화의 정도와 관절범위의 감소는 매우 클 수도 있다.

연관된 신체 부위(Body Parts Affected)

- 뼈(어깨뼈, 빗장뼈, 위팔뼈)
- 어깨위팔관절과 봉우리빗장뼈 관절
- 물렁조직(어깨근육, 인대, 관절주머니)

우선시해야 할 운동(Exercise Priorities)

- 가능한 빨리 관절범위의 획득(이 기간이 오래 걸리면 관절범위를 획득하기가 어렵다)
- 물렁조직에 관절범위 유지(목, 팔꿈치, 손목)
- 모든 어깨 근육의 강화

어깨관절 힘줄염(Shoulder Tendonitis)

보통 어깨힘줄의 하나 혹은 그 이상의 염증이 있다. 일반적으로 회전근띠힘줄이 손상되고, 염증이 가장 잘 일어나는 곳은 가시위근이다(그림 8-42).

원인(Origin)

이 손상은 직접적인 타격에 의해 일어날 수 있다. 그러나 보통 반복적인 타박상 손상에

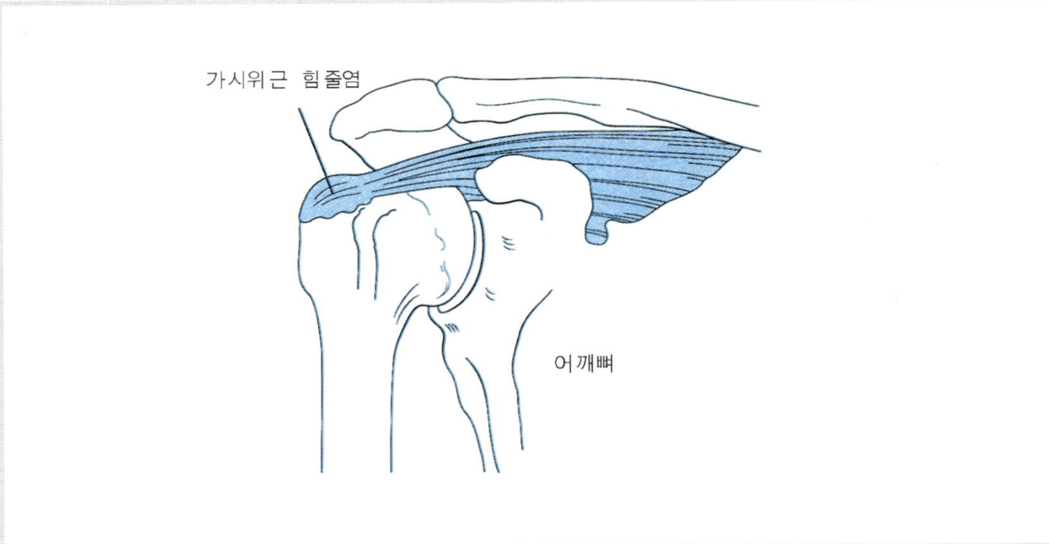

[그림 8-42] 어깨관절 힘줄염

의해 일어난다. 머리 위에서의 움직임은 위팔과 부리봉우리인대 사이에 있는 회전근띠힘줄의 찝힘(걸림)을 일으킬 수 있다. 만약 건에 염증이 생기면 부종도 있을 수 있다. 이러한 변화는 더 많은 찝힘을 일으키고 다시 찝힘과 염증이 순환을 하게 된다.

병리학(Pathology)

힘줄염의 병리학은 7장에 기술되어 있다. 이러한 특별한 손상은 회전근띠에 혈액공급이 일반적으로 좋지 않고 일상생활에서 머리위로 올리는 활동이 많기 때문에 매우 느리게 치료된다.

징후와 증상(Sings and Symptoms)

그림 8-43에 나타나는 "통증호"는 어깨힘줄염의 가장 일반적인 징후이다. 또한 통증은 머리위로 움직일 때와 등 뒤로해서 닿을 때 증가한다(즉 다시 말하면 가시위근의 신장이다).

통증은 종종 어깨세모근 부위로 내려간다.

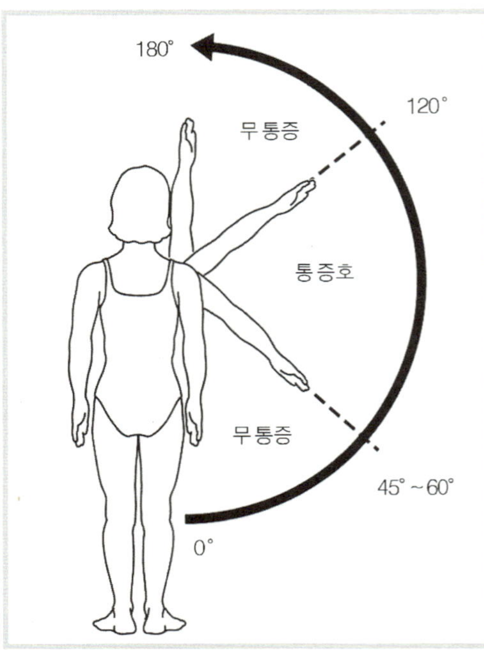

[그림 8-43] 통증호(painful arc) 증후군

연관된 신체부위(Body parts Affected)

- 회전근띠근과 힘줄
- 부리봉우리인대
- 큰 어깨근육(큰가슴근(pectoralis major), 넓은등근(latissimus dorsi), 어깨세모근(deltoids), 위팔두갈래근의 긴갈래)

우선시해야 할 운동(Exercise Priorities)

- 손상된 힘줄에 가벼운 신장
- 힘줄이 찝히지 않는 범위(어깨 굽힘과 벌림이 90°보다 적은 범위)에서 회전근띠의 강화
- 통증이 없는 범위에서 강화 훈련을 시작하고 회복 되어짐에 따라 다른 운동을 첨가해 나간다.

어깨관절 윤활주머니염(Shouder Bursitis)

이 손상은 어깨관절 힘줄염과 매우 유사하다. 치료방법 또한 비슷하다.

원인(Origin)

윤활주머니염은 대부분 항상 과도한 사용에 의한 손상이다. 어깨관절 힘줄염과 같이 종종 과도한 머리 위에서의 활동 때문에 일어난다. 만성문제로 발전되기 쉬우며 환자는 침이나 운동에 의존하게 된다.

병리학(Pathology)

봉우리밑주머니와 어깨세모근밑주머니(그림 8-44)은 가장 일반적으로 침범되는 부위이다. 윤활낭염(bursitis)의 병리는 제 7장에 논의되어 있다.

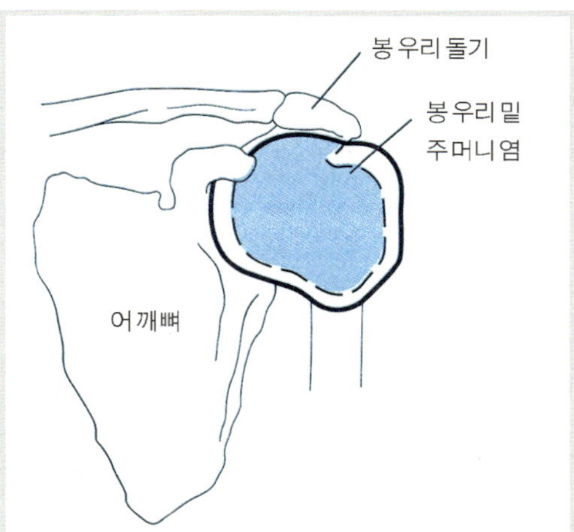

[그림 8-44] 어깨관절 윤활주머니

징후와 증상(Sings and Symptoms)

"통증호"(그림 8-43)는 윤활낭염의 일반적인 징후이다. 그러나 실제적인 윤활낭염은 윤활주머니의 찝힘 없이도 통증을 느낄 수 있다. 통증은 가라 앉았다가도 예고없이 다

시 나타날 수 있다.

연관된 신체부위(Body parts Affected)
- 윤활주머니(봉우리밑, 어깨세모근 윤활주머니)
- 부리봉우리인대
- 어깨관절 근육들

우선시해야 할 운동(Exercise Priorities)
- 가능한 빠른 시간에 관절범위 획득
- 통증이 없는 범위에서 모든 어깨 근육의 강화 프로그램을 점진적으로 교육시킨다.

회전근띠 손상(Rotator cuff Damage)

찢어진 회전근띠의 수술적 치유는 매우 일반적인 절차를 따른다.

원인(Origin)

파열은 어깨가 땅으로 떨어지는 것과 같은 단순한 손상에 의해서 나타날 수 있다. 이것은 또한 반복적인 타박상의 결과로 올 수도 있다(힘줄이 만성적으로 염증이 있으면서 약화가 있게되고 그러고 난 다음 찢어지는 현상이 일어난다).

병리학(Pathology)

수술은 보통 가시위근이나 어깨밑에서 3° 타박상을 치유하기 위해 행해진다. 찢어진 구조물을 봉합하거나 뼈에다가 힘줄을 단단히 고정시키는 여러 가지 치유 방법을 사용한다.

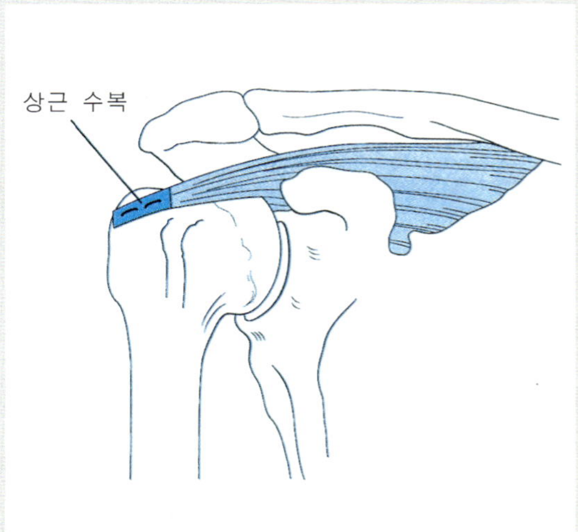

[그림 8-45] 회전근띠 재건

징후와 증상(Sings and Symptoms)

수술적 치유를 하기 전에 어깨는 매우 약화되어 있다. 어떤 동작은 전혀 불가능할지도 모른다. 수술이후에 능동운동은 약하고 통증이 가라앉는 비율은 다양하다.

연관된 신체부위(Body parts Affected)

- 회전근띠와 힘줄
- 큰 어깨 근육들(큰/작은가슴근, 어깨세모근, 넓은등근)

우선시해야 할 운동(Exercise Priorities)

- 움직임에 어떠한 제한이 있는지 알아보기 위해 수술부위를 검사한다.
- 관절범위를 증가시키기 위해서 초기에 보조운동을 시작한다.
- 처음에 침범되지 않은 근육도 함께 근력강화 프로그램을 시작한다 : 점진적으로 모든 어깨 근육의 운동을 첨가시킨다.

굳은어깨(유착성 관절낭염)(Frozen Shoulder(Adhesive Capsulitis)

이 증상은 어깨의 통증증가와 단단해짐을 특징으로 한다.

원인(Origin)

비록 굳은어깨의 원인이 잘 알려지지 않았지만, 흔히 급성기 후 이차적으로 발생할 수 있다. 이것은 고정(예를 들면 골절이후에 나타나는) 이후에, 반복된 타박상 이후에 나타난다. 혹은 특별한 이유 없이 나타나기도 한다.

병리학(Pathology)

이러한 상태에서 관절 내에 있는 부위는 관절주머니와 함께 발전한다. 관절주머니가 두꺼워지고 단단해지는 현상이 일어난다(그림 8-46). 보통 점차적으로 서서히 회복되지만 치료를 하지 않으면 2년 혹은 그 이상 걸릴 수도 있다.

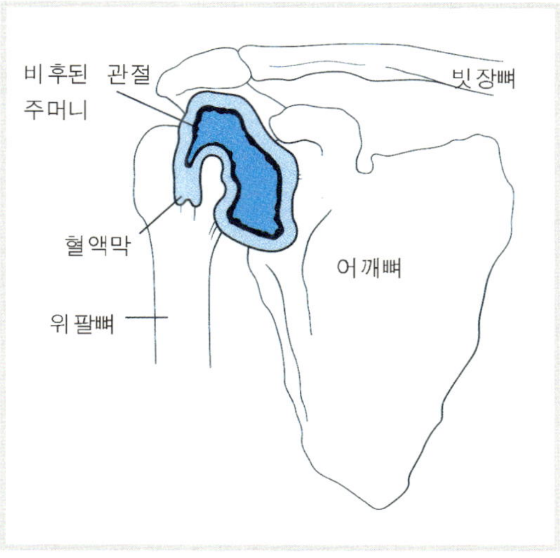

[그림 8-46] 굳은 어깨

증상과 징후(Sign and Symptoms)

통증과 경직으로 인한 주요 불편사항은 운동시 가쪽돌림과 벌림, 안쪽돌림의 제한이다.

이것은 종종 반대로 된 어깨위팔리듬(이것에 의하여 벌림 시 어깨관절은 어깨뼈보다 많은 움직임이 나타난다)과 팔 아래에서의 관련통이 나타난다.

예후 상태에 따라 통증의 감소가 나타날 수 있으나, 이를테면 목 운동시 그곳과 가까운 근육들까지 포함하여 경직이 나타날 수도 있을 것이다.

연관된 신체부위(Body parts Affected)

- 관절주머니
- 어깨 근육과 힘줄

우선시해야 할 운동(Exercise Priorities)

- 관절 운동범위를 회복시킨다(통증은 유용한 지침이 될 수 없다).
- 체력 강화 운동을 시작한다.

어깨관절 어긋남, 탈구(Shoulder Dislocation)

이 부상은 어깨관절의 부분탈구를 포함한다.

원인(Origin)

대부분 위팔의 벌림, 가쪽돌림의 힘은 어깨 부분탈구의 원인이다.

이것은 앞쪽탈구를 생기게 한다.

만약 탈구의 결과로 손이 밖으로 벌림되어 떨어져 있다면 이것은 위팔머리의 뒤쪽 탈구이다(그림 8-47).

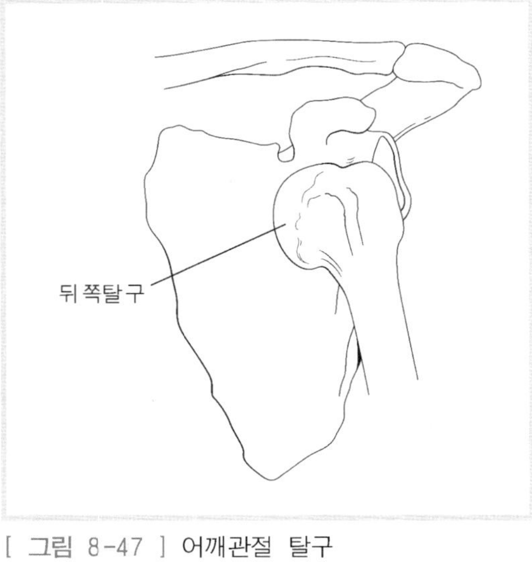

[그림 8-47] 어깨관절 탈구

병리학(Pathology)

탈구가 진행되는 동안 관절주머니는 찢어지거나 벌림되다.

이것은 또한 회전근띠 근육에 약간의 손상을 입힐 수 있다.

만약 관절을 소홀히 다루었다면 다시 탈구는 재발이 된다.

이것은 정확한 외과적인 치료를 요구할 것이고 앞뒤쪽의 회전근띠 힘줄까지 포함한다.
재활은 특별히 수술을 수행하였어도 개의치 않고 같이 치료를 진행해야 한다.

징후와 증상(Sings and Symptoms)

과거에 탈구된 경험이 있다면, 현재 이것이 감소되었다 하더라도 견본을 여전히 매우 돌출되어 있을 것이다. 이는 주의깊게 살펴져야만 할 것이다. "결함을 찾을 것." 외관상 명백하게 과거의 어깨탈구가 보일 것이다. 후에 어깨가 정상적으로 괜찮아 보여도, 그러나 아직 통증은 남아있을 것이다.

후에 통증이 가라앉아도 환자는 몇 개의 관절에서 알 수 없는 불안감이 떠나지 않았을 것이라고 느낄 것이며 그것은 팔을 벌림/가쪽회전시 더욱더 느낄 것이다.

연관된 신체부위(Body parts Affected)

- 관절주머니
- 회전근띠 근육들과 힘줄들
- 큰 어깨 근육(큰가슴근(pectoralis major), 어깨세모근, 넓은등근)
- 팔신경얼기의 신경들

우선시해야 할 운동(Exercise Priorities)

- 점차적으로 관절운동범위를 증가시키면서 지구력까지 복구시켜준다(완전한 굽힘과 완전한 가쪽돌림은 피해야 한다.).
- 약화된 회전근띠 힘줄을 강화한다(안쪽돌림과 가쪽돌림 두 가지 모두 동등하게 근력강화를 이루도록 노력해야 한다.).
- 큰 어깨 근육 모두 강화

반사성 교감신경 이영양증(Reflex Sympathetic Dystrophy)

반사성 교감신경 퇴행위축은 어깨의 장애로부터 오는 교감신경계 손상후의 결과까지 포함하고 있다. 팔의 전체적인 과민한 감각과 돌고 도는 좋지 않은 통증과 강직까지 포함하고 있다.

원인(Origin)

팔에서는 일부분이 탈구되거나 작은 손상으로 인하여 골절 및 중증의 물렁조직의 손상이 일어나기 쉽다. 이러한 손상들은 발생기를 알 수 있으며 반사성 교감신경퇴행위축의 발달여부도 알 수 없다.

병리학(Pathology)

비록 정확한 기전의 증후군이 알려진 바 없으나, 이것은 자율신경계, 혈관계, 그리고 감각신경의 손상과 관련성을 갖는다. 과도한 감각과 통증이 운동시 조심스럽게 유발된다. 장기간의 변화로 섬유조직과 물렁조직 및 관절의 퇴행성 변화와 뼈엉성증 및 근위축으로 운동의 감소를 초래하게 된다.

징후와 증상(Sings and Symptoms)

앞서 언급한 것과 같이 통증과 강직은 항상 중요한 문제이다.

자율신경계들은 제 기능을 하지 못하게 되며 피부의 변화로 인해서 발한이 증가될 것이고 피부가 얇아질 것이며 치아노아제까지 나타난다.

연관된 신체부위(Body parts Affected)

- 신경계통
- 순환계통
- 손상되지 않은 팔다리 전체의 근육. 뼈, 그리고 관절들
- 뇌(심각한 통증을 위하여 계획의 필요)

우선시해야 할 운동(Exercise Priorities)

- 관절가동범위 증가
- 지나친 통증이 나타나지 않게 조심한다(다양한 통증의 해결방법을 찾도록 노력해야 하며 전보다 많은 운동을 수행하도록 물리치료의 방법과 신경차단과 통증 약물치료, 그리고 심리학적인 방법까지 포함한다).

어깨관절 반관절증 성형술(Shoulder Hemiarthroplasty)

어깨관절 반관절증 성형술은 단지 위팔머리를 치환하는 것이다. 관절와를 제자리로 돌리지 못한다.

원인(Origin)

보통 수술을 수행하는데 이유는 상당한 어깨관절의 손상이 있기 때문이다.

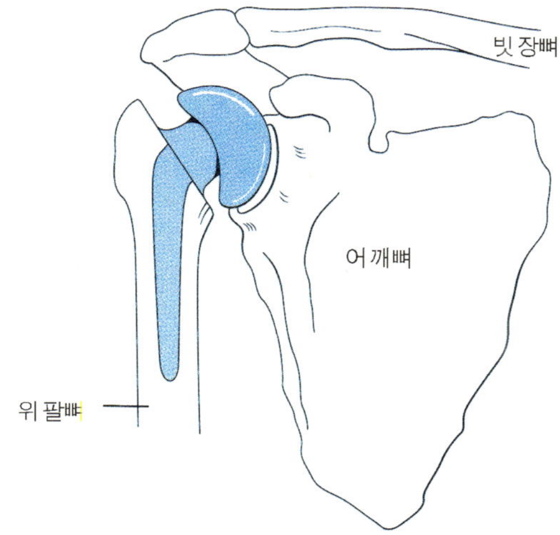

[그림 8-48] 어깨 반관절증 성형술

이렇게 하는 것은 심각한 손상 후 또는 관절염이 일어날 수 있기 때문이다.

병리학(Pathology)

이 수술은 위팔머리를 절단하는 것을 포함한다.

인공 배머리를 장착하고 난 다음 근육과 뼈를 다시 붙인다(그림 8-48).

징후와 증상(Sings and Symptoms)

대부분 환자들은 수술 전보다 수술 후에 통증이 빨리 감소되는 것을 볼 수 있다. 사람마다 관절운동범위는 다양한 한계점을 가진다.

연관된 신체부위(Body parts Affected)

- 외과의사들은 관절운동범위에 제한범위가 있는지 체크해야 한다.
- 관절운동범위증가(관절운동범위를 완전하게 이루도록 하지 마라)
- 모든 어깨 근육들 근력강화 증가

우선시해야 할 운동(Exercise Priorities)

- 최대한으로 관절운동범위 증가

어깨관절 질환에 대한 수중운동치료 프로토콜 ▶ ▶ ▶ (THE AQUATIC EXERCISE THERAPY PROTOCOL FOR CONDITIONS OF THE SHOULDER)

1단계(Phase One)

환자들의 어깨 탈구 시와 회전근띠를 회복시키기 위해서는 4주에서 8주 정도의 손상을 치료하는 것에 대해서 조직화가 필요하다.

환자들 각자의 상태에 따라 전 단계의 예후 상태에서 다음 단계에 대한 어깨에 대한 모든 치료운동을 수행해야 한다.

아마도 환자가 모든 근력강화 운동을 정확하게 동시에 속도를 내기는 어려울 것이다.

시작(Warm-up)

각각 운동 수행은 2분이다.

- 팔 구부려서 당기기(그림 5-12 참조).
- 가슴 앞 휘젓기(그림 5-14)
- 당기며 진자운동(그림 5-18), 가로 지르며 진자운동(그림 5-19)

신장(Stretch)

각 운동을 여섯 번씩 되풀이해야 하며 10초 동안 쥐고 있어야 한다(막대로 운동을 할 때, 어깨 관절운동범위를 최대한으로 증가하는 것은 포함하지 않는다.).

- 가슴근의 신장(그림 8-6)
- 어깨관절 으쓱하기(그림 8-7)
- 어깨관절 돌리기(그림 8-9)
- 껴안기(그림 8-10)
- 어깨관절 교차 신장하기(그림 8-11)
- 봉을 이용한 어깨관절 굽힘하기(90° 까지)(그림 8-21)
- 봉을 이용한 어깨관절 신장하기(그림 8-22)
- 봉을 이용한 어깨관절 벌림하기(그림 8-23)
- 봉을 이용한 수평벌림과 모음하기(그림 8-24)
- 봉을 이용한 가쪽돌림 하기(그림 8-25)

강화하기(Strengtheh)

첫 번째 단계 때 8~12회 동안 반복 수행한다. 물만을 저항 수단으로 사용한다.

- 저항력이 있는 어깨관절 굽힘(그림 8-32)
- 저항력이 있는 어깨관절 폄(그림 8-33)
- 저항력이 있는 어깨관절 모음과 벌림(그림 8-31)
- 저항력이 있는 수평벌림과 모음하기(그림 8-34)
- 저항력이 있는 안쪽/가쪽 돌림하기(그림 8-35)

2 단계(Phase Two)

환자의 어깨가 탈구됨으로 인하여 회전근띠의 손상을 회복시키는데 첫 번째 단계로부터 두 번째 단계까지 4주가 걸린다. 환자들 각각의 예후 상태에 따라 컨디션을 맞추도록 한다.

시작(Warm-up)

각 운동은 2분으로 한다.

- 팔 펴서 당기기(그림 5-13)
- 가슴 앞 휘젓기(그림 5-14)
- 앞뒤로 진자운동(그림 5-16), 원을 그리며 진자운동(그림 5-17), 당기며 진자운동(그림 5-18), 가로 지르며 진자운동(그림 5-19)

신장(Stretch)

각 운동은 다섯 번씩 수행한다. 그리고 각 20초동안 잡아준다.

- 팔꿈치관절 당기(그림 8-8)
- 등 뒤로 끌어당기기(그림 8-12)
- 어깨관절 안쪽돌림 신장(그림 8-14)
- 어깨관절 벌림해서 신장하기(그림 8-15)
- 가슴근 밀어 신장하기(그림 8-16)
- 어깨관절 폄, 팔꿈치관절 구부리기(그림 8-18)
- 모퉁이에서의 신장(그림 8-20)

강화하기(Strengtheh)

두 번째 단계도 8~12회 반복한다. 저항이 적은 물젓는 판을 사용한다.

• 저항력이 있는 어깨관절 굽힘(그림 8-32)
• 저항력이 있는 어깨관절 폄(그림 8-33)
• 저항력이 있는 어깨관절 모음과 벌림(그림 8-31)
• 저항력이 있는 수평벌림과 모음하기(그림 8-34)
• 저항력이 있는 안쪽/가쪽 돌림하기(그림 8-35)

3 단계(Phase Three)

시작(Warm-up)

각 운동을 2분간 수행한다.

• 팔 펴서 당기기(그림 5-13)
• 몸통 가로질러 당기기(그림 5-15)
• 앞뒤로 진자운동(그림 5-16), 원을 그리며 진자운동(그림 5-17), 당기며 진자운동(그림 5-18), 가로 지르며 진자운동(그림 5-19)

신장(Stretch)

각 운동을 5번씩 반복 수행하며, 약 30초당 잡아준다.

첫 번째 단계에서 두 번째 단계동안 신장운동을 계속했더라도 여전히 운동범위의 한계는 남아있다.

다음 아래와 같은 신장운동을 첨가하여 따라 해 본다.

• 바로 누운자세에서 어깨관절 뻗기(그림 8-27)
• 어깨관절 가쪽돌림 신장하기(그림 8-17)
• 어깨관절 폄, 팔꿈치관절 뻗기(그림 8-19)
• 봉을 이용한 기능적이 안쪽돌림과 가쪽돌림 하기(그림 8-26)

강화운동(Strengtheh)

세 번째 셋트(단계)도 8~12회 반복 수행한다. 저항이 큰 물젓는 판을 사용한다.

• 저항력이 있는 어깨관절 굽힘(그림 8-32)
• 저항력이 있는 어깨관절 폄(그림 8-33)
• 저항력이 있는 어깨관절 모음과 벌림(그림 8-31)
• 저항력이 있는 수평벌림과 모음하기(그림 8-34)

• 저항력이 있는 안쪽/가쪽 돌림하기(그림 8-35)
• 어깨관절 아래로 누르기(그림 8-30)
• 노젓기(그림 8-36)
• 팔을 옆으로 당기기(그림 8-37)
• 똑바로 서서 젓기(그림 8-38)

4 단계(Phase four)

시작(Warm-up)

각각 운동 수행은 2분이다.

• 팔 펴서 당기기(그림 5-13)
• 몸통 가로질러 당기기(그림 5-15)
• 앞뒤로 진자운동(그림 5-16), 원을 그리며 진자운동(그림 5-17), 당기며 진자운동(그림 5-18), 가로 지르며 진자운동(그림 5-19)
• 복합된 팔의 운동(그림 5-20)

신장(Stretch)

각 운동을 5번씩 반복 수행하며, 약 30초동안 잡아준다. 첫(두) 번째 단계에서 두(세) 번째 단계동안 신장운동을 계속했더라도 여전히 운동범위의 한계는 남아있다.

• 머리 위로 올리기(그림 8-13)
• 바로 누운자세에서 어깨관절 벌림하기(그림 8-28)
• 바로 누운자세에서 어깨관절 가쪽돌림하기(그림 8-29)

강화운동(Strengtheh)

네 번째 단계는 15~20회 반복 수행한다. 환자 예후에 따라 깊은 물에서 상지 운동을 할 시에는 아래와 같이 한다.

• 팔 구부리고 당기기(그림 6-4)
• 팔 펴고 당기기(그림 6-5)
• 어깨 돌리기(그림 6-6)
• 가슴 앞 휘젓기(그림 6-7)
• 어깨 밀기(그림 6-8)
• 팔꿈치 밀기(그림 6-9)
• 파도 만들기(그림 6-10)

• 밖으로 밀기(그림 6-11)

참고자료(REFERENCES)

1. Magee D. Orthopedic physical Assessment. Philadelphia: W. B Saunders. 1987
2. Green W. Heckman J. The Clinical Measurement of Joint Motion. Rosemont. IL: American Academy of Orthopadecid Surgeons. 1994
3. Arnheim D. Modern Principles of Athletic Training St. Louis: Times Mirror/Mosby College Publishing .1985

9 팔꿉관절과 아래팔의 수중재활
(AQUATIC REHABILITATION OF THE ELBOW AND FOREARM)

팔꿉관절과 아래팔의 구조와 기능 ▶ ▶ ▶
(THE STRUCTURE AND FUNCTION OF THE ELBOW AND FOREARM)

해부학적 부분(The Anatomic Parts)

팔꿉관절은 위팔자관절, 위팔노관절, 근위 노자뼈관절의 3개의 관절면으로 이루어진 단축성, 윤활성 중쇠관절이다(그림 9-1).

위팔자관절(The Ulnohumeral Joint)

위팔자관절은 자뼈의 도르래패임과 위팔뼈의 도르래 (또는 안쪽면) 사이에 위치한다. 해부학적 자세와 같이 팔꿉관절을 몸통에 붙이고 손바닥이 앞쪽을 향하게 되면, 손의 앞쪽 가장자리가 넙다리로부터 몇 인치 높이에 위치한다(뼈의 모양 때문). 이 자세는 팔꿉관절이 70°로 굽힘되고 아래뼈는 10° 뒤침된다.[1] 이 자세를 팔꿉관절의 위아래팔각이라 부른다.

정상적으로 손으로 쥐는 부하는 이 각도에서 가장 효과적으로 운반할 수 있다(그림 9-2).

위팔노관절(The Radiohumeral Joint)

위팔노관절은 노뼈머리의 근위면과 위팔뼈의 작은머리(또는 가쪽면) 사이에 있다.

노자뼈관절(The Radioulnar Joint)

아래팔에는 노뼈와 자뼈 사이에 몸쪽과 먼쪽에 하나씩 함께 노자뼈관절을 형성하는 두 개의 관절면이 있다. 몸쪽관절은 노뼈머리와 자뼈의 몸쪽단 가쪽면에 있는 패임 사이에 놓여 있다. 먼쪽관절은 자뼈의 머리와 노뼈의 패임 사이에 놓여있다.

지지 구조(Supporting Structures)

팔꿉관절의 지지구조는 섬유성 관절주머니, 인대, 뼈사이막 그리고 관절을 지나는 근육을 포함한다. 섬유성 관절주머니는 관절의 위아래 뼈에 부착되고 몸쪽 노자뼈관절을 싼다. 팔꿉관절의 곁인대는 관절주머니를 강화하는데 양쪽으로 관절의 안정성에 가장 기여하는 안쪽의 부채꼴의 자쪽곁인대와 가쪽의 삭상 노쪽곁인대가 있다. 이들 인대 양쪽은 위팔관절융기에서 자뼈로 주행하는데, 이때 노뼈의 구조적 자유로움은 엎침과 뒤침 동안 작은머리에서 축회전을 자유롭게 한다(그림 9-3).

노뼈머리는 고리인대라 불리는 링모양의 결합조직에 의해서 자뼈에 대항한 위치에 붙어있다.

뼈사이막은 노뼈와 자뼈 중간부분을 연결한다. 비록 진관절(true joint)이 아닐지라도 전완의 많은 근육의 넓은 기시면을 제공하며, 이로인해 만약 손상을 받으면 팔꿉관절의 역학기

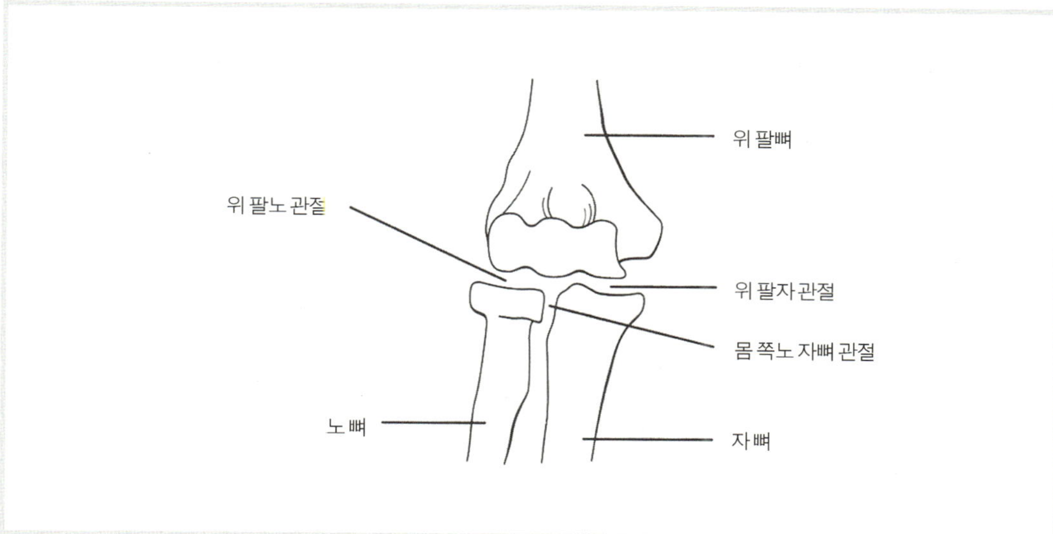

[그림 9-1] 팔꿉관절의 관절

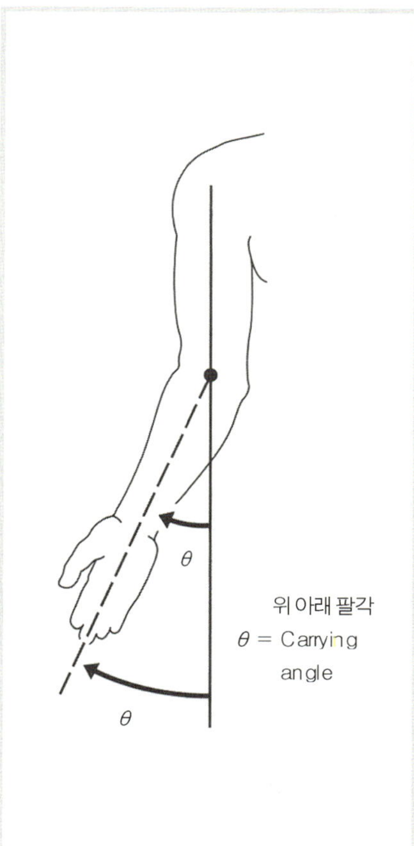

[그림 9-2] 팔꿉간절의 위아래팔각

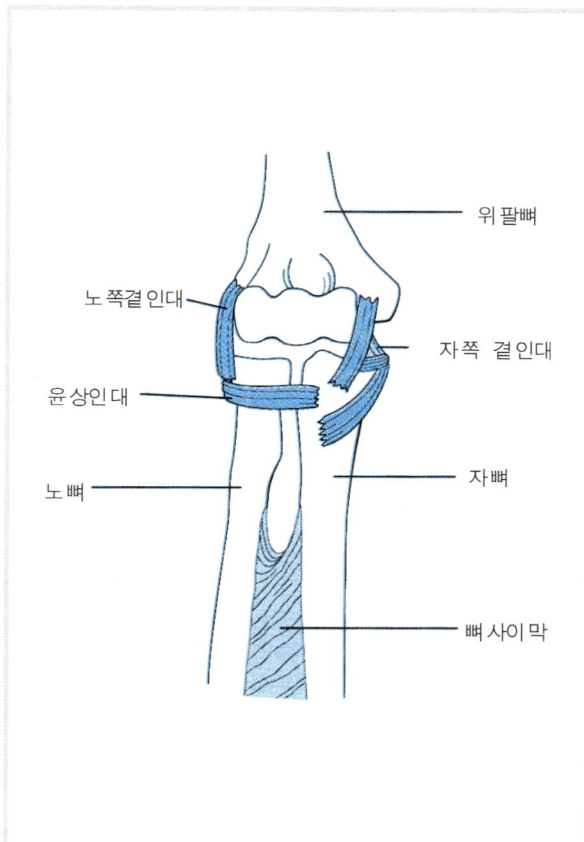

[그림 9-3] 팔꿉관절과 지지하는 인대

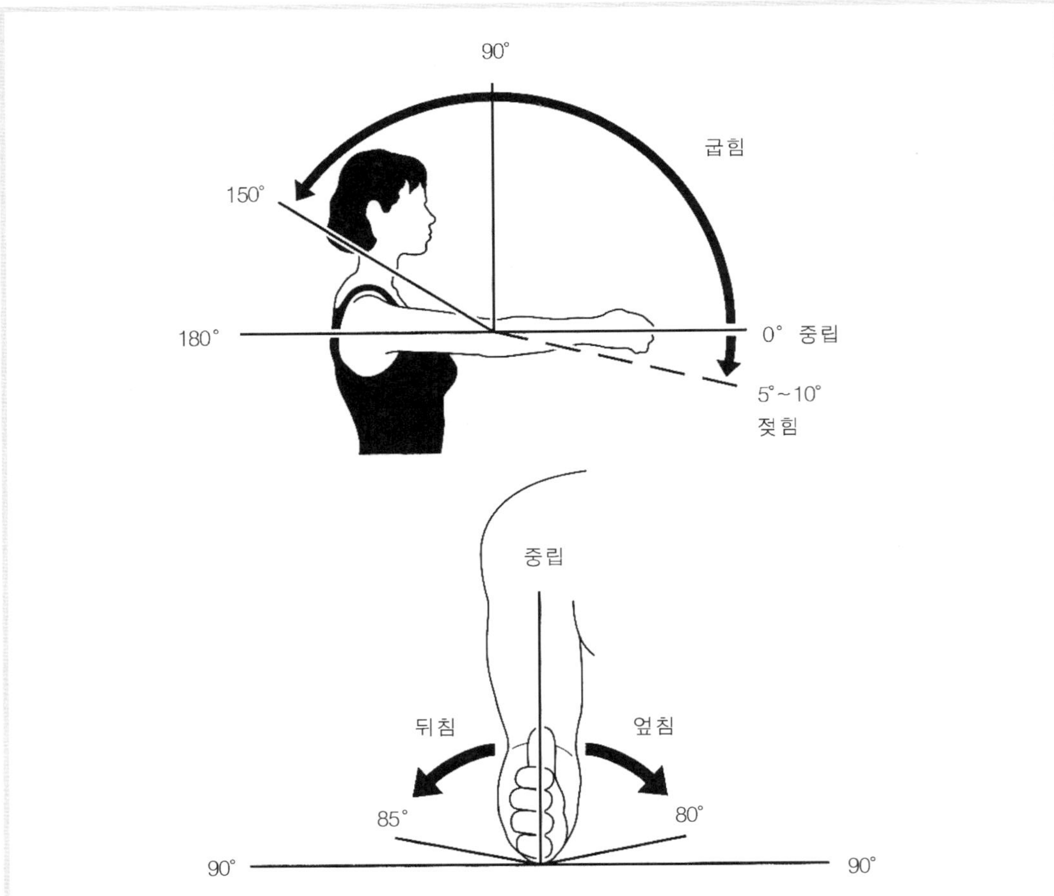

[그림 9-4] 정상운동범위를 보주는 팔꿉관절과 아래팔의 운동

전에 영향을 받을수 있다.

근육과 그 작용(The Muscles and Their Actions)

근육은 관절에 직접적으로 작용하기 위해 한 관절을 지나야 한다. 근육이 관절을 지나는 방식은 그 작용에 영향을 미친다. 이 부분에서 논의된 근육은 3관절에 관여하는 근육으로 어깨관절, 팔꿉관절 그리고 아래팔의 노자뼈관절이 해당된다. 위팔두갈래근과 위팔세갈래근은 어깨관절과 팔꿉관절 양쪽을 지나 팔꿉관절에서 가장 강하게 작용한다. 팔꿉관절과 아래팔은 다음의 운동을 허용한다(그림 9-4).[2]

- 굽힘과 폄(Flexion and extension)(표 9-1)

[표 9-1] 팔꿈치관절 굽힘과 폄에 관여하는 근육

근육	잇는 곳(O)	닿는 곳(I)	작용
위팔두갈래근 (Biceps brachii) 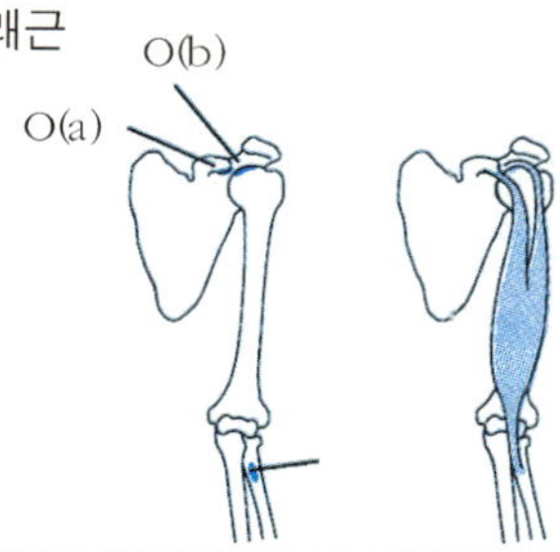	a. 부리돌기 b. 어깨뼈의 관절와의 위쪽 끝	노뼈거친면	팔꿈치관절 굽힘 보조 운동 : 어깨관절에서 위팔뼈의 굽힘 손의 뒤침
위팔근 (Brachialis) 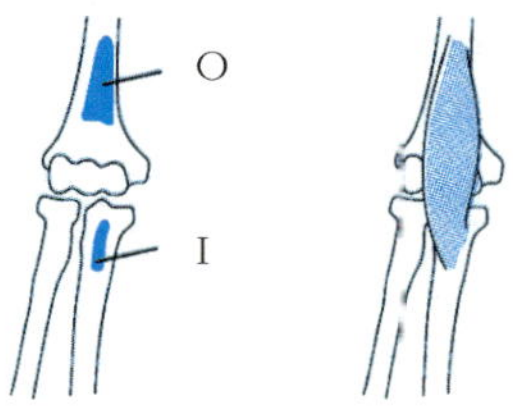	위팔뼈의 아래 2/3의 전면	자뼈의 갈고리돌기	팔꿈치관절 굽힘
위팔노근(Brachioradialis) 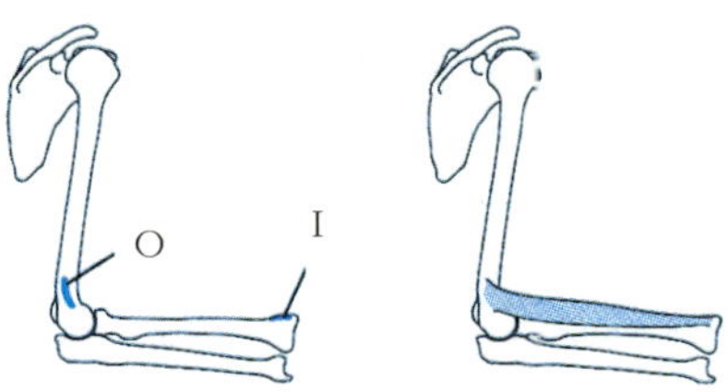	위팔뼈의 가쪽위 관절융기 모서리	노뼈의 붓돌기	팔꿈치관절 굽힘 보조 운동 : 반엎침
위팔세갈래근 (Triceps brachii) 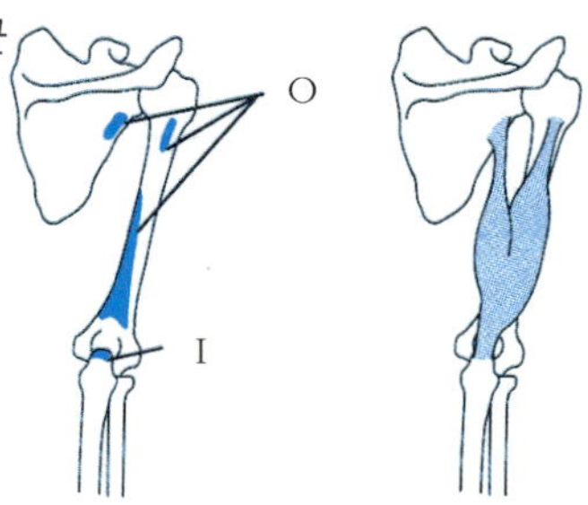	위팔와 아래쪽	자뼈의 팔꿈치머리	팔꿈치관절 폄 보조 운동 : 어깨관절에서 위팔뼈의 약한 폄
팔꿈치근 (Anconeus) 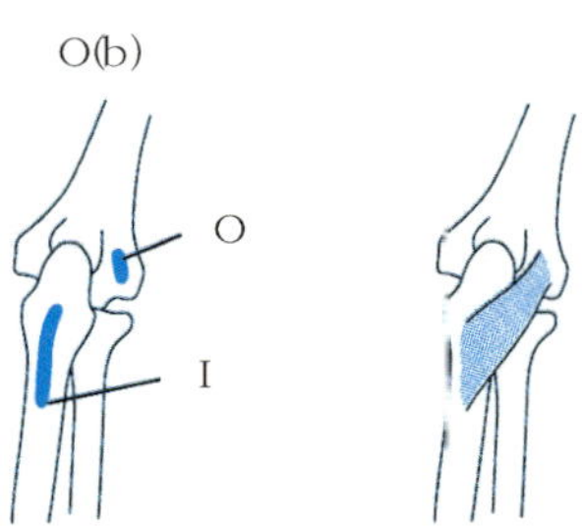	위팔골의 가쪽위 관절융기의 뒤	팔꿈치머리와 자뼈의 위쪽 뒤쪽면	팔꿈치관절 폄을 도움 끼임 방지를 위해 윤활막에 긴장을 주어 팔꿈치관절의 구조적 온전함을 유지

[표 9-2] 아래팔 엎침와 뒤침에 관련된 근육

근육	잇는 곳(O)	닿는 곳(I)	작용
원엎침근(pronator teres) 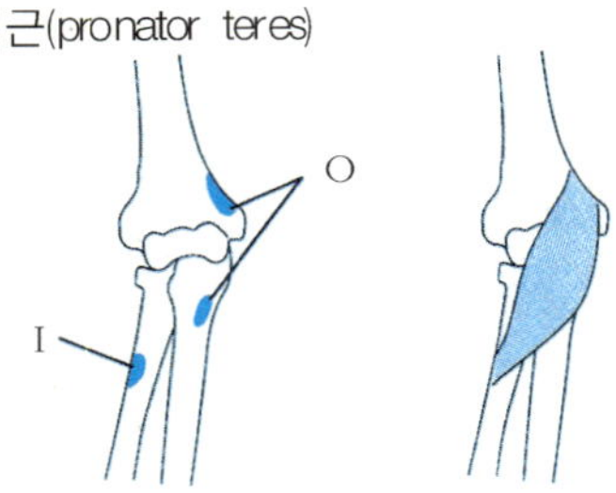 	위팔의 안쪽위관절융기, 자뼈의 갈고리돌기	노뼈 중간의 가쪽면	팔꿈치관절의 굽힘 보조 운동 : 팔꿈치관절에서 아래팔의 굽힘
네모엎침근(pronator quadratus) 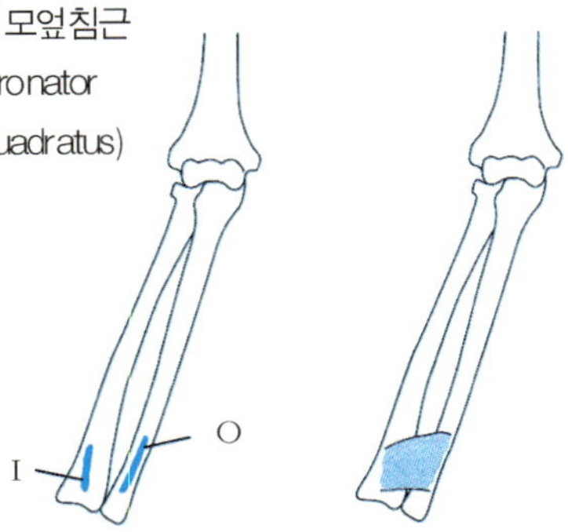 	자뼈의 아래쪽 앞면	노뼈의 아래쪽 앞면	아래팔 엎침 (특히 팔꿈치관절의 폄 동안)
뒤침근(supinator) 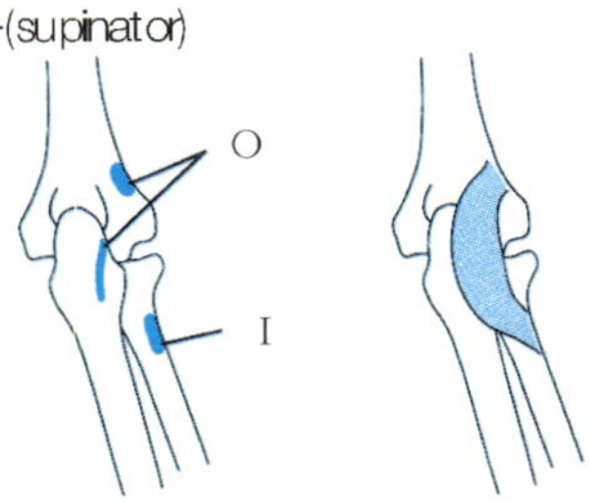 	위팔의 가쪽위관절융기모서리과 자뼈	노뼈 위쪽의 가쪽면	아래팔 뒤침

• 젖힘(hyperextension)

• 엎침과 뒤침(pronation and supination)(표 9-2)

표 9-3은 주관절과 전완의 운동에 관련된 근육을 요약하였다.

[표 9-3] 팔꿈치관절과 아래팔의 운동에 관여하는 근육의 요약

해부학적 운동	주동근	보조근	신경근 수준	ROM
굽힘(Flexion)	위팔두갈래근 위팔근 위팔노근	옆쪽손목굽힘근 자쪽손목굽힘근	C5-T1	140°~150°
폄(Extension)	위팔세갈래근	팔굽치근 긴노쪽손목폄근 짧은노쪽손목폄근 자쪽손목굽힘근	C6-T1	
엎침(Pronation)	네모엎침근	노쪽손목굽힘 원엎침근	C6-T1	80°
뒤침(Supination)	뒤침근	노쪽손목폄근 긴엄지폄근 긴엄지모음근 위팔두갈래근	C5-T1	85°

팔꿉관절의 굽힘과 폄을 측정하기 위해(그림 9-5), 검사자는 각도계의 고정팔을 위팔의 가쪽중간선(봉우리를 향해 지시)을 따라 위치시킨다. 가동팔은 노뼈의 가쪽중간선(붓돌기를 향해 지시)을 따라 위치시킨다.

아래팔의 엎침측정을 위해서 검사자는 엄지를 위로 향하게 한 채 위팔의 긴축과 평행하게 손목의 뒤가쪽에 각도계의 고정팔을 위치시킨다. 가동팔은 운동이 실행된 후 손등에 위치시킨다.

아래팔뒤침의 측정을 위해서 검사자는 위팔과 평행하게 손바닥면에 각도계의 고정팔을 위치시킨다. 가동팔은 운동실행 후 손에 위치시킨다.

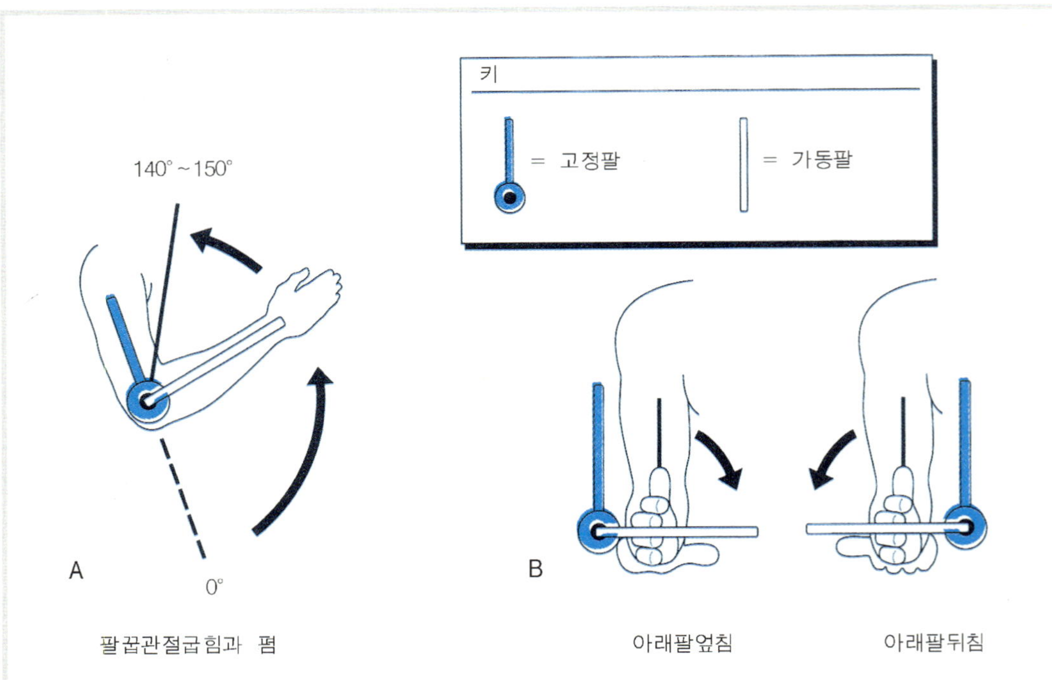

[그림 9-5] 팔꿉관절과 아래팔의 가동범위 측정

팔꿉관절과 아래팔 신장 ▶ ▶ ▶
(ELBOW AND FOREARM STRETCHES)

위팔두갈래근 신장(Biceps Stretch) (그림 9-6)

작용근(prime movers) : 위팔두갈래근(biceps brachii), 위팔근(brachialis), 부리위팔근(brachioradialis), 노쪽손목굽힘근(flexor carpi radialis), 자쪽손목굽힘근과 어깨세모근(flexor carpi ulnaris and deltoids)

- 손바닥이 풀의 바닥을 향하게 하여 손목을 굽힘하고 양손을 몸통 옆에 유지한다.
- 팔꿈치를 곧게 펴고 팔꿈치를 편 채로 팔을 뒤로 누른다; 팔의 앞쪽을 따라 늘어남을 느낀다.
- 유지한 한 후 이완한다.

위팔세갈래근 신장(Triceps Stretch) (그림 9-7)

- 손상받을 손을 목 뒤쪽에 손바닥을 접촉하고 머리 뒤쪽에 위치시킨다.
- 가능한 머리 척추뼈를 따라 내린다.
- 반대편 손을 팔꿈치에 대고 신장을 보조하며 부드럽게 당긴다.
- 유지한 한 후 이완한다.

부드러운 위팔세갈래근 신장(Mild Triceps Stretch) (그림 9-8)

- 손상받는 쪽이 손의 팔꿈치를 구부리고 손바닥은 어깨에 위치시킨다.

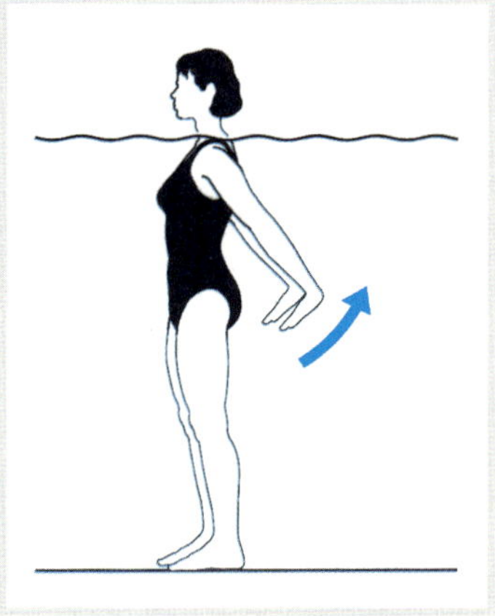

[그림 9-6] 위팔두갈래근 신장

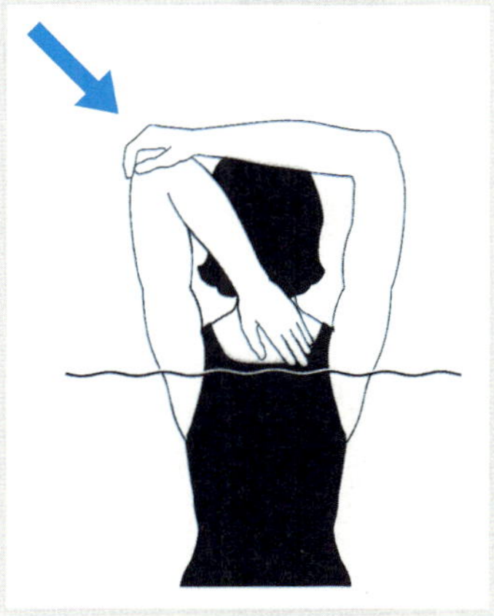

[그림 9-7] 위팔세갈래근 신장

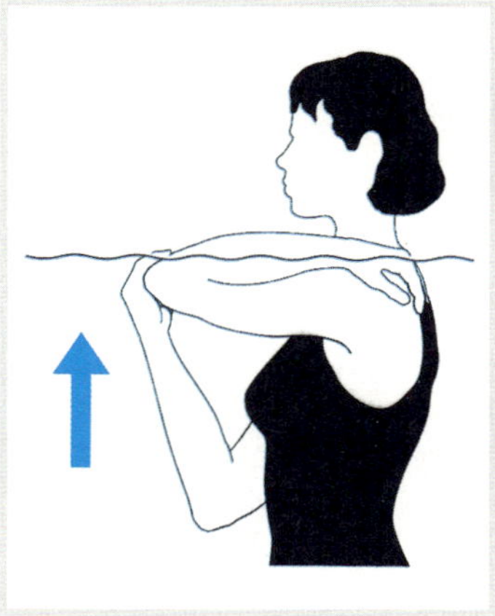

[그림 9-8] 부드러운 위팔세갈래근 신장

• 팔꿈치를 어깨 높이까지 올린다.
• 반대편 손으로 팔꿈치를 밀어올리고 관련된 손은 어깨에 유지한다.
• 유지한 한 후 이완한다.

아래팔 신장(Forearm Stretch) (그림 9-9)

작용근(prime movers) : 노쪽손목굽힘근(flexor carpi radialis), 자쪽손목굽힘근(flexor carpi ulnaris), 긴노쪽손목폄근(extensor carpi radialis longus), 짧은노쪽손목폄근과 자쪽손목폄근(extensor carpi radialis brevis and extensor carpi ulnaris)

• 몸 앞에 팔을 두고 서서 손을 맞잡고 손바닥이 아래로 향하게 한 후 팔을 편다.
• 신장이 아래팔에서 느껴질 때까지 손목을 구부린다.
• 유지한 한 후 이완한다.

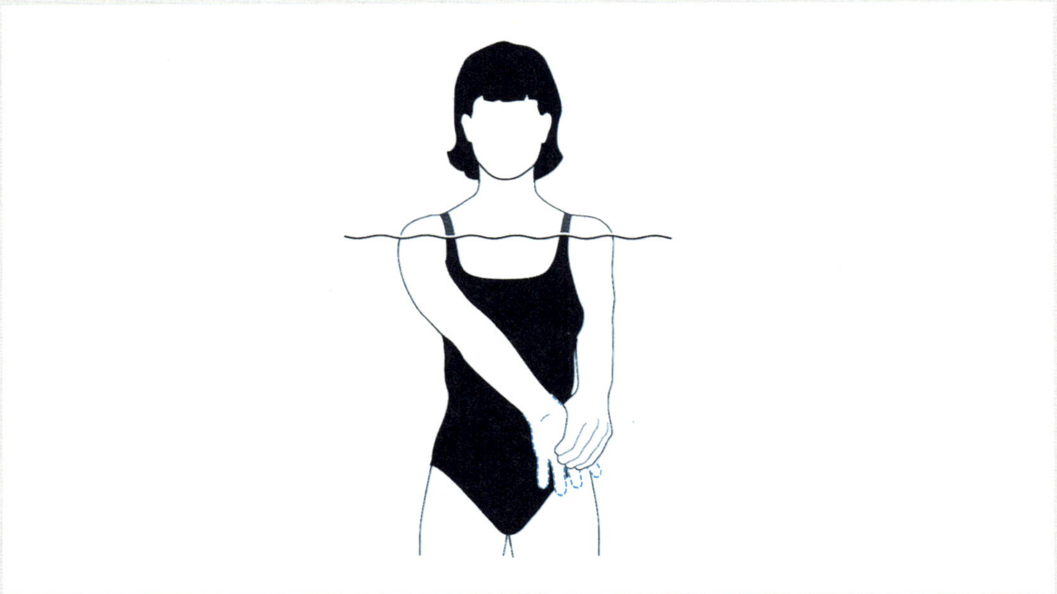

[그림 9-9] 위팔 신장

팔꿉관절과 아래팔 운동 ▶ ▶ ▶
(ELBOW AND FOREARM EXERCISES)

팔꿉관절 구부리기(Elbow Bend) (그림 9-10)

작용근(prime movers) : 위팔두갈래근(biceps brachii), 위팔근(brachialis), 부리위팔근 (brachioradialis), 노쪽손목굽힘근(flexor carpi radialis), 자쪽손목굽힘근(flexor carpi ulnaris) 위팔세갈래근과 어깨세모근(triceps and deltoids)

- 옆에 팔을 편 채로 양손에 저항기구를 잡는다.
- 물표면 쪽으로 손을 움직이며 팔꿈치를 구부리고 어깨를 벌림한다.
- 원래 자세로 돌아온다.
- 반복한다.

위팔두갈래근 수축운동(Biceps Curl) (그림 9-11)

작용근(prime movers) : 위팔두갈래근(biceps brachii), 위팔근(brachialis), 부리위팔근과 위팔세갈래근(brachioradialis and triceps)

- 사다리에 등을 대고 서서 팔을 옆에 대고 손잡이를 쥔 후 풀에서 사다리나 다른 고정된 물체에 대항해 밴드(번지 코드)를 안전하게 신장한다.
- 가능한 한 팔꿈치를 옆에 붙인채로 유지시키고 전 가동범위로 팔꿈치를 구부린다.
- 다시 원래 자세로 내린다.

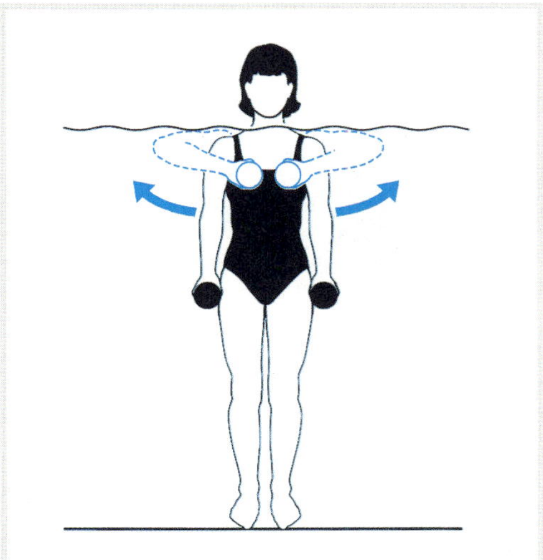

[그림 9-10] 팔꿉관절 구부리기

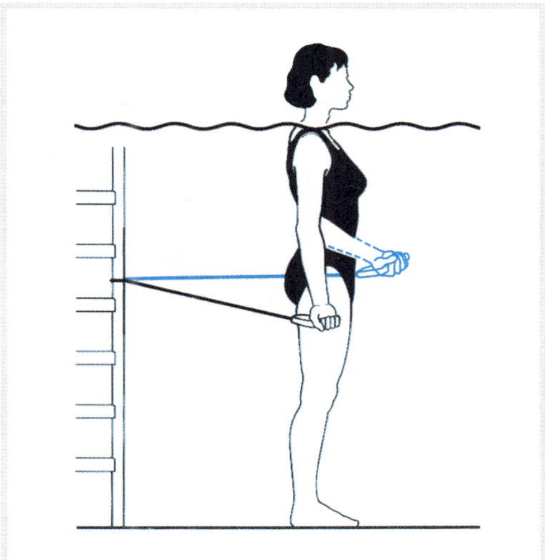

[그림 9-11] 위팔두갈래근 수축운동

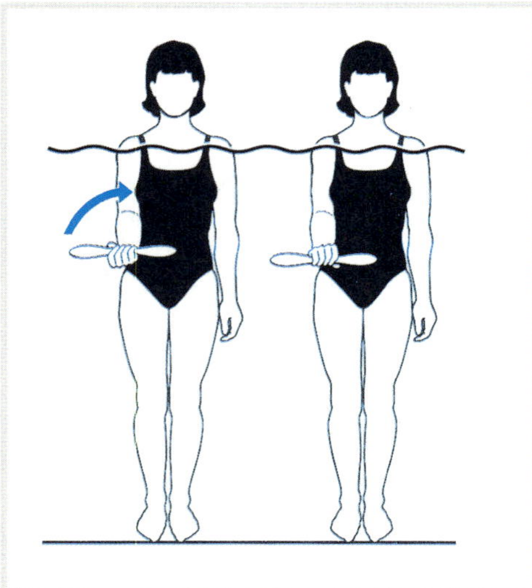

[그림 9-12] 저항을 주는 엎침과 뒤침

저항 엎침과 뒤침(Resistive Pronation and Supination) (그림 9-12)

작용근(prime movers) : 원엎침근(pronator teres), 네모엎침근(pronator quadratus), 뒤침근과 위팔두갈래근(supinator and biceps brachii)

- 팔꿈치를 몸 옆에 붙인채로 서서 90°로 구부린다.
- 손바닥을 위로 향하게 한 다음 천천히 손바닥이 아래로 향하도록 돌린다.
- 손에 저항기구를 쥐고 진행한다.

복합된 팔꿉관절 구부리기(Combined Elbow Bend) (그림 9-13)

작용근(prime movers) : 위팔두갈래근(biceps brachii), 위팔근(brachialis), 부리위팔근(brachioradialis), 노쪽손목굽힘근(flexor carpi radialis), 자쪽손목굽힘근(flexor carpi ulnaris) 위팔세갈래근(triceps), 원엎침근(pronator teres), 네모엎침근과 뒤침근(pronator quadratus and supinator)

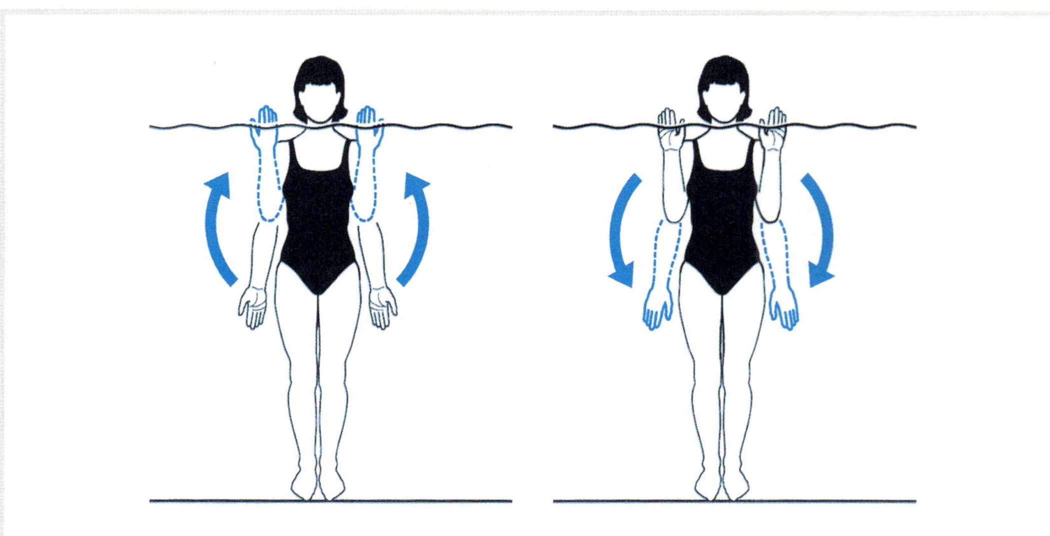

[그림 9-13] 복합된 팔꿉관절 구부리기

• 손바닥을 전방으로 향하게 하고 팔을 옆에 두고 선다.
• 손이 어깨에 닿을 때까지 팔꿉관절을 구부린다.
• 손바닥이 아래로 향하도록 손을 돌린다.
• 몸에 가깝게 유지시키며 팔을 편다.

위팔세갈래근 폄(Triceps Extension) (그림 9-14)

작용근(prime movers) : 위팔세갈래근(triceps)
• 손바닥을 아래로 하고 부유기구를 손에 잡고 팔꿉관절을 구부리고 바로 선다.
• 반대편 손은 풀의 가장자리를 잡는다.
• 팔꿉관절을 몸 옆에 붙여 유지시키고 아래팔을 펴시킨다.
• 원래 위치로 돌아온다.

위팔세갈래근 담그기 운동(triceps Dip) (그림 9-15)

작용근(prime movers) : 위팔세갈래근(triceps), 노쪽손목굽힘근(flexor carpi radialis), 자쪽손목굽힘근(flexor carpi ulnaris) 어깨세모근과 넓은등근(deltoid and latissimus dorsi)
• 양손으로 평행봉을 잡고 팔꿈치는 펴고 무릎을 구부린 채로 봉 위에 몸을 유지한다.
• 천천히 팔꿉관절을 구부리며 물속으로 가능한 멀리 몸을 내린다.
• 팔꿉관절을 펴고 원래 자세로 돌아온다.

주의(Note) : 물이 깊을수록 저항은 더 낮아진다.

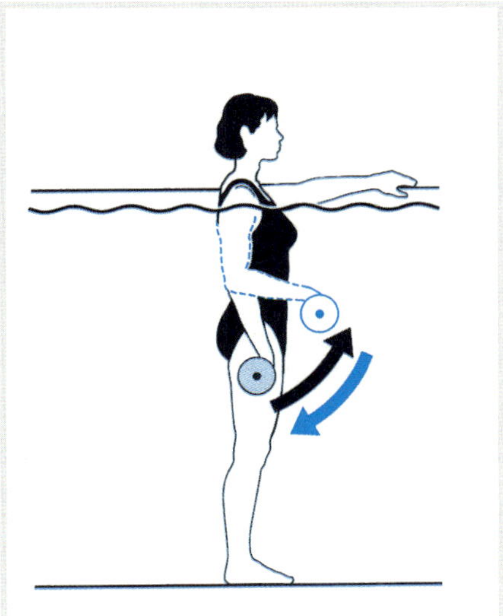
[그림 9-14] 위팔세갈래근 폄

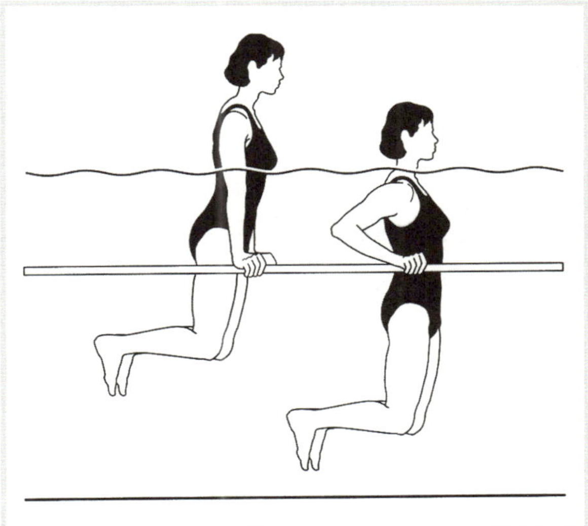
[그림 9-15] 위팔세갈래근 담그기

팔꿉관절과 아래팔의 일반적 증상들 ▶ ▶ ▶
(COMMON CONDITIONS OF THE ELBOW AND FOREARM)

팔꿉관절 관절염(Elbow Arthritis)

팔꿉관절 관절염은 팔꿉관절의 어떤 염증성 상태를 설명하는데 사용되는 일반적 용어이다(그림 9-16).

원인(Origin)

다른 팔관절과 마찬가지로 팔꿉관절의 관절염은 대개 이전에 가지고 있는 증상에 의해 초래된다.

병리(Pathology)

위팔자관절과 위쪽 노자뼈관절이 주로 침범된다. 상세한 병리는 7장을 참조할 것.

징후와 증상(signs and symptoms)

다른 관절과 마찬가지로 팔꿉관절의 관절염은 통증, 뻣뻣함과 감소된 가동성의 특징을 보인다. 감소된 가동성은 아마 일상생활 활동에 장애를 초래할 수 있다.

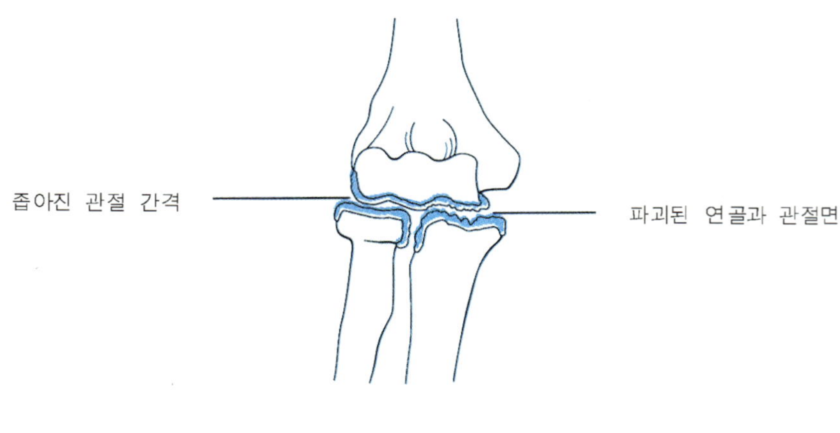

[그림 9-16] 팔꿉관절 관절염

침범되는 신체부분(Body parts Affected)

• 뼈 (위팔뼈, 노뼈, 자뼈)
• 관절면 (관절연골)
• 물렁조직 (관절주머니, 근육, 힘줄, 인대)

운동 시 우선 사항(Exercise priorities)

• 적절한 운동프로그램을 세운다(환자가 무리하지 않도록 주의).
• 가동범위는 최대화한다.
• 모든 팔꿉관절의 근육을 강화한다.

팔꿉관절 골절(Elbow Fracture)

팔꿉관절부위에 골절은 위팔뼈, 노뼈 또는 자뼈에서 발생한다(그림 9-17).

원인(Origin)

팔꿉관절 골절은 보통 직접적인 충격 곧 낙상시 주관적을 바닥에 부딛히게 되는 경우에 발생한다.

병리(Pathology)

골절의 여러 종류는 7장에서 설명하였다. 팔꿉관절에서의 골절은 내고정 형태로 가장 쉽게 복구된다. 하지만 재활경과는 느리게 진행되며, 때때로 가동범위가 완전히 달성되지 못할 수도 있다.

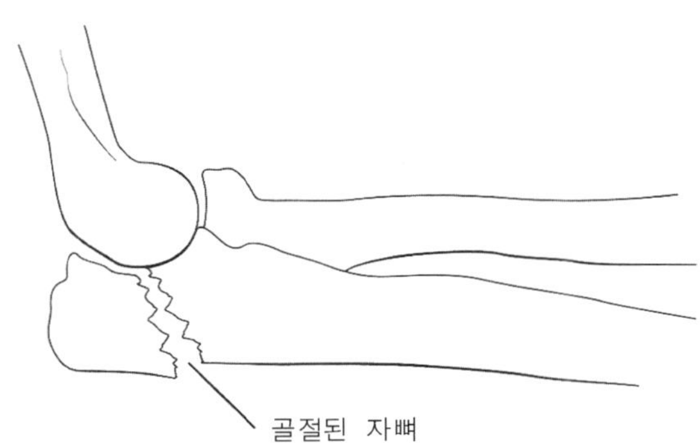

[그림 9-17] 골절된 자뼈

징후와 증상(signs and symptoms)

초기 통증이 진정된 이후 주요문제는 뻣뻣함이다. 완전 가동범위운동이 항상 가능한 것은 아니다.

침범된 신체부분(Body parts Affected)

- 뼈 (위팔뼈, 노뼈, 자뼈)
- 물렁조직 (관절주머니, 근육, 인대)
- 신경 (손상이 수상시에 발생할 수 있다)

운동 시 우선 사항(Exercise priorities)

- 가동범위를 최대화 한다(엎침과 뒤침을 포함).
- 모든 팔꿉관절 작용근육을 강화한다.

팔꿉관절 힘줄염(Elbow Tendonitis)

일반적 손상은 손목과 손가락을 굽힘 신장하는 팔꿉관절의 힘줄에 염증을 수반한다.

원인(Origin)

7장에서 설명한 것과 같이 이 손상은 과사용에 의해서 자주 초래된다. 발생 기전은 보통 근건기전이 가지고 있는 것보다 더 큰 강도와 지구력을 요구하는 활동에서 발생한다.

병리(Pathology)

"테니스팔꿉증(tennis elbow)"는 팔꿉관절 가쪽위관절융기염에 대한 일반적 병명이다. 이것은 손목과 손가락을 펴시키는 근육에 발생하고, 안쪽관절융기염은 대개 "골퍼팔꿉증"로 알려져 있다. 이것은 손목과 손가락을 굽힘하는 근육에 발생한다(그림 9-18).

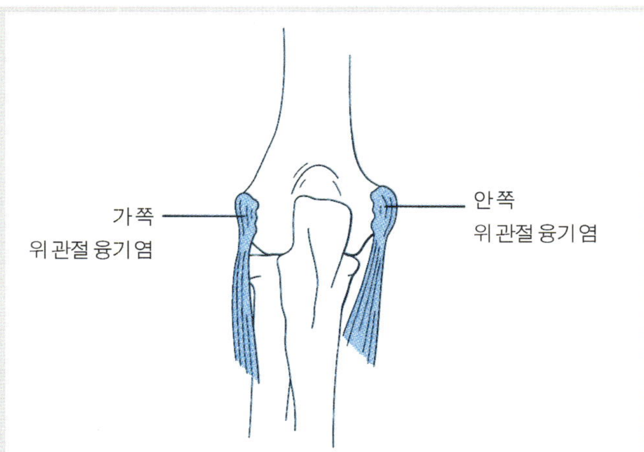

[그림 9-18] 팔꿉관절 힘줄염

징후와 증상(signs and symptoms)

테니스팔꿉증은 가쪽위관절융기에 누름통증과 저항을 가한 폄운동 시 통증을 일으키는 것이 특징이다. 들거나 쥐어짜는 동작들이 또한 통증을 만들어낼 수 있다. 골퍼팔꿉증은 안쪽위관절융기에 누름통증과 손목 굴곡 시에 통증이 유발된다. 두 가지 팔꿉관절의 힘줄염에서 가동범위는 대개 정상이나 침범된 근육의 신장 시 통증을 유발한다.

침범된 신체부분(Body parts Affected)

- 근육과 힘줄(손목 굽힘근과 폄근)

운동 시 우선 사항(Exercise priorities)

- 관련된 근육을 신장한다.
- 관련된 근육 강화한다.
- 근육의 길이를 늘려주는 것과 관련된 먼쪽성운동이 중요하다(예를 들면, 운동 시 표면을 향해 떠오르는 부유기구를 천천히 사용).

팔꿉관절 탈구(Elbow Dislocation)

팔꿉관절 탈구는 정상자세에서 노뼈나 자뼈가 이탈한 것이다(그림 9-19).

원인(Origin)

자뼈의 탈구는 대개 골절과 함께 발생한다. 반면에 노뼈의 탈구는 골절을 포함하는 것은 아니다. 강한 엎침 스트레스만으로도 발생할 수 있으며, 손으로 잡고 있는 동안 아이가 넘어졌을 때 발생하는 주요 소아손상의 하나이기도 하다.

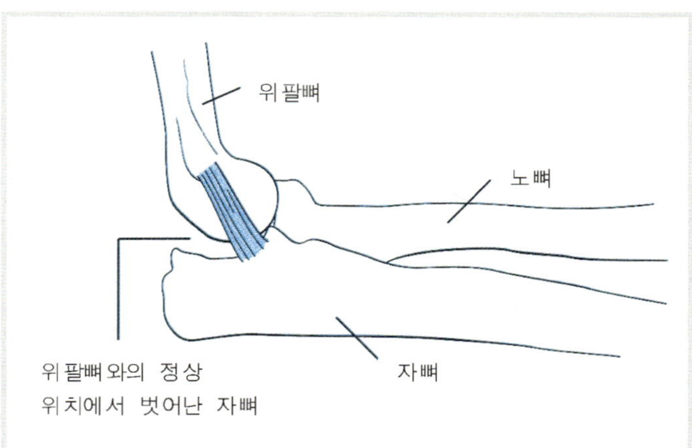

[그림 9-19] 팔꿉관절 탈구

병리(Pathology)

관절탈구는 항상 관절낭과 인대의 신장이나 찢어지는 결과를 초래한다. 이 부위의 탈구는 신경과 혈관의 손상을 가져올 수 있으므로 가능한 빨리 의사의 검진을 받아야 한다. 관절염이 관절연골의 손상 때문에 종종 발생한다.

징후와 증상(signs and symptoms)

물안에서 뼈의 비정상을 관찰할 수 있으며, 탈구가 정복된 후에 통증과 감소된 가동성이 주요한 특징이다. 근 경축과 보호반응이 지속된다면 근육 구축이 증가할 수 있다.

침범되는 신체부분(Body parts Affected)

- 뼈(위팔뼈, 노뼈, 자뼈)
- 관절주머니와 인대
- 팔꿉관절의 근육
- 인접한 신경과 혈관

운동 시 우선 사항(Exercise priorities)

- 가능한 빨리 가동범위를 회복한다(팔꿉관절의 뻣뻣함이 오래 남을수록 예후는 더욱 좋지 않다).
- 모든 팔꿉관절 근육을 강화한다.

팔꿉관절과 아래팔의 증상에 대한 수중운동치료 프로토콜 (THE AQUATIC EXERCISE THERAPY PROTOCOL FOR CONDITIONS OF THE ELBOW AND FOREARM)

1 단계(Phase One)

준비운동(Warm-up)

각 운동을 2~3분간 실시

- 팔 구부려 당기기(그림 5-12)
- 가슴 앞 휘젓기(그림 5-14)

신장운동(Stretch)

10초간 유지하며 각 운동을 6번 반복 실행한다. 손목운동은 10장을 찾아본다.

• 위팔두갈래근 신장(그림 9-6)
• 기도손(그림 10-9)
• 아래팔 신장(그림 9-9)
• 닫힌 물결 운동(그림 10-5)
• 손바닥 신장(그림 10-8)
• 역기도손(그림 10-10)

강화운동(Strengthen)

8~12번 반복을 1세트로 실행한다.
• 팔꿉관절 구부리기(그림 9-10)
• 위팔두갈래근 수축운동(그림 9-11)
• 손목 돌림(그림 10-19)

2 단계(Phase Two)

준비운동(Warm-up)
• 팔 구부려 당기기(그림 5-12)
• 가슴 앞 휘젓기(그림 5-14)

신장운동(Stretch)

20초간 유지하며 5번 반복 실행한다.
• 부드러운 위팔세갈래근 신장(그림 9-8)
• 손목 돌리기(그림 10-14)
• 위팔두갈래근 신장(그림 9-6)
• 기도손(그림 10-9)
• 아래팔 신장(그림 9-9)

강화운동(Strengthen)

8~12번 반복을 2세트를 실행한다. 패달이나 물갈퀴가 있는 장갑으로 1단계부터 실시한다. 그 다음 아래를 추가한다.
• 손목 굽힘(그림 10-17)
• 손펴기(그림 10-6)

• 저항 엎침과 뒤침(그림 9−12)
• 팔꿉관절 구부리기(그림 9−10)
• 위팔두갈래근 수축운동(그림 9−11)

3 단계(Phase Three)

준비운동(Warm-up)
• 팔 구부려 당기기 (그림 5−12)
• 가슴 앞 휘젓기(그림 5−14)

신장운동(Stretch)
30초간 유지하며 5번 반복실행한다.
• 뒤침근 신장(그림 10−11)
• 엎침근 신장(그림 10−12)
• 밀고 구르기(그림 9−7)
• 위팔두갈래근 신장(그림 9−6)
• 기도손(그림 10−9)
• 아래팔 신장(그림 9−9)

강화운동(Strengthen)
8~12번 반복을 3세트를 실행한다. 저항있는 노로 2단계 운동을 실시한다. 그 다음 아래를 추가한다.
• 저항 내밈과 뒤침(그림 9−12)
• 위팔 세갈래근 신장(그림 9−7)
• 손목 굽힘(그림 10−17)
• 복합된 팔꿉관절 구부리기(그림 9−13)

4 단계(Phase Four)

준비운동(Warm-up)
• 팔 구부려 당기기(그림 5−12)
• 가슴 앞 휘젓기(그림 5−14)

신장운동(Stretch)

30초간 유지하며 5번 반복실행 한다.

- 뒤침근 신장(그림 10−11)
- 엎침근 신장(그림 10−12)
- 위팔 세갈래근 신장(그림 9−7)
- 위팔두갈래근 신장(그림 9−6)
- 기도손(그림 10−9)

강화운동(Strengthen)

8~12번 반복을 4세트를 실시하고, 가능하면 더 큰 저항 있는 노를 사용한다.

- 손목 노쪽굽힘과 자쪽굽힘(그림 10−18)
- 저항 엎침과 뒤침(그림 9−12)
- 손목 굽힘(그림 10−17)
- 손펴기(그림 10−6)
- 복합된 팔꿉관절 구부리기(그림 9−13)

참고자료(REFERENCES)

1. Magee D. Orthopedic Physical Assessment. Philadelphia: W.B. Saunders, 1987.
2. Green W, Heckman J. The Clinical Measurement of Joint Motion. Rosemont, IL: American Academy of Orthopaedic Surgeons, 1994.
3. Arnheim D. Modern Principles of Athletic Training. St. Louis: Times Mirror/Mosby College Publishing, 1985.

10 손목과 손의 수중재활
(AQUATIC REHABILITATION OF THE WRIST AND HAND)

손목과 손의 기능과 구조(THE STRUCTURE AND FUNCTION OF THE WRIST AND HAND)
- 해부학(The Anatomic Parts)
- 근육과 그 작용(The Muscles and Their Actions)
- 손목 관절가동범위 측정(Measuring the Range of Motion of the Wrist)
- 손목과 손의 신장(WRIST AND HAND STRETCHES)
  - 닫힌 물결 운동(closed wave)
  - 손펴기(Hand Spread)
  - 잠김손과 열린손(closed and open hands)
  - 손바닥 신장(Palm Stretch)
  - 기도 손(Praying Hands)
  - 역기도 손(reverse praying hands)
  - 뒤침근 신장(Supinator Stretch)
  - 엎침근 신장(Pronator Stretch)
  - 반주먹자세(finger tuck)
- 손목 · 손 운동(WRIST AND HAND EXERCISE)
  - 손목 돌리기(wrist circles)
  - 엄지 운동(Thumb Movements)
  - 손 펴기(Wrist Extension)
  - 손목 굽힘(Wrist Flexion)
  - 손목 노쪽굽힘과 자쪽굽힘(Wrist Radial and Ulnar Deviation)
  - 손목 돌림(wrist rotation)
- 손목 · 손의 일반적 증상들(COMMON CONDITION OF THE WRIST AND HAND)
  - 관절염(Arthritis of the Wrist and Hand)
  - 손목 골절(Wrist Fracture)
  - 손목 힘줄염(Wrist Fracture)
  - 손목 삠(Wrist Sprain)
  - 손목 탈구(Wrist Dislocation)
- 손목 · 손의 증상에 따른 수중운동치료 프로토콜(THE AQUATIC EXERCISE THERAPY PR-OTOCOL FOR CONDITIONS OF THE WRIST AND HAND)
  - 1 단계(Phase One)

- 2 단계(Phase Two)
- 3 단계(Phase Three)
- 4 단계(Phase Four)

손목과 손의 기능과 구조
(THE STRUCTURE AND FUNCTION OF THE WRIST AND HAND)

해부학(The Anatomic Parts)

먼쪽노자뼈관절(The Distal Radioulnar Joint)

먼쪽노자뼈관절은 노패임과 자뼈머리가 만나는 관절이다. 이 관절은 앞뒤쪽인대에 의해 지지되어진다. 관절단은 일축성 중쇠관절으로써 엎침·뒤침 운동 시 노뼈는 자뼈 주위에서 구르듯이 움직인다(그림 10-1).

손목관절(The Radiocarpal Joint)

손목관절은 손배뼈, 반달뼈와 관절하여 손목관절을 이루며, 자뼈는 섬유연골판과 안쪽모

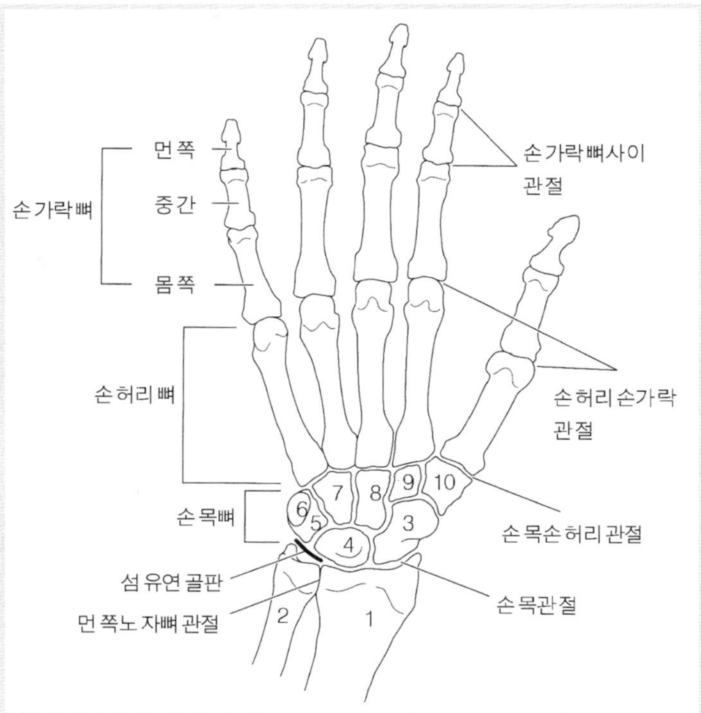

뼈의 구성(The bones)

1. 노뼈(Radius)
2. 자뼈(Ulna)
3. 손배뼈(Scaphoid)
4. 반달뼈(Lunate)
5. 쐐기뼈(Cuneiform)
6. 콩알뼈(Pisiform)
7. 갈고리뼈(Hamate)
8. 알머리뼈(Capitate)
9. 작은마름뼈(Trapezoid)
10. 큰마름뼈(Trapezium)

[그림 10-1] 손목, 손 그리고 손가락의 뼈와 관절 (손 바닥 쪽).

서리의 삼각골이 관절하여 수근관절을 이룬다(그림 10-1).

손목사이관절(The Intercarpal Joint)

이 관절은 손목뼈의 몸쪽 · 먼쪽 사이의 관절이다. 관절안은 손목사이인대(등쪽 · 뼈쪽인대)와 배사이인대에 의해 서로 교통한다(그림 10-2). 관절사이에서 약간의 미끄러짐을 하며 폄자세에서 잠김위치가 되며, 젖힘 자세에서 안정성이 증가된다.[1]

손목손허리관절(The Carpometacarpal Joints)

손목손허리관절에서 가장 의미있게 다루어야 할 관절은 엄지관절이다. 이 관절은 큰마름골과 제1 손허리뼈사이간의 안장관절이며(그림 10-1), 운동학적으로 보면 절구관절운동을 한다. 엄지의 가장 의미있는 운동은 맞섬운동이다(각 손가락과 무지의 촉진능력).

손허리손가락관절(The Metacarpophalangeal Joints)

손허리손가락관절은(knuckle)은 손허리뼈와 손가락뼈사이의 관절이며(그림 10-1) 엄지는 일축성관절인 경첩관절이며 나머지는 타원관절이다. 굽힘 · 폄 · 모음 · 벌림이 가능하다. 관절안은 바닥쪽인대와 곁인다에 의해 보강되어진다(그림 10-2).

손가락사이관절(The Interphalangeal Joints)

경첩관절로 근접한 손가락 사이의 관절이다. 운동은 굽힘과 폄만 일어나며 관절안은 바

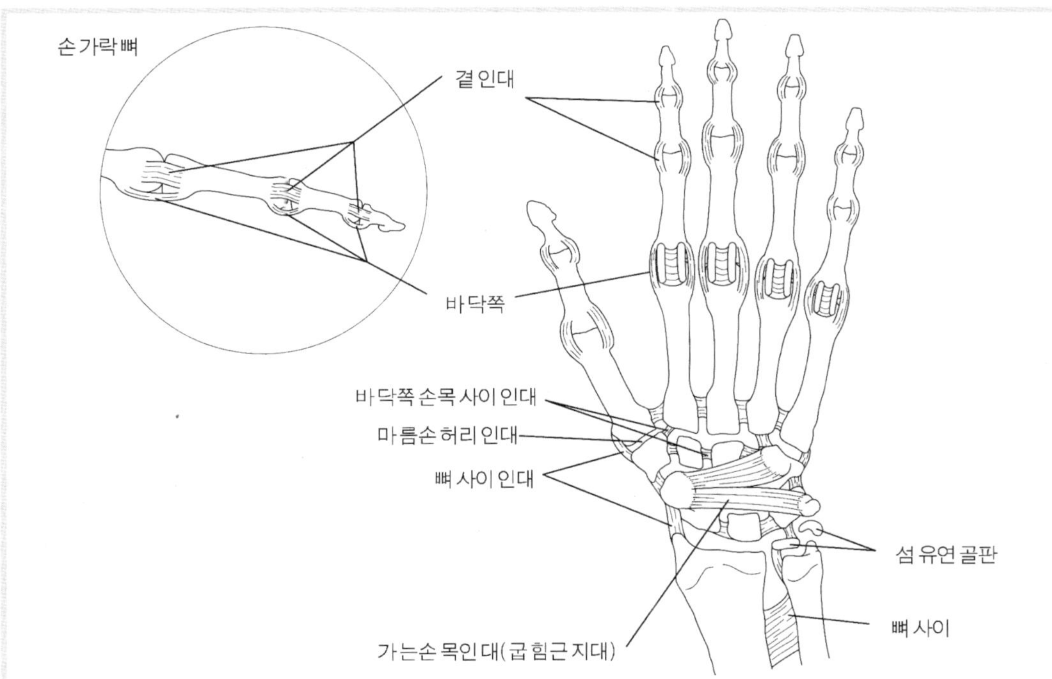

[그림 10-2] 손목과 손관절 안의 인대(손바닥 쪽).

닥쪽인대와 결인대에 의해 보강되어진다(그림 10-2).

근육과 그 작용(Muscles and Their Actions)

하나의 근육은 관절을 직접적으로 움직이기 위해 관절을 가로지르며, 관절운동은 한 근육이 한 관절을 가로지르기 때문에 가능하다. 여기에서 열거된 근육들은 4가지 관절운동-팔꿉관절, 손목관절, 손허리사이관절, 손가락사이관절 운동이 포함된다(그림 10-3). 손목관절은 아래 운동을 허용한다.[2]

· 굽힘 · 폄(flexion and extension)(표 10-1과 10-2)

· 노쪽치우침 · 자쪽치우침(radial and ulnar deviation)

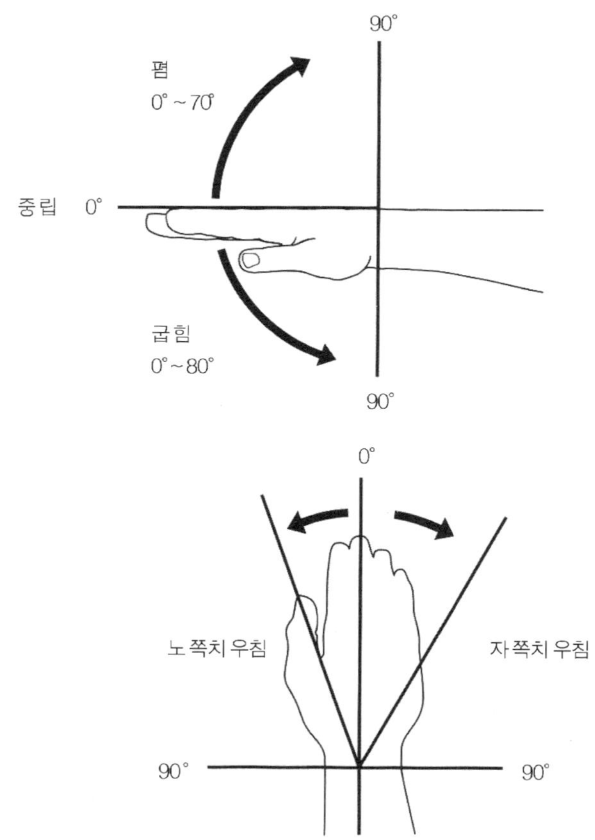

[그림 10-3] 손목과 손의 운동, 정상 관절가동범위를 나타내고 있다. (Adapted from Green W, Heckman J. the Clinical Measurement of Joint Motion. Rosemont, IL: American Academy of Orthopedic Surgeons, 1994)

[표 10-1] 손목 굽힘근

근육	잇는 곳(O)	닿는 곳(I)	작용
노쪽손목굽힘근(flexor carpi radialis) 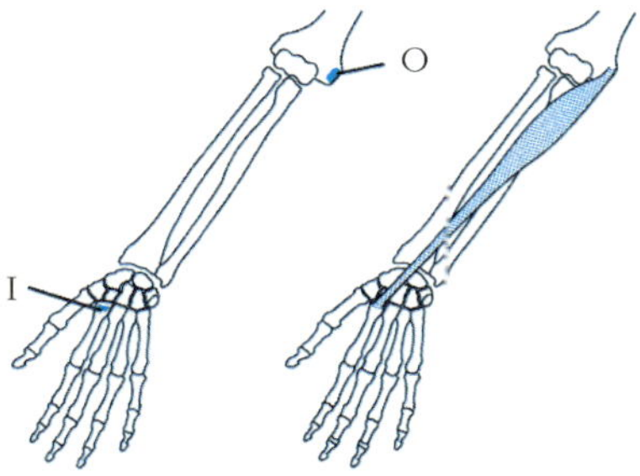 전면	내측 위팔 안쪽관절융기(총건)	두 번째 손허리뼈의 바닥 면	손목 굽힘 보조 작용 : 아래팔 굽힘 손목벌림
자쪽손목굽힘근(flexor carpi ulnaris) 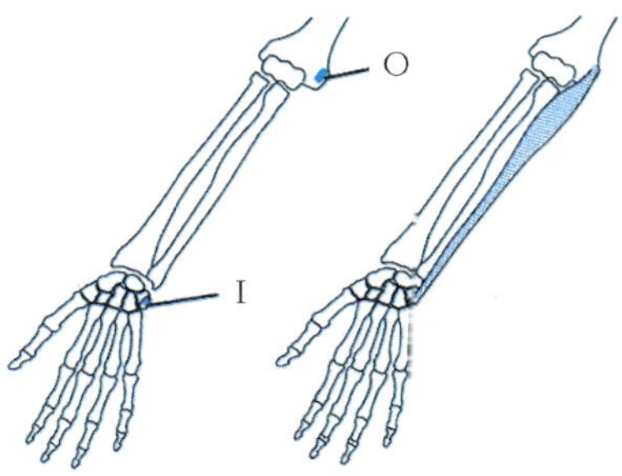 전면	내측 위팔뼈 가쪽관절융기 (위팔뼈머리의 총건)	손허리뼈(콩알뼈, 갈고리뼈, 다섯 번째 손허리뼈)의 바닥쪽 아래면	손목 굽힘 보조 작용 : 아래팔 굽힘 손목 모음
긴손바닥근(palmaris longus) 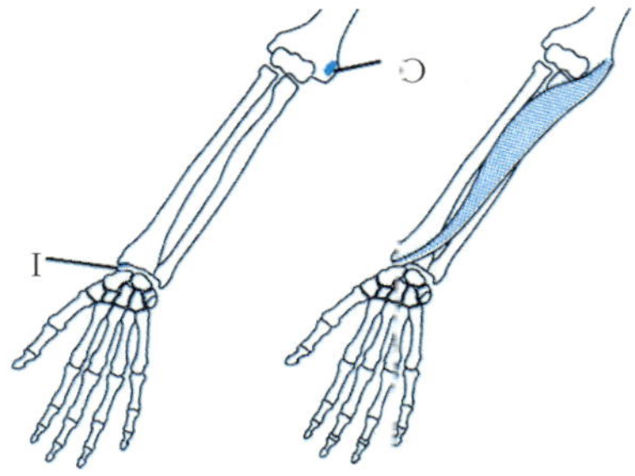 전면	위팔뼈의 안쪽관절융기	손목의 고리인대와 바닥널힘줄	손바닥의 널힘줄을 팽팽하게 함 (약한 손목 굽힘)

[표 10-2] 손목 폄근

근육	잇는 곳(O)	닿는 곳(I)	작용
노뼈 자쪽 손목폄근(extensor carpi ulnaris) 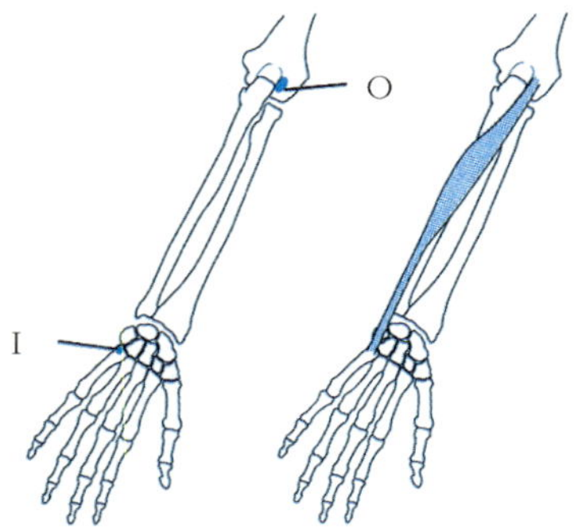 후면	위팔뼈의 가쪽관절융기	다섯 번째 등쪽 아래면	손목 폄 보조 작용 : 아래팔 폄 손목 모음
노뼈손목긴폄근(extensor carpi radialis longus) 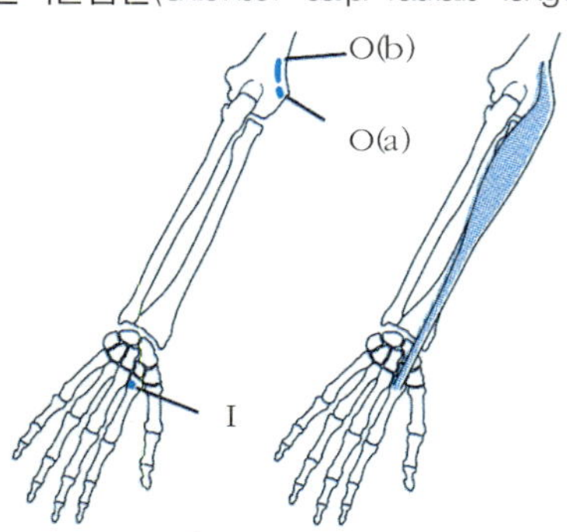 전면	a. 위팔골의 가쪽 관절융기 b. 위팔의 곁가쪽 관절융기의 먼쪽 1/3	두 번째 손허리뼈의 등쪽 아래면	손목 폄 보조 작용: 손목 벌림 노쪽 손목 짧은폄근
노쪽손목짧은폄근(extensor carpi radialis brevis) 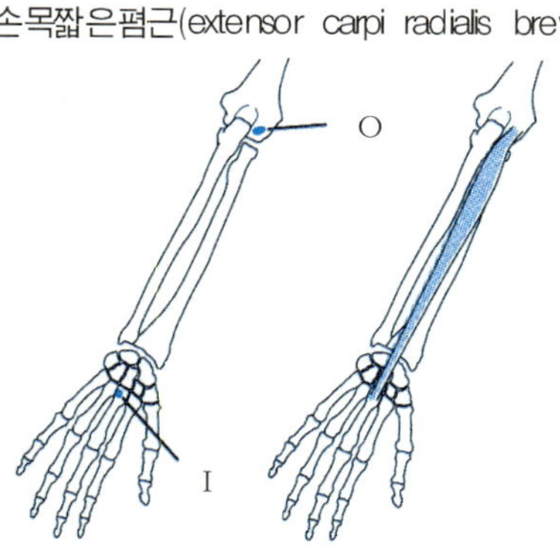 전면	위팔의 가쪽관절융기	세 번째 손허리뼈의 등쪽 아래면	손목 폄 보조 작용 : 손목 벌림

[표 10-3] 엄지의 근작용

근육	잇는 곳(O)	닿는 곳(I)	작용
긴엄지폄근(extensor pollicis longus) 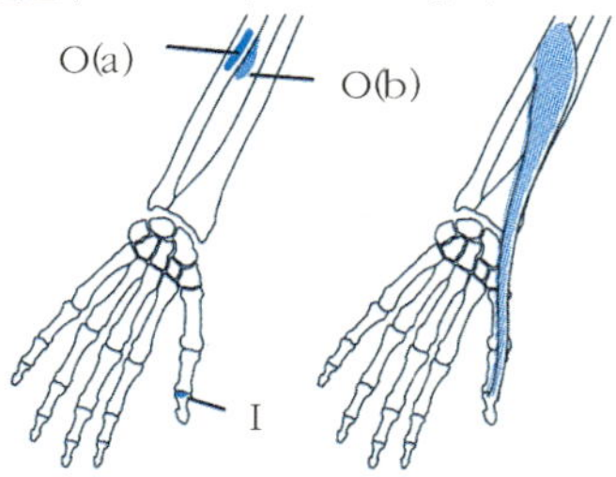 후면	a. 뒤쪽자뼈 (중간1/3) b. 뼈사이근막	엄지의 먼쪽지 등쪽아래면	엄지폄 보조 작용 : 엄지폄보조
짧은엄지폄근(extensor pollicis brevis) 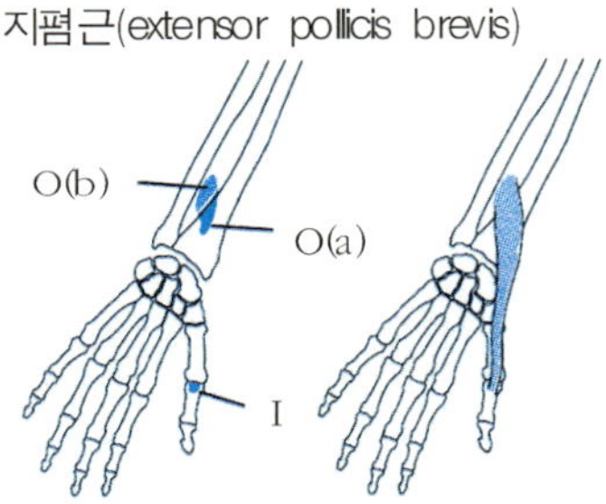 후면	a. 노뼈와 자뼈의 등쪽면 b. 뼈사이근막	엄지의 근위지 등쪽 아래면	엄지폄 보조 작용 : 첫 번째 손허리뼈 벌림 손목 벌림
긴엄지벌림근(Abductor pollicis longus) 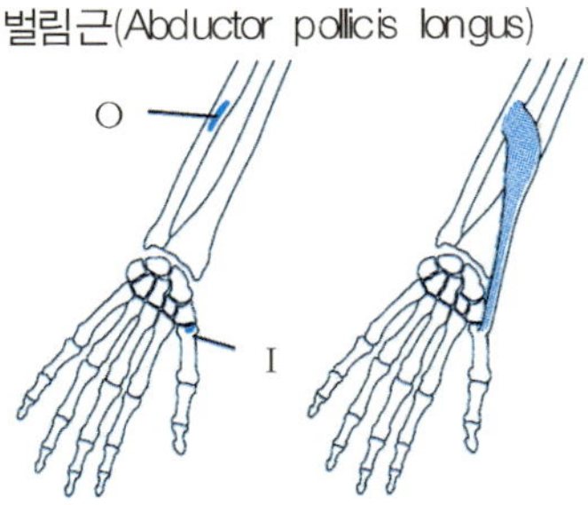 후면	팔꿈치근 닿는부분 아래 노뼈의 측면 자뼈의 중간부	첫 번째 손허리뼈의 노뼈측 아래면	엄지벌림 보조 작용 : 손목 벌림
짧은엄지벌림근(abductor pollicis brevis) 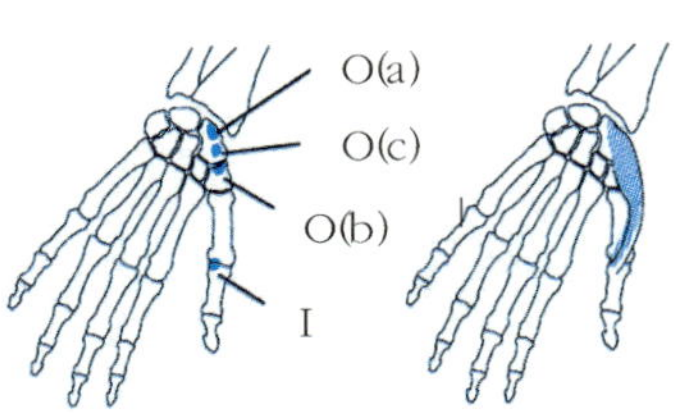 후면	a. 손배뼈의 결절 b. 큰마름뼈의 능선 c. 가로손목인대	엄지의 몸쪽 손가락 손바닥 아래면	엄지굽힘 보조 작용 : 엄지의 중간손목 관절 안쪽돌림

[표 10-3] 엄지의 근 작용(계속)

근육	잇는 곳(O)	닿는 곳(I)	작용
긴엄지굽힘근(flexor pollicis longus) 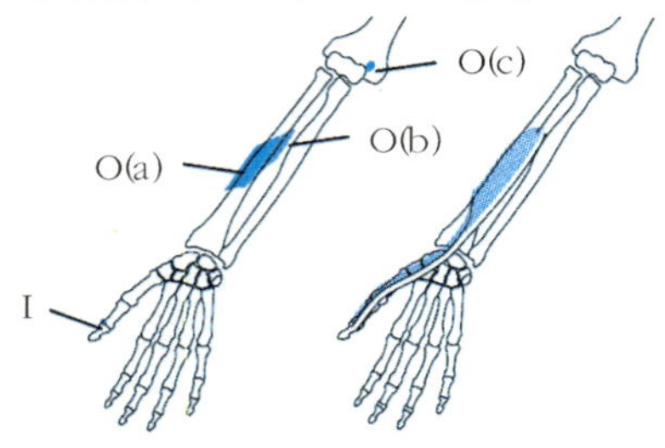 후면	a. 노뼈의 손바닥면 b. 뼈사이근막 c. 위팔뼈의 안쪽 관절융기	엄지의 먼쪽 손가락 손바닥면	엄지의 먼쪽 손가락 손바닥면
짧은손가락굽힘근(flexor pollicis brevis) 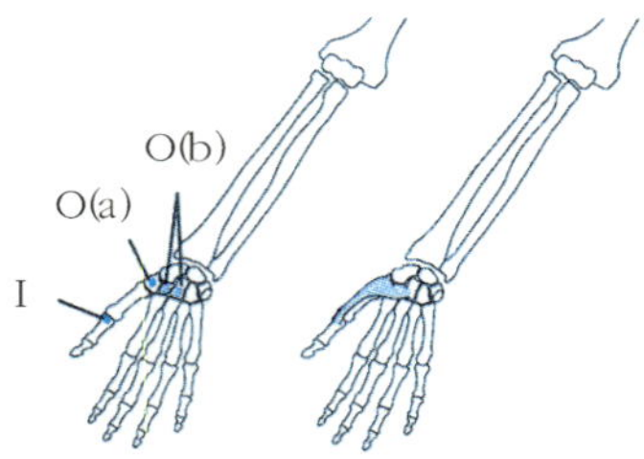 후면	a. 큰마름뼈의 능선(천부) b. 작은마름뼈, 콩알뼈, 그리고 먼쪽 손목뼈의 손바닥쪽 인대	엄지의 먼쪽손가락 손바닥 아래면	엄지굽힘 보조 작용 : 엄지의 손허리모음
엄지 모음근(abductor pollicis) 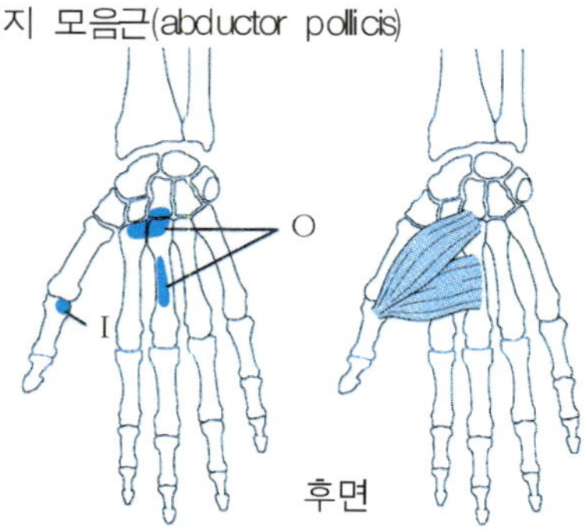 후면	경사두: 알머리뼈 2, 3손허리뼈의 아래면 가로두 : 세 번째 손허리뼈의 손바닥면 2/3	엄지의 몸쪽 손가락 안쪽 아래면	엄지모음 보조 작용 : 엄지의 손허리뼈과모음 (엄지를 손바닥 쪽으로 접촉)
엄지맞섬근(opponens pollicis) 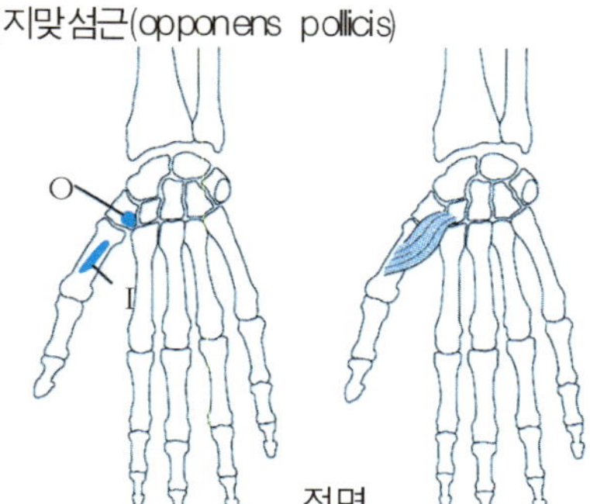 전면	큰마름뼈과 가로 인대	노뼈면에서 첫 번째 중간손목골의 완전한 길이	엄지맞섬(부분 휘돌림)

[표 10-4] 손과 손가락 근육의 작용

근육	잇는 곳(O)	닿는 곳(I)	작용
얕은손가락굽힘근(flexor digitorum superficialis) 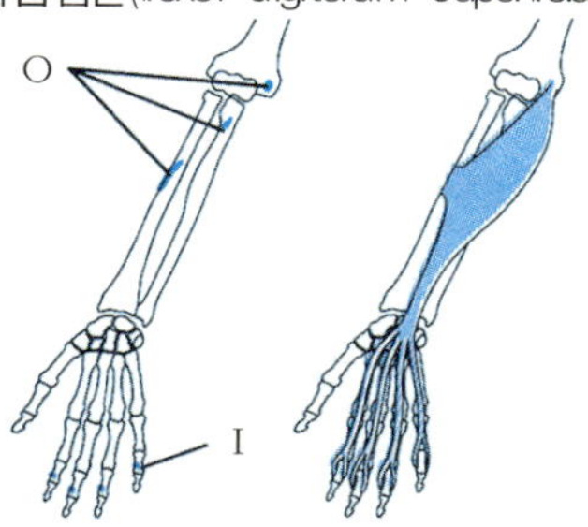 전면	위팔뼈의 안쪽관절융기 전상 노뼈와 자뼈	손가락의 중간마디뼈부위(힘줄은 갈라짐)	손가락굴곡(중간마디 및 첫마디) 보조 작용 : 손목굽힘 보조 팔꿈치관절 굽힘에서 아래팔굽힘
짧은엄지 굽힘근(flexor digitorum profundus) 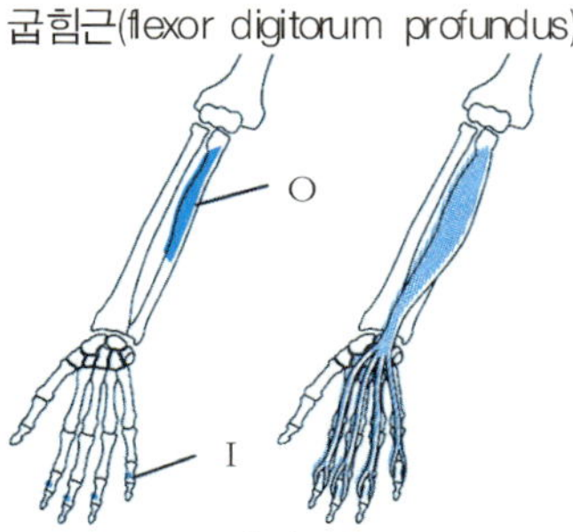 전면	자뼈의 위전부	끝마디뼈의 등쪽 아래면(힘줄은 갈라짐)	(모든 마디의) 손가락굽힘 보조 작용 : 손목굽힘 보조
엄지모음근(extensor digitorum) 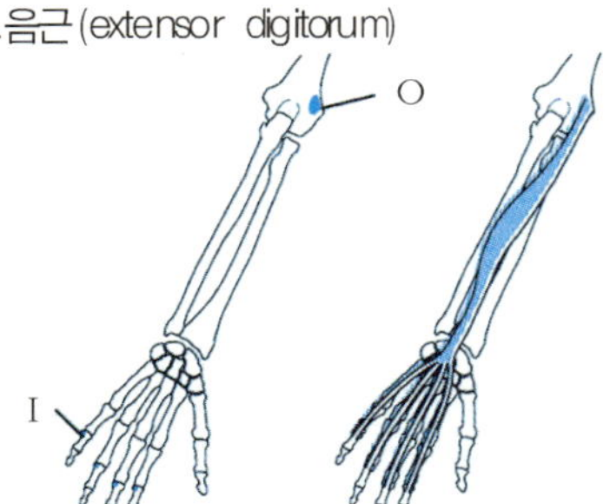 후면	위팔뼈의 가쪽관절융기(총건)	손가락의 중간 및 끝마디뼈 기저부	첫마디뼈와 손목의 폄 보조 작용 : 팔꿈치관절 굽힘에서 아래팔 폄
엄지맞섬근(lumbricales) 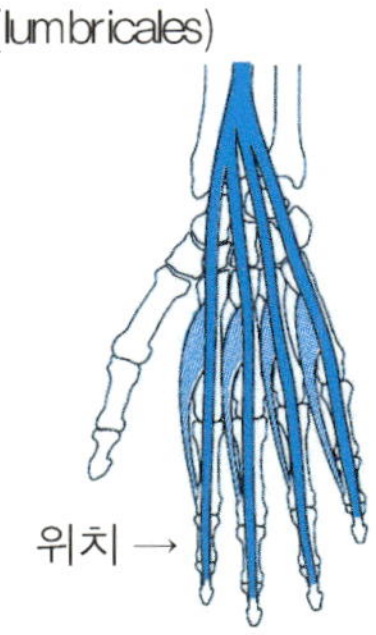 배측면	깊은손가락굽힘근의 힘줄	손허리뼈와 노쪽면을 지나 손가락폄근의 등쪽으로 확장된다.	손가락의 손허리손가락관절의 굽힘

[표 10-4] 손과 손가락 근육의 작용(계속)

근육	잇는 곳(O)	닿는 곳(I)	작용
새끼손가락벌림근(abductor digiti minimi) 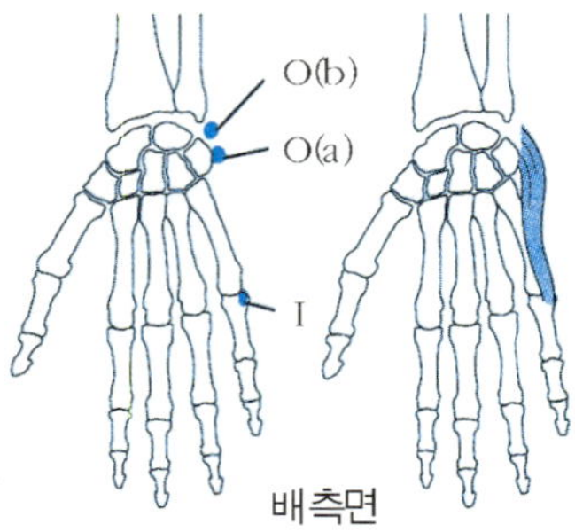	a. 콩알뼈 b. 자쪽손목굽힘건	힘줄이나뉨 : 자뼈부 첫마디뼈 아래 (새끼손가락), 짧은손가락폄근 짧은머리의 널힘줄	손가락벌림(새끼손가락)
등쪽뼈사이근(Interossei dorsales) 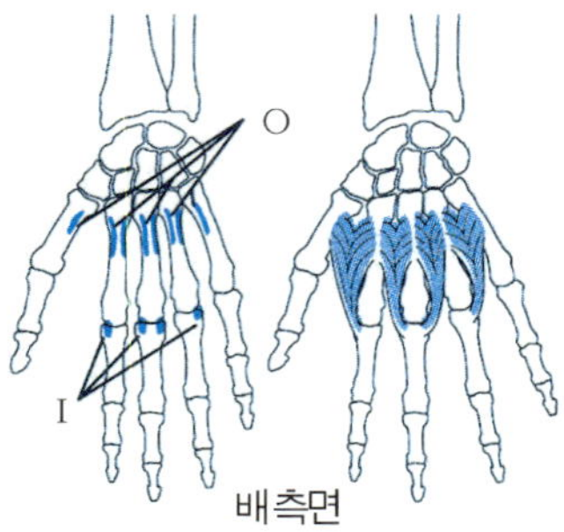	손허리뼈의 연결 부위부터 두 개의 머리로 나눔	2, 3, 4번 때 손가락 첫마디뼈의 아래면	손가락벌림 보조 작용 : 첫마디뼈의 굽힘 보조 중간 및 끝마디뼈의 폄 보조
새끼손가락맞섬근(opponens digiti minimi) 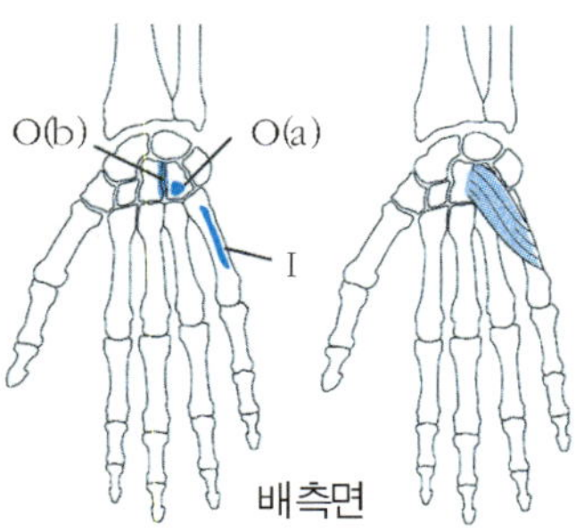	a. 갈고리뼈의 갈고리 b. 굽힘근지지띠	다섯 번째 손허리뼈의 좌전항 길이	다섯 번째 손허리뼈의 맞섬
손바닥뼈사이근(interossei palmares) 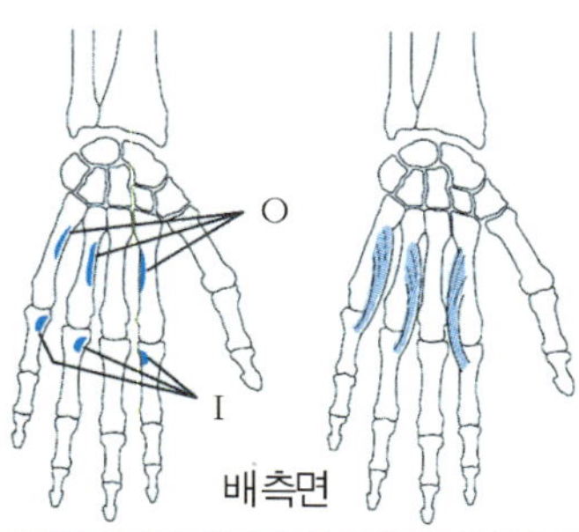	바닥면의 2, 4, 5번 손허리뼈의 완전한 길이	2, 4, 5 중손목뼈의 첫마디뼈의 아래부분	손가락모음 보조 작용 : 첫마디뼈의 굽힘 보조 중간 및 끝마디뼈의 폄 보조

[표 10-5] 손목 운동 시 근육 작용의 요약

해부학적 움직임	주동근	보조근	신경근 수준	ROM
굽힘(flexion)	노쪽손목굽힘근 자쪽손목굽힘근	긴손바닥근 깊은손가락굽힘근 얕은손가락굽힘근 집게손가락폄근 새끼손가락폄근	C7–T1	0–80°
폄(extension)	긴손바닥근 노쪽짧은손목폄근 자쪽손목폄근	손가락폄근	C6–C7	0–70°

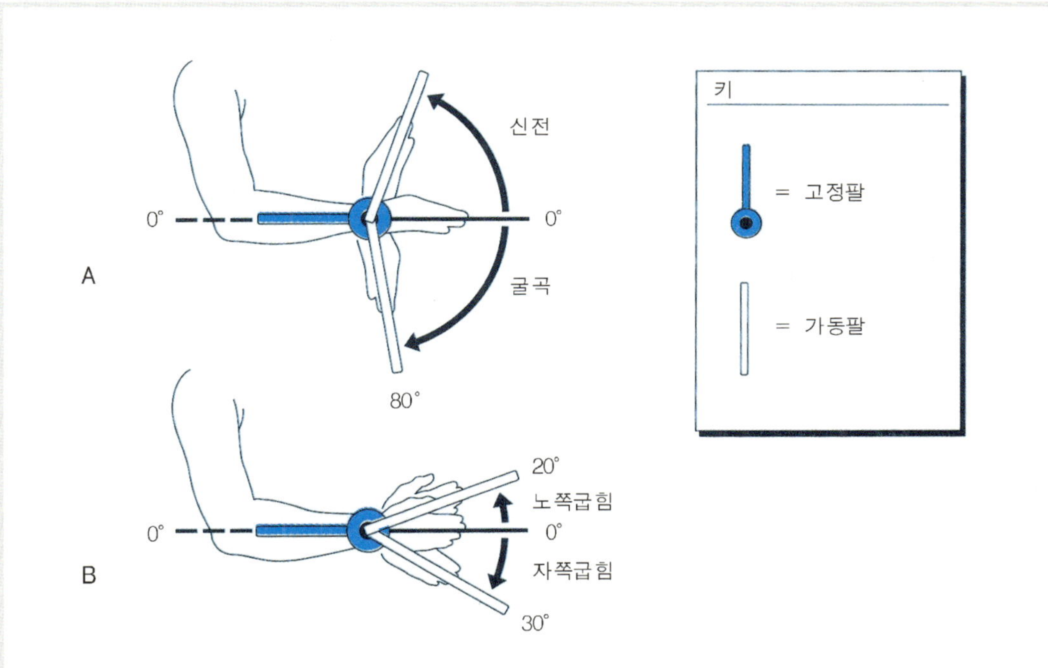

[그림 10-2] 손목의 관절가동범위 측정.

표 10-3은 엄지에 관계된 근육들이며, 표 10-4는 나머지 손가락에 관계된 근육들이다. 표 10-5는 손목관절운동을 요약했다.

손목 관절가동범위 측정(Measuring the Range of Motion of the Wrist)

노뼈굽힘 측정(그림 10-4)[3]은 검사자는 고정팔을 노뼈와 자뼈 사이 아래팔의 중간선에 놓고(노뼈의 가쪽관절융기에 점을 찍어 나란히) 가동팔은 세 번째 손허리뼈를 따라 움직인다. 노쪽굽힘과 자쪽굽힘은 고정팔은 자뼈의 가쪽중간선(노뼈의 안쪽가쪽관절융기에 점을 찍어 나란히)에 가동팔은 다섯 번째 손허리뼈를 따라 움직인다.

손목과 손의 신장(WRIST AND HAND STRETCHES)

닫힌 물결 운동(closed wave) (그림 10−5)

작용근(prime movers) : 노쪽손목굽힘근(flexor carpi radialis), 자쪽손목굽힘근(flexor carpi ulnaris) 긴노쪽손목폄근(extensor carpi radialis longus) 짧은노쪽손목폄근과 자쪽손목폄근(extensor carpi radialis brevis and extensor carpi ulnaris)

- 부드럽게 주먹을 쥐고 천천히 손목 굽힘 유지한다.
- 천천히 손목 폄하고 유지한다.

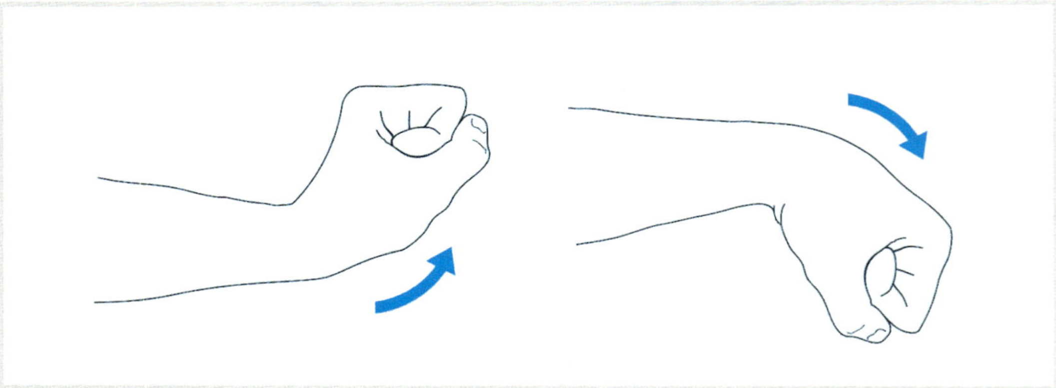

[그림 10-5] 닫힌물결 운동

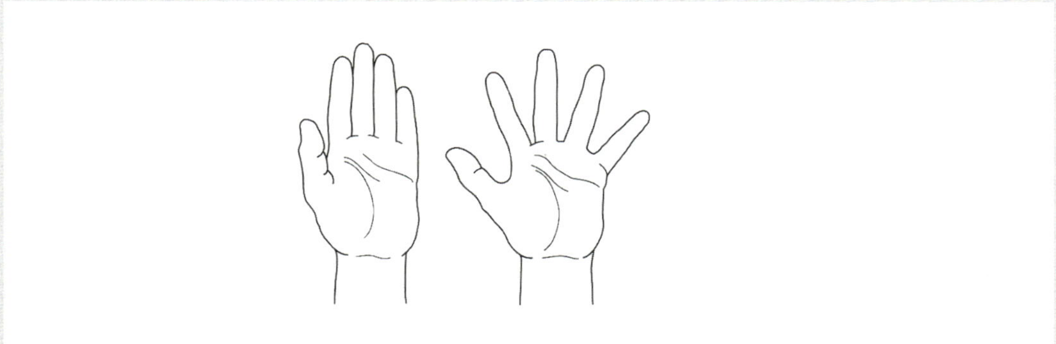

[그림 10-6] 손펴기

손펴기(Hand Spread) (그림 10-6)

작용근(prime movers) : 손등쪽뼈사이근(interossei dorsales), 새끼손가락벌림근(abductor digiti minimi), 손바닥쪽뼈사이근(interossei palmaris), 긴엄지벌림근(abductor pollicis longus), 짧은엄지벌림근(abductor pollicis brevis), 엄지모음근(adductor pollicis)

- 손가락 펴고 유지한다.
- 천천히 손가락 모음시킨다.

잠김손과 열린손(closed and open hands) (그림 10-7)

작용근(prime movers) : 손펴기 근육들, 얕은손가락굽힘근(flexor digitorum superficialis), 깊은손가락굽힘근(flexor digitorum profundus), 전체손가락폄근(extensor digitorum), 집게손가락폄근(extensor indices), 새끼손가락폄근(extensor digiti minimi), 엄지맞섬근(opponens pollicis), 새끼손가락맞섬근(opponens digiti minimi)

- 최대한 손가락을 쫙 편다.
- 천천히 손가락을 모으면서 강력하게 주먹쥔다.

손바닥 신장(Palm Stretch) (그림 10-8)

작용근(prime movers) : 노쪽손목굽힘근(flexor carpi radialis), 자쪽손목굽힘근(flexor carpi ulnaris) 얕은손가락굽힘근(flexor digitorum superficialis), 깊은손가락굽힘근(flexor digitorum profundus)

- 자신의 몸 앞에서 손바닥이 위로 향하게 놓는다.

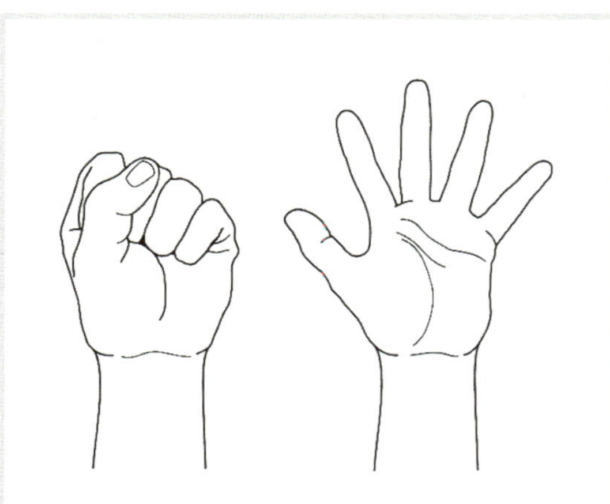

[그림 10-7] 잠김손과 열린손

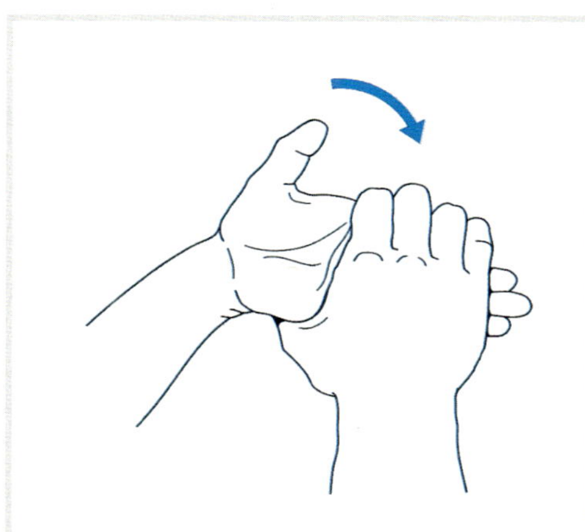

[그림 10-8] 손바닥 신장

• 팔꿉관절을 굽힘하여 신장하고자 하는 손바닥을 반대쪽 손에 가깝게 놓는다.
• 반대쪽 손으로 운동하고자 하는 손을 잡고 폄시키면서 손목과 손가락들을 신장하고 유지한다.
• 점진적으로 폄을 강화 · 유지 · 이완한다.

기도 손(Praying Hands) (그림 10-9)

작용근(prime movers) : 노쪽손목굽힘근(flexor carpi radialis), 자쪽손목굽힘근(flexor carpi ulnaris) 얕은손가락굽힘근(flexor digitorum superficialis), 깊은손가락굽힘근(flexor digitorum profundus), 위팔두갈래근(biceps brachii), 어깨세모근(deltoids)

• 몸에 가깝게 손가락이 위로 향하도록 손바닥을 붙인다.
• 손바닥을 아래로 움직이며, 팔꿉관절들을 위로 들어 올린다.
• 유지, 이완한다.

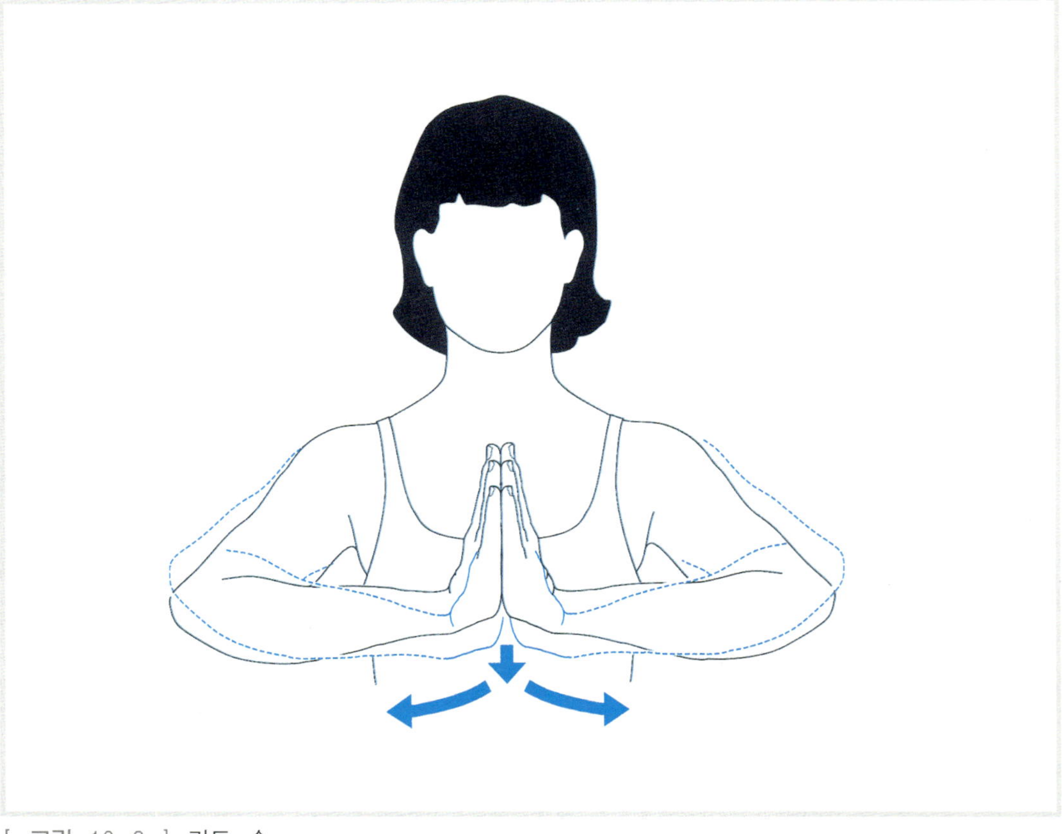

[그림 10-9] 기도 손

역기도 손(reverse praying hands) (그림 10-10)

작용근(prime movers) : 긴노쪽손목폄근(extensor carpi radialis longus) 짧은노쪽손목폄근과 자쪽손목폄근(extensor carpi radialis brevis and extensor carpi ulnaris)

- 몸에 가깝게 손등을 붙이고 손가락이 아래로 향하도록 놓는다.
- 가슴까지 손등을 올리며, 팔꿉관절들을 아래로 내린다.
- 유지, 이완한다.

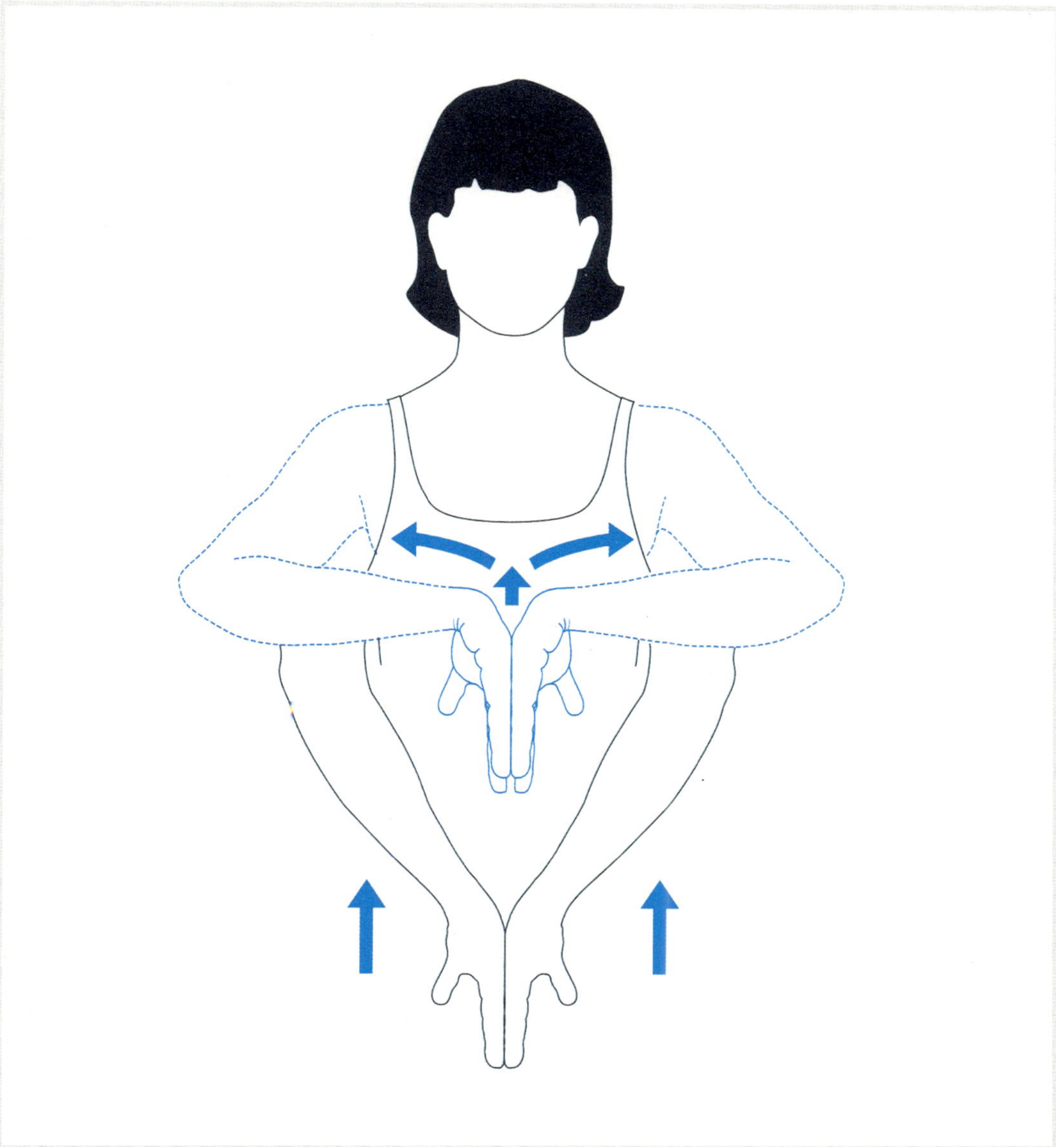

[그림 10-10] 역 기도 손

뒤침근 신장(Supinator Stretch) (그림 10-11)

작용근(prime movers) : 뒤침근(supinator), 위팔두갈래근(biceps brachii)

- 팔꿉관절을 90°로 굽힌다.
- 손바닥이 아래로 향하도록 놓고, 반대쪽 손에 가깝게 위치시킨다.
- 반대쪽 손으로 아래로 향해있는 손의 손목을 잡는다.
- 반대쪽 손으로 서서히 잡은 손목을 위로 올리면서 엎침시키며 돌린다.

엎침근 신장(Pronator Stretch) (그림 10-12)

작용근(prime movers) : 네모엎침근(pronator quadratus), 원엎침근(pronator teres)

- 팔꿉관절을 90°로 굽힌다.
- 손바닥을 위로 향하도록 놓고 반대쪽에 팔꿉관절을 붙인다.
- 반대쪽 손바닥은 손등을, 반대쪽 엄지의 안쪽모서리는 바른쪽 손바닥을 잡는다.
- 반대쪽 손으로 서서히 잡은 손을 위로 올리면서 뒤침시킨다.

반주먹 자세(finger tuck) (그림 10-13)

작용근(prime movers) : 벌레모양근(lumbricals), 얕은손가락굽힘근(flexor digitorum superficialis), 깊은손가락굽힘근(flexor digitorum profundus)

- 손을 올린다.
- 반주먹 자세 유지, 손가락사이관절들을 아래로 구부린다.

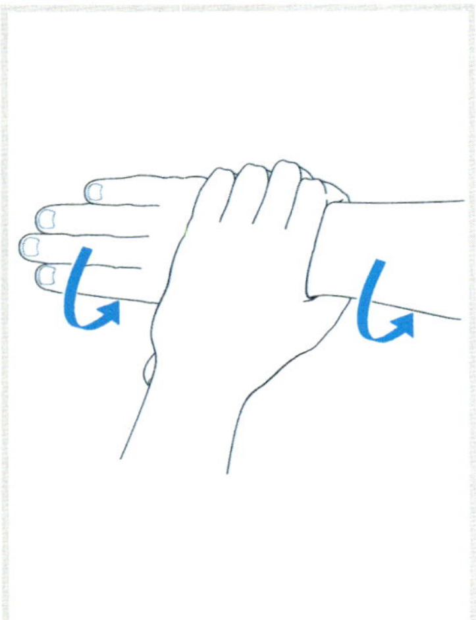

[그림 10-11] 뒤침 신장

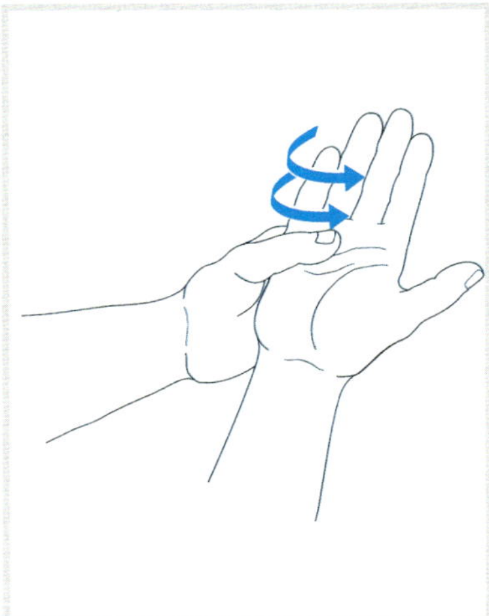

[그림 10-12] 엎침 신장

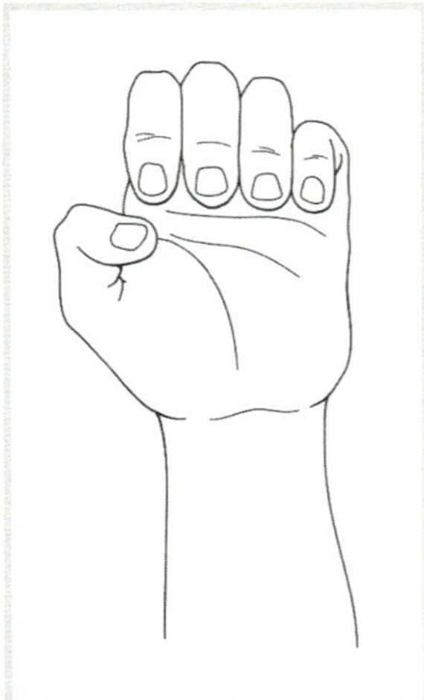

[그림 10-13] 반주먹 자세

• 유지, 이완한다.

손목 · 손 운동(WRIST AND HAND EXERCISE)

손목 돌리기(Wrist Circles) (그림 10-14)

작용근(prime movers) : 손목굽힘근(wrist flexors), 손목폄근(wrist extensors), 얕은손가락굽힘근(flexor digitorum superficialis), 깊은손가락굽힘근(flexor digitorum profundus), 위팔두갈래근(biceps brachii), 위팔세갈래근(triceps), 어깨세모근(deltoids)

• 손목을 몸의 양 옆에 놓는다.
• 아래팔을 고정하고 손목들을 시계방향으로 천천히 돌린다.
• 시계반대 방향으로 돌린다.

엄지 운동(Thumb Movements) (그림 10-15)

작용근(prime movers) : 짧은엄지굽힘근(flexor pollicis brevis), 긴엄지굽힘근(flexor pollicis

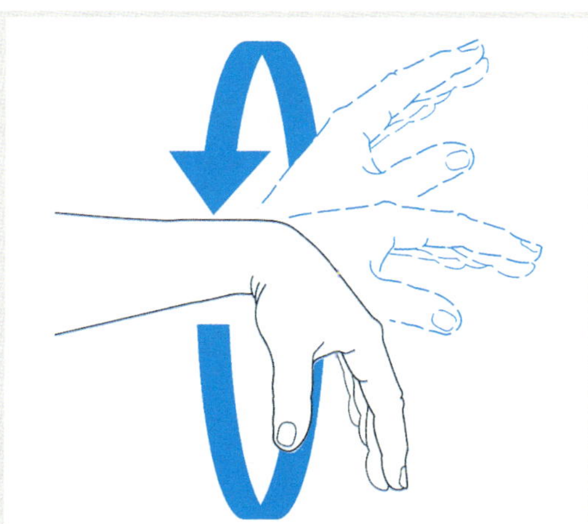

[그림 10-14] 손목 돌리기

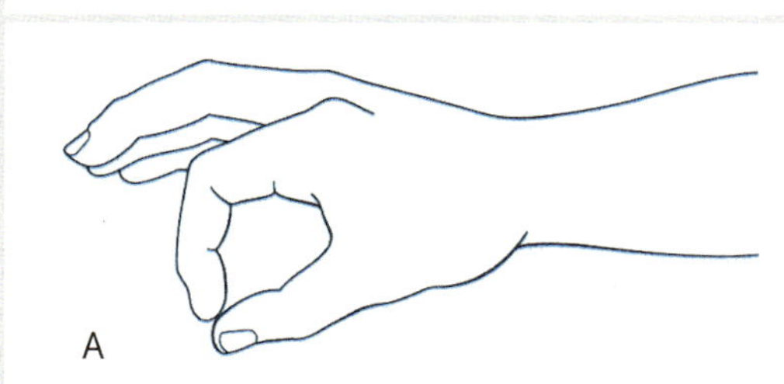

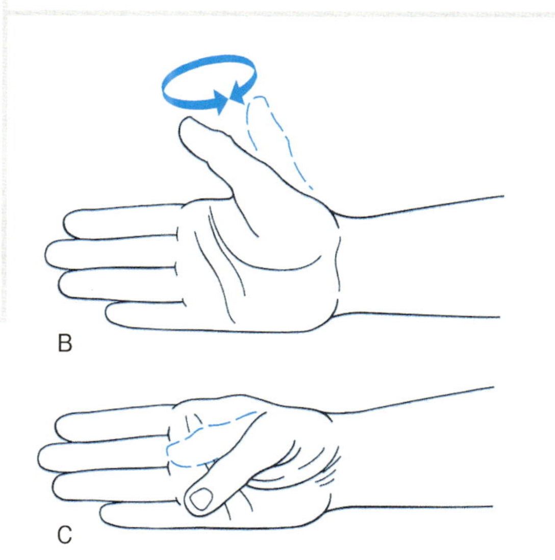

[그림 10-15] 엄지 운동

longus), 짧은엄지폄근(extensor pollicis brevis), 긴엄지폄근(extensor pollicis longus), 긴엄지벌림근(abductor pollicis longus), 짧은엄지벌림근(abductor pollicis brevis), 엄지모음근(adductor pollicis), 엄지맞섬근(opponens pollicis), 새끼손가락맞섬근(opponens digiti minimi)

운동은 세 부분으로 나누어 시행한다.

- A : 각 손가락을 엄지와 접촉시켜 "O"자를 유지(맞섬운동)한다.
- B : 엄지로 시계방향과 반시계방향으로 엄지휘돌림운동(휘돌림운동)을 한다.
- C : 엄지로 손허리뼈의 아래면을 접촉하게 한다(엄지맞섬).

손목 펴기(Wrist Extension) (그림 10-16)

작용근(prime movers) : 긴노쪽손목폄근(extensor carpi radialis longus) 짧은노쪽손목폄근과 자쪽손목폄근(extensor carpi radialis brevis and extensor carpi ulnaris)

- 물 속에서 팔꿈관절을 90° 굽힌 상태에서 부유아령을 잡고 손바닥이 얼굴로 향하도록 굽힘시킨다.
- 반대쪽 손은 아래팔을 지지한다.
- 손목을 가능한 한 제대로 물속을 향해 천천히 폄시킨다.
- 반복한다.

손목 굽힘(Wrist Flexion) (그림 10-17)

작용근(prime movers) : 노쪽손목굽힘근(flexor carpi radialis), 자쪽손목굽힘근(flexor carpi ulnaris)

- 물 속에서 팔꿈치관절을 90° 굽힌 상태에서 부유아령을 잡고 손바닥이 바닥을 향하도록 폄시킨다.
- 반대쪽 손은 아래팔을 지지한다.
- 손을 가능한 한 제대로 물속을 향해 천천히 굽힘시킨다.
- 반복한다.

손목 노쪽굽힘과 자쪽굽힘(Wrist Radial and Ulnar Deviation) (그림 10-18)

작용근(prime movers) : 노쪽손목굽힘근(flexor carpi radialis), 긴노쪽손목폄근(extensor carpi radialis longus) 짧은노쪽손목폄근(extensor carpi radialis brevis), 자쪽손목굽힘근(flexor carpi ulnaris), 자쪽손목폄근(extensor carpi ulnaris)

- 팔꿉관절을 90° 굽힌 상태에서 몸의 한쪽면에 손을 위치한다.
- 엄지가 위로 향한 자세로 부유아령을 잡는다.
- 반대쪽 손은 아래팔을 지지하고 가능한 한 최대로 손목을 자쪽굽힘, 뒤굽힘시킨다.

손목 돌림(wrist rotation) (그림 10-19)

작용근(prime movers) : 뒤침근(supinator), 네모엎침근(pronator quadratus), 원엎침근(pronator teres)

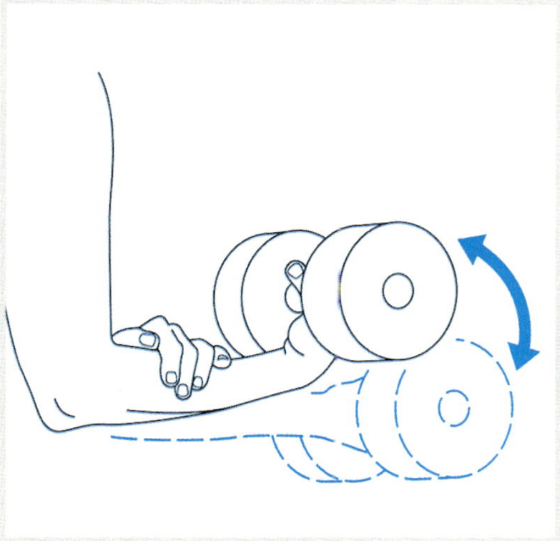

[그림 10-16] 손목 폄

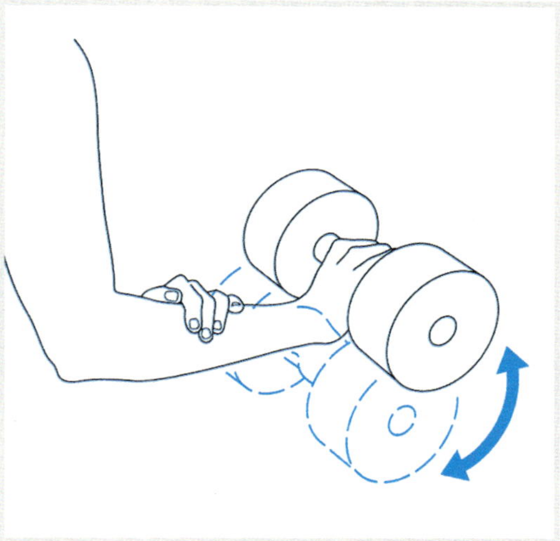

[그림 10-17] 손목 굽힘

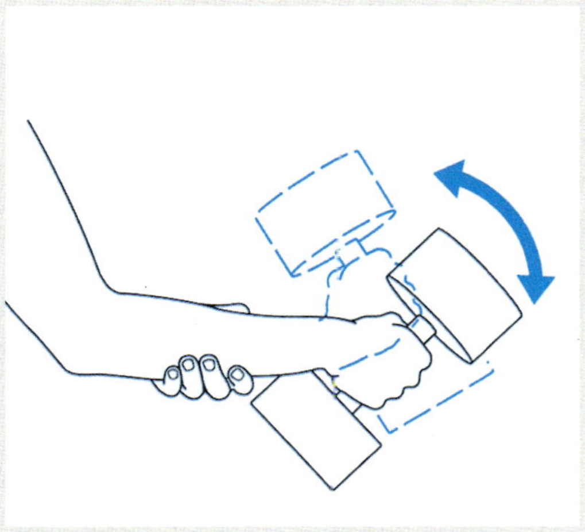

[그림 10-18] 손목 노쪽굽힘과 자쪽굽힘

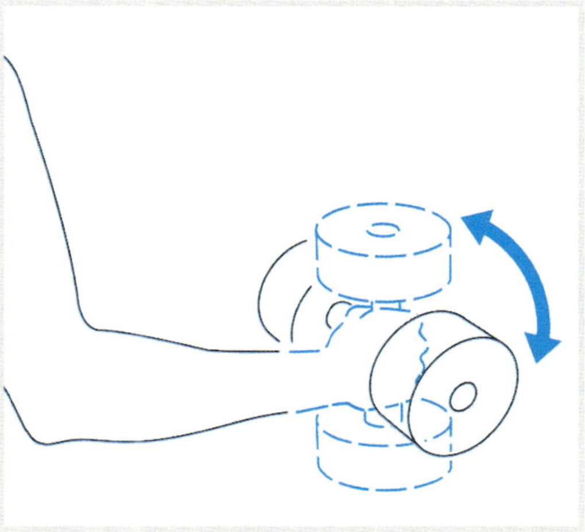

[그림 10-19] 손목 돌림

• 팔꿈관절을 굽힘상태로 부령아령을 잡고 손바닥을 위로 향하도록 한다.

• 물의 저항이 유지되는 동안 손바닥은 바닥을 향해 돌림시킨다.

• 반복한다.

손목 · 손의 일반적 증상들 ▶ ▶ ▶ (COMMON CONDITION OF THE WRIST AND HAND)

관절염(Arthritis of the Wrist and Hand)

손목 · 손은 관절염이 일어나는 주된 부위이다.

원인(Origin)

류마티스성 관절염들은 주로 손에서 일어나며 오랫동안 손을 사용해서 일하는 사람들에게는 뼈관절염으로 나타나기도 한다.

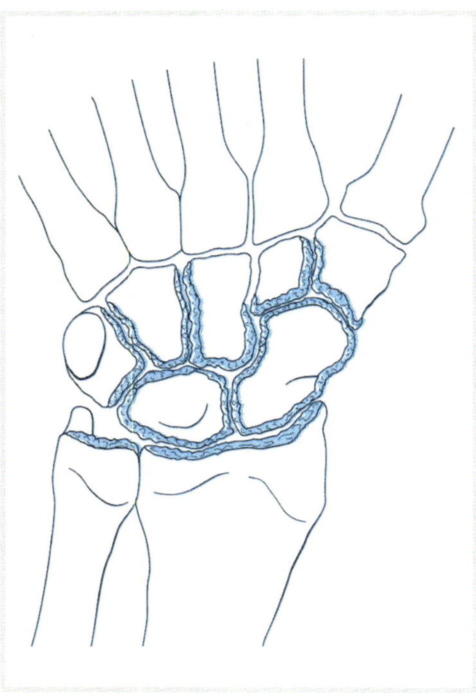

[그림 10-20] 손목 관절염

병리(Pathology)

손목 · 손허리 · 손가락관절이 주로 침범되며(그림 10-20) 이 질병에 관계된 병리학적 과정은 7장에서 언급하였다.

징후와 증상(signs and symptoms)

일반적 증상은 통증 · 강직 · 부종이며, 악화기 · 회복기가 지속된다.

감염부위(Body parts Affected)

• 뼈(손목 · 손허리 · 손가락)

• 관절표면(관절연골)

• 조직들(관절안, 근육, 인대, 말이집, 힘줄)

운동 시 우선 사항(Exercise priorities)

• 조절된 운동 프로그램(환자의 피로도 고려)

• 관절가동범위 극대화
• 손목과 손의 자체근육들 강화

손목 골절(Wrist Fracture)

두 가지의 중요한 골절은 콜레스골절(Colles fracture) (먼쪽노뼈와 자뼈)과 손배뼈 골절이다(그림 10−21).

원인(Origin)

주로 손을 뻗힌 상태로 손바닥을 집고 넘어졌을 때 발생한다.

병리(Pathology)

비록 콜레스골절은 수술적 방법으로 줄어들어 보이지만, 환자는 뒤쪽으로 변위된 먼쪽노뼈와 자뼈의 백조목 변형을 가지게 된다. 이것이 대수롭게 보일지 몰라도 환자는 먼쪽노뼈의 변형된 각도 때문에 완전관절범위를 취할 수 없다. 손배뼈골절은 발생 2~3주 동안 방사선 소견상에 이상이 없을 수 있으며 손배뼈의 특수한 혈액공급 때문에 골절치유 기간이 길어질 수 있다.

징후과 증상(Signs and Symptoms)

이들 골절의 현저한 특징은 손목의 통증과 강직이다. 석고 고정아래 손가락들도 강직이 올 수 있으며 반사성 교감신경성 퇴행위축이 가장 일반적인 이차적 징후이다.

감염부위(Body parts Affected)

• 뼈(노뼈, 자뼈, 손목뼈, 손허리뼈)
• 관절연골
• 조직들(관절안, 힘줄, 인대)
• 신경들(골절 시 침범됨)

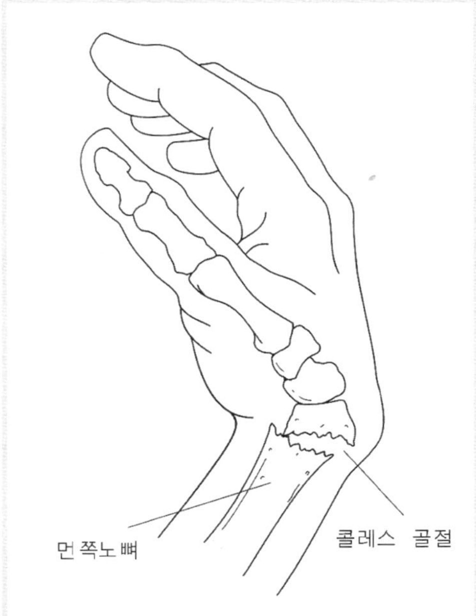

[그림 10-21] 손목 골절(Redrawn from Arnheim D. Modern Principles of Athletic Training, 8th ed. St. Louis: Times mirror/Mosby College Publishing, 1993.)

운동 시 우선 사항(Exercise priorities)

- 관절가동범위 극대화(뒤침 · 엎침 포함)
- 손목 자체근육들 강화
- 기능적 손목운동 훈련

손목 힘줄염(Wrist Tendonitis)

팔꿉관절 힘줄염처럼 손목의 힘줄염도 폄근과 굽힘근들에서 발생한다. 다른 점은 팔꿉관절 건염은 팔꿉관절 부위에 붙는 근육들에 국한되지만 손목 힘줄염은 손목관절 부위에 붙는 긴 힘줄들도 포함된다.

원인(Origin)

일반적으로 과다사용의 결과로써 발생하며 직업과 관계된다.

병리(Pathology)

이 질병의 병리학은 7장에서 언급하였듯이 굽힘근과 폄근들이 포함되며 힘줄윤활막염(tenosynovitis)으로 발전되는 것이 일반적이다(그림 10-22).

징후와 증상(signs and symptoms)

관절가동범위는 정상이지만 통증은 감염 힘줄들의 신장 시 나타나며 과다사용 시에도 나타난다. 힘줄윤활막염으로 발전되면 말이집 속으로 힘줄들이 미끄러지면서 내는 비빔소리음이 종종 나타난다.

감염부위(Body parts Affected)

- 손목의 굽힘힘줄과 폄힘줄
- 근육(굽힘근과 폄근, 엄지와 손가락운동)

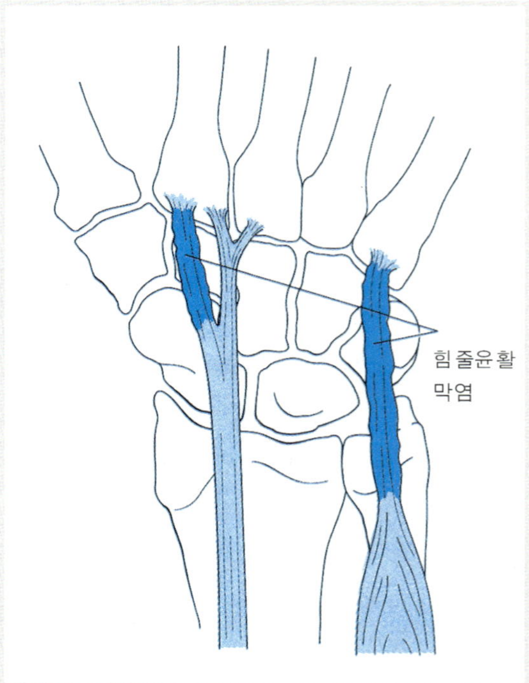

[그림 10-22] 손목 힘줄염

운동 시 우선 사항(Exercise priorities)

- 침범된 힘줄들의 신장
- 조절된 강화운동 프로그램 설정

손목 삠(Wrist Sprain)

손목관절의 하나 혹은 여러 인대들에 침범한다.

원인(Origin)

주로 손을 뻗힌 상태로 손바닥을 짚고 넘어졌을 때 가장 많이 발생하며 스포츠 손상이나 자동차 사고로도 흔하게 발생한다. 만약 과굽힘 상태로 손등을 짚었다면 등쪽인대 쪽에 문제가 발생하겠지만, 과젖힘 상태로 손바닥을 짚었다면 바닥쪽인대 쪽에 문제가 야기된다.

병리(Pathology)

이 질병의 병리학은 7장에서 언급했듯이 많은 인대들이 침범되어진다(그림 10-23).

징후와 증상(signs and symptoms)

통증이 매우 심하고 관절가동범위는 제한되며, 침범된 인대들을 신장시키는 방향으로 가동범위는 제한된다. 부종이 일어난다면 신경과 혈관통로가 압박되어 좁아지는 손목굴증후군을 의심해야 한다.

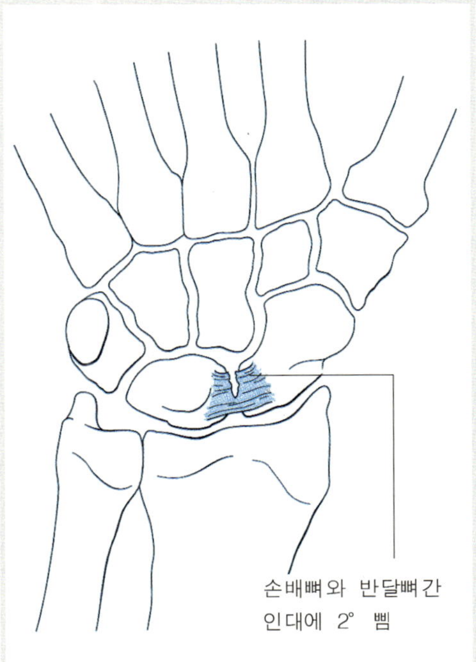

[그림 10-23] 손목 삠

감염부위(Body parts Affected)

- 손목인대
- 관절안
- 손목 · 손가락 근육
- 손목굴터널을 따라 지나가는 신경과 혈관들

운동 시 우선 사항(Exercise priorities)

- 관절가동범위 회복

• 손목 · 손의 조절된 강화운동 설립
• 손목 · 손의 기능적 활동 회복

손목 탈구(Wrist Dislocation)

"손목탈구" 용어는 노뼈의 먼쪽 끝의 면과 손목뼈의 근위열들의 탈구로서 언급되어질 수 있으며, 반달뼈의 단독 탈구에도 적용된다.

원인(Origin)

손목관절 상해는 다른 요소가 많지만 주로 손을 뻗힌 상태로 손바닥을 짚고 넘어졌을 때가 일반적이다.

병리(Pathology)

손목탈구의 결과는 3° 삠처럼 과굽힘 · 젖힘에 의해 정상범위를 넘어선 인대가 급격히 신장되면서 찢어지는 것이다. 이때 노뼈골절도 동반될 수 있다.

징후와 증상(signs and symptoms)

상해 시 뼈 구조의 시각적 이상이 명백하며, 탈구정복 후에도 부분탈구 시 보여지는 손목관절 운동의 부자유와 통증이 지속된다.

감염부위(Body parts Affected)

• 손목관절 인대
• 관절안
• 신경 · 혈관(골절시 침범)
• 손목 · 손의 근육과 힘줄

운동 시 우선 사항(Exercise priorities)

• 관절가동범위 회복
• 조절된 강화운동 설립

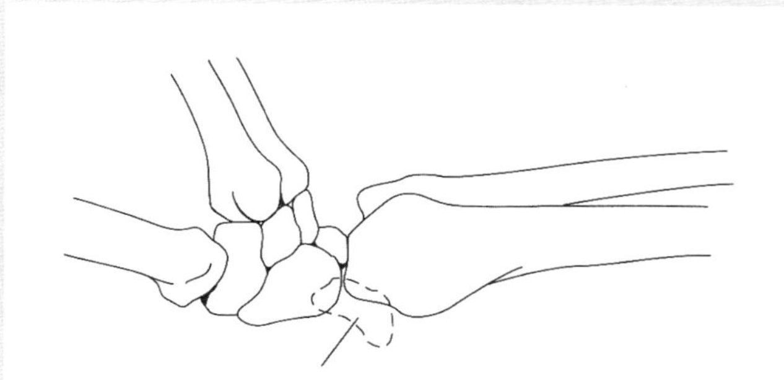

[그림 10-24] 손목 탈구

손목 · 손의 증상에 따른 수중운동치료 프로토콜 (THE AQUATIC EXERCISE THERAPY PROTOCOL FOR CONDITIONS OF THE WRIST AND HAND)

1 단계(Phase One)

준비운동(Warm-up)

각 운동은 2분 동안 시행한다.

- 완전히 팔 굽히기(그림 5-2)
- 가슴 앞 휘젓기(그림 5-14)
- 옆으로 걷기(그림 5-23)

신장운동(Stretch)

6번씩 반복 시행하며, 각 운동은 10초간 유지한다.

- 닫힌 물결 운동(그림 10-5)
- 반 주먹 자세(그림 10-13)
- 잠김손과 열린손(그림 10-7)
- 손펴기(그림 10-6)

근력운동(Strengthen)

8~12번 반복을 1세트로 한다. 오로지 물의 저항을 이용한다.

- 손목 굽힘(그림 10-17)
- 손목 펴기(그림 10-16)
- 손목 노쪽굽힘과 자쪽굽힘(그림 10-18)

2 단계(Phase Two)

준비운동(Warm-up)

1단계와 같은 운동을 시행하나, 손목운동을 강조한다.

신장운동(Stretch)

5번씩 반복 시행하며 각 운동은 20초간 유지한다. 1단계의 신장운동과 다음의 운동을 덧붙인다.

• 손바닥 신장(그림 10-8)

• 뒤침근 신장(그림 10-11)

• 엎침근 신장(그림 10-12)

근력운동(Strengthen)

8~12번 반복을 2세트를 실행한다. 작은 저항 패들을 들고 1단계부터 실시한다. 그 다음 아래를 추가한다.

• 손목 돌리기(그림 10-14)

• 손목 돌림(그림 10-19)

• 엄지 운동(그림 10-15)

3 단계(Phase Three)

준비운동(Warm-up)

2단계와 같다.

신장운동(Stretch)

5번씩 반복 시행하며, 각 운동은 20초간 유지한다. 1단계의 신장운동과 다음의 운동을 덧붙여 시행한다.

• 기도손(그림 10-9)

• 역기도손(그림 10-10)

근력운동(Strengthen)

8~12번 반복을 3세트를 실행한다. 저항력을 증가시키기 위해 작은 저항 패들과 부유기를 사용한다.

• 손목 굽힘(그림 10-17)

• 손펴기(그림 10-6)

• 손목 노쪽굽힘과 자쪽굽힘(그림 10-18)

• 손목 돌리기(그림 10-14)

• 손목 돌림(그림 10-19)

• 엄지 운동(그림 10-15)

4 단계(Phase Four)

준비운동(Warm-up)

2단계와 같다. 그러나 작은패들과 물을 밀거나 당기기 위한 장갑을 낀다.

신장운동(Stretch)

5번씩 반복 시행하며, 각 운동은 30초간 유지한다. 3단계의 신장운동과 다음의 운동을 덧붙인다.

- 아래팔 신장(그림 9-9)

근력운동(Strengthen)

8~12번 반복을 3세트를 실행한다. 3단계의 근력운동을 시행하나 저항을 증가시킨다. 저항증가 방법은 운동속도를 높이거나 완전한 가동범위로 운동시킨다거나 큰 패들, 부유기, 신장밴드의 사용이다.

참고자료(REFERENCES)

1. Magee D. Orthopedic Physical Assessment. Philadelphia: W.B. Saunters, 1987.
2. Green W, Heckman J. Rosemont, IL: The Clinical Measurement of Joint Motion. American Academy of Orthopaedic Surgeons, 1994.
3. Arnheim D. Modern Principles of Athletic Training, 8th ed. St. Louis: Times Mirror/Mosby College Publishing, 1993.
4. Gould J, Davis G. Orthopaedic and Sports Physical Therapy. St. Louis: C.V. Mosby, 1985.

11 걸음 · 균형 장애를 위한 수중재활
(AQUATIC REHABILITATION FOR DISORDERS OF GAIT AND BALANCE)

걸음(GAIT)

걸음 재교육(Walking Re-education)

인간의 발은 신체충격을 흡수하게끔 만들어져 있다. 물 속에서 운동하는 가장 큰 이점은 충격을 제거한 상태에서 힘을 가할 수 있다는 것이다. 수중걸음은 부력을 이용하기 때문에 지면에서 걸음하는 것보다 쉬우며 손상된 하지들은 통증 없이 더 빨리 부분적 무게이동훈련 수행이 가능하며, 치유되고 있는 구조물들의 위험요소를 예방할 수 있다.[1, 2] 걸음 재교육은 다리의 외상이나 질병 후 필수적이며, 비정상걸음 패턴을 바로 잡지 않는다면 미래의 병적 걸음상태로 발전될 것이다. 걸음은 점차적으로 바로 잡아야 하는 복합적 움직임 패턴이며, 교육 초기에는 걸음주기를 부분적으로 나누어 시행하고 점차 향상이 보이면 그 다음 걸음주기를 시행하여 걸음패턴을 받아들이게 한다.[1]

걸음주기(The Gait Cycle)

걸음주기는 독특한 개인적 걸음패턴에 따른 움직임의 연속이며 3단계로 나누어진다. – 입디딤기, 흔듦기, 동시디딤기 – 3단계는 또다시 여러 단계로 세분화 된다.

흔듦기(The Swing Phase)

걸음주기의 40% 차지하며 이 시기 동안 발은 무게를 지지하지 않는다. 이동하는 동안 사용되어지는 작용근은 넓다리네갈래근이다. 이 흔듦기는 3개의 단계로 세분화 된다.

초기 흔듦기(Initial Swing)

이 세부 단계는 바닥에 질질 끄는 것을 예방하기 위해 족관절 발목관절/발등굽힘근이 발가락을 들어올리며 다리를 앞으로 가속시키기 위해 무릎관절을 60° 정도 굴곡한다.

중간 흔듦기(Midswing)

이 세부 단계는 가속다리가 반대쪽 다리를 지나치는 과정이다. 만약 발목관절 발등쪽굽힘근들이 약하다면 엉덩관절을 더 굽힘시키는 닭걸음(발처짐걸음)이 일어난다.[3]

최종 흔듦기(Terminal Swing)

이 세부 단계는 가속다리가 바닥에 접촉하기 전에 지나치는 과정이며 가속의 속도를 조절하기 위해 넓다리네갈래근과 뒤넙다리근이 함께 작용한다.[3]

[표 11-1] 보행주기와 하지의 물에 의한 영향

			물의 영향		
			보조	저항	지지
흔듦기 (40%)	초기 흔듦기	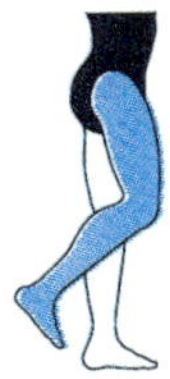	엉덩관절 굽힘 무릎관절 60° 굽힘	발목관절 발바닥쪽굽힘	발은 중립
	중간 흔듦기	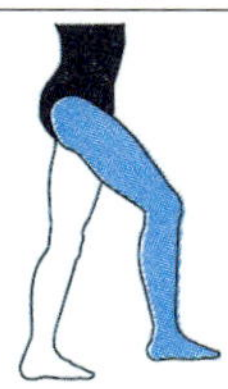	엉덩관절 굽힘	무릎관절을 휘두르면서 폄을 시작한다.	발목관절과 발은 중립
	말기 흔듦기	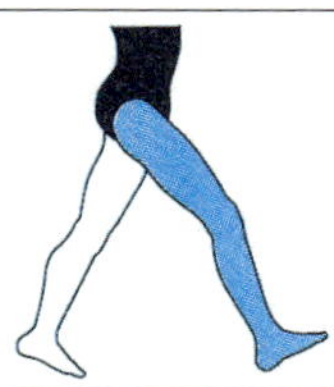	엉덩관절 굽힘	무릎관절을 0° 까지 폄	발목관절과 발은 중립
디딤기 (60%)	발뒤꿈치 닿기	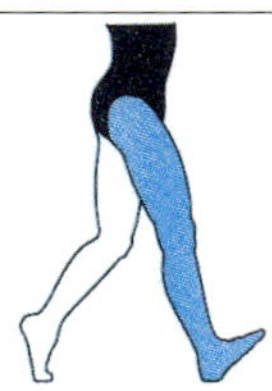	엉덩관절 굽힘 발목관절 발등쪽굽힘	무릎관절 완전 폄	발은 중립
	발바닥 닿기	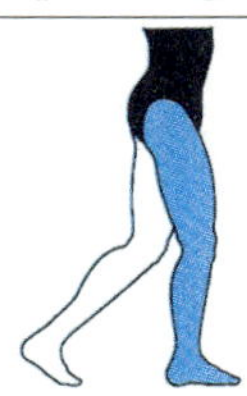	엉덩관절 굽힘 무릎관절 10° 굽힘		발목관절 중립 발 중립
	중간 디딤기	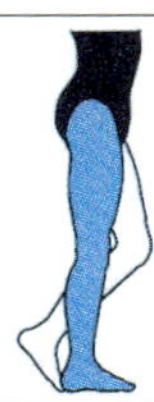		엉덩관절 폄 발목관절 발바닥쪽 굽힘	무릎관절 중립, 완전 폄 발은 중립
	발끝 밀기	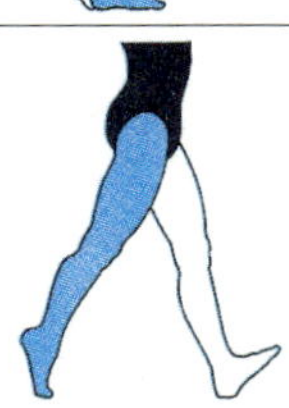	엉덩관절 완전 폄	발목관절 발바닥쪽굽힘 발허리발가락관절 폄	무릎관절 중립, 완전 폄 발가락 사이 관절 중립

* 몸통은 걸음주기동안 중립을 유지한다. 엉덩관절을 펴기 시작하면, 부력은 운동에 대한 어느 정도의 저항을 제공하기 시작한다. 무게가 반대 다리로 이동할때, 부력은 발목관절 발등쪽굽힘과 발허리발가락관절 폄으로 유발된 위쪽 밀어넣기를 도와준다.

디딤기(The Stance Phase)

걸음주기의 60% 차지하며 발은 바닥에 접촉한 채로 무게를 지탱한다. 디딤기 동안 발은 다양한 기능, 즉 충격흡수나 무게지지 기능을 하며 다음의 4단계로 세분화 된다.

발뒤꿈치 닿기(heel strike)

발이 바닥에 접촉할 때 발생하며 발목관절 발바닥쪽굽힘근들은 발가락을 위로 유지하도록 한다. 무릎은 완전히 펴된 상태여야 한다. 무릎폄이 약하다면 체중이 지지될 때 젖힘 무릎을 일으킬 수 있다.[4, 5]

발바닥 닿기(flat foot)

발바닥이 몸의 무게를 지지할 준비하는 세부단계이며 만약 발목관절 발바닥쪽굽힘근들이 약하면 발은 땅에 탁 내려놓게 된다.

중간 디딤기(midstance)

이 세부 단계는 발의 무게를 발 전체에 고르게 분배하여 한 다리로 서 있는 동안 몸의 균형을 유지하는 시기이다. 엉덩관절 벌림근이 약하면 반대쪽 골반이 아래로 떨어지게 된다. 엉덩관절 폄근의 약화도 이 시기동안 관찰해야 한다.

발뒤꿈치 떼기(push-off)

이 세부 단계는 발뒤꿈치가 바닥에 떨어져 흔듦기를 준비하는 시기이며 장딴지근의 적당한 근력이 필요하다.

동시 디딤기(The Double Stance Phase)

바닥에 두발이 동시에 닿아서 신체의 무게가 어느 한쪽으로 이동되어져 가는 시기이며 걸음주기 동안 2번 일어난다. 이 시기 동안 걸음의 정상변수는 다음과 같다.

1. 바닥 넓이는 2~4인치이다. 바닥 넓이가 너무 넓으면 균형에 문제를 야기한다(그림 11-1).
2. 한걸음 길이는 14~16인치이며 양발의 걸음걸이는 같다(그림 11-2).
3. 가쪽골반이동(Lateral penic shaft)은 1~2인치이며 걷는 동안 양쪽 골반으로 체중이 옮겨가면서 골반의 가쪽 움직임이 일어난다(그림 11-3).
4. 수직골반이동은 2인치이며 고위점은 중간 디딤기에서, 하위점은 발뒤꿈치 닿기에서 발

생한다.(그림 11-3)

5. 골반돌림은 흔드는 다리에서 앞쪽 4°, 서 있는 다리에서 뒤쪽 4°이다.
6. 발가락들은 바깥으로 5~10°의 각도를 이룬다.

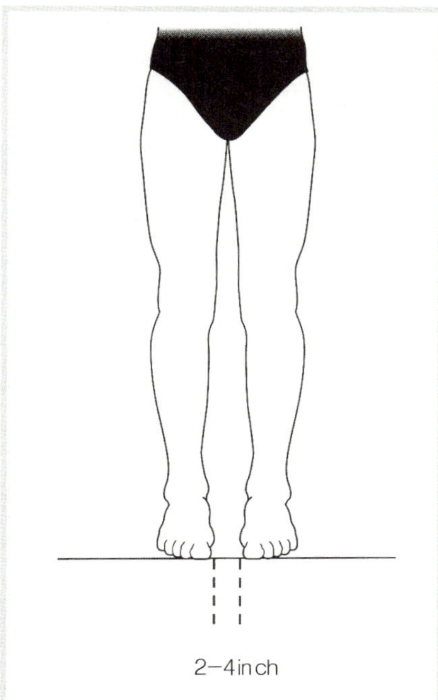

[그림 11-1] 동시 디딤기의 정상 바닥의 넓이는 4 inch이다.

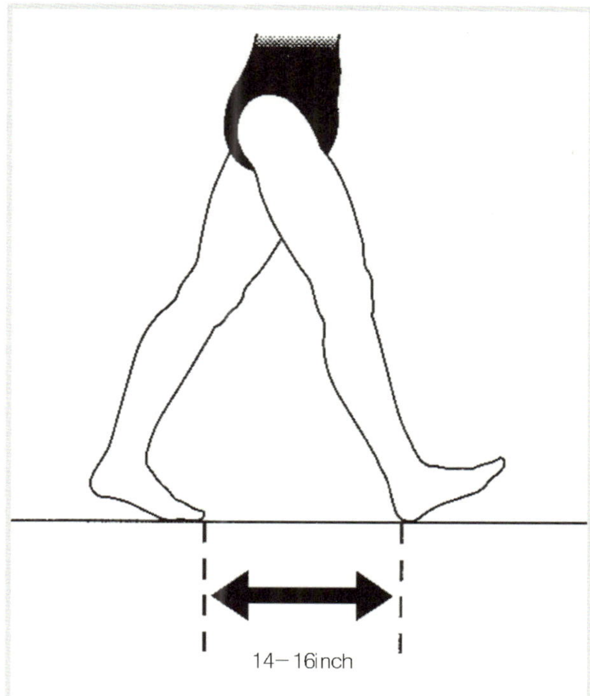

[그림 11-2] 정상 한걸음 길이는 14~16 inch이다.

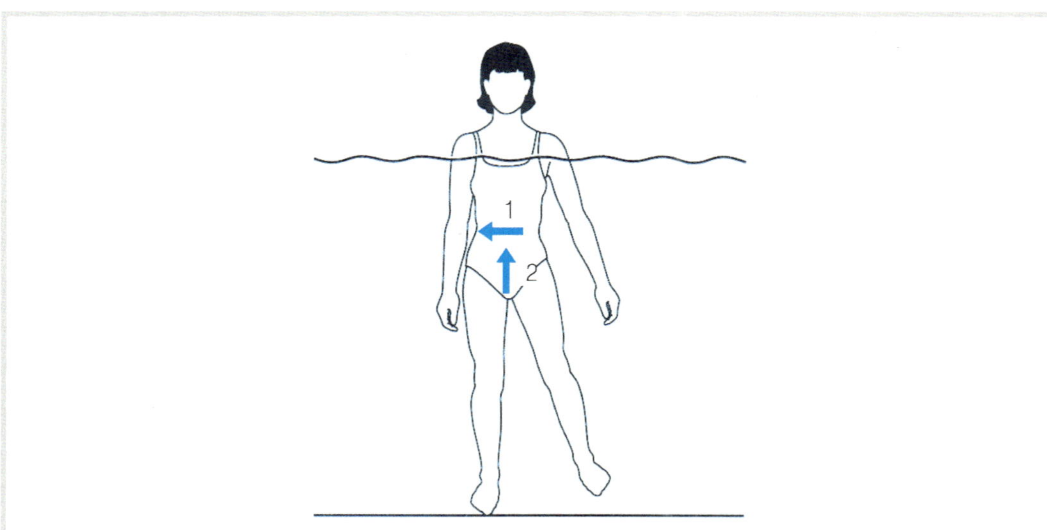

[그림 11-3] (1) 가쪽면 및 (2)수직 기울기를 포함한 정상걸음 패턴

걸음평가(Gait Assessment)

물 속에서 앞으로 걸을 때 환자는 자신의 몸이 앞·뒤·가쪽으로 이동되는 것을 경험하며, 물의 부력은 장딴지의 발뒤꿈치 떼기와 엉덩관절·무릎관절의 굽힘을 도와준다. 반면에 엉덩관절 폄근들은 다리를 내리기 위해 부력에 대항해서 움직인다. 이러한 근육활동은 지면에서와 다르기 때문에 계속해서 지면에서 걸음 재교육을 실시해야 한다. 지면에서 환자의 보행패턴을 관찰해서 다음 사항을 관찰하는 것이 중요하다.

1. 가슴과 다리관절들은 걸음 각 주기 동안 적당한 위치를 유지해야 한다.
2. 보폭은 양쪽 다리가 똑같아야 한다(나이에 따라 감소한다[6]).
3. 부드러운 체중 이동과 골반위치가 조절되어져야 한다.
4. 근육들은 무릎관절·엉덩관절을 굽힘·폄시킬 수 있어야 하며, 발목관절은 발등쪽·발바닥쪽굽힘을 시킬 수 있어야 한다.
5. 발뒤꿈치 떼기 동안 다리는 완전히 폄되어야 한다.
6. 중간 디딤기 동안 바닥 넓이는 정상적이어야 한다.

일반적 비정상걸음(Common Gait Abnormalities)

많은 종류의 병적 요소의 결과로서 비정상걸음 패턴들이 초래될 수 있다. 먼저 걸음패턴이 올바른지 결정되어져야 하며, 비정상패턴을 일으키는 요소들로는 관절유합, 심한 골격근 이상, 혹은 이완·강직을 동반한 신경계 질환 등이 있다. 비정상 걸음패턴은 어느 정도 올바르게 고쳐질 수 있으나, 100% 정상걸음에 도달하는 것은 아니다. 많은 정형외과적 상해에 기인된 비정상걸음은 특별한 문제점이 있으며, 이 문제점들은 재활훈련으로 조절되어야 한다. 다음 사항은 지적되어지는 비정상걸음의 문제점들이다. 비록 개인별 차이는 있지만, 걸음분석은 환자의 중요한 문제점이 무엇인가에 따른 핵심사항을 치료사에게 주어진다.

굳은 엉덩관절·무릎관절 걸음(Walking with Hip or Knee Stiff)

이 보행은 엉덩관절·무릎관절 통증의 결과로서, 환자는 통증과 불안정을 두려워하며 치료되었더라도 습관적 걸음패턴이 남아있을 수 있다. 이 걸음은 심각한 관절염과 같이 기계적 관절 불균형, 근육구축, 부종에 의한 엉덩관절·무릎관절 관절가동범위 감소를 나타낸다.

무릎관절 젖힘(Hyperextension of Knee)

정상측 무릎관절 운동과 비교하여 환자의 젖힘이 비정상인지 먼저 결정되어져야 한다. 과신전은 불안정 관절, 신경학적 문제(근육들이 무릎관절을 조절할 수 있게끔 적당한 신경 전달을 받지 못해서), 혹은 비활동성 넙다리네갈래근의 약화일 때 나타난다.

흔들기 동안 회선걸음(Circumduction of Leg During Swing Phase)

이 보행은 엉덩관절·무릎관절이 뻣뻣하게 굳거나, 약화, 통증으로 인해 굽힘하는 능력이 부족할 때 나타난다. 흔들기 시 환자는 발가락이 땅에 닿는 것을 피하기 위해 이런 보상운동을 일으키며, 과거에 환자에게서 지적되지 않았던 무릎관절 문제일 수도 있다.

가쪽돌림 걸음(Walking with Leg Externally Rotated)

엉덩관절 가쪽돌림 근육의 단축이 가장 명백한 이유이며, 굳거나, 약화, 통증으로 인해 엉덩관절이 굽힘할 수 없을 때 일어난다. 완전 발목관절 발바닥쪽굽힘근이 부족한 환자(발목관절 삠)에게서도 나타난다.

Trendelenburg걸음

이 걸음은 흔들기 동안 다리가 땅에서 들려졌을 때 엉덩이가 아래로 떨어지는 것을 특징으로 하는 전통적 비정상 걸음이다. 반대측 엉덩관절 벌림근의 약화일 때 이런 증상이 나타나며(비활동성 혹은 신경학적 문제) 습관적으로 오리걸음을 걸었던 사람들에게도 나타나기도 한다.

걸음시 환측 골반이 앞으로 기울어짐(Forward Tilting of Pelvis on Involved side when Taking Step)

엉덩관절 굽힘장애(굳거나 약화)를 위한 보상 운동이며, 뇌혈관사고와 같은 신경학적 문제를 가진 사람에게서 보여 진다. 환자들은 발마비 걸음 혹은 공동걸음("patterned" or synergistic movements)을 하며, 엉덩관절과 무릎관절을 동시에 부드럽게 굽힘할 수 없다.

비정상 발뒤꿈치 접촉(Abnormal Hell Contact)

정상적으로 발뒤꿈치가 지면에 닿을 때 발가락이 위로 향한 자세에서 발뒤꿈치가 땅에 닿는다. 발바닥쪽굽힘이 굳거나 약화된 환자는 편평발처럼 지면에 놓는다. 발바닥쪽굽힘들의 약화는 심한 궁둥 신경통처럼 신경학적 문제나 무용성으로 올 수 있다.

비정상 발뒤꿈치 떼기(Abnormal Push-off)

정상적 발뒤꿈치 떼기를 가진 환자는 발뒤꿈치를 쉽게 올린다(그림 14-16 참조). 이런 행위를 방해하는 요소들로는 장딴지근의 불사용 위축, 삠, 발꿈치힘줄 파열, 혹은 S1디스크 부기 등이다.

상반된 온걸음활보(Unequal step Length)

환자가 통증이나 불안정 때문에 환측 다리로 무게를 지탱하지 못하여 건측 다리의 보폭은 더 짧아진다. 이 상반된 온걸음활보는 유연성이나 근력부족으로도 올 수 있으며, 환측 다리는 건측 다리처럼 빠르고 부드럽게 옮길 수 없어서 정상걸음이 파괴된다.

걸음 발달(Gait Progressions)

많은 사례에서 환자가 지면에서 걸을 수 없더라도 물에서는 걸을 수 있다. 관절가동범위를 증가시키는 훈련과 약화근육의 근력 증가 훈련은 걸음 재교육시 첨가되어지며, 다음의 훈련은 걸음전에 근력강화와 협응성들을 재교육하는데 도움을 준다. 여기에 언급되어지지 않은 훈련들은 12장과 14장에 걸쳐서 기술될 것이다.

- 골반운동(그림 5-32)
- 엉덩관절 굽힘(그림 12-11)
- 엉덩관절 폄(그림 12-12)
- 엉덩관절 벌림 · 모음(그림 12-13)
- 무릎관절 굽힘 · 폄 저항운동(그림 13-15)
- 쪼그려 앉기(그림 13-16)
- 발뒤꿈치 들기(그림 14-16)
- 발목관절 발바닥쪽 굽힘(그림 14-13)
- 발목관절 발등쪽 굽힘(그림 14-12)
- 발목관절 안쪽/가쪽번짐(그림 14-14)
- 장딴지 신장(그림 14-7)
- 뒤넙다리근 신장(그림 13-10)
- 모음근 신장(그림 12-10)

풀장의 필수물인 평행봉(parallel bar)에서 환자는 발가락을 앞으로 향한 상태로 2~4인치 발 간격을 넓히고 걸음준비를 시작한다. 치료사는 치료 초기에는 환자의 앞에 서있고, 필요하다면 환자의 골반을 지지해 주어야 하며, 이런 과정은 환자가 치료사를 향해 앞으로 나아가게끔 도와주는 역할을 한다. 환자는 발꿈치에서 발가락으로(heel-to-toe) 걸음을 해야 한다. 직선방향으로 환측 다리 뒷꿈치를 바닥에 놓고, 건측 다리 뒷꿈치가 땅에 닿기 전에 환측 발가락을 구르듯이 바닥에 놓아야 한다. 이때 체중은 환측 다리로 이동되어진다.[6] 온 걸음활보는 짧아야 하며 환측 발은 짧은 시간 동안 무게를 유지해야 한다. 이 기본적인 훈련을 통해 치료사는 나타나는 어떤 비정상 걸음이라도 올바르게 할 수 있다. 환자의 상태가 발전되어지면 치료사는 더 어려운 걸음훈련을 만들어 나갈 수 있다.

- 환자 뒤에서 지지(앞에서 환자를 당기는 감이 없이) 한다.
- 치료사 지지없이 평행봉에서 걷게 한다.
- 골반이나 어깨 앞에서 환자를 지지하면서 평행봉 밖에서 환자를 걷게 한다.
- 부력 튜브를 잡고 평형봉 밖에서 환자를 걷게 한다.
- 부력 튜브없이 환자를 걷게 한다.
- 저항을 크게 하는 기구(쟁반)를 이용한 걸음을 한다.

점차적으로 물의 수면을 줄이면서 환자가 항상 부분적 무게이동으로부터 완전 무게이동을 할 수 있도록 도와준다. 하지만 물속의 굴절 현상 때문에 다리를 보는 눈의 인지능력이 환자에게서 방해되기 때문에 지면에서 걸음훈련을 계속하는 것이 중요하다.

균형 (BALANCE) ▶ ▶ ▶

균형은 공간에서 한 자세를 유지하여, 움직이는 동안 안정성을 확보하고, 외력에 의해 반응하도록 환자를 교육하는 것이다.[7] 하지의 외상 · 상해는 특히, 발목관절에서 기계적 수용기들로부터 고유수용성 피드백을 잃게 만든다. 기계적 수용기 파괴는 균형에 영향을 준다.[4]

균형에 문제를 가진 환자들은 종종 넘어지는 것에 극도의 불안감을 가진다. 물은 천천히 넘어지기 때문에 균형 훈련을 시작하는데 최상의 매개체이다. 이것은 환자가 어떠한 예상치 못한 움직임에 반응하는데 여유를 주는 것이다.

체중 부하훈련은 근육 · 관절기능을 재활하는데 도움을 주며 다음의 훈련들은 환자가 지면에서 걷기 전에 고유수용성 기능을 회복시키는데 도움을 주는 것이다.[7, 8] 전체적인 자세의 균형 배열을 올바르게 강화하는 것이 중요하다.

두다리 벌리고 서있기(Straddle Standing) (그림 11-4)

- 동시 디딤기 자세로 편안하게 서 있는다. 그대로 유지한다.
- 천천히 정상적 바닥 넓이로 진행한다.

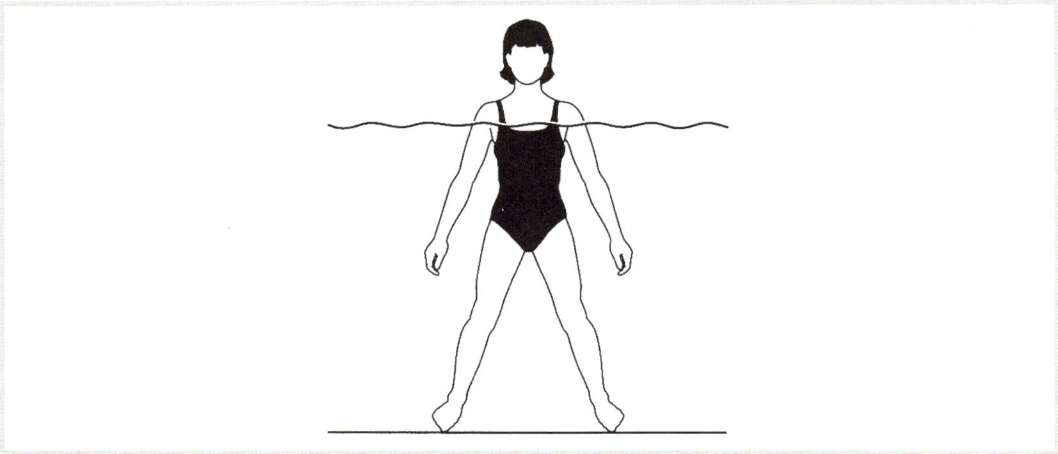

[그림 11-4] 두다리 벌리고 서있기

옆으로 걷기(Side Stepping) (그림 11-5)

- 똑바로 다리를 쭉 펴고 서 있는다.
- 반대쪽 다리를 모음시켜 중앙에 놓고, 바로 선 자세로 돌아온다.
- 반대 방향으로 반복한다.

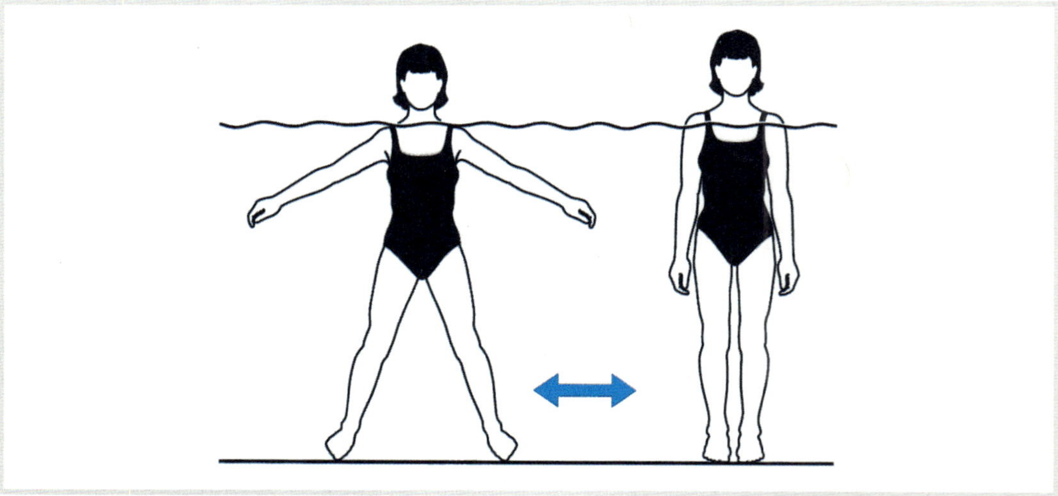

[그림 11-5] 옆으로 걷기

양 옆으로 체중 이동(Side-to-Side Weight Shifting) (그림 11-6)

- 어깨 넓이만큼 다리를 벌리고 선다.
- 왼쪽에서 오른쪽으로 체중을 이동시킨다.
- 오른쪽에서 왼쪽으로 체중을 이동시킨다.
- 천천히 정상적 바닥 넓이로 진행한다.

앞뒤로 체중 이동(Front-to-Back Weight Shifting) (그림 11-7)

- 앞으로 다리 벌리고 선다.
- 앞에서 뒤로 체중을 이동시킨다.
- 뒤에서 앞으로 체중을 이동시킨다.
- 다리를 서로 바꾸어 반복한다.
- 점차적으로 정상적 한걸음 길이로 진행한다.

황새다리 서기(Stork Stand) (그림 11-8)

- 엉덩관절, 무릎관절을 구부려 한 다리를 들어올린다.
- 반대쪽 다리로 균형을 유지하고 필요시 팔을 사용한다.

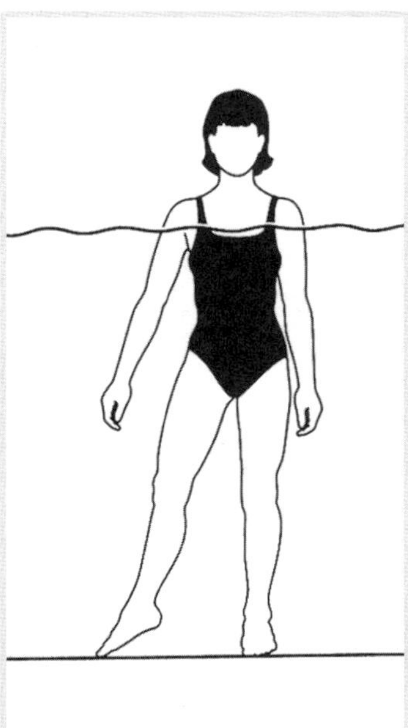

[그림 11-6] 양 옆으로 무게 이동

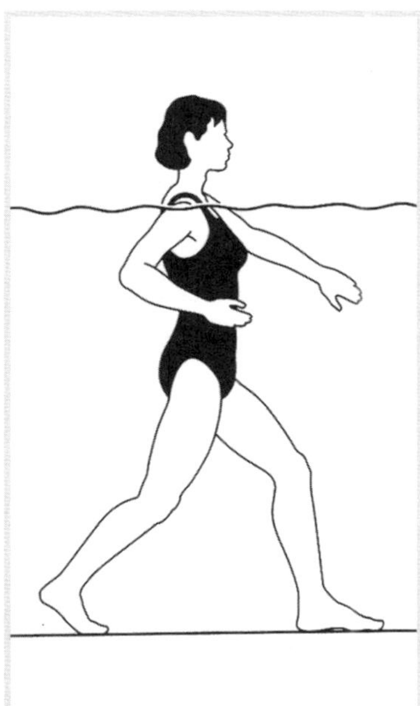

[그림 11-7] 앞뒤로 체중 이동

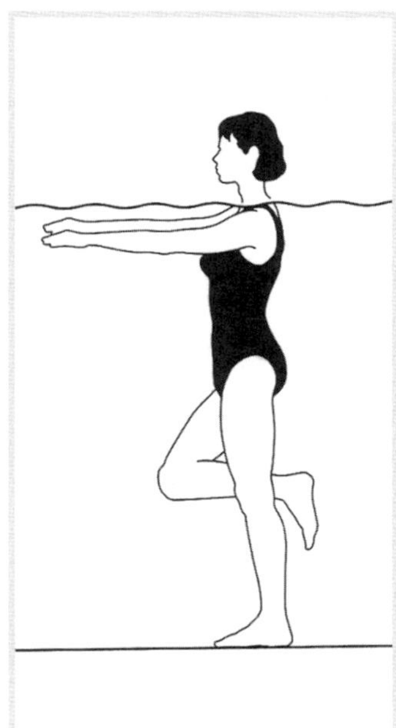

[그림 11-8] 황새다리 서기

다리 균형 훈련(Leg Balance Exercise) (그림 11-9)

- 팔을 물속에 두고 한 다리로 서 있는다. 반대쪽 다리를 앞으로 천천히 움직인다. 20초 동안 유지한다.
- 똑바로 선 자세로 되돌아온다.
- 옆으로 무게 중심 없는 한 다리를 벌림시킨다. 유지. 똑바로 선자세로 되돌아온다.
- 뒤로 무게 중심 없는 한 다리를 폄시킨다. 유지. 똑바로 선자세로 되돌아온다.
- 전적으로 몸통은 똑바로 편다. 필요하다면 팔을 사용한다.
- 각 자세를 20초 동안 유지한 후 똑바로 선자세로 되돌아온다.

계단 오르기(Step-ups) (그림 11-10)

- 수중 반침대 앞에 선다.
- 왼쪽 엉덩관절, 무릎관절을 굽힘하여 받침대 위에 왼쪽 다리를 올린다.
- 왼쪽 무릎 폄시키며 오른쪽 발을 밀어 올려 반침대 위 왼쪽 다리에 체중이 이동하게 끔 한다.
- 내려온다.
- 반대쪽 다리 반복한다.

사각돌기(Four-corner Pivot) (그림 11-11)

- 동시 디딤기에서 왼다리 앞으로 한 발짝, 그 후 오른다리 앞으로 한 발짝 옮긴다.
- 오른다리로 오른쪽으로 돌고 두 발짝 더 걷는다. (왼다리 한 발짝 그다음 오른다리 한 발짝)
- 두 번 더 선회하여 사각형을 만들면서 최초의 자세로 돌아온다.
- 패턴 반복, 오른다리 먼저 앞으로 한 발짝 걷는다.

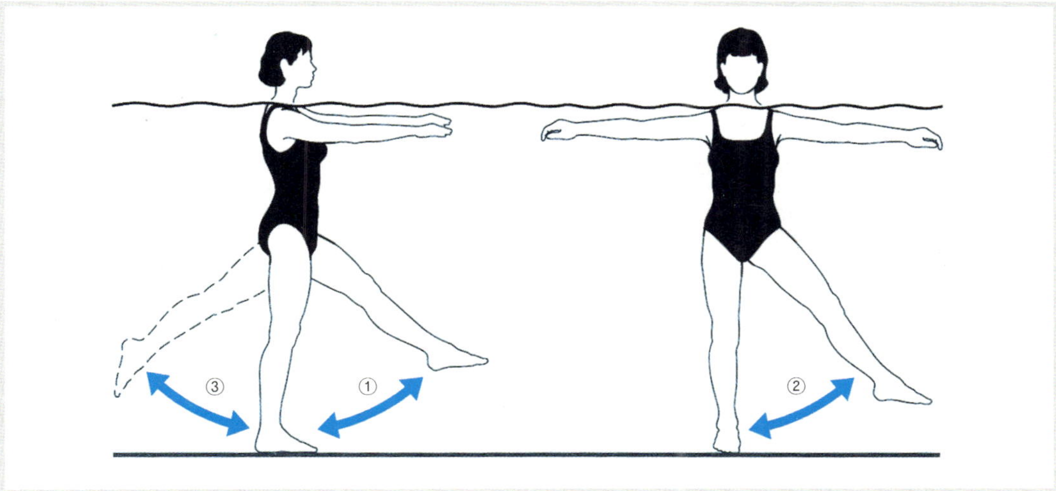

[그림 11-9] 다리 균형 훈련

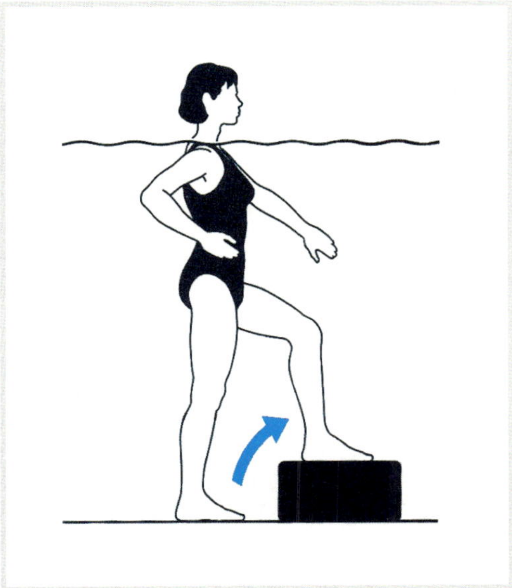

[그림 11-10] 올라서기

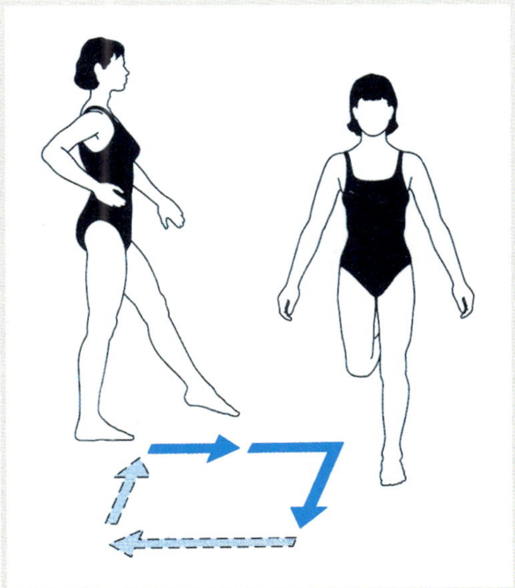

[그림 11-11] 사각돌기

참고자료(REFERENCES)

1. Thcmson A, Skinner A, Piercy J. Tidy's Physiotherapy. 12th ed. Toronto: Butterwofh-Heinemann, 1991.
2. Messier SP, Loeser RF, Hoover JL, et al. Osteoarthritis of the knee: Effects on gait, strength, and flexibility. Arch Phys Med Rehabil 73:29-36, 1992.
3. Magee D, Orthopedic Physical Assessment. Philadelphia : W.B. Saunders, 1987.
4. Gould J, Davis G. Orthopaedic and Sports Physical Therapy. St. Louis: C.V. Mosby, 1985.
5. Colborne GR, Olney SJ Feedback of joint angle and EMG in gait of able-bodied subjects. Arch Phys Med Rehabil 71:478-483, 1990.
6. Wale J, ed. Tidy's Massage and Remeflial Exercises. 11th ed. Bristol: John Wright & Sons, 1983.
7. Berg KO, Maki BE, Williams JI, et at. Clinical and laboratory measures of postural balance in an elderly population. Arch Phys Med Rehabil 73:1073-l080, 1992,
8. Perry J, Mulroy SJ, Renwick SE. The relatienship of lower extremity strength and gait parameters in patients with postpolio syndrome. Arch Phys Med Rehabil 74:165-169, 1993.

12 엉덩관절의 수중재활치료
(AQUATIC REHABILITATION OF THE HIP)

엉덩관절의 구조와 기능(THE STRUCTURE AND FUNCTION OF THE HIP)

해부학(The Anatomic Parts)

근육과 그 기능(The Muscles and Their Actions)

엉덩관절 운동범위 측정(Measuring the Range of Motion of the Hip)

엉덩관절 신장(HIP STRETCHES)

- 엉덩관절 굽힘근 신장(Hip Flexor Stretch)
- 엉덩관절 긴장근 신장(Hip Tensor Stretch)
- 엉덩관절 바깥회전 신장(Hip External Rotation Stretch)
- 엉덩관절 안쪽돌림 신장(Hip Internal Rotation Stretch)
- 살굴부위 신장(Groin Stretch)
- 모음근 신장(Adductor Stretch)

엉덩관절 운동(HIP EXERCISES)

- 엉덩관절 굽힘(Hip Flexion)
- 엉덩관절 폄(Hip Extension)
- 엉덩관절 벌림과 모음(Hip Abduction and Adduction)
- 엉덩관절 휘돌림(Hip Circumduction)
- 엉덩관절 돌림(Hip Rotation)
- 다리 펴고 발차기(Straight Leg Kick)
- 펄쩍 뛰기(Stride Jump)
- 엉덩이 힘주고 서있기(Standing Bum Squeeze)
- 엉덩관절을 구부린 상태로 회전(Bend Knee Hip Rotation)

엉덩관절의 일반적인 증상들(COMMON CONDITIONS OF THE HIP)

엉덩관절염(Hip Arthritis)

살굴부위 타박상(Groin Strain)

엉덩관절 윤활주머니염(Hip Bursitis)

엉덩관절 골절(Hip Fracture)

골반 골절(Fractured Pelvis)

엉덩관절 탈구(Hip Dislocation)

엉덩관절 대치술(Total Hip Replacement)

엉덩관절 질환을 위한 프로토콜
(THE AQUATIC EXERCISE THERAPY PROTOCOL FOR CONDITIONS OF THE HIP)

- 1 단계(Phase One)
- 2 단계(Phase Two)
- 3 단계(Phase Three)
- 4 단계(Phase Four)

엉덩관절의 구조와 기능 (THE STRUCTURE AND FUNCTION OF THE HIP)

해부학(The Anatomic Parts)

엉덩관절은 뭇축, 절구, 윤활 관절이다. 이 관절은 넙다리뼈의 철면두와 골반의 요면 절구에 아주 잘 맞게 삽입되어 있는 곳에서 형성된다(그림 12-1).

이 관절의 피막은 강하고 관절 운동을 조절할 수 있는 근육이 있다. 엉덩관절 운동은 어깨관절과 비슷하지만 운동 범위는 안정성의 관점에서는 제한이 있다.[1] 엉덩관절은 정적, 동적, 체중지지에 있어 이상적인 운동범위와 기능 제공한다. 관절 피막을 강화시키는 긴넓다리뼈인대, 두덩넙다리뼈인대, 궁둥넙다리뼈 인대가 있는데 이들은 그들을 연결하는 뼈의 부위에서 그 이름이 유래한다(그림 12-2).

절구는 엉덩뼈, 궁둥뼈, 두덩뼈의 결합으로 이루어져 있고, 척추와 다리의 연결 부위이다.

근육과 그 기능(The Muscles and Their Actions)

근육이 관절에 직접 작용하려면 그 관절을 교차해야 한다. 근육이 관절을 교차하는 방법이 운동에 영향을 준다. 이 장에서 논의할 근육은 엉덩관절에서만 혹은 엉덩관절과 무릎관절에 주로 연관이 되어 있다(그림 12-3).

- 굽힘과 폄 (표 12-1과 12-2)
- 벌림과 모음(표 12-3)
- 안·가쪽 돌림(표 12-4)

표 12-5는 엉덩관절의 운동과 관련된 근육들을 요약한 것이다.

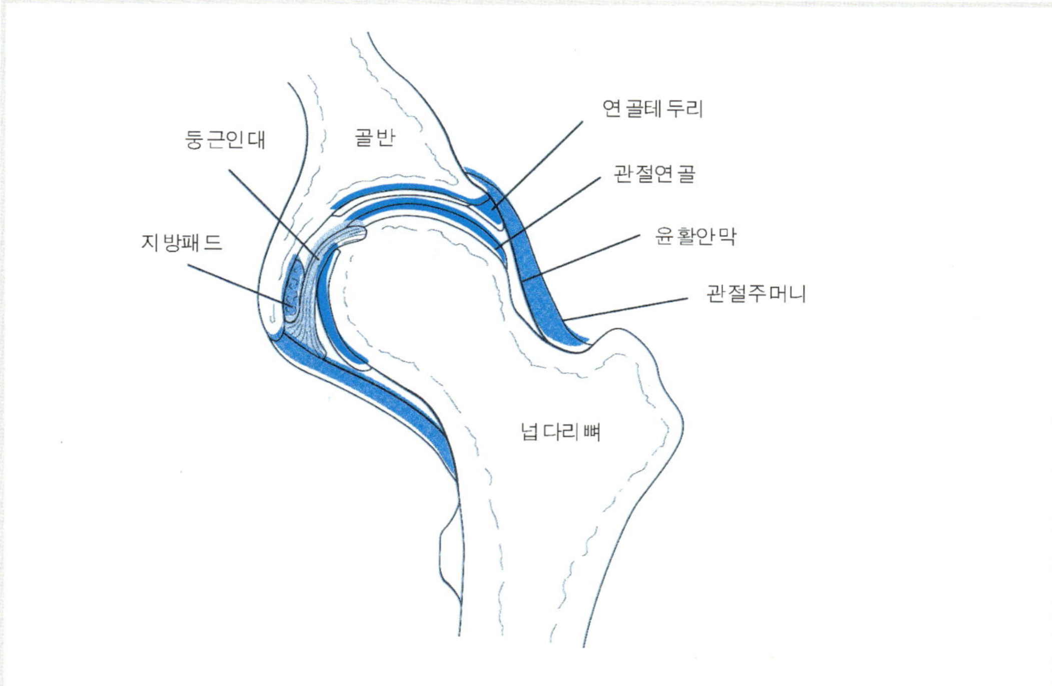

[그림 12-1] 엉덩관절의 뼈

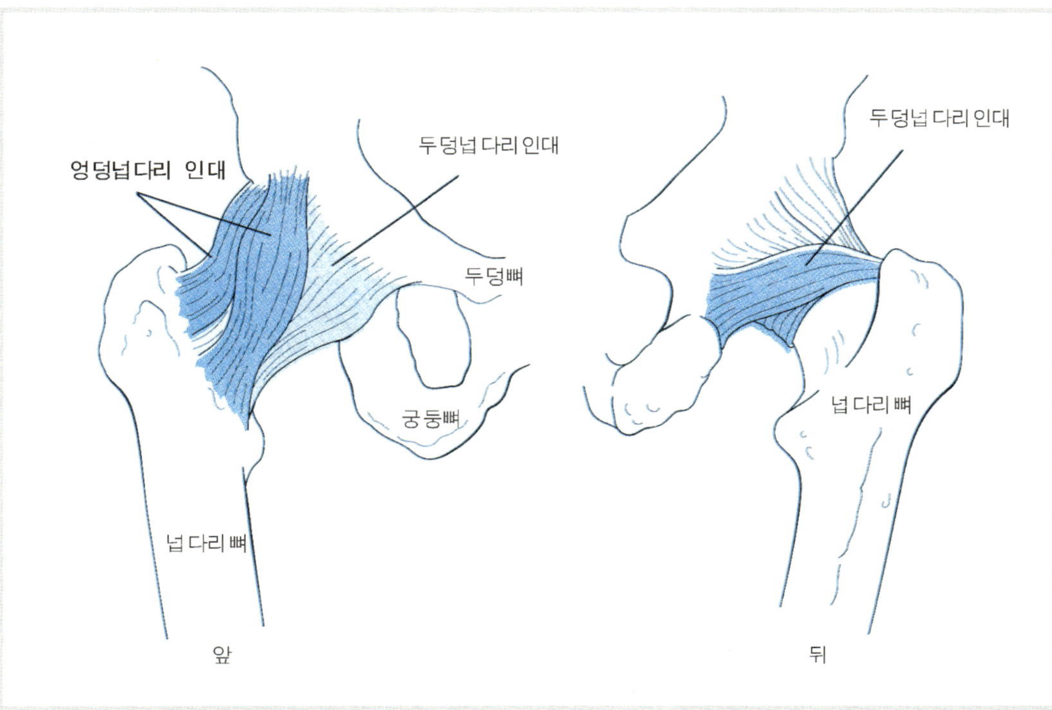

[그림 12-2] 엉덩관절의 인대

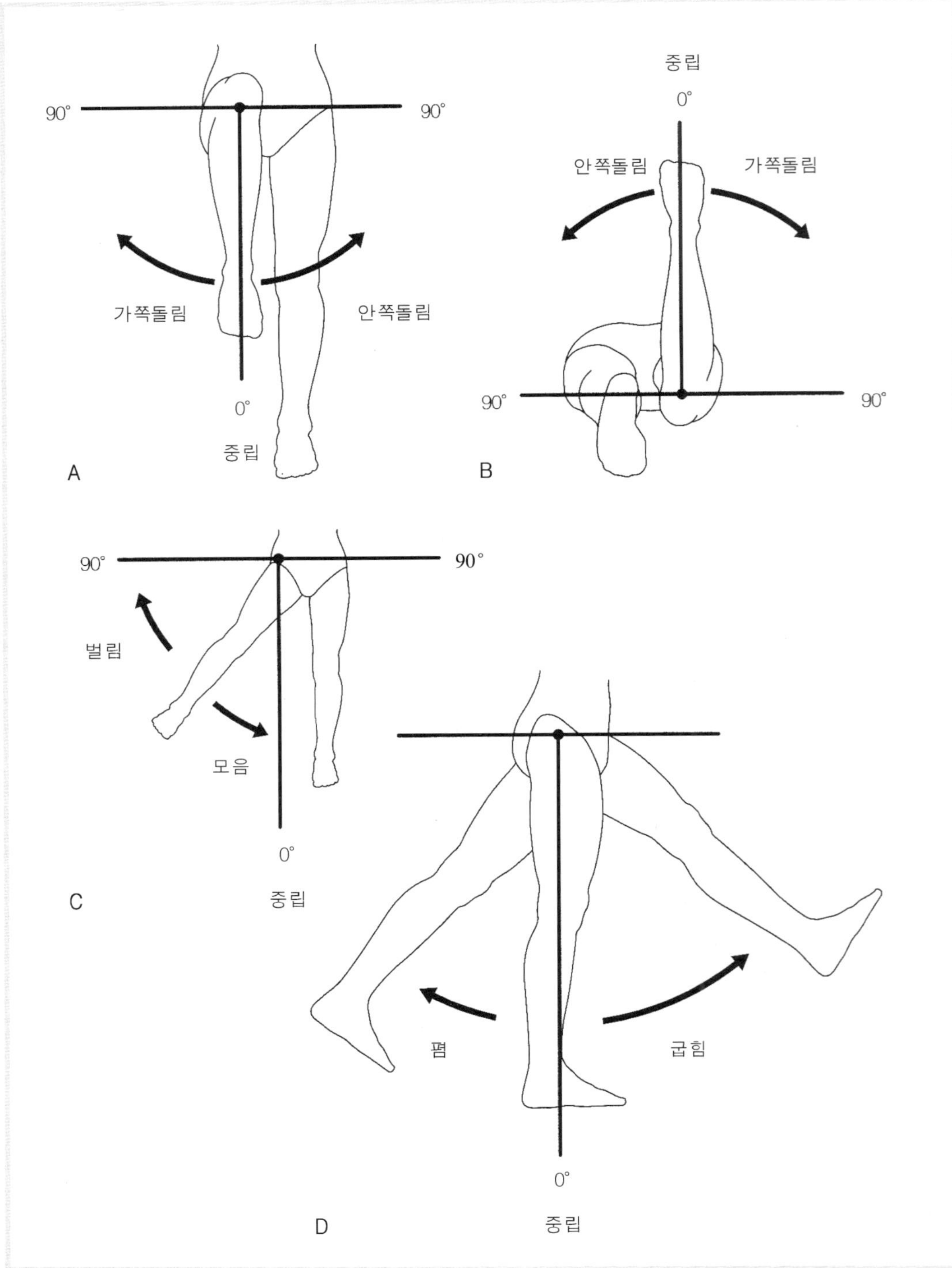

[그림 12-3] 정상 운동 범위에서 보여지는 운동 A. 엉덩관절 굽힘 상태에서 돌림(서서) B. 엉덩관절 폄 상태에서 돌림(엎드려서) C. 엉덩관절 벌림과 모음(서서) D. 엉덩관절 굽힘과 폄(서서)
(Adapted from Green W, Heckman J. The Clinical Measurement of Joint Motion. Rosemont, IL: America Academy of Orthopedic Surgeons,1994)

엉덩관절 운동 범위 측정(Measuring the Range of Motion of the Hip)

엉덩관절 굽힘과 폄을 측정하기 위해, 환자는 똑바로 눕고[2](그림 12-4) 검사자는 엉덩뼈 능선, 넙다리뼈, 큰돌기까지의 중심선을 따라 각도계의 고정팔을 위치시킨다. 가동팔은 대퇴골의 외측과 앞을 가리키는 넙다리뼈 중간선에 위치한다. 엉덩관절 폄은 같은 방법이지만 환자를 엎드린 자세로 측정한다.[3]

엉덩관절 벌림과 모음을 측정하기 위해 환자를 바로 눕히고 검사자는 위앞엉덩뼈능선에서 각도계의 고정팔을 위치한다. 가동팔은 종자뼈 가운데를 향하게 하면서 넙다리뼈 앞쪽면과 평행하게 놓는다.[3]

엉덩관절 안·가쪽 돌림을 측정하기 위해 환자가 앉은 상태로 검사는 고정팔을 정강뼈 중앙에 두고 종자뼈 가운데 부위에 각도계의 중심을 위치한다. 가동팔은 정강뼈 중간을 따라 위치한다.

[표 12-1] 엉덩관절 굽힘과 관련된 근육

근육		잇는 곳(O)	닿는 곳(I)	작용
엉덩허리근 (Iliopsoas)	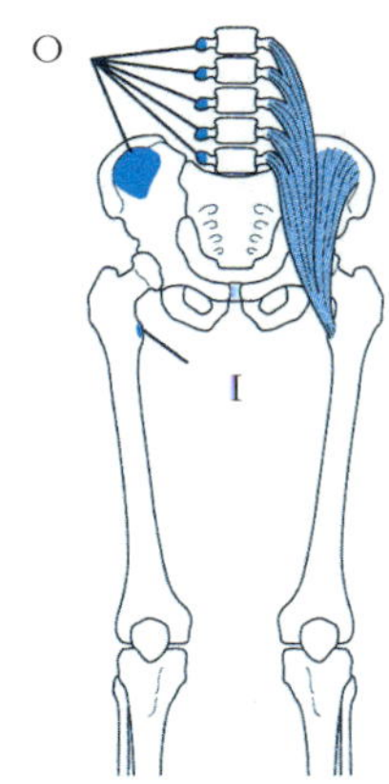	허리근육 부위 : 허리척추 가로돌기, 허리척추체, 엉치뼈 앞쪽 엉덩뼈 부위 : 엉덩뼈오목(안쪽)	엉덩허리근을 거쳐 넙다리 작은 돌기	엉덩관절에서 넙다리굽힘 보조 작용 : 엉덩관절을 고정하고 넙다리부 가쪽돌림
넙다리빗근 (sartorius)	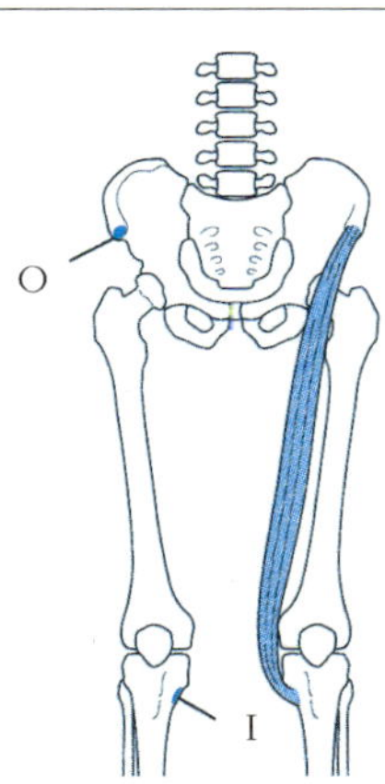	앞쪽위엉덩뼈가시	정강뼈몸쪽부분 안쪽면	엉덩관절에서 넙다리굽힘 보조 작용 : 무릎관절에서 다리 굽힘 무릎관절 안쪽돌림보조 넙다리부 가쪽돌림

[표 12-1] 엉덩관절 굽힘과 관련된 근육(계속)

근육	잇는 곳(O)	닿는 곳(I)	작용
두덩근 (pectineus) 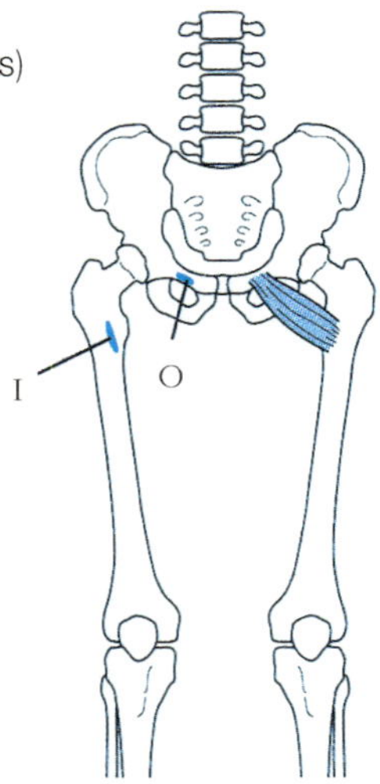	두덩뼈능선	넙다리의 두덩뼈선	엉덩관절에서 넙다리굽힘 보조 작용 : 엉덩관절 모음 가쪽돌림을 위한 약한 보조
넙다리곧은근 (Rectus femoris) 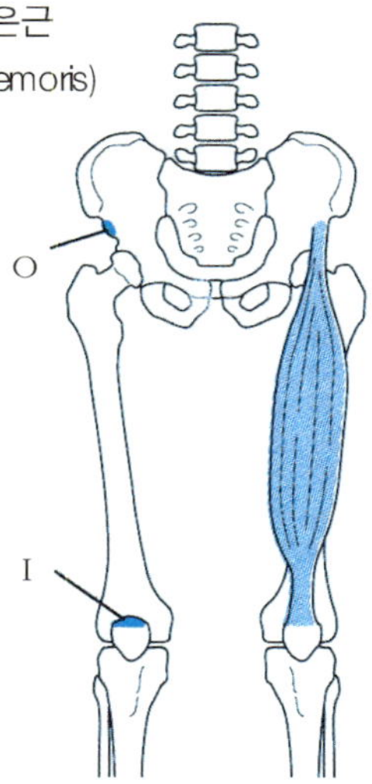	앞쪽아래엉덩뼈 가시	종지뼈위(무릎인대를 통해 무릎아래 및 정강뼈 거친면)	엉덩관절에서 넙다리굽힘 보조 작용 : 엉덩관절 모음 보조에서 무릎관절 폄

[표 12-2] 엉덩관절 폄과 관련된 근육

근육	잇는 곳(O)	닿는 곳(I)	작용
큰볼기근(gluteus maximus) 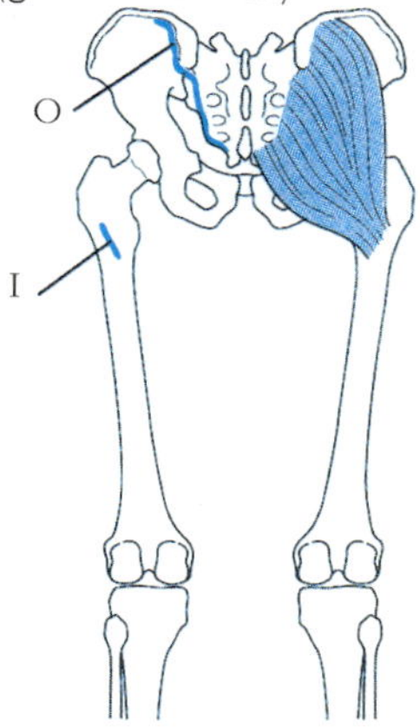	엉덩뼈, 엉치뼈, 허리척추근막의 뒷면	넙다리의 볼기근 거친면	엉덩관절에서 넙다리폄 보조 작용 : 가쪽돌림 위쪽섬유는 벌림 보조 아래쪽섬유는 안쪽돌림 보조
반막모양근(semimembranosus) 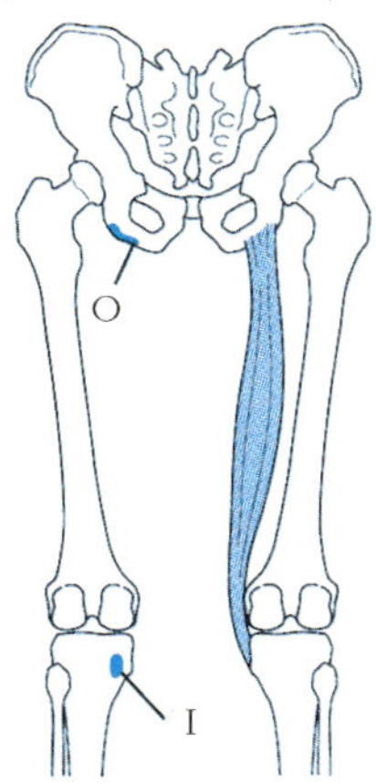	궁둥뼈의 결절	정강뼈안쪽 관절융기	엉덩관절에서 넙다리폄 보조 작용 : 무릎관절 굽힘 안쪽돌림 보조
반힘줄모양근(semitendinosus) 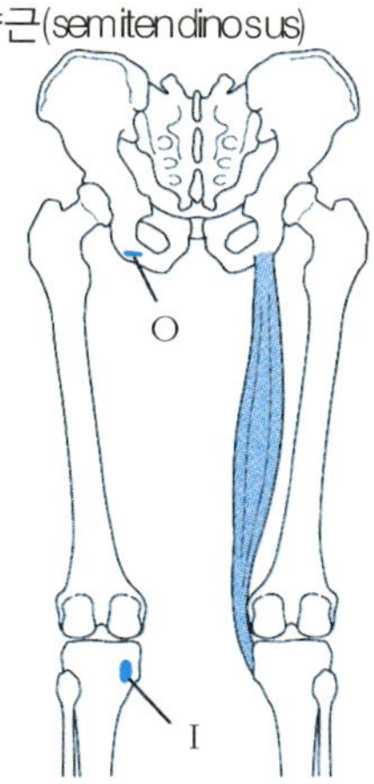	궁둥뼈의 결절	정강뼈안쪽 관절융기	엉덩관절에서 넙다리폄 보조 작용 : 안쪽돌림 보조 무릎관절 굽힘 무릎 관절의 안쪽 돌림

[표 12-2] 엉덩관절 폄과 관련된 근육(계속)

근육	잇는 곳(O)	닿는 곳(I)	작용
넙다리이두근(긴머리) biceps femoris (long head) 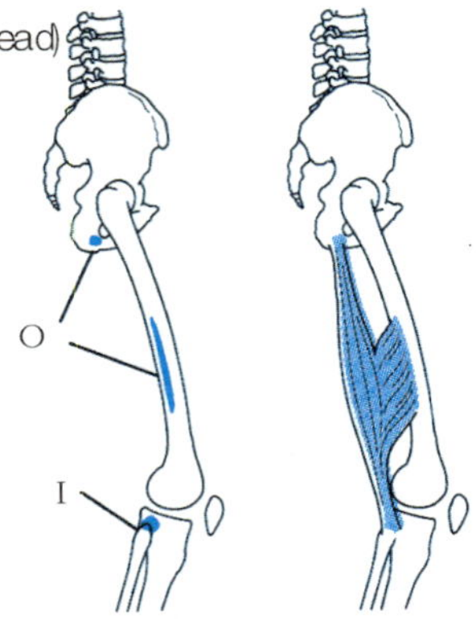	궁둥뼈결절선의 결절(바깥모서리)	정강뼈의 가쪽관절융기 종아리뼈의 머리	엉덩관절에서 넙다리폄 보조 작용 : 가쪽돌림 보조 무릎관절 굽힘 무릎관절 가쪽돌림

[표 12-3] 엉덩관절 벌림 및 모음과 관련된 근육

근육	잇는 곳(O)	닿는 곳(I)	작용
큰모음근(adductor magnus) 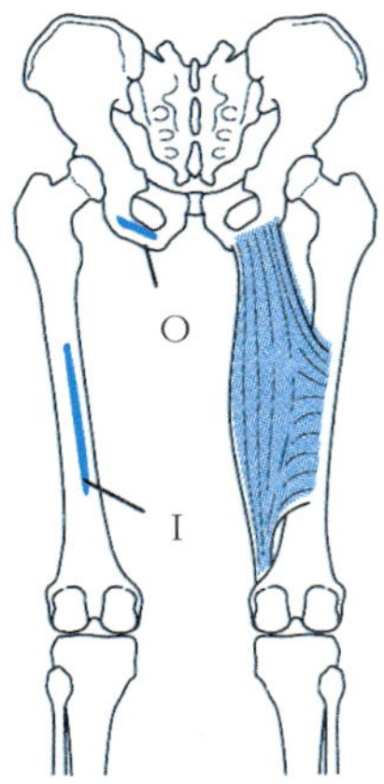 	두덩뼈와 궁둥뼈 가지	모음근 결절거친선	엉덩관절에서 넙다리모음 보조 작용 : 위쪽섬유-가쪽돌림과 엉덩관절 굽힘 보조 아래쪽섬유-안쪽돌림과 엉덩관절 폄 보조
긴모음근(adductor longus) 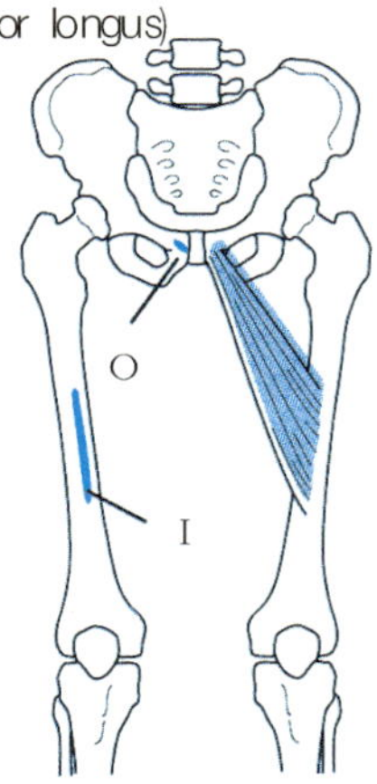 	두덩뼈 능선 아래	넙다리뼈 거친선의 내측	엉덩관절에서 넙다리모음 보조 작용 : 엉덩관절굽힘 보조 가쪽돌림 보조

[표 12-3] 엉덩관절 벌림 및 모음과 관련된 근육(계속)

근육	잇는 곳(O)	닿는 곳(I)	작용
짧은모음근(adductor brevis) 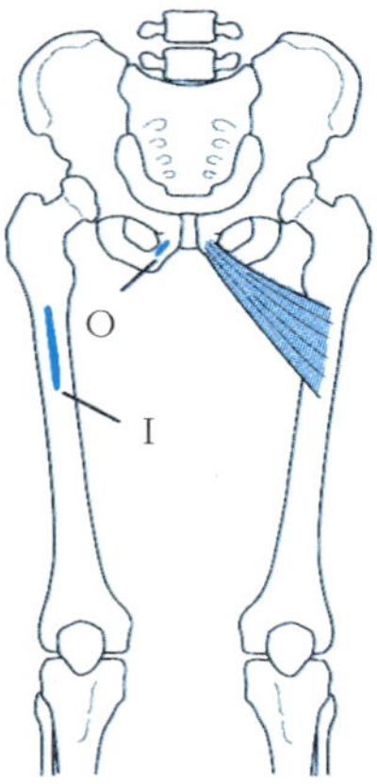	두덩뼈의 아래가지	넙다리뼈 거친 선의 위	엉덩관절에서 넙다리모음 보조 작용 : 엉덩관절 굽힘 보조 가쪽돌림 보조
두덩정강근(gracilis) 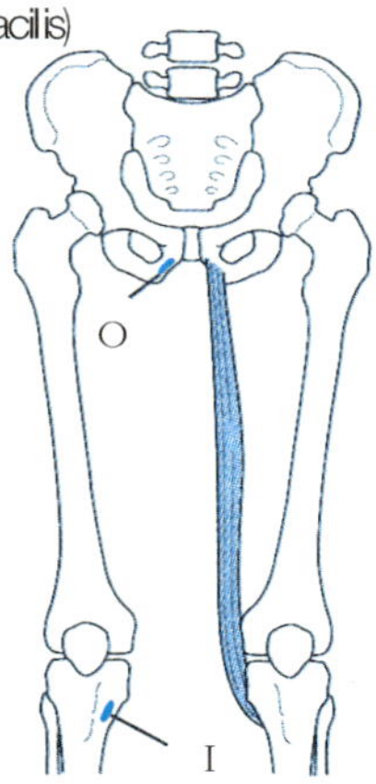	두덩뼈가지 안쪽 모서리	정강뼈의 안쪽관절융기 앞쪽	엉덩관절에서 넙다리모음 보조 작용 : 엉덩관절 굽힘과 안쪽돌림 보조 무릎관절 굽힘과 안쪽돌림 보조

[표 12-4] 엉덩관절 안쪽돌림 및 가쪽돌림과 관련된 근육

근육	잇는 곳(O)	닿는 곳(I)	작용
작은볼기근(gluteus minimus) 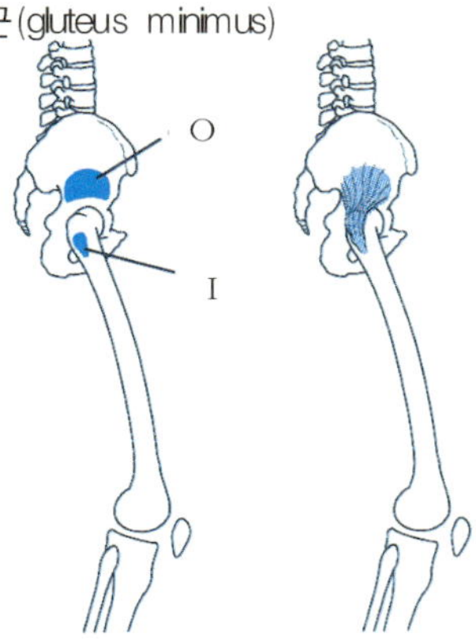 	엉덩뼈가쪽(중간볼기근 밑)	넙다리의 큰돌기	넙다리의 안쪽돌림(앞쪽섬유) 보조 작용 : 벌림보조(뒤쪽섬유)가쪽돌림 보조 폄 보조
넙다리근막긴장근 (tensor fasciae latae) 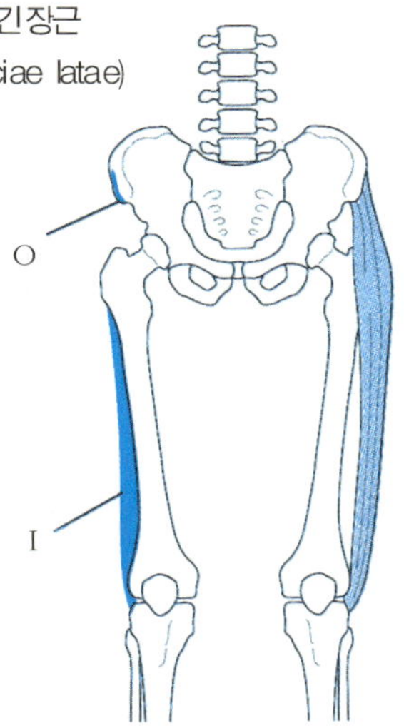 	엉덩뼈능선 바로 밑의 앞엉덩뼈오목	넙다리근막(엉덩정강근띠)	보조 작용 : 엉덩관절에서 넙다리굽힘(굽힘자세에서)엉덩관절 벌림
6개의 심부 외측 회전극(six deep lateral rotators) 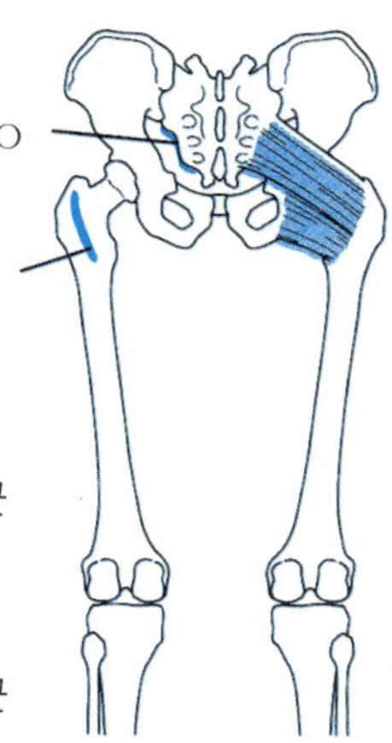 1. 바깥폐쇄근 2. 속폐쇄근 3. 넙다리네모근 4. 궁둥구멍근 5. 위쌍둥이근 6. 아래쌍둥이근	엉치뼈, 궁둥뼈 그리고 폐쇄구멍 위의뒤쪽골반	넙다리의 큰돌기	넙다리의 벌림과 가쪽돌림

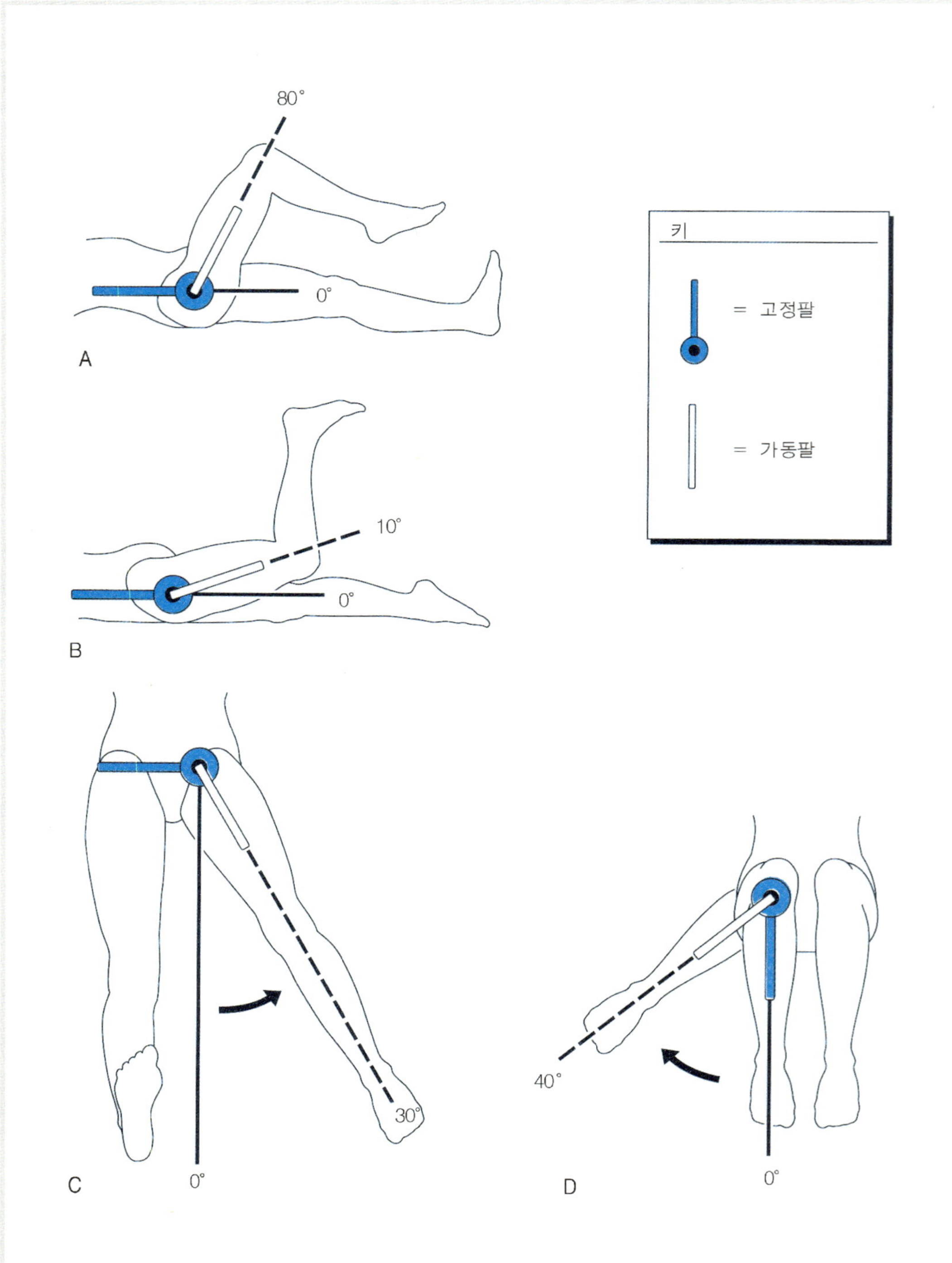

[그림 12-4] 엉덩관절 운동범위 측정 A. 엉덩관절 굽힘(바로 누워서) B. 엉덩관절 폄(엎드려서) C.엉덩관절 벌림(앉아서) D. 엉덩관절 가쪽돌림(앉아서)(Adapted from Green W, Heckman J. The Clinical Measurement of Joint Motion. Rosemont., IL: America Academy of Orthopedic Surgeons,1994)

[표 12-5] 엉덩관절과 관련된 근육의 요약

작용	작용근	보조근	신경근 수준	정상운동범위
굽힘(flexion)	엉덩허리근 넙다리곧은근 두덩근	넙다리근막긴장근 두덩정강근 긴모음 큰모음	L1–S3	110°–120°
폄(extension)	큰볼기근 넙다리이두근 반힘줄모양근 반막모양근	중간볼기 작은볼기	L4–S3	10°–15°
벌림(abduction)	중간볼기근	엉덩허리근 넙다리빗근 넙다리곧은 넙다리근막긴장 엉덩근	L4–S1	30°–50°
모음(adduction)	두덩근 두덩정강근 긴모음근 짧은모음근 큰모음근		L1–S4	30°
안쪽돌림 (Internal rotation)	작은볼기근	넙다리근막긴장 반힘줄모양 반막모양 큰모음	L4–S2	30°–0°
가쪽돌림 (external rotation)	큰볼기근	넙다리빗근 엉덩허리 넙다리두갈래근 6개의 깊은가쪽 돌림근	L1–S3	40°–60°

엉덩관절 신장(HIP STRETCHES) ▶ ▶ ▶

엉덩관절 굽힘근 신장(Hip Flexor Stretch) (그림 12-5)

작용근(prime movers) : 엉덩허리근(iliopsoas), 넙다리곧은근(rectus femoris), 두덩근 (pectineus), 넙다리근막긴장근(tensor fascia latae), 발꿈치힘줄(achilles tendons)

- 침범된 다리의 무릎을 편 상태로 침범되지 않은 다리를 앞으로 내딛고 무릎을 굽힘시킨다.
- 몸을 똑바로 세우고 침범된 다리의 엉덩관절을 앞으로 누른다. 엉덩관절 앞쪽에서 신경을 느낀다.
- 유지 그리고 이완

엉덩관절 긴장근 신장(Hip Tensor Stretch) (그림 12-6)

작용근(prime movers) : 넙다리근막긴장근(tensor fasciae latae), 중간볼기근(gluteus medius)

- 한쪽 손은 수영장 가장자리 다른 손은 엉덩관절에 놓고 수영장 가장자리에서 팔을 옆으로 하고 선다.
- 수영장 옆과 가까운 쪽 다리를 다른 한쪽 다리 뒤로 교차시킨다.
- 팔은 똑바로 유지하면서 수영장 벽 쪽으로 엉덩관절을 누른다.
- 다리를 앞으로 구부리지 않는다.
- 엉덩관절 옆으로 신장을 느낀다.
- 유지 그리고 이완

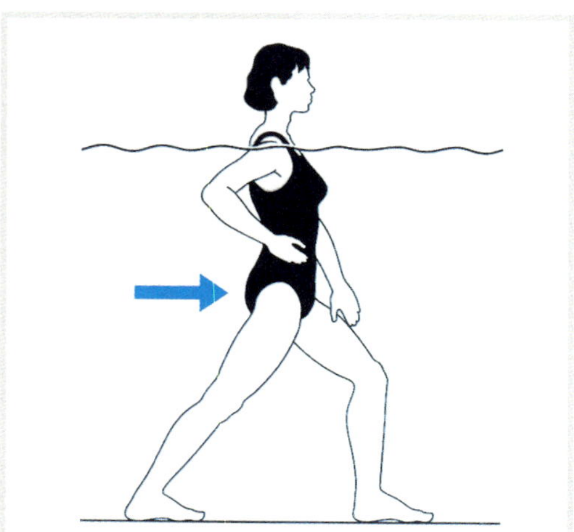

[그림 12-5] 엉덩관절 굽힘근 신장

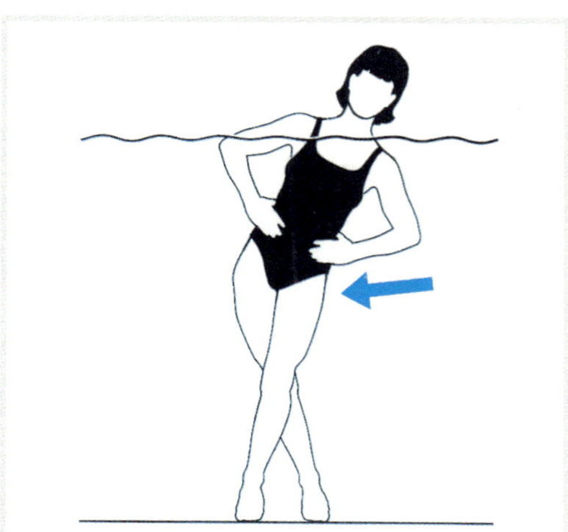

[그림 12-6] 엉덩관절 긴장근 신장

주의(Caution) : 엉덩관절 대치술을 한 환자는 금기이다.

엉덩관절 바깥회전 신장(Hip External Rotation Stretch) (그림 12-7)

작용근(prime movers) : 엉덩관절 굽힘근(hip flexors), 중간볼기근(gluteus medius), 작은볼기근(gluteus minimus), 모음근(adductors), 넙다리근막긴장근(tensor fascia latae)

- 풀장 벽에 등을 대고 선다(혹은 한손으로 평행봉을 잡고).
- 침범된 다리의 엉덩관절과 무릎관절을 굽힌다. 그리고 나서 지지하는 다리의 정강이 위(혹은 수영장 벽)에 발바닥을 놓는다.
- 천천히 침범된 다리의 무릎관절을 가쪽으로(바깥쪽으로) 민다.
- 엉덩관절 안쪽에서 신장을 느낀다.
- 유지 그리고 이완

주의(Caution) : 이 운동은 엉덩관절 대치술 환자에게는 금기이다.

엉덩관절 안쪽돌림 신장(Hip Internal Rotation Stretch) (그림 12-8)

작용근(prime movers) : 중간볼기근(gluteus medius), 속폐쇄근(obturator internus), 궁둥구멍근 그리고 두덩정강근(piriformis and sartorius), 넙다리네갈래근(quadratus femoris), 바깥폐쇄근(obturator externus)

- 수영장 벽에 등을 대고 선다(혹은 한손으로 평행봉을 잡고 선다.)
- 침범된 다리의 무릎관절과 엉덩관절을 굽힘시키고 지지하는 다리(혹은 수영장 벽)의

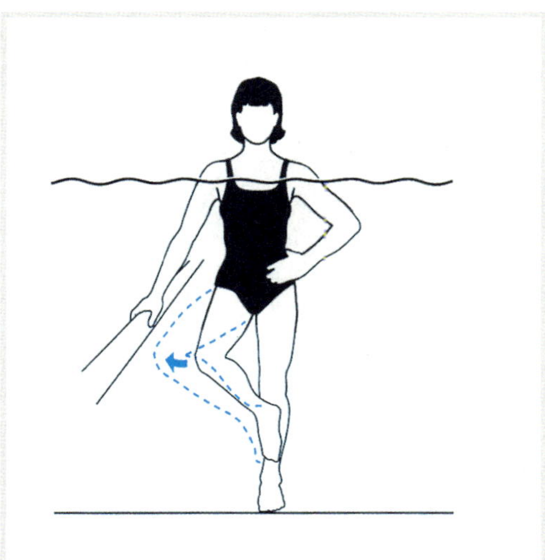

[그림 12-7] 엉덩관절 가쪽돌림 신장

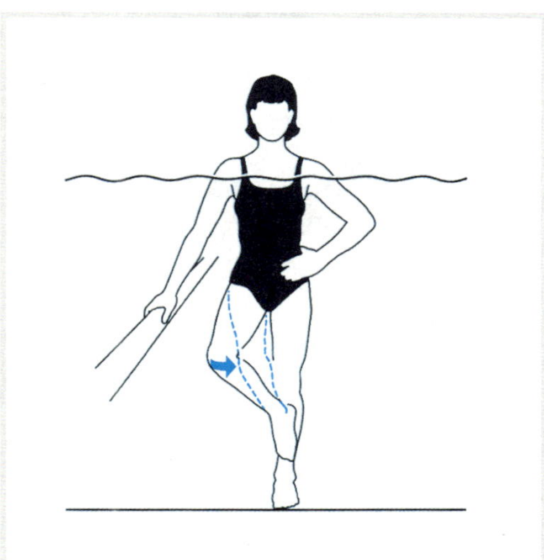

[그림 12-8] 엉덩관절 안쪽돌림 신장

정강이 위에 발바닥을 놓는다.

- 천천히 반대쪽 무릎관절을 향해 침범된 다리의 무릎관절을 내측(안쪽)으로 민다. : 중간선을 넘지 않도록 한다.
- 유지 그리고 이완

살굴부위 신장(Groin Stretch) (그림 12-9)

작용근(prime movers) : 엉덩관절 모음근(hip adductors), 엉덩관절 벌림근(hip abductors), 엉덩관절 굽힘근(hip flexors), 큰볼기근(gluteus maximus), 엉덩관절 돌림근(hip rotators), 네갈래근(quadriceps), 무릎근(hamstrings)

- 튜브를 수직으로 잡는다.
- 엉덩관절을 가쪽으로 돌림시키며 발바닥을 함께 붙인다.
- 천천히 살굴부위와 안쪽 넙다리근에 신장을 느낄 때까지 발뒤꿈치를 위로 끌어당긴다.
- 유지 그리고 이완

모음근 신장(Adductor Stretch) (그림 12-10)

작용근(prime movers) : 긴모음근(adductor longus), 짧은모음근(adductor brevis), 큰모음근(adductor magnus), 두덩정강근(gracilis), 두덩근(pectineus)

- 발을 어깨넓이 이상 벌려 선다.

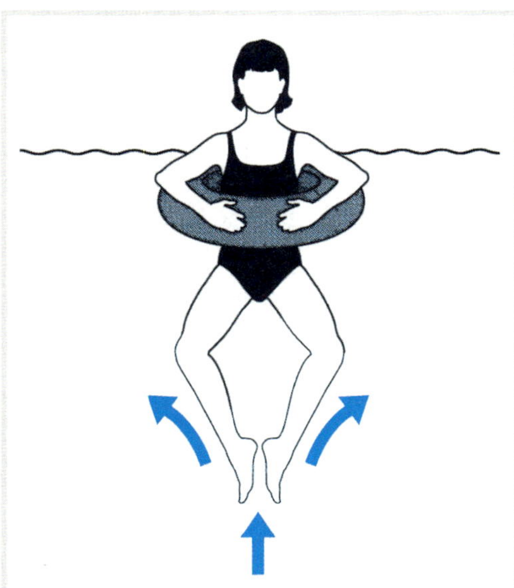

[그림 12-9] 살불부위 신장

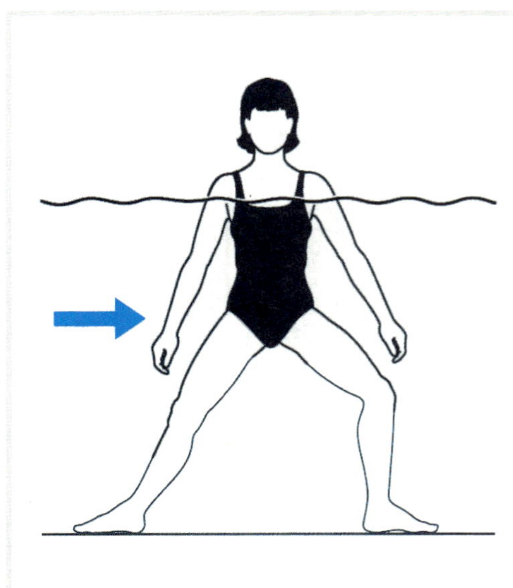

[그림 12-10] 모음근 신장

• 왼쪽 다리로 무게 이동하는 동안 왼쪽 무릎관절을 구부린다.
• 오른쪽 다리를 똑바로 펴고 몸은 앞쪽을 향한다. 오른쪽 샅굴부위에서 신장을 느낀다.
• 발가락을 지나서 무릎관절을 굽히지 않도록 한다.
• 유지 그리고 나서 원래 위치로 돌아간다.

엉덩관절 운동(HIP EXERCISES)

엉덩관절 굽힘(Hip Flexion) (그림 12-11)

작용근(prime movers) : 네갈래근(quadriceps), 엉덩관절 굽힘근(hip flexors), 큰볼기근(gluteus maximus), 무릎근 그리고 엉덩관절 모음근(hamstrings and hip adductors)

• 수영장 벽에 가까운 팔로 잡고 발을 한쪽으로 나란히 하고 선다.
• 엉덩관절에서만 굽힘한 상태로, 반대쪽 다리를 몸 앞으로 똑바로 천천히 들어 올린다.
• 몸과 머리는 앞으로 똑바로 유지한다. 지지하는 다리의 무릎관절은 약간 구부려질 수 있다.
• 시작 위치로 돌아간다.

엉덩관절 폄(Hip Extension) (그림 12-12)

작용근(prime movers) : 큰볼기근(gluteus maximus), 무릎근(hamstrings), 네갈래근

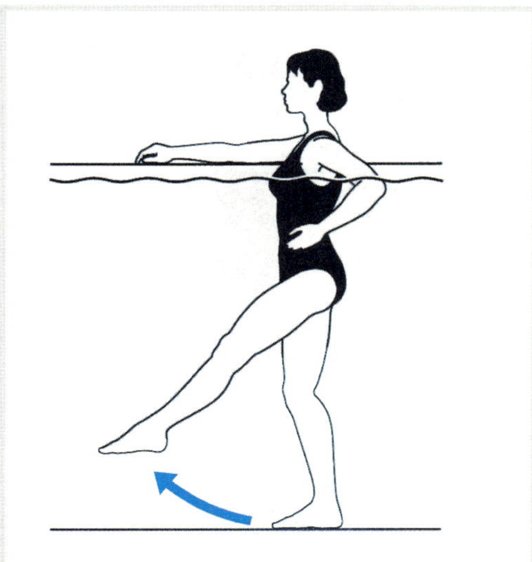

[그림 12-11] 엉덩관절 굽힘

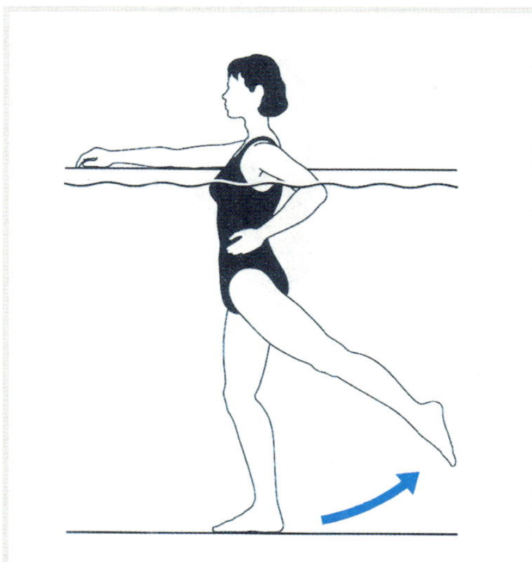

[그림 12-12] 엉덩관절 폄

(quadriceps), 엉덩관절 굽힘근(hip flexors), 직립근(erector spinae), 엉덩관절 모음근(hip adductors)

- 수영장 벽에 가까운 쪽 팔로 잡고 발을 모으고 선다.
- 엉덩관절에서만 폄이 일어나고 엉덩이가 단단해지도록 반대쪽 다리를 쭉 펴고 뒤로 천천히 민다.
- 몸은 똑바로 머리는 앞으로 유지한다. 지지하는 쪽 다리의 무릎관절은 약간 구부러질 수 있다.
- 시작 자세로 돌아간다.

엉덩관절 벌림과 모음(Hip Abduction and Adduction) (그림 12-13)

작용근(prime movers) : 중간볼기근(gluteus medius), 두덩근(pectineus), 두덩정강근(gracilis), 긴모음근(adductor longus), 짧은모음근(adductor brevis), 큰모음근(adductor magnus)

- 팔을 벌려 풀장 벽을 잡고 선다.
- 옆으로 오른쪽 다리를 천천히 들어 올린다.
- 시작 자세로 돌아간다.

엉덩관절 휘돌림(Hip Circumduction) (그림 12-14)

작용근(prime movers) : 엉덩관절 벌림근(hip abductors), 엉덩관절 모음근(hip adductors),

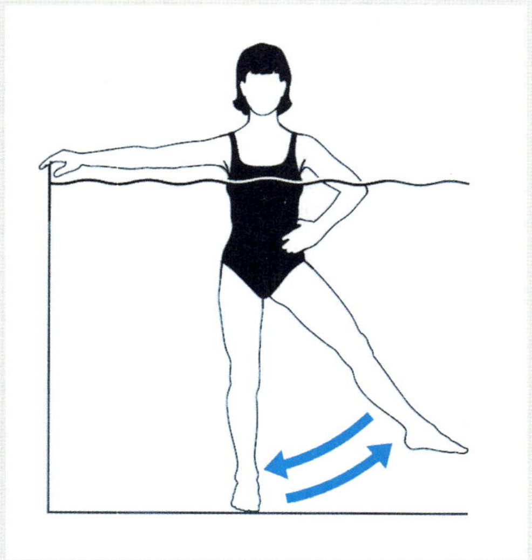

[그림 12-13] 엉덩관절 벌림과 모음

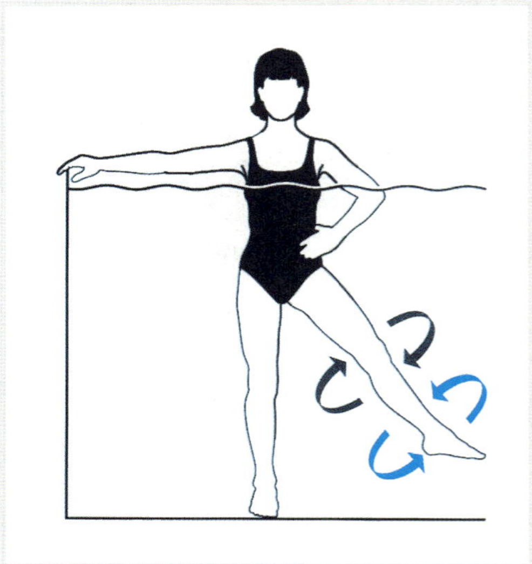

[그림 12-14] 엉덩관절 휘돌림

큰볼기근(gluteus maximus), 엉덩관절 굽힘근(hip flexors), 배근육(abdominals)

- 팔을 벌려 수영장 벽을 잡고 선다.
- 옆으로 한쪽 다리를 천천히 들어 올린다.
- 다리를 쭉 편 상태로 엉덩관절에서 시계방향으로 원모양으로 다리를 움직인다.
- 몸은 똑바로 하고 머리는 앞으로 향한다.
- 시계반대방향으로 반복한다.

엉덩관절 돌림(Hip rotation) (그림 12-15)

작용근(prime movers) : 큰볼기근(gluteus maximus), 작은볼기근(gluteus minimus)

- 수영장 벽이나 평행봉에 등을 대고 선다.
- 한쪽 엉덩관절과 무릎관절을 90'로 굽힘시킨다.
- 발목을 가쪽으로(안쪽돌림) 움직임으로써 엉덩관절은 천천히 돌림시킨다. 그리고 나서 안쪽으로(바깥돌림) 움직인다.
- 무릎관절과 엉덩관절은 수평선에 유지한다.

다리를 펴고 발차기(Straight Leg Kick) (그림 12-16)

작용근(prime movers) : 엉덩관절 굽힘근(hip flexors), 큰볼기근(gluteus maximus), 무릎근

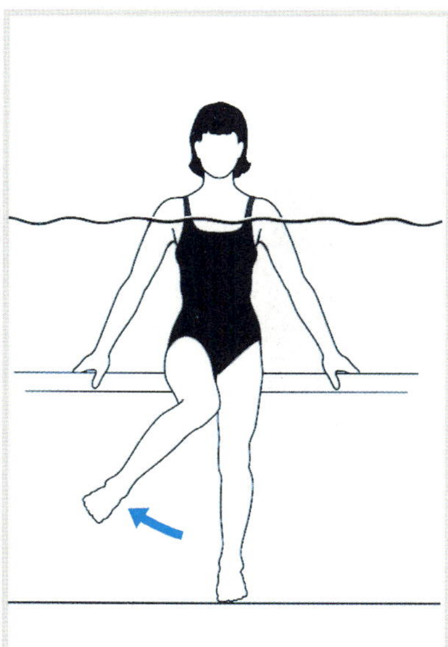

[그림 12-15] 엉덩관절 돌림

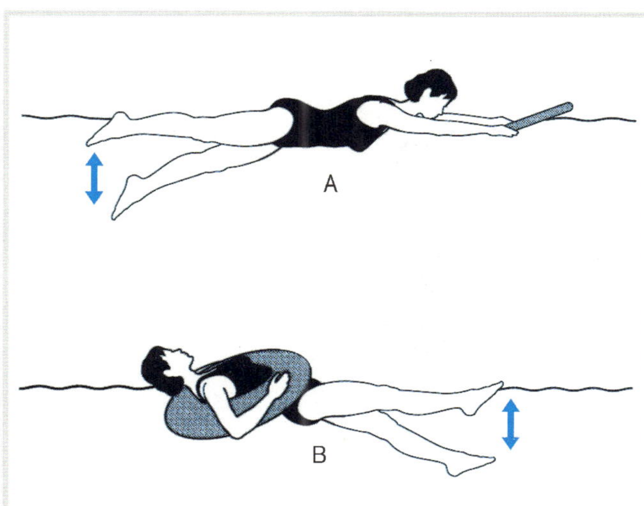

[그림 12-16] 다리 쭉 펴고 발차기
A. 엎드린 자세
B. 바로 누운 자세

과 네갈래근(hamstrings and quadriceps)

- 물위에 엎드려 눕고 지지판을 사용한다(혹은 튜브를 이용해서 바로 눕는다).
- 다리를 편 상태로 교대로 엉덩관절을 굽힘 폄한다. 천천히 퍼덕이는 운동이 일어나듯이 한다.

펄쩍 뛰기(Stride Jump) (그림 12-17)

작용근(prime movers) : 엉덩관절 벌림근(hip abductors), 모음근(hip adductors), 큰볼기근(gluteus maximus), 네갈래근(quadriceps), 무릎근(hamstrings), 가슴근(pectoralis), 어깨세모근(deltoid), 마름근(rhomboids), 등세모근(trapezius), 위팔세갈래근(triceps)

- 발은 나란히 팔은 양옆에 두고 선다.
- 엉덩관절과 팔을 동시에 벌림하면서 위로 뛴다. 팔을 양옆으로 뻗고 넓게 벌리면서 뛴다.
- 시작 자세로 돌아가며, 엉덩관절과 팔을 모음시키며 위로 뛴다.

변형(Variation) : 엉덩관절이 중간선(다리교차)을 지나 모음되는 것을 제외하고, 교차 펄쩍 뛰기는 펄쩍 뛰기처럼 수행된다.

주의(Caution) : 이 운동은 엉덩관절 대치술을 한 환자에게는 금기이다.

엉덩이 힘주고 서있기(Standing Bum Squeeze) (그림 12-18)

작용근(prime movers) : 큰볼기근(gluteus maximus)

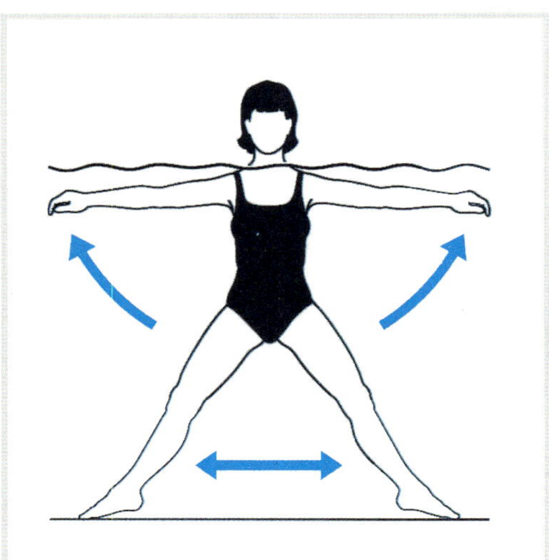

[그림 12-17] 펄쩍 뛰기

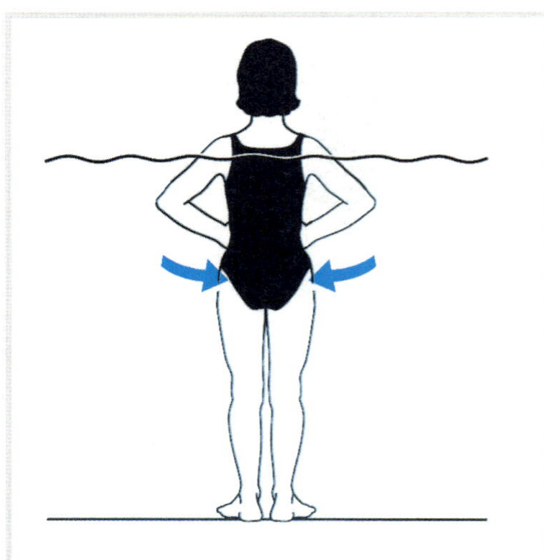

[그림 12-18] 엉덩이 힘주고 서있기

• 등척성으로 엉덩이를 단단히 죄이며 수축한다.
• 유지 그리고 이완

엉덩관절을 구부린 상태로 회전(Bend Knee Hip Rotation) (그림 12-19)

작용근(prime movers) : 긴모음근(adductor longus), 짧은모음근(adductor brevis), 중간볼기근(gluteus medius), 큰볼기근(gluteus maximus), 작은볼기근(gluteus minimus), 넓다리근막긴장근(tensor fascia latae), 속폐쇄근(obturator internus), 바깥폐쇄근(obturator externus), 궁둥구멍근(piriformis), 넙다리빗근(sartorius)

• 수영장 벽을 앞에두고 한쪽으로 선다. 반대쪽 엉덩관절과 무릎관절은 90°로 굽힌다.
• 다리 굽힘을 유지하면서 수평을 유지한채 바깥쪽으로 움직인다.
• 시작자세로 돌아간다.
• 엉덩관절과 무릎관절을 다시 굽힘시키고 안쪽으로(반대쪽 무릎관절 앞) 다리를 이동한다.
• 시작자세로 돌아간다.

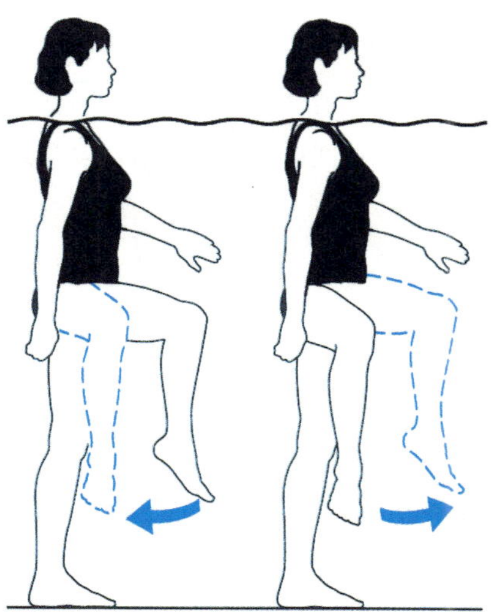

[그림 12-19] 엉덩관절을 구부린 상태로 회전

엉덩관절의 일반적인 증상들 ▶ ▶ ▶ (COMMON CONDITIONS OF THE HIP)

엉덩관절염(Hip Arthritis)

엉덩관절은 종종 염증에 의해 침범받는다. 왜냐하면 체중지지 관절이기 때문이다.

원인(Origin)

엉덩관절염의 가장 일반적은 원인은 단순 마모와 파열이다. 결과적으로 이 상태는 주로 50세 이상 사람에게 주로 일어난다. 만약 젊은 환자에게 나타난다면, 감염요인 즉 관절면에 손상을 주는 골절과 같은 것이 있다.

병리(Pathology)

뼈관절염은 엉덩관절에 침범하는 관절염의 대표적인 형태이다. 그림 12-20에서 보듯이, 넓다리뼈와 절구 양쪽 관절면에 침범한다. 운동이 이 변화를 바꾸지는 못하지만 기능을 향상시키는데 도움이 된다.

징후 및 증상(signs and symptoms)

엉덩관절에서의 통증은 종종 샅굴부위나 무릎관절과 연관이 있다. 통증은 체중지지 활동을 하는 동안 더 나빠진다. 비빔소리 또한 엉덩관절이 운동범위 내에서 움직이는 동안 나타날 수도 있다.

손상 부위(Body parts Affected)

- 뼈(넙다리뼈, 골반)
- 관절면(관절연골)
- 물렁조직(관절주머니, 근육, 힘줄, 인대)

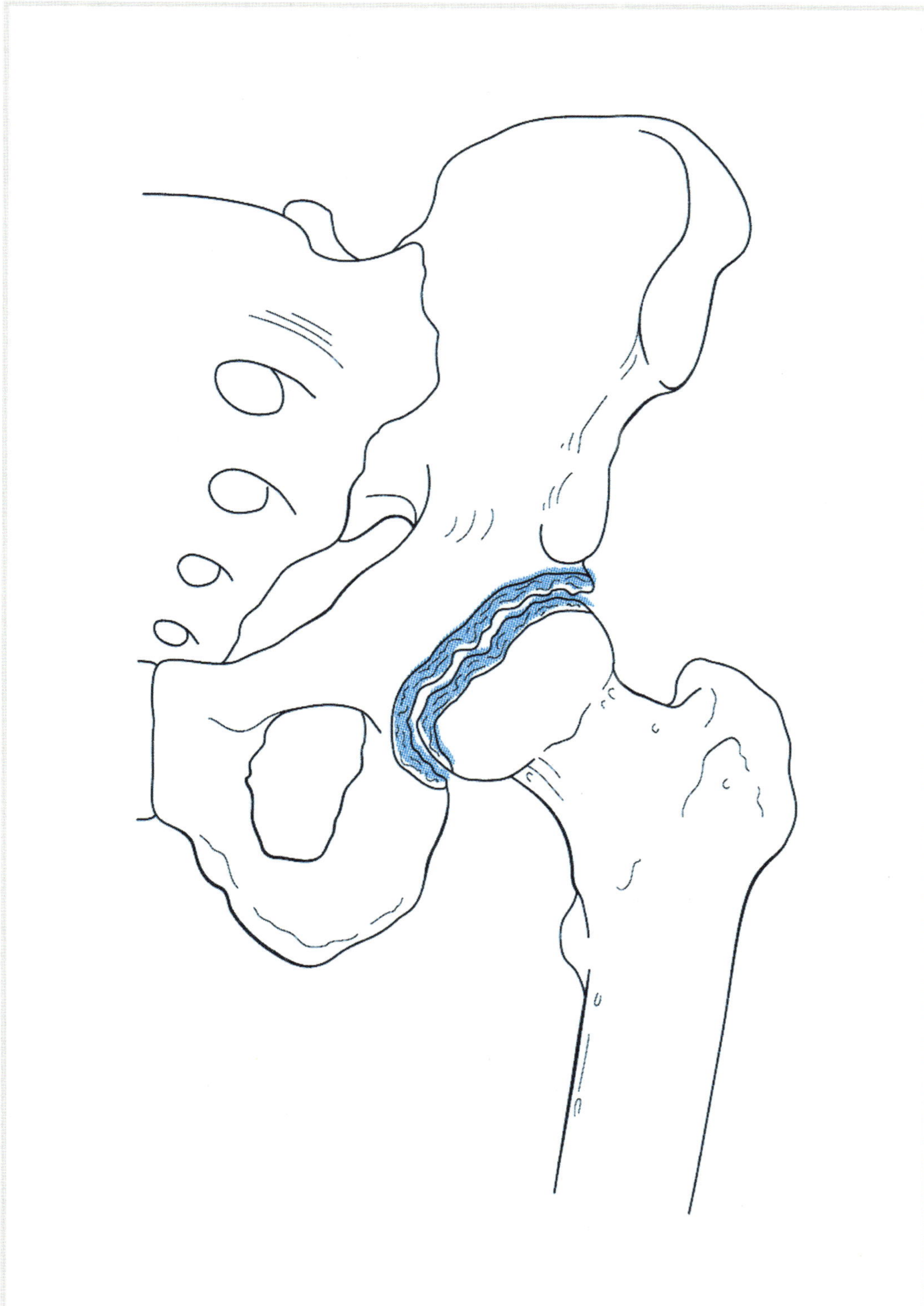

[그림 12-20] 엉덩관절염

운동 시 우선 사항(Exercise priorities)

- 조절된 운동 프로그램을 설립한다(환자가 운동을 과하게 하지 않도록 조심해서).
- 운동범위를 최대화 한다.
- 모든 엉덩관절 근육을 강화시킨다.

샅굴부위 타박상(Groin Strain)

샅굴부위 타박상이란 말은 샅굴부위 혹은 허벅지 위쪽에 있는 엉덩관절 굽힘근의 손상을 의미한다(그림 12-21).

원인(Origin)

이 근육들은 갑작스런 운동으로 파열이 되거나 근육을 충분히 풀지 않았거나 너무 피로하다면 손상을 입을 수 있다(예, 스포츠 활동).

병리(Pathology)

이런 상태의 병리는 7장에서 언급되었다. 이 손상은 활동 중 근육이 젖힘되었을 때 일어날 수 있다. 또한 근육 자체의 강력한 수축의 결과로 나타나기도 한다. 엉덩허리가 가장 흔히 손상받는 근육이다.

징후 및 증상(signs and symptoms)

이 통증은 손상된 근육이 신장되거나 환자가 달리기를 할 때 증가한다. 만약 손상이 만성이라면 통증은 간헐적으로 발생한다. 환자는 통증이 발생하기 몇 주 동안은 아프지 않다. 통증이 사라진 후까지도 재활 운동을 지속하는 것이 중요하다.

손상 부위(Body parts Affected)

- 샅굴부위 근육(엉덩허리, 넓다리곧은근, 긴모음근, 큰모음근)
- 인접 근육(네갈래근, 무릎근, 엉덩근)

운동 시 우선 사항(Exercise priorities)

- 손상근육을 신장시킨다.
- 모든 엉덩관절의 근력과 내성을 증가시킨다.
- 단계적으로 정상 활동으로 돌아간다.

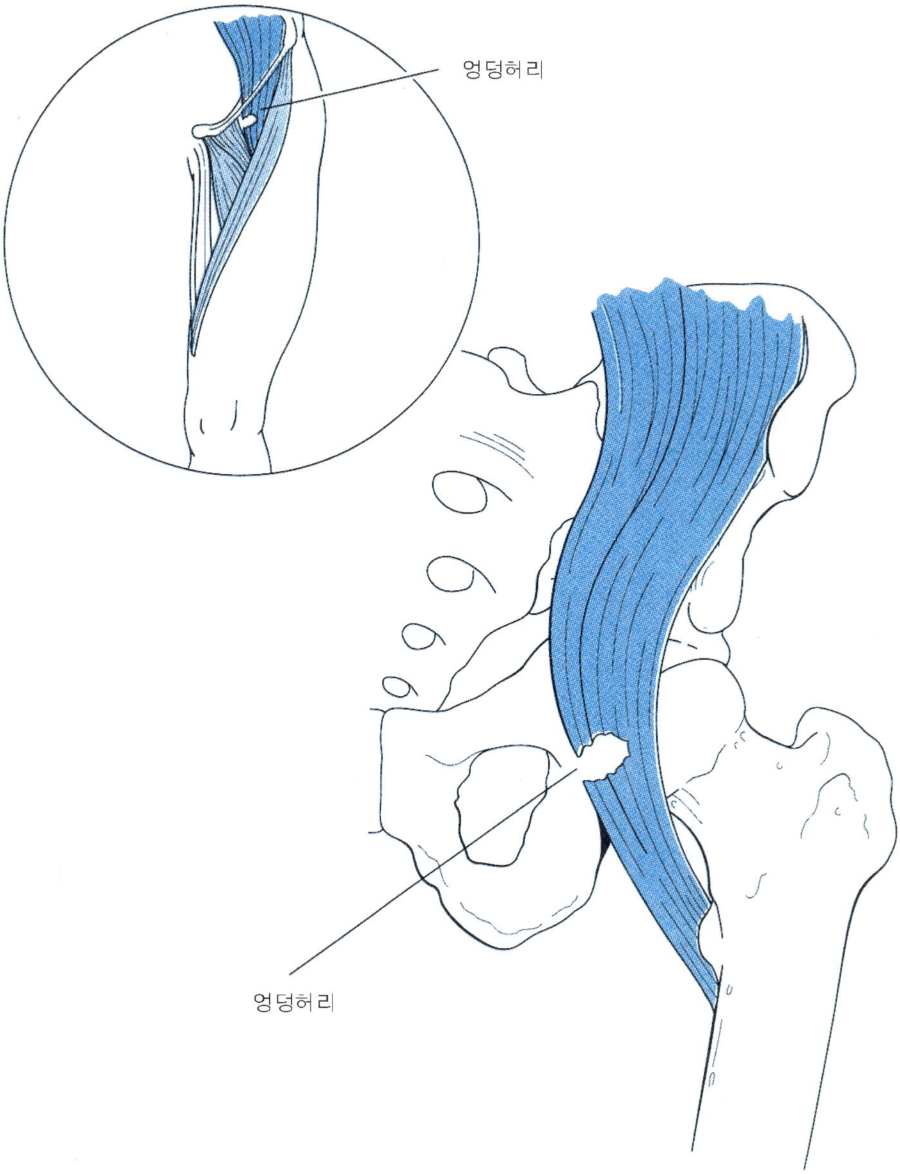

[그림 12-21] 샅굴부위 타박상(부분 근육파열)

엉덩관절 윤활주머니염(Hip Bursitis)

이 상태는 엉덩관절의 윤활주머니 중 하나가 염증을 일으킨다(그림 12-22).

원인(Origin)

엉덩관절 주위 윤활주머니염은 넙다리뼈와 근육이나 힘줄 사이의 과도한 마찰에 의해 일어난다.

병리(Pathology)

허리근 윤활주머니, 큰돌기 윤활주머니, 궁둥 윤활주머니에서 일어날 수 있다.

윤활주머니염의 병리는 7장에 요약되어 있다.

징후 및 증상(signs and symptoms)

이 상태에 일어나는 통증은 종종 어떤 뚜렷한 원인없이 바뀐다.

엉덩관절 운동 범위는 일반적으로 정상이다.

손상 부위(Body parts Affected)

- 엉덩관절 윤활주머니(허리, 돌기 그리고 엉덩뼈 윤활주머니)
- 근육(작은볼기근, 중간볼기근, 큰볼기근)

운동 시 우선 사항(Exercise priorities)

- 단단한 근육을 신장시킨다.
- 엉덩관절의 모든 근육을 강화시킨다.
- 비정상적인 걸음을 개선한다.

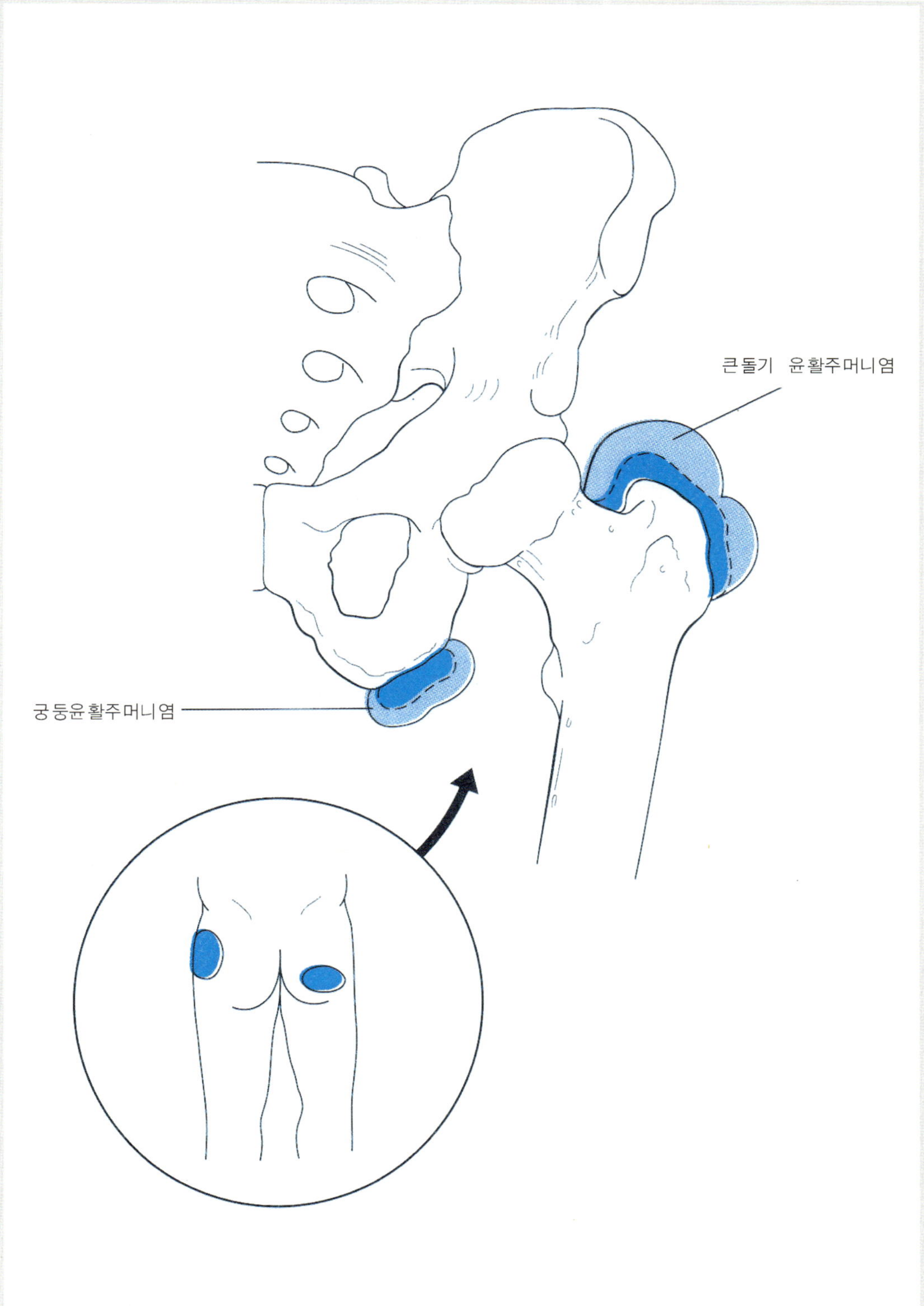

[그림 12-22] 엉덩관절 윤활주머니염

엉덩관절 골절(Hip Fracture)

넙다리뼈 목부분 골절은 나이가 많은 분들 사이에 일반적으로 나타나는 손상이다(그림 12-23).

원인(Origin)

이 손상은 거의 엉덩관절 위로 넘어지면서 일어난다.

병리(Pathology)

뼈엉성증이 있는 노인 환자들은 이 형태의 골절을 입을 위험이 높다. 그림 12-23에서 보듯이, 안고정은 초기 운동이 가능하도록 자주 사용된다. 이것은 노인 환자에게 특히 중요하다. 왜냐하면 노인 환자는 폐렴과 같은 합병증이 수술 후 일어나는 경향이 있기 때문이다.

징후 및 증상(signs and symptoms)

손상을 입었을 때, 환자는 통증 때문에 체중지지를 할 수 없다. 수술 후 수일 내로 체중지지는 걸음 보조기를 하고 가능하다. 처음 손상 후 수개월 통증이 지속하면 X-선으로 넙다리뼈머리의 무혈관괴사인지 촬영해야 한다.

손상 부위(Body parts Affected)

- 뼈(넙다리뼈, 골반)
- 관절면(관절 연골)
- 물렁조직(관절주머니, 근육, 힘줄, 인대)

운동 시 우선 사항(Exercise priorities)

- 전 범위 운동을 유지한다.
- 모든 엉덩관절 근육을 강화시킨다.
- 비정상적인 걸음을 개선한다.

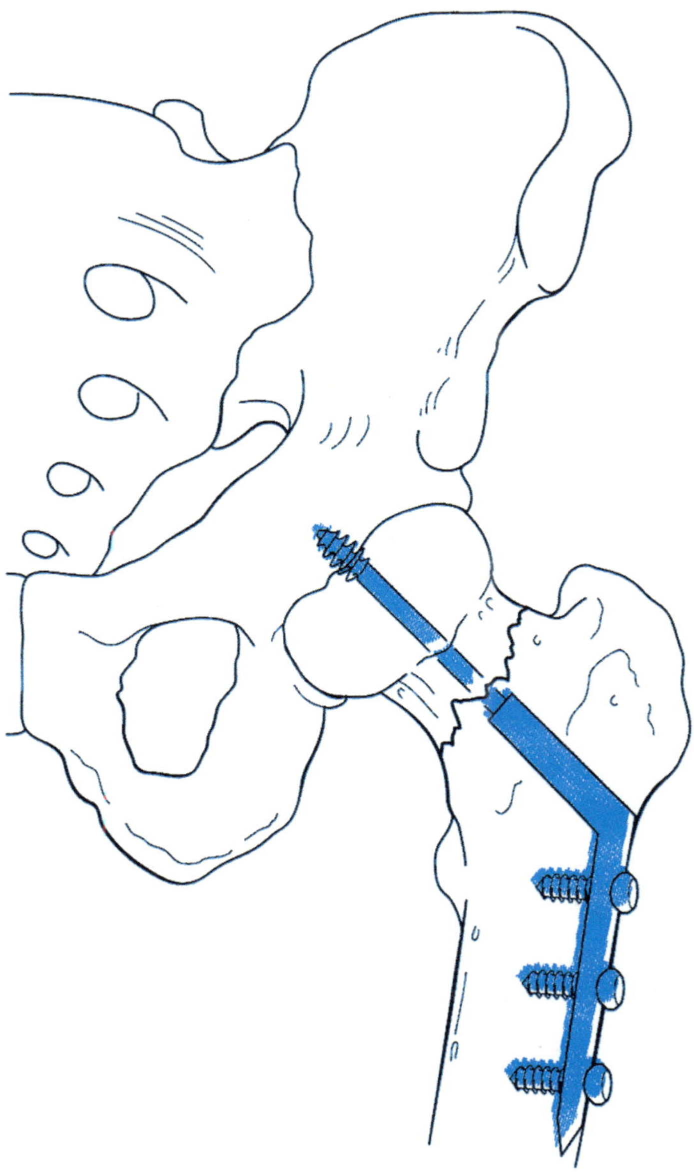

[그림 12-23] 내고정된 엉덩관절 골절

골반 골절(Fractured Pelvis)

골반 골절은 적어도 골반 둘레의 한 군데 이상 골절이 있다(그림 12-24).

원인(Origin)

골반이 골절되기 위해서는 실질적인 힘이 요구된다. 골절은 거의 교통사고나 상당히 높은데서 떨어진 결과로 발생한다.

병리(Pathology)

골반골절은 다양한 정도로 일어난다. 가장 단순한 형태는 엉덩뼈능선이 떨어지는 것과 같은 단일 뼈 골절이다.

만약 넙다리뼈가 절구에 딱 붙어있다면 엉덩관절은 결국 넓게 관절염을 일으킨다. 골반 둘레의 완전함을 파괴하는 골절은 치료과정을 돕기 위해 가쪽고정이 필요한 만큼 심각할 수도 있다.

징후 및 증상(signs and symptoms)

통증의 정도와 장애는 손상의 심각함에 따라 다양하다. 이런 손상의 환자는 종종 수개월간 체중지지에 제한이 있기 때문에 수중치료는 이런 환자의 재활에 중요한 역할을 할 수 있다.

손상 부위(Body parts Affected)

- 뼈(골반, 넙다리뼈)
- 물렁조직(엉덩관절주머니, 다리 근육, 등바닥근육)
- 신경, 혈관, 내부 장기(사고와 동시에 일어날 수 있는)

운동 시 우선 사항(Exercise priorities)

- 엉덩관절 및 무릎관절의 운동 범위 유지(의사가 제한한 범위 내에서)
- 다리의 강화
- 비정상적인 걸음을 개선한다.

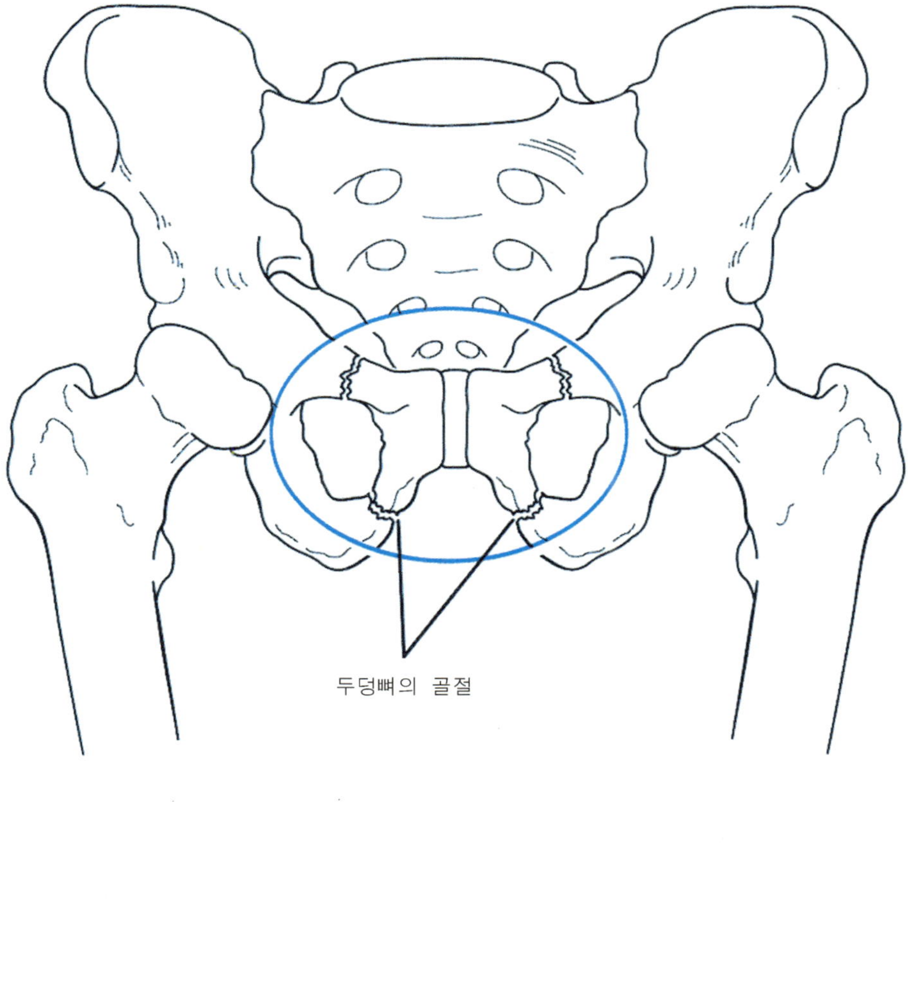

[그림 12-24] 골반 골절

엉덩관절 탈구(Hip Dislocation)

이것은 심각한 손상으로 넓다리뼈머리가 오목(절구)에서 갑자기 빠져나온 것이다(그림 12-25).

원인(Origin)

엉덩관절은 교통사고와 같은 심한 외과적 사고에서나 탈구될 만큼 강하다. 뒤쪽탈구는 하지가 사고 시 안쪽돌림 및 모음되면 일어나고 안쪽돌림은 이런 손상의 재활치료 중에도 피해야만 한다. 앞쪽탈구는 다리를 가쪽돌림하고 벌림할 경우 일어난다. 따라서 가쪽돌림은 피해야 한다.

병리(Pathology)

이 손상은 종종 절구 골절과 의해 동반된다. 엉덩관절주머니과 인대는 항상 약간 찌어지게 된다. 게다가 허리신경과 동맥이 다칠 수도 있다.

징후 및 증상(signs and symptoms)

손상 시에 환자는 심한 통증을 느낀다. 엉덩관절에서 뚜렷한 결함을 볼 수 있다. 환자가 정형외과적 수술로 회복될 때까지 치료는 시작하지 않는다. 관절정복 후에도 통증과 근육 강직으로 인해 여러 달 동안 운동이 제한된다.

손상 부위(Body parts Affected)

- 뼈(골반, 넙다리뼈)
- 연부조직(관절주머니, 인대, 근육)
- 신경, 혈관

운동 시 우선 사항(Exercise priorities)

- 운동범위 유지(의사가 처방한 제한범위 안에서, 그리고 뒤쪽 탈구시 안쪽돌림 금지, 앞쪽 탈구시 가쪽돌림 금지)
- 모든 엉덩관절근 강화

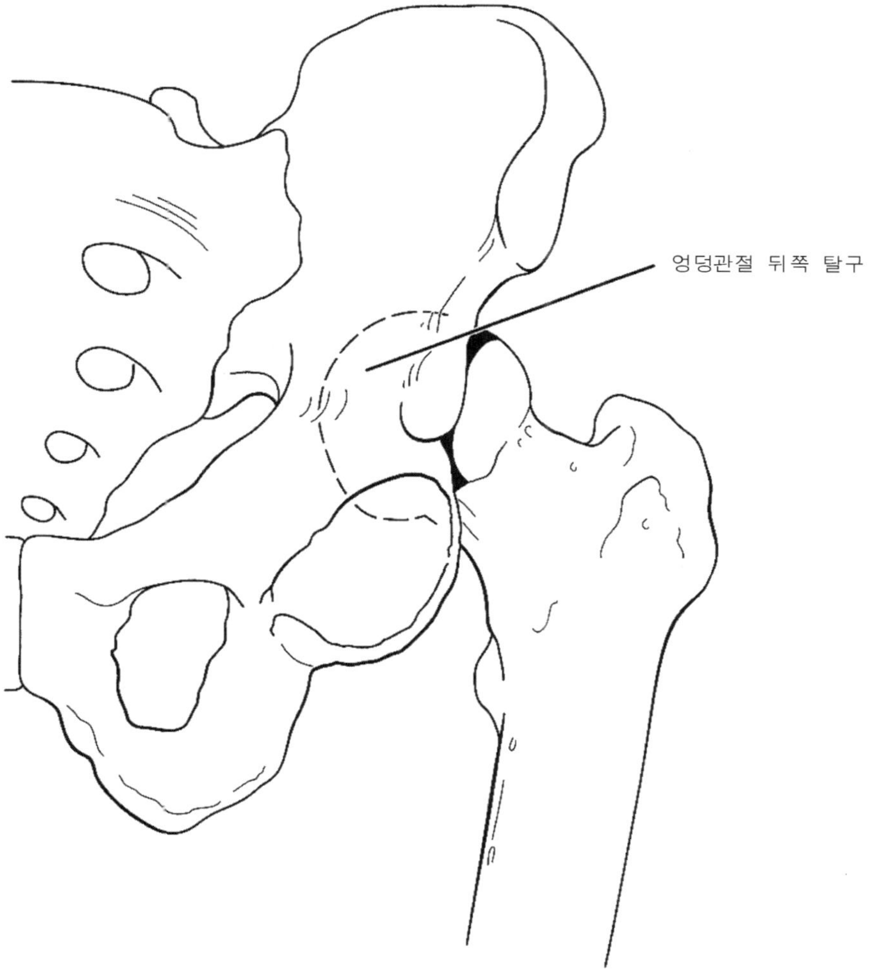

[그림 12-25] 엉덩관절 탈구

엉덩관절 대치술(Total Hip Replacement)

이 수술에 있어, 엉덩관절은 인공관절로 대치하는 것이다(그림 12-26).

원인(Origin)

엉덩관절 대치술은 엉덩관절이 일상생활동작(특히 걷기)이 고통스러울 정도로 악화된 경우 필요하다. 이런 악화는 자연적인 마모, 소모, 마찰 혹은 이전의 손상에 의해 일어날 수 있다.

기전(Mechanics)

넓다리뼈 성분은(금속성 구) 넓다리뼈 몸통을 이루는 줄기와 연결된 금속성 구로 구성된다. 골반 성분은 고밀도 플라스틱 컵으로 구성된다. 이런 성분은 부위를 접합시키거나 그 주위에 골 성장을 하기 위해 제작될 수도 있다. 체중지지는 시멘트를 사용하면 보다 빨리 시작할 수 있다. 대치술은 환자가 일상생활동작에서 통증을 줄이기 위해 시행되지만 높은 수준의 스포츠를 할 수 있도록 하는 것은 아니기 때문에 환자에게 부담을 줄 수 있다.

수술 환자에게는 약간의 공통적인 제한이 주어진다. 즉 모음은 중간을 넘지 않게, 엉덩관절 굽힘은 90°가 넘지 않게, 가쪽돌림 금지, 다리 교차 금지 등이다.

손상 부위(Body parts Affected)

- 뼈(넙다리뼈, 골반)
- 무릎관절, 엉덩관절 근육(엉덩, 무릎, 넙다리근막긴장근, 네갈래근, 샅굴부위 근육)

운동 시 우선 사항(Exercise priorities)

- 운동 범위 증가(처방된 제한 범위 내에서)
- 엉덩관절 및 하지 근육 강화(특히, 걸음에 중요한 엉덩관절 폄근 및 벌림근)
- 비정상적인 걸음 개선

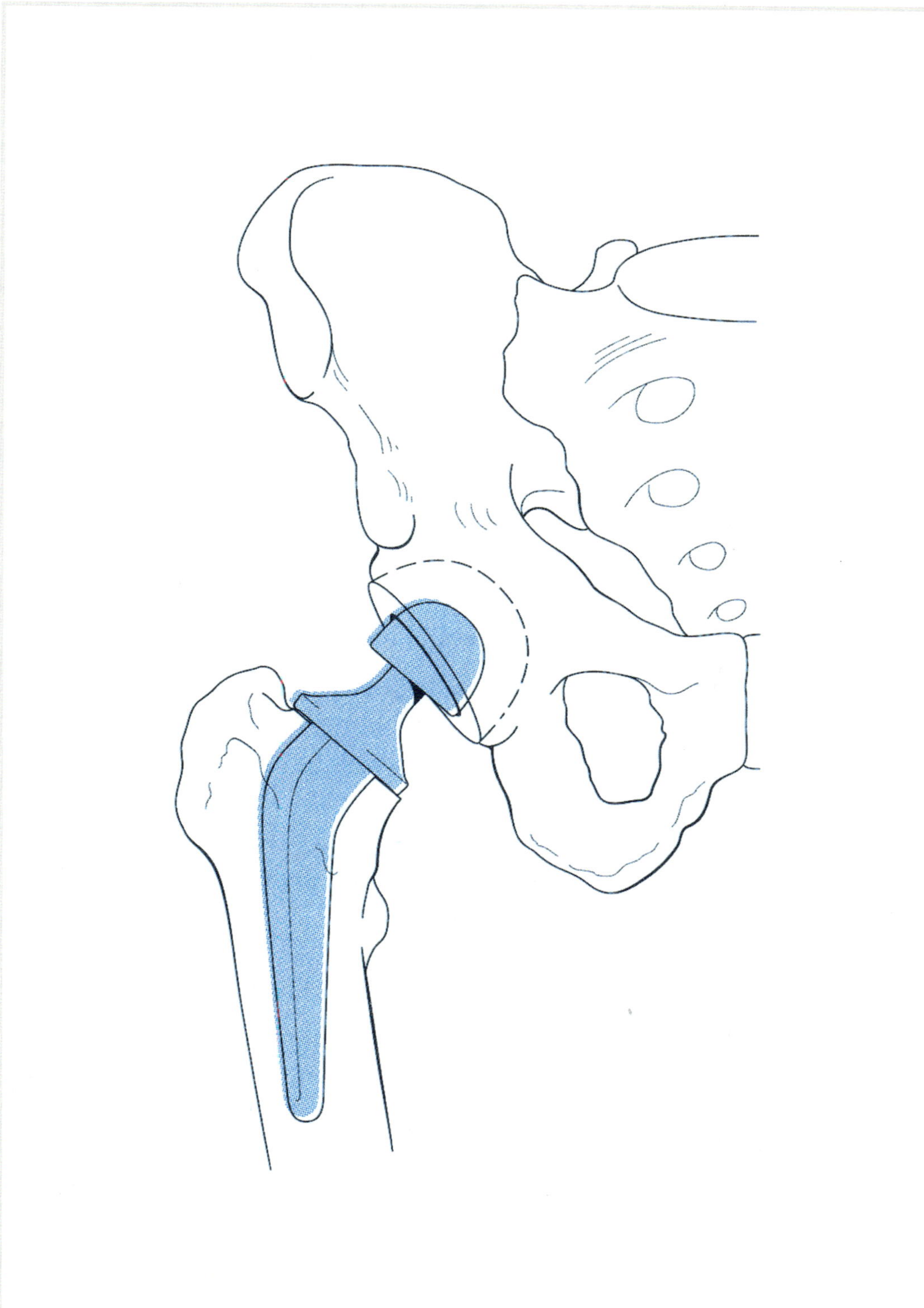

[그림 12-26] 엉덩관절 대치술

엉덩관절 질환을 위한 프로토콜 ▶ ▶ ▶
(THE AQUATIC EXERCISE THERAPY PROTOCOL FOR CONDITIONS OF THE HIP)

1단계(Phase One)

준비운동(Warm-up)

각 운동을 2분간 시행한다.

- 앞으로 걷기(그림 5-21)
- 뒤로 걷기(그림 5-22)
- 옆으로 걷기(다리는 교차하지 않는다) (그림 5-23)

신장(Stretch)

각 운동을 10초간 유지하며 5회 반복한다. 운동은 13장에 설명되어 있다.

- 네갈래근 수동 신장(그림 13-6)
- 무릎근 신장(엉덩관절 대치술 환자는 엉덩관절을 90° 이상 굽힘하지 않는다.)(그림 13-10)

강화(Strengthen)

8~12회 반복을 한 세트로 시행한다.

- 엉덩관절 굽힘(엉덩관절 대치술이나 엉덩관절 탈구 환자는 90° 이상 시행하지 않는다.)(그림 12-11)
- 엉덩관절 폄(그림 12-12)
- 엉덩관절 모음 및 벌림(엉덩관절 대치술 환자는 중간선을 교차하지 않는다.) (그림 12-13)
- 엉덩이 힘주고 서있기(그림 12-48)

2단계(Phase Two)

준비운동(Warm-up)

각 운동을 2분간 시행한다.

- 앞으로 걷기(그림 5-21)
- 뒤로 걷기(그림 5-22)

• 하지를 쭉 펴고 걷기(그림 5-25)
• 교차걷기(대치술이나 엉덩관절 탈구 환자는 제외한다.)(그림 12-7)
• 모음근 신장(그림 12-10)

신장(Stretch)

각 운동을 20초간 유지하며 5회 반복한다.

• 네갈래근 신장(그림 13-5)
• 무릎근 수동 신장(그림 13-11)
• 엉덩관절 굽힘 신장(그림 12-5)
• 엉덩관절 안쪽돌림 신장(그림 12-8)
• 엉덩관절 바깥돌림 신장(엉덩관절 대체 수술 후 환자나 탈구환자는 생략)(그림 12-7)
• 모음근 신장(그림 12-10)

강화(Strengthen)

8~12회 반복을 2세트 실시한다.

• 엉덩관절 굽힘(그림 12-11)
• 엉덩관절 폄(그림 12-12)
• 엉덩관절 벌림, 모음(그림 12-13)
• 엉덩관절 돌림(엉덩관절 대치술을 한 환자는 안쪽돌림만)(그림 12-15)
• 엉덩관절 휘돌림(엉덩관절 대치술을 한 환자는 중심선을 교차하지 않는다.)(그림 12-14)

3단계(Phase Three)

준비운동(Warm-up)

각 운동을 2분간 실시한다. 발목대는 저항을 높이기 위해 사용되기도 한다.

• 전진(그림 5-28)
• 뒤로 걷기(그림 5-22)
• 교차 걷기(그림 5-24)
• 자전거 타기(그림 5-31)
• 골반운동(엉덩관절 대치술이나 엉덩관절 탈구 환자를 위해 앞뒤로만 운동한다.)(그림 5-32)

신장운동(Stretch)

각 운동을 30초간 유지하면서 5회 반복한다.

- 엉덩관절 긴장근 폄(엉덩관절 대치술이나 엉덩관절 탈구 환자는 제외)(그림 12－6)
- 샅굴부위 신장(그림 12－9)
- 네갈래근 신장(그림 13－5)
- 엉덩관절 굽힘근 신장(그림 12－5)
- 엉덩관절 안쪽돌림근 폄(그림 12－8)
- 엉덩관절 가쪽돌림 신장(그림 12－7)

강화(Strengthen)

8~12회 반복을 3세트 실시한다.

- 다리를 쭉 펴고 발차기(그림 12－16)
- 찌르기(그림 13－17)
- 웅크리기(그림 13－16)
- 엉덩관절 돌림(엉덩관절 대치술 환자는 안쪽돌림만)(그림 12－15)
- 엉덩관절 휘돌림(엉덩관절 대치술 환자는 중간선을 넘지 않는다.)(그림 12－14)

4단계(Phase Four)

준비운동(Warm-up)

각 운동을 2분간 실시한다.

- 전진(그림 5－28)
- 뒤로 걷기(그림 5－22)
- 자전거 타기(그림 5－31)
- 다리 교대(그림 5－29)
- 조깅(그림 5－30)

신장(Stretch)

각 운동을 30초간 유지하면서 5회 반복 실시한다.

완전 운동 범위에 도달하도록 운동을 집중하여 3단계 운동을 실시한다.

강화(Strengthen)

8~12회 반복을 4세트 실시한다. 적당한 저항을 증가시키기 위해 발목대나 저항 장화를 이용하여 3단계 운동을 실시한다. 그리고 다음 운동을 첨가한다.

- 찌르기(그림 13-17)
- 웅크리기(그림 13-16)
- 다리를 쭉 펴고 발차기(그림 12-16)
- 펄쩍 뛰기(그림 12-17)
- 무릎을 구부린 상태로 엉덩관절 돌림(엉덩관절 대치술이나 엉덩관절 탈구 환자는 최대 90° 이상은 굽힘을 피하고 가쪽돌림은 피한다)(그림 12-19)
- 깊은 물에서 다리 운동(그림 6-12~6-16, 6-18~6-23, 6-29)

참고자료(REFERENCES)

1. Magee D. Orthopedic Physical Assessment. Philadelphia: W.B. Saunders, 1987.
2. Green W, Heckman J. The Clinical Measurement of Joint Motion. Rosemont, IL: America Academy of Orthopedic Surgeons,1994.
3. Arnheim, D. Modern Principles of Athletic Training. Toronto, Time Mirror/Mosby College Publishing, 1985.

13 무릎관절에 대한 수중재활
(AQUATIC REHABILITATION OF THE KNEE)

무릎관절의 구조와 기능(THE STRUCTURE AND FUNCTION OF THE KNEE)
- 해부학적 구조(The Anatomic Parts)
- 관련근육과 작용(The Muscles and Their Actions)
- 무릎관절의 가동범위 측정(Measuring the Range of Motion of the Knee)

무릎의 신장(KNEE STRETCHES)
- 넙다리 네갈래근 신장(Quadriceps Stretch)
- 넙다리네갈래근의 수동 신장(Passive Quadriceps Strength)
- 앉은 자세에서 무릎을 굽힘하여 신장(Seated Knee Flexion Stretch)
- 앉은 자세에서 무릎을 폄하여 신장(Seated Knee Extension Stretch)
- 찌르기 자세의 신장(Lunge Stretch)
- 무릎근의 신장(Hamstring Stretch)
- 무릎근의 능동신장(Active Hamstring Stretch)

무릎관절 운동(KNEE EXERCISE)
- 한쪽 다리 구르기(자전거타기)(Single-Leg Bicycle)
- 넙다리의 폄(Thigh Extension)
- 무릎근의 등쪽 당김(Hamstring Pull-back)
- 저항주어 무릎 굽힘, 폄하기(Resistive Knee Flexion and Extension)
- 쪼그려 앉기(Squats)
- 찌르기 자세(Lunges)
- 물갈퀴 착용 후 발차기(Fine Kick)
- 플리에(Plies)
- 계단 오르기(Step-up)
- 무릎 굽혀 선 자세에서 앞 방향으로 굽힘(Kneeling Forward Flexion)

무릎의 일반적인 증상들(COMMON CONDITIONS OF THE KNEE)
- 무릎 관절염(Knee Arthritis)
- 무릎관절 골절(Knee Fracture)
- 무릎관절 관절반달 손상(Knee Meniscus Injuries)
- 무릎 타박상(Knee Strain)
- 무릎 삠(Knee Sprain)
- 앞십자인대 복원(Anterior Cruciate Ligament Repair)
- 무릎관절 전치환술(Total Knee Replacement)

무릎관절의 증상에 대한 수중운동치료 프로토콜
(THE AQUATIC EXERCISE THERAPY PROTOCOL FOR CONDITIONS OF THE KNEE)

- 1 단계(Phase One)
- 2 단계(Phase Two)
- 3 단계(Phase Three)
- 4 단계(Phase Four)

무릎관절의 구조와 기능 (THE STRUCTURE AND FUNCTION OF THE KNEE)

해부학적 구조(The Anatomic Parts)

무릎은 두개의 뼈가 관절하고 있는 부정형 경첩관절이다. 넙다리정강뼈관절은 정강뼈오목과 넙다리관절융기가 접해져 있는 모양이다. 넙다리뼈의 둥근관절융기와 정강뼈오목이 잘 맞지 않기 때문에 두개의 반달형의 연골 또는 관절반달이 안쪽과 바깥쪽으로 잘 맞도록 한다(그림 13-1 참조). 안쪽 관절발달은 고정되어 있는 반면, 가쪽 관절반달은 유동성을 가지고 있다. 이는 무릎관절의 마지막 폄단계에서 정강뼈가 가쪽으로 돌림하도록 하는 것을 가능하게 한다. 관절은 자체의 힘과 안정성을 주위 인대와 근육들에게 의지한다.[1, 2]

무릎의 앞, 뒤 안정성은 무릎 안쪽에서 나오는 앞, 뒤 십자인대라는 두개의 강한 인대가 담당한다. 곁 인대는 무릎의 안쪽 바깥쪽의 안정성을 준다(그림 13-2 참조). 넙다리 무릎관절은 종자뼈와 먼쪽넙다리뼈의 앞쪽에 있는 관절돌기사이 구(활차) 사이에서 관절한다. 종자뼈는 넙다리네갈래근힘줄 안쪽에서 무릎을 역학적으로 돕고, 관절주머니 앞쪽을 보호한다.

관련근육과 작용(The Muscles and Their Actions)

관절을 직접적으로 움직이게 하기 위해서는 근육이 관절에서 교차되어 있어야 한다. 관절에서의 근육교차는 이러한 방법으로 활동에 영향을 준다. 여기서 나열된 근육들은 무릎에 움직임을 제공한다. 무릎관절은 다음과 같은 움직임이 일어난다.[3]

- 굽힘과 폄(그림 13-3 표 13-1, 표 13-2)
- 넙다리뼈에 대한 정강뼈의 안/가쪽 회전

표 13-3은 무릎의 움직임을 일으키는 근육들의 요약이다.

[표 13-1] 무릎굽힘에 영향을 주는 근육들

근육	잇는 곳(O)	닿는 곳(I)	작용
반힘줄모양근(semitendinosus)	표 참고(12-2)	표 참고(12-2)	무릎관절굽힘
반막모양근(semimembranosus)	표 참고(12-2)	표 참고(12-2)	무릎관절굽힘
넙다리위팔두갈래근(biceps femoris)	표 참고(12-2)	표 참고(12-2)	무릎관절굽힘
오금근(popliteus) 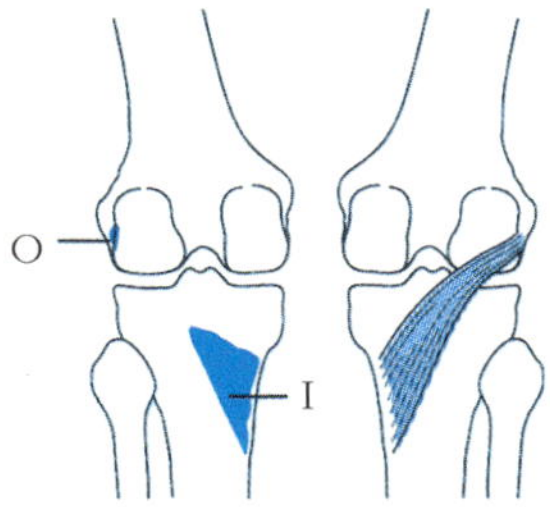	넙다리뼈 뒷면 가쪽관절융기	정강뼈 뒷면에서 가자미근선 윗쪽	무릎관절굽힘

[표 13-2] 무릎의 움직임에 영향을 주는 근육들의 요약

근육	기시 (O)	정지 (I)	작용
넙다리네갈래근(Quadriceps) 1. 넙다리곧은근(rectus femoris)	표 12-1 참고	네 개의 넙다리네 갈래근은 무릎힘줄으로 정강뼈거친면을 지나 종자뼈 위에 정지한다.	무릎관절 폄
2. 가쪽넓은근 (vastus lateralis) 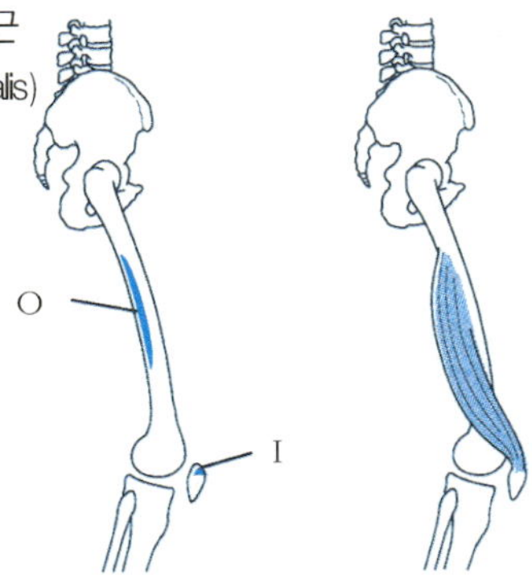	2. 넙다리뼈 가쪽 거친선		무릎관절 폄
3. 중간넓은근 (vastus intermedius)	3. 넙다리뼈 몸통 윗부분의 앞가쪽 면		무릎관절 폄
4. 안쪽넓은근 (vastus medialis) 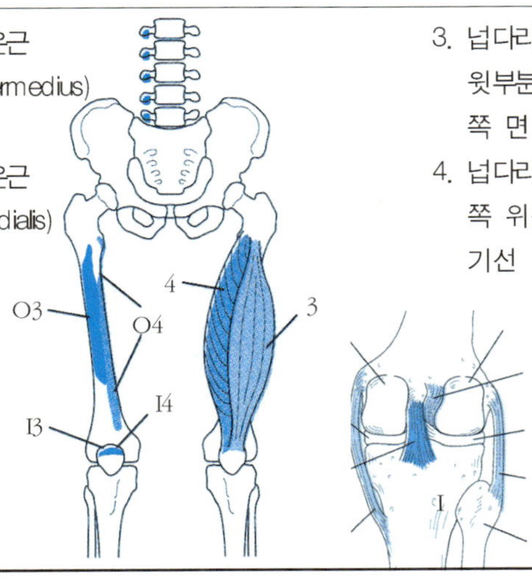	4. 넙다리뼈의 안쪽 위관절 융기선		무릎관절 폄

[표 13-3] 무릎의 움직임에 영향을 주는 근육들의 요약

해부학적 움직임	주동근	보조근	신경근 수준	정상운동범위
굽힘 (flexion)	반힘줄모양근 반막모양근 넙다리곧은근	넙다리빗근 두덩정강근 장딴지근 발바닥근	L2-S3	0°–140°
폄 (extension)	넙다리곧은근 가쪽넓은근 중간넓은근 안쪽넓은근		L2-S4	0°–10°
안쪽돌림 (internal rotation)	반힘줄모양근 반막모양근	넙다리빗근 두덩정강근 오금근	L2-S5	20°–30°
가쪽돌림 (external rotation	넙다리위팔두갈래근		L5-S3	30°–40°

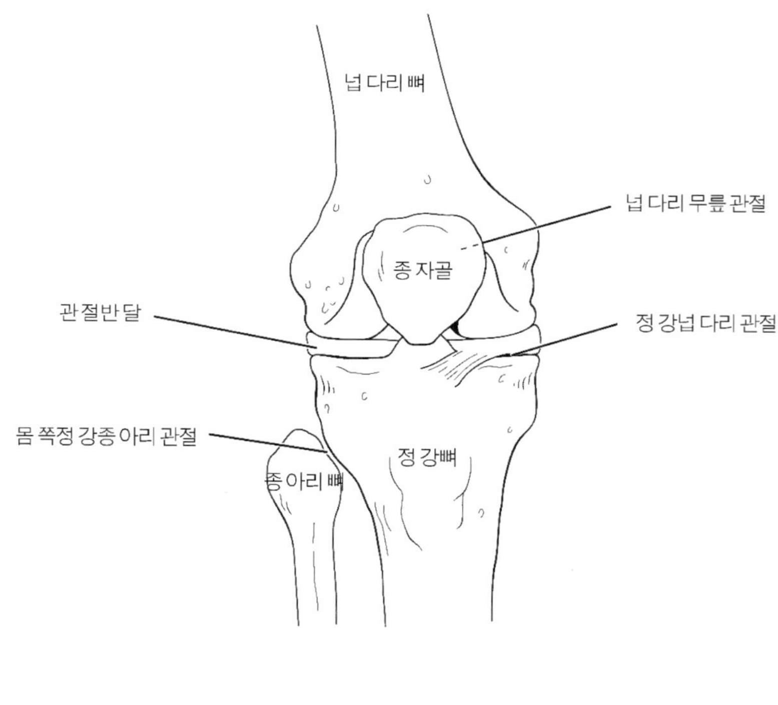

[그림 13-1] 무릎의 뼈와 관절(전면)

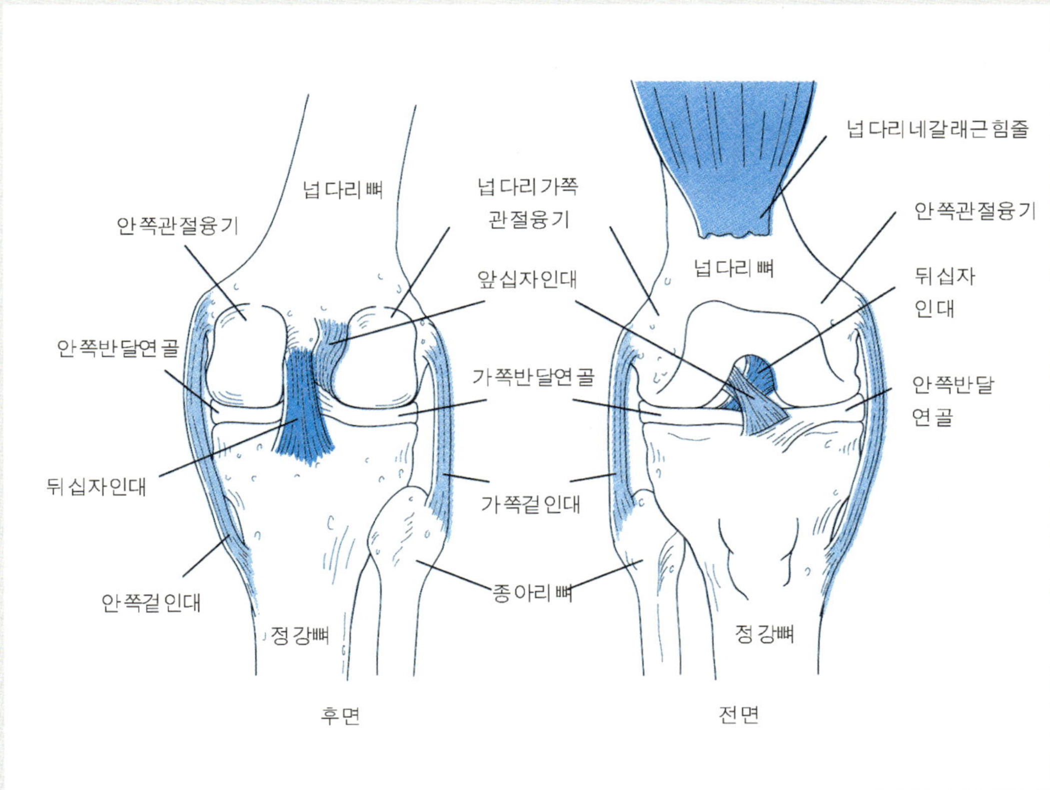

[그림 13-2] 무릎관절의 지지인대

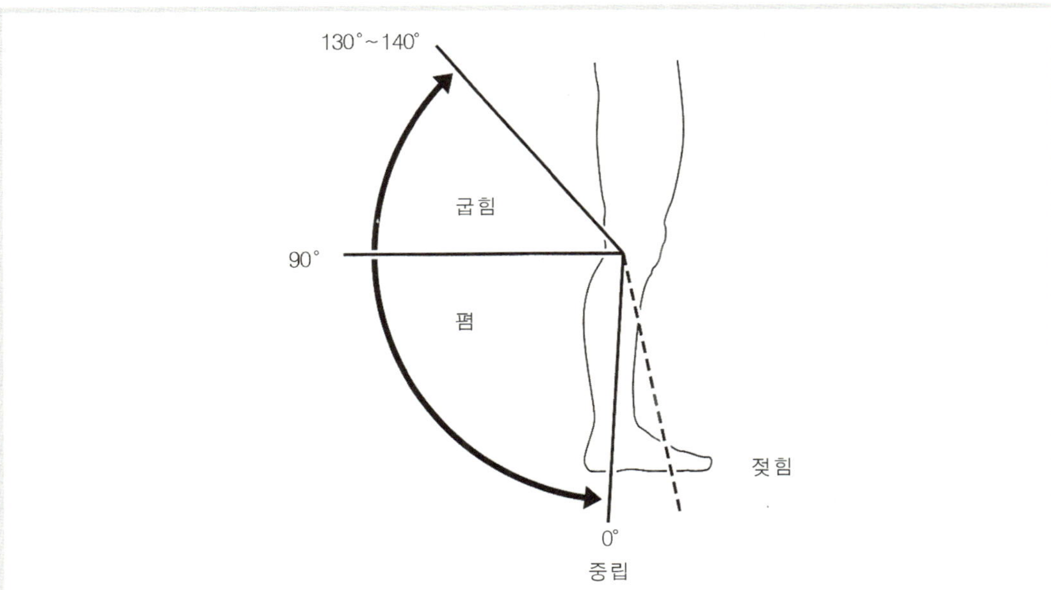

[그림 13-3] 무릎 관절 운동의 정상 가동범위를 나타내고 있다.

무릎의 가동범위 측정 (Measuring the Range of Motion of the Knee)

무릎관절의 굽힘 · 폄 측정에서 가동팔은 관절각도계의 중심을 가쪽관절융기에 두고 고정팔은 넙다리의 바깥쪽 선상에 넙다리큰결절을 향해 둔다[4](그림 13-10). 가동팔은 가쪽관절융기와 종아리뼈의 가쪽 중간선을 잇는 선에 댄다.[4]

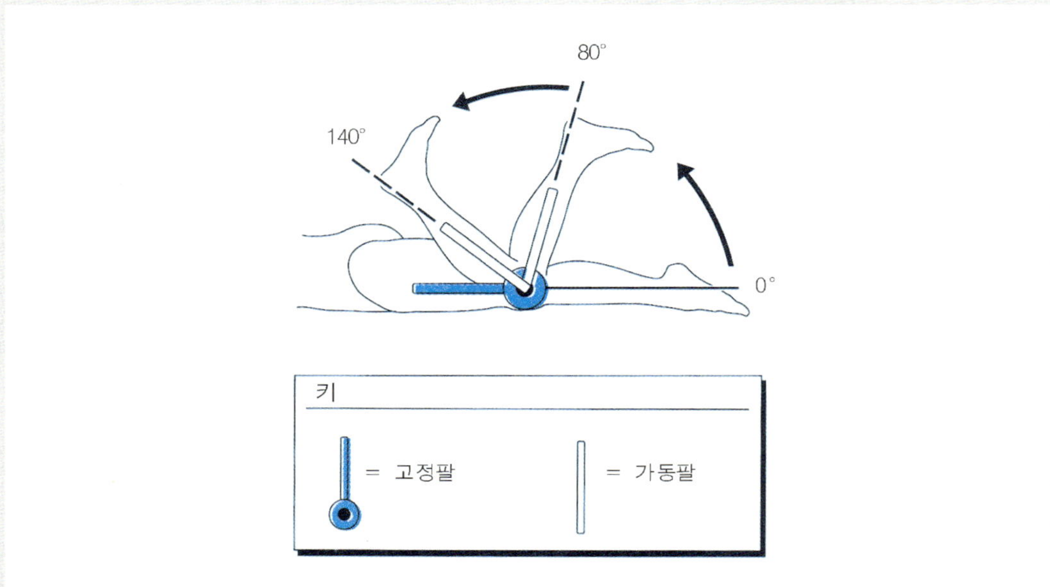

[그림 13-4] 무릎의 관절가동범위 측정

무릎의 신장(KNEE STRETCHES) ▶ ▶ ▶

넙다리네갈래근 신장(Quadriceps Stretch) (그림 13-5)

작용근(prime movers) : 넙다리네갈래근과 엉덩관절 굽힘근(quadriceps muscles and hip flexor muscles)

- 풀 벽에 기대어 선다.
- 신장하려는 다리를 같은 쪽의 손으로 발목을 잡고 무릎을 굽힌다.
- 앞 넙다리가 신장되는 느낌이 있을 때까지 뒤꿈치를 볼기부위 쪽으로 당긴다.
- 엉덩관절은 폄상태로 유지한다.
- 유지한 후, 발을 내려 이완한다.

넙다리네갈래근의 수동 신장(Passive Quadriceps Strength) (그림 13-6)

작용근(prime movers) : 넙다리네갈래근과 엉덩관절 굽힘근(quadriceps muscles and hip flexor muscles), 이 운동은 제한된 무릎 굽힘근을 위한 것이다.

- 신장할 다리의 발목주위에 부력기구를 착용한다.
- 얼굴은 풀 벽쪽으로 향하고 허벅지 엉덩관절이 벽에 닿을 정도로 선다.
- 무릎, 엉덩관절은 수직으로 정열하고 몸통을 똑바로 유지한다.
- 뒤꿈치를 볼기부위 방향으로, 당길 수 있는 만큼 부드럽게 무릎을 굽힘시킨다.
- 유지한 다음 다리를 내리고 이완시킨다.

앉은 자세에서 무릎 굽힘하여 신장(Seated Knee Flexion Stretch) (그림 13-7)

작용근(prime movers) : 넙다리네갈래근(quadriceps)

- 한쪽 평행봉 위에 양 무릎을 올리고 뒤쪽 바로 지지하여 앉는다.
- 신장할 다리의 정강이 위에 반대측 종아리를 교차시켜 당기는 느낌이 있을 때까지 다리 뒤쪽으로 눌러준다.
- 유지한 다음 이완시킨다.

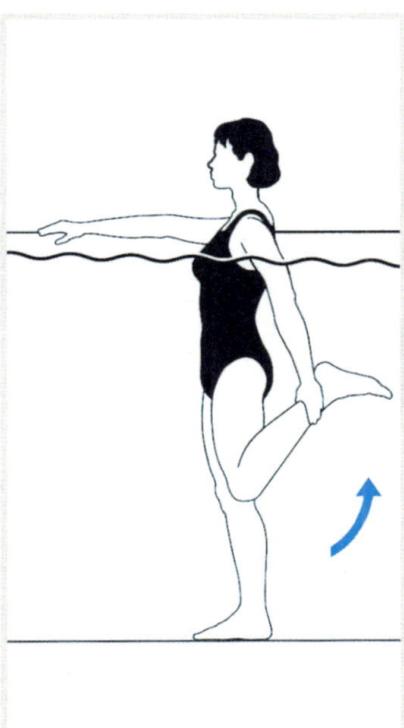

[그림 13-5] 넙다리네갈래근 신장

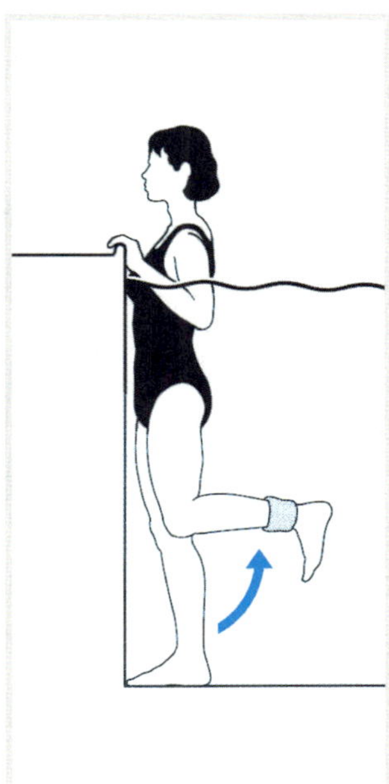

[그림 13-6] 넙다리네갈래근의 수동신장

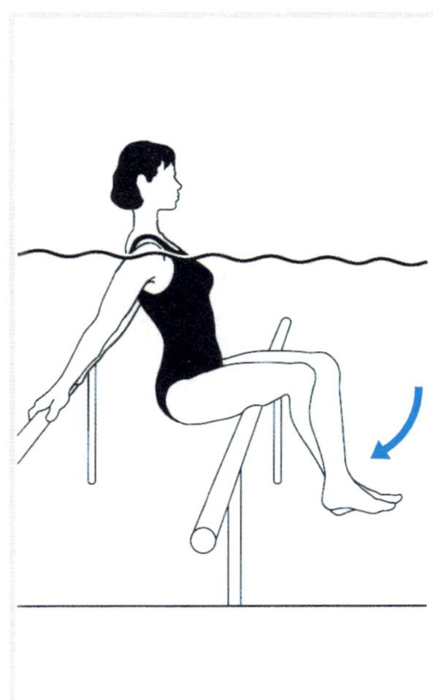

[그림 13-7] 앉은 자세에서 무릎 굽힘하여 신장

앉은 자세에서 무릎 펴하여 신장(Seated Knee Extension Stretch) (그림 13-8)

작용근(prime movers) : 무릎근(hamstrings)

- 한쪽 평행봉 위에 양 무릎을 올리고 뒤쪽 바로 지지하여 앉는다.
- 신장하고자 하는 다리의 발목 아래에 반대쪽 발목을 둔다.
- 반대쪽 다리에 힘을 주어 보조하면서 신장할 다리의 무릎을 편다.
- 유지한 다음 이완시킨다.

찌르기 자세에서의 신장(Lunge Stretch) (그림 13-9)

작용근(prime movers) : 큰볼기근(gluteus maximus), 무릎근(hamstrings)

- 풀의 사다리가 있는 방향으로 선다. 사다리를 양손으로 잡고 신장하고자 하는 다리를 사다리의 편안한 높이에 발로 딛고 선다.
- 찌르기 자세로 무릎을 굽히며, 엉덩관절의 앞 방향으로 밀어준다.
- 바닥에 지지하고 있는 다리의 뒤꿈치는 고정되어 있어야 하고, 엉덩관절은 폄해서 보조한다.
- 유지한 다음 이완시킨다.

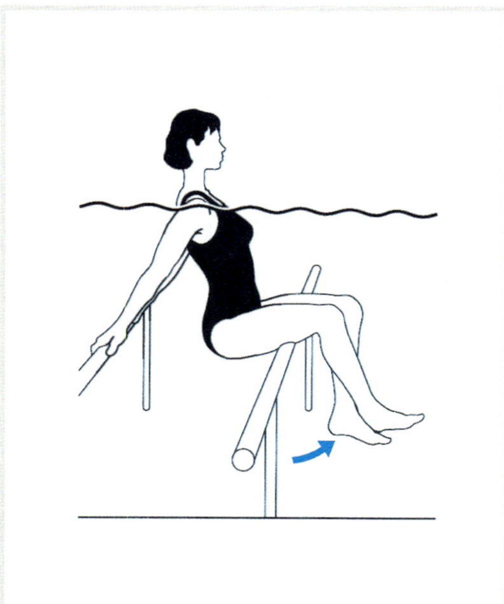

[그림 13-8] 앉은 자세에서 무릎 펴하여 신장

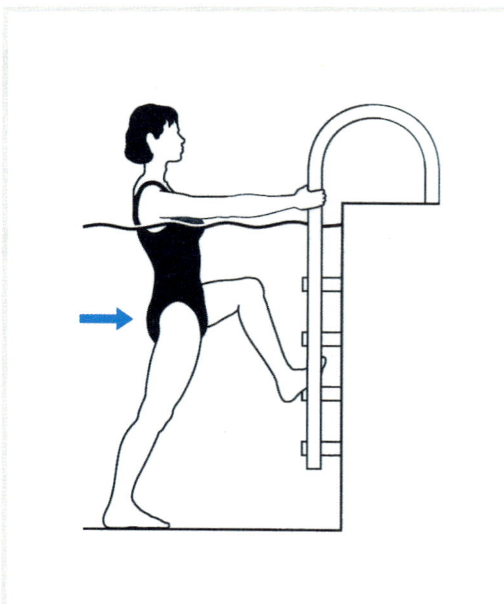

[그림 13-9] 찌르기 자세에서의 신장

무릎근의 신장(Hamstring Stretch) (그림 13-10)

작용근(prime movers) : 무릎근(hamstrings), 큰볼기근(gluteus maximus)

- 신장할 발의 뒤꿈치는 바닥에 대고(또는 풀 사다리 쪽으로 향해 양쪽 손으로 잡고 편안한 높이에 신장할 발을 올려놓는다) 발목을 발등굽힘시켜 놓는다.
- 엉덩관절에서 앞 방향으로 굽히고 신장하는 다리의 무릎근은 신장되도록 머리, 몸통은 다리 위쪽을 향하여 숙인다.
- 유지한 다음 이완시킨다.

무릎근육의 능동신장(Active Hamstring Stretch) (그림 13-11)

작용근(prime movers) : 큰볼기근(gluteus maximus), 무릎근(hamstrings), 장딴지근(gastrocnemius), 가자미근(soleus)

- 풀 벽을 향해 서서 신장할 발의 앞부분으로 벽의 편안한 정도의 높이에 놓고 무릎을 약간 굽힌다.
- 몸통을 들어올려 척추의 정렬을 바로 유지한다. 신장할 다리의 무릎을 잠그지 않고 천천히 편다.
- 유지하다가 무릎을 굽히고 이완시킨다.

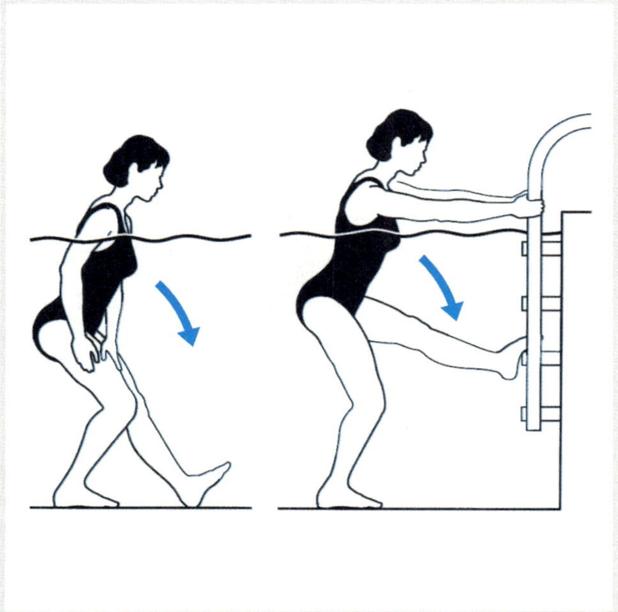

[그림 13-10] 무릎(뒤넙다리근)의 신장

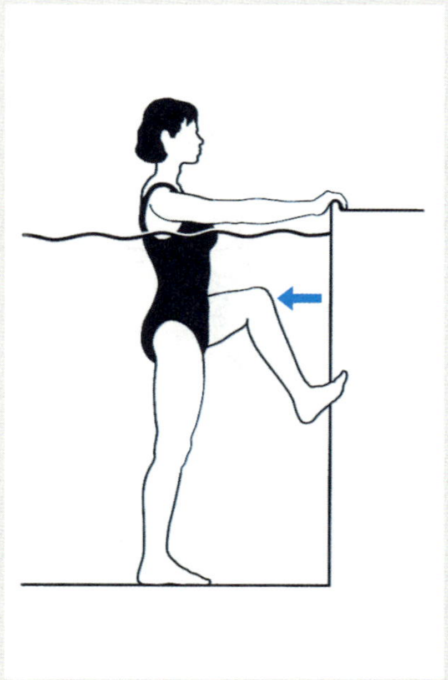

[그림 13-11] 무릎(뒤넙다리근)의 능동 신장

무릎관절 운동(KNEE EXERCISE) ▶ ▶ ▶

한쪽 다리 구르기(자전거타기)(Single-Leg Bicycle) (그림 13-12)

작용근(prime movers) : 무릎근(hamstrings), 넙다리네갈래근(quadriceps), 큰볼기근(gluteus maximus), 엉덩관절굽힘근(hip flexors), 엉덩관절 모음근(hip adductors)

- 풀 벽에 신장하지 않을 쪽 다리로 고정하여 선다.
- 신장할 다리를 자전거 타는 모양으로 굽히고 펴기를 실행한다.
- 반대로 돌리고, 반복한다.

넙다리 폄(Thigh Extension) (그림 13-13)

작용근(prime movers) : 넙다리네갈래근(quadriceps), 무릎근(hamstrings), 장딴지근(gastrocnemius)

- 운동할 다리의 발목주위에 부력이 있는 장비를 착용한다.
- 복부를 풀 벽쪽으로 향해 선 다음, 모서리에 고정한다.
- 운동할 다리를 등 쪽을 향해 천천히 굽혔다, 폈다 반복한다. 이 때, 엉덩관절의 정렬은 자연스럽게 유지한다.

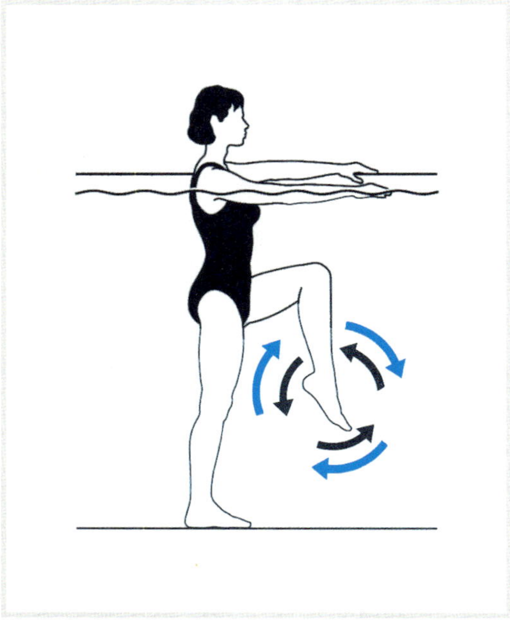

[그림 13-12] 한쪽다리 구르기(자전거타기)

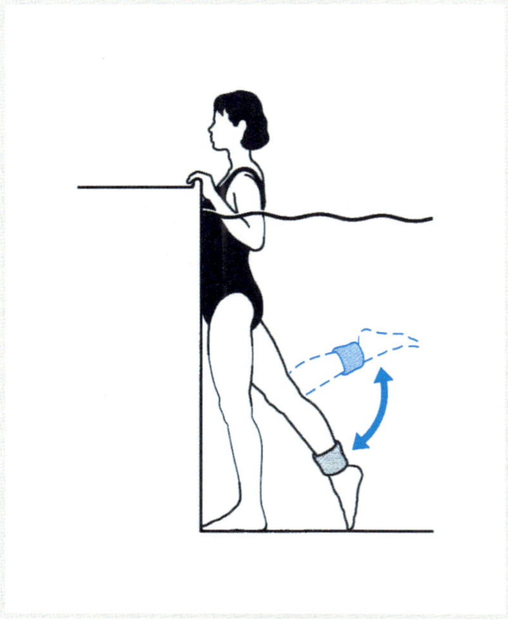

[그림 13-13] 넙다리 폄

무릎근의 등쪽 당김(Hamstring Pull-back) (그림 13-14)

작용근(prime movers) : 넙다리네갈래근(quadriceps), 무릎근(hamstrings), 장딴지근 (gastrocnemius), 엉덩관절굽힘근(hip flexors)

- 풀장 벽을 뒤로 기대어 서서 벽에 고정하고 무릎은 90°가 되도록 하며 엉덩관절을 굽힘한다.
- 엉덩관절을 굽힘하여 고정하고 무릎을 굽힘, 폄시킨다.

저항주어 무릎 굽힘 폄하기(Resistive Knee Flexion and Extension) (그림 13-15)

작용근(prime movers) : 넙다리네갈래근(quadriceps), 무릎근(hamstrings)

- 저항 기구를 운동하고자 하는 다리의 발목에 착용한다.
- 한쪽 평행봉 위에 운동하려는 무릎의 허벅지 말단부분을 편안히 올리고 선다.
- 뒤의 발로 고정하고, 운동하려는 무릎을 굽힘, 폄한다.

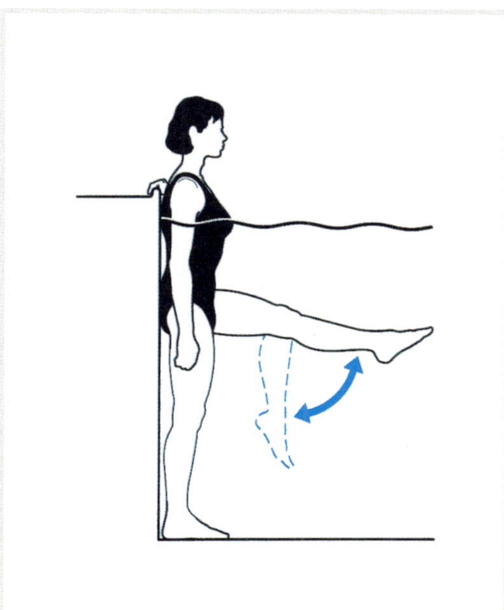

[그림 13-14] 무릎(뒤넙다리근)의 등쪽 당김

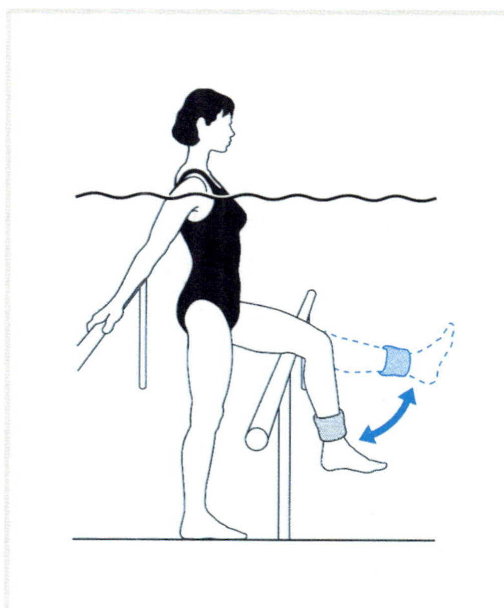

[그림 13-15] 저항주어 무릎 굽힘, 폄하기

쪼그려 앉기(Squats) (그림 13-16)

작용근(prime movers) : 넙다리네갈래근(quadriceps), 무릎근(hamstrings), 엉덩관절모음근(hip adductors), 큰볼기근(gluteus maximus), 엉덩관절벌림근(hip abductors)

- 얼굴은 풀 벽을 향하고 양발은 어깨넓이 만큼 벌리고 선다.
- 넙다리가 풀 바닥과 거의 수평이 될 때까지 몸통을 아래로 천천히 내리면서 무릎을 굽힌다 : 이 때 엉덩관절이 무릎높이보다 더 내려가서는 안된다.
- 등을 굽히지 않고 다리를 편다. 그리고 시작자세로 돌아간다.

변형(Variation) : 한 다리 쪼그리기(쪼그려 앉는 것은 같으나 한쪽 다리만을 사용)

변형(Variation) : 쪼그려 뛰기

(쪼그려 앉은 것은 같지만 풀 바닥에서 다리를 펼 때 충분히 힘있게 뛴다)

찌르기 자세(Lunges) (그림 13-17)

작용근(prime movers) : 넙다리네갈래근(quadriceps), 무릎근(hamstrings), 엉덩관절모음근(hip adductors), 큰볼기근(gluteus maximus), 엉덩관절굽힘근(hip flexors)

- 골반을 뒤쪽 기울임시키고 발을 모아 선다.
- 운동할 다리를 앞 방향으로 내딛고 발을 딛은 상태로 발가락 앞에 중심을 주면서 무릎을 앞 방향으로 굽힌다. 등을 곧게 한 상태로 해야 한다.
- 앞으로 나가 있는 다리는 뒤꿈치에 힘을 주어 뒤쪽으로 밀면서 곧게 편다. 그리고 시작자세로 돌아간다.

물갈퀴 착용 후 발차기(Fin kicks) (그림 13-18)

작용근(prime movers) : 넙다리네갈래근(quadriceps), 무릎근(hamstrings), 엉덩관절모음근(hip adductors), 큰볼기근(gluteus maximus), 엉덩관절굽힘근(hip flexors)

- 양 발에 핀을 착용하고 부력기구 또는 풀 가에서 엎드린 자세를 유지한다.
- 무릎을 번갈아 굽히고 펴면서 발차기를 실행한다.

플리에(Plies) (그림 13-19)

작용근(prime movers) : 넙다리네갈래근(quadriceps), 무릎근(hamstrings), 엉덩관절벌림근(hip abductors), 엉덩관절돌림근(hip rotators)

- 발은 발가락을 가쪽 방향으로 향하게 하여 어깨 넓이보다 넓게 벌리고 양팔은 옆쪽으로 벌려 선다.

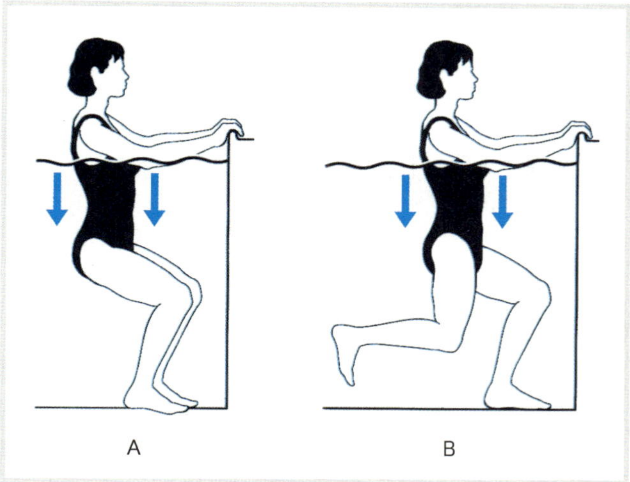

[그림 13-16] 쪼그려 앉기.
A. 두 다리 쪼그리기 B. 한 다리 쪼그리기

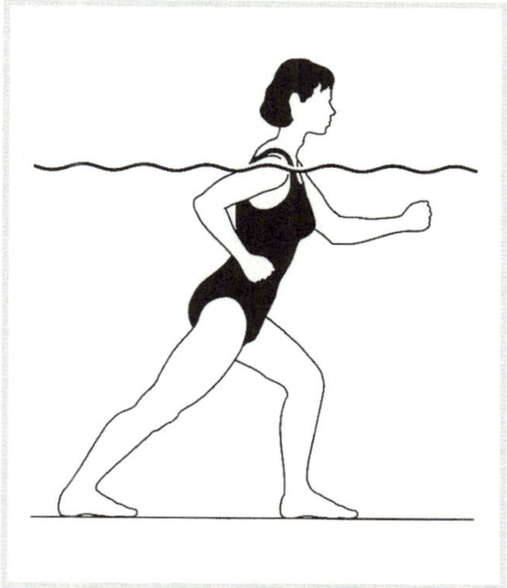

[그림 13-17] 찌르기 자세

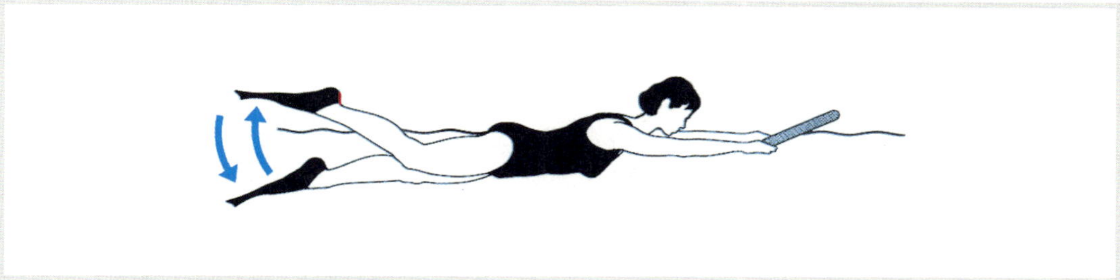

[그림 13-18] 물갈퀴 착용 후 발차기

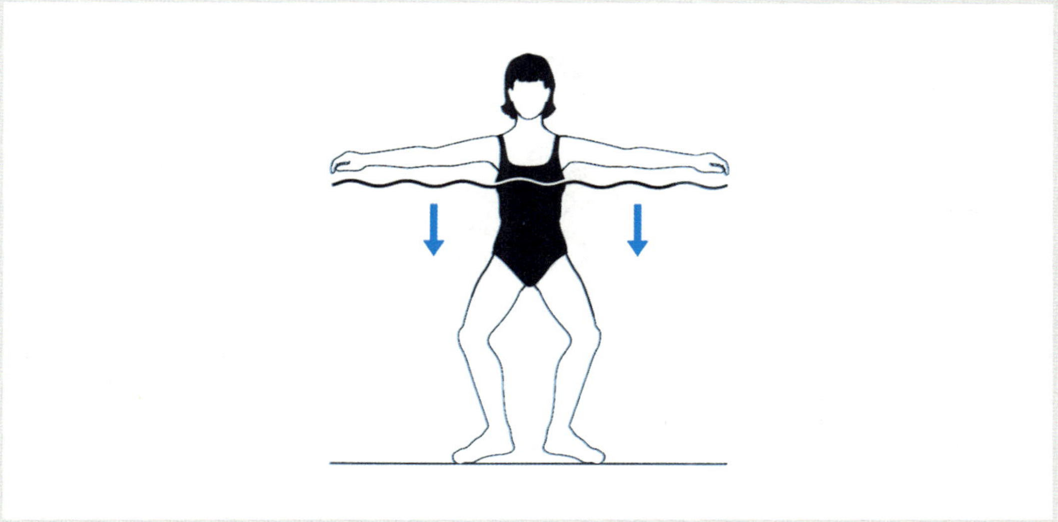

[그림 13-19] 플리에

• 등은 곧게 유지하고 머리는 세운 다음 반쯤 쪼그려 앉은 자세로 무릎을 굽힌다. 뒤꿈치는 바닥에 고정해야 한다.
• 허벅지 근육으로 밀면서 서는 자세로 돌아간다: 골반경사는 없도록 유지한다.
• 발가락으로 딛고 일어서서 순간 유지한 후 이완한다.

계단 오르기(Step-up) (그림 13-20)

작용근(prime movers) : 큰볼기근(gluteus maximus), 넙다리네갈래근(quadriceps), 장딴지근(gastrocnemius)

• 물속 계단을 향해 선다.
• 운동할 다리의 무릎, 엉덩관절을 굽힘시켜 계단위에 발을 올려놓는다.
• 단위에 운동할 다리로 체중을 실어 올라서고(부력이 보조해 줄 것이다.) 반대쪽 다리를 올려 놓는다.
• 단에서 바닥으로 내려올 때 운동할 다리를 먼저 내리고 그 다음 반대쪽 다리를 내린다.

무릎 굽혀 선 자세에서 앞 방향 굽힘(Kneeling Forward Flexion) (그림 13-21)

작용근(prime movers) : 큰볼기근(gluteus maximus), 넙다리네갈래근(quadriceps), 장딴지근

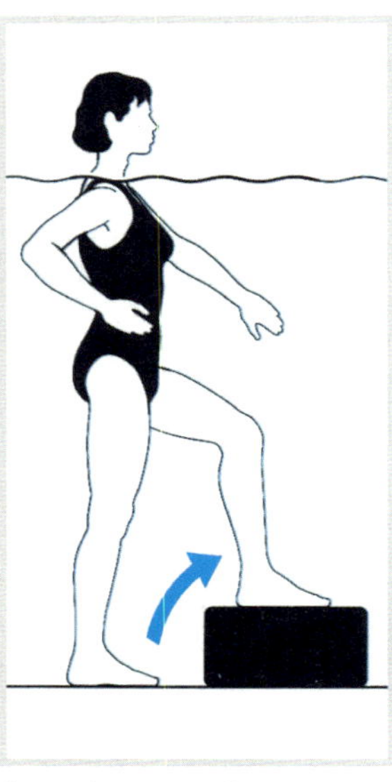

[그림 13-20] 계단 오르기

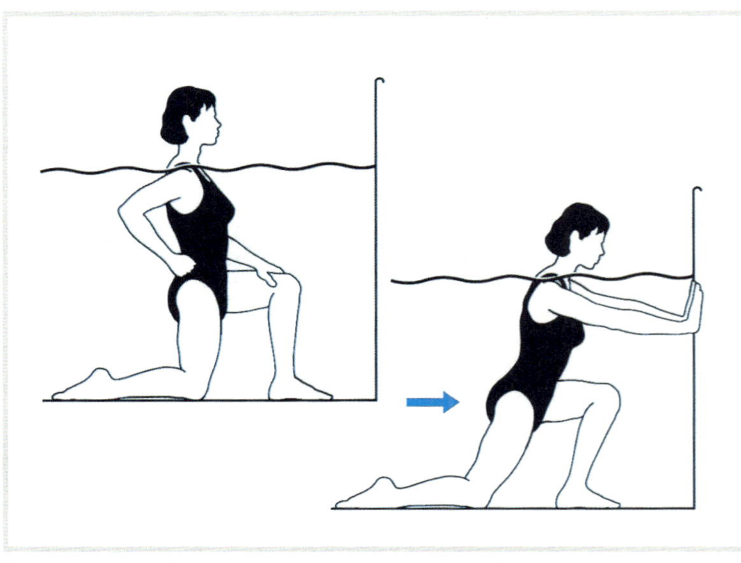

[그림 13-21] 무릎 굽혀 선 자세에서 앞 방향으로 굴곡

(gastrocnemius), 가자미근(soleus), 무릎근(hamstrings)

- 얕은 물의 풀 벽 가까이에 운동하지 않을 다리의 무릎으로 서고 운동할 쪽 다리의 발바닥을 바닥에 놓는다: 운동할 다리는 엉덩관절, 무릎이 90°가 되도록 한다(가능할 경우).
- 손은 풀 벽에 대고 운동하려는 다리 위쪽으로 가능하면 멀리까지 앞으로 몸통을 움직인다. 무릎 앞에 힘을 실어 최대한 굽힌다.
- 통증이 없는 각도에서 앞뒤로 조금씩 흔드는 동작을 실행한다.

무릎의 일반적인 증상들 ▶ ▶ ▶ (COMMON CONDITIONS OF THE KNEE)

무릎관절염(Knee Arthritis)

무릎에는 일반적으로 여러 가지 종류의 관절염이 있다는 것을 7장에서 기술했다.[7]

원인(Origin)

무릎의 뼈관절염은 종종 닳고 찢어짐이 원인이 된다(그림 13-22). 또한 몇 가지 영향을 주는 요소는 손상자체일 것이다.

병리(Pathology)

여러 가지 병리적 진행은 7장에서 기술하였다.

징후와 증상(Signs and Symptoms)

통증, 종창, 가동범위의 제한이 다양하게 일어난다. 관절염의 진행으로 인해 보행의 어려움이 올 것이다.

손상 부위(Body parts Affected)

- 뼈(넙다리뼈, 경강뼈, 종아리뼈)
- 관절면(관절연골)
- 물렁조직(관절주머니, 근육, 힘줄,

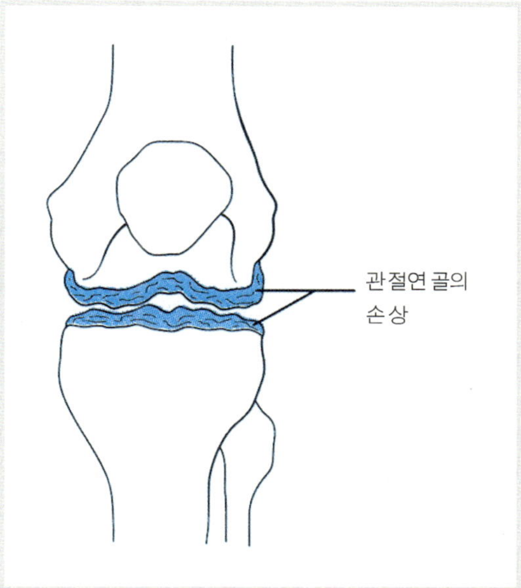

[그림 13-22] 슬관절염

인대)

운동 시 우선 사항(Exercise priorities)

- 조절운동 계획을 만들어야 한다(환자가 운동을 과도하게 하지 않도록 주의한다).
- 관절 각도를 최대한 증가시킨다.
- 모든 무릎관절 근육들을 강화시킨다.

무릎관절 골절(Knee Fracture)

다리에서 무릎관절 안의 뼈 골절을 모두 슬관절 골절이라 한다. 이는 넙다리뼈, 정강뼈, 종아리뼈, 종자뼈의 골절을 포함한다(그림 13-23).

원인(Origin)

무릎근처의 골절은 여러 종류의 사고로 인해 일어난다.

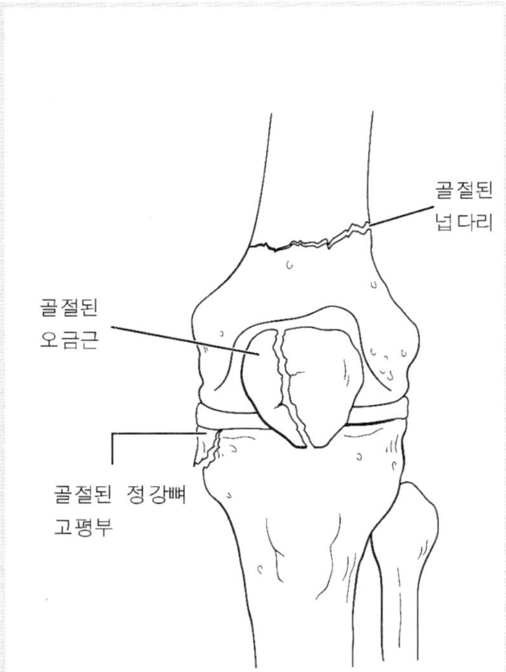

[그림 13-23] 무릎관절 골절

병리(Pathology)

여러 가지 형태의 골절에 대해서 7장에 언급했다. 무릎관절 가까이의 많은 골절들은 내고정으로 복원한다. 그 때문에 수중운동치료는 수술 후 상처가 치유되면 곧 시작할 수 있다. 그러나 여전히 체중부하를 제한하는 의사의 점검은 중요하다.

징후와 증상(Signs and Symptoms)

사람마다 다양한 동통, 강직, 약화에 이른다. 그런 것들은 종종 슬관절에 팽륜을 만들어 움직임의 제한을 가져온다.

손상 부위(Body parts Affected)

- 뼈(넙다리뼈, 종자뼈, 정강뼈, 종아리뼈)
- 무릎관절(관절주머니, 인대, 관절반달)
- 근육(넙다리네갈래근, 무릎근, 장딴지근)

운동 시 우선 사항(Exercise priorities)

- 가동범위를 완전히 회복시킨다.
- 무릎관절, 엉덩관절, 발목근육 강화
- 올바르지 못한 걸음을 교정한다.

무릎관절 관절반달 손상(Knee Meniscus Injuries)

넙다리뼈, 정강뼈 사이에 있는 관절반달(관절 연골이라고도 함)은 보통 조직의 손상으로 발생한다.

원인(Origin)

주로 무릎의 바깥쪽 각에서 충격이 가해지기 때문에 안쪽 관절반달판이 쉽게 손상을 받는다. 그러한 손상은 안쪽의 끝인대를 먼저 찢게 한다. 안쪽 관절반달판은 안쪽 곁인대에 붙어있기 때문에 그것 또한 찢어진다. 압박, 돌림하는 힘 또한 안쪽 관절반달판을 손상시킬 수 있다. 가쪽관절반달판은 과굽힘의 힘에 의해 손상될 수 있다. 이는 넙다리뼈와 정강뼈 사이에 바싹 붙어 있기 떠문이다.

병리(Pathology)

관절반달판이 찢어지는 것은 보통 두가지 형태가 있다. 첫 번째는 그림 13-24를 보듯이 양동이 손잡이 모양의 손상이다. 그것은 종종 안쪽 곁 인대의 삠을 함께 가지고 온다. 두

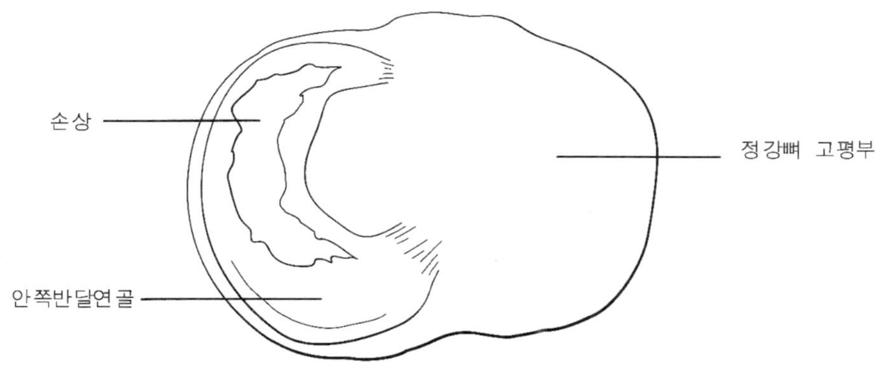

[그림 13-24]. 관절반달의 양동이 손잡이(bucket handle) 열상

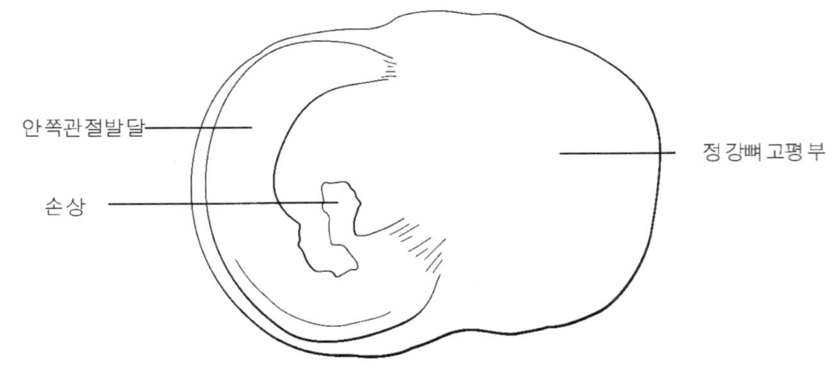

[그림 13-25] 관절발달의 후각 열상

번째 타입은 그림 13-25에서 보듯이 후각이 찢어지는 것이다. 이 손상들은 수술적으로 복원될 때까지 지속적인 염증의 원인이 된다.

징후와 증상(Signs and Symptoms)

이 손상은 관절선을 따라 통증이 생기는 원인이 된다. 안쪽 관절발달 연골이 찢어지면 종종 완전폄을 방해한다. 그리고 가쪽 관절발달 연골이 찢어지면 굽힘을 제한한다. 환자는 무릎의 잠김감과 무너지는 듯한 경험을 할 것이다.

손상 부위(Body parts Affected)

- 관절반달(안쪽, 가쪽)
- 관절주머니(그리고 무릎관절 인대)
- 근육들(넙다리네갈래근, 무릎근, 장딴지근)

운동 시 우선 사항(Exercise priorities)

- 가동범위 회복
- 넙다리네갈래근, 무릎근, 엉덩관절 근육, 장딴지근의 강화

무릎 타박상(Knee Strain)

여기서는 무릎주위의 어떤 근육, 힘줄에 대한 손상도 적용된다.

원인(Origin)

근육, 또는 힘줄이 찢어지는 손상은 어떤 격렬한 물리적 행동을 하는 동안에 주로 일어난다. 무릎 부분의 힘줄염은 뜀뛰기, 달리기, 산에 오르기와 같은 행동이 반복될 때 주로 생긴다.

병리(Pathology)

좌상의 병리적 소견은 7장에서 언급했다. 무릎주위 넙다리네갈래근(그림 13-26), 무릎근, 장딴지근이 해당될 수 있다.

징후와 증상(Signs and Symptoms)

통증과 종창은 타박상의 특징이다. 타박상 당한 근육이 신장되었을 시 통증은 증가한다. 그러나 실제로 근육을 따뜻하게 한 후에는 통증이 줄어든다.

손상 부위(Body parts Affected)

- 무릎의 근육, 힘줄(넙다리네갈래근, 무릎근, 장딴지근)
- 무릎관절(관절주머니. 관절발달. 인대, 관절연골의 손상은 예외이다)

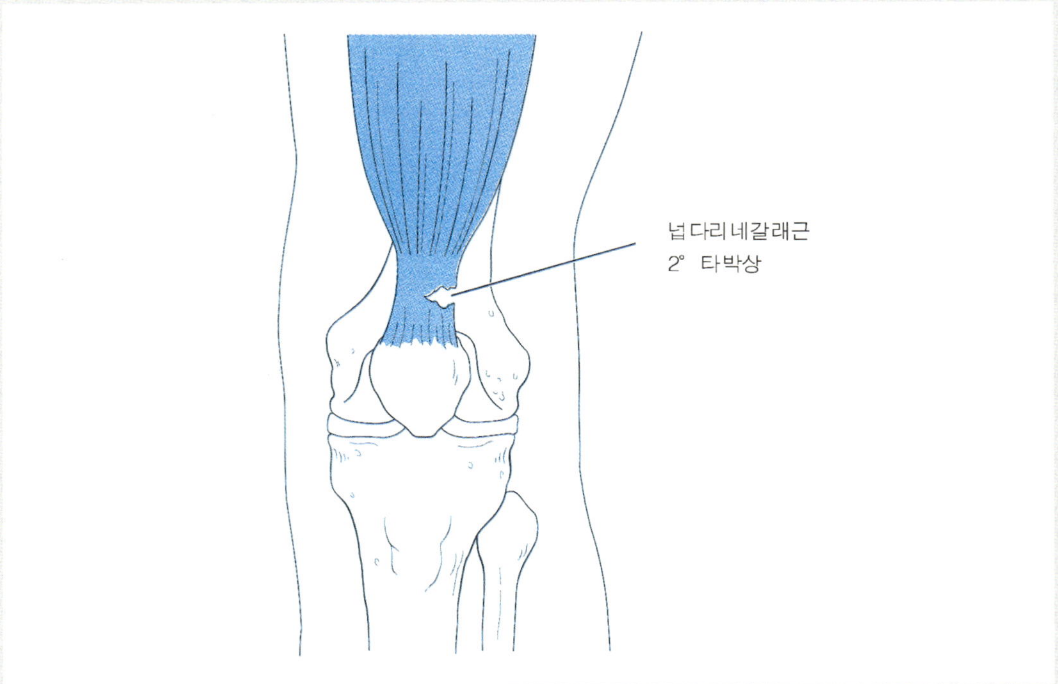

[그림 13-26] 넙다리네갈래근의 타박상

운동 시 우선 사항(Exercise priorities)

- 급성기 동안, 타박상된 근육의 가동범위를 복구하기 위해 편한다.
- 조절하는 운동 프로그램을 계획한다.
- 강화운동을 환자가 정상적 수준으로 돌아갈 때까지 늘린다.

무릎관절 삠(Knee Sprain)

무릎관절 삠은 하나 또는 그 이상의 무릎인대 손상이 있을 때를 말한다.

원인(Origin)

이 손상은 일반적으로 접촉하는 운동시에 일어난다. 그러나 외부적인 힘이 무릎에 가해졌을 때도 일어날 수 있다. 무릎 바깥쪽에서 타격이 왔을 때 안쪽 곁인대가 손상 받고 앞십자인대 또한 손상 받을 것이다. 무릎의 안쪽 아랫부분에서 타격이 왔을 때는 가쪽곁인대의 앞십자인대에 손상이 있을 것이다. 무릎 앞쪽 아랫부분에서 타격이 가해지면 뒤십자인대에 손상이 있고, 무릎 뒤쪽 아랫부분에서 타격이 가해지면 앞십자인대에 손상이 온다(그림 13-27). 스키를 타는 동안 일어날 수 있는 돌림력(비틀리는 힘)은 안쪽곁인대와 앞십자인대의 손상을 가져다 줄 수 있다.

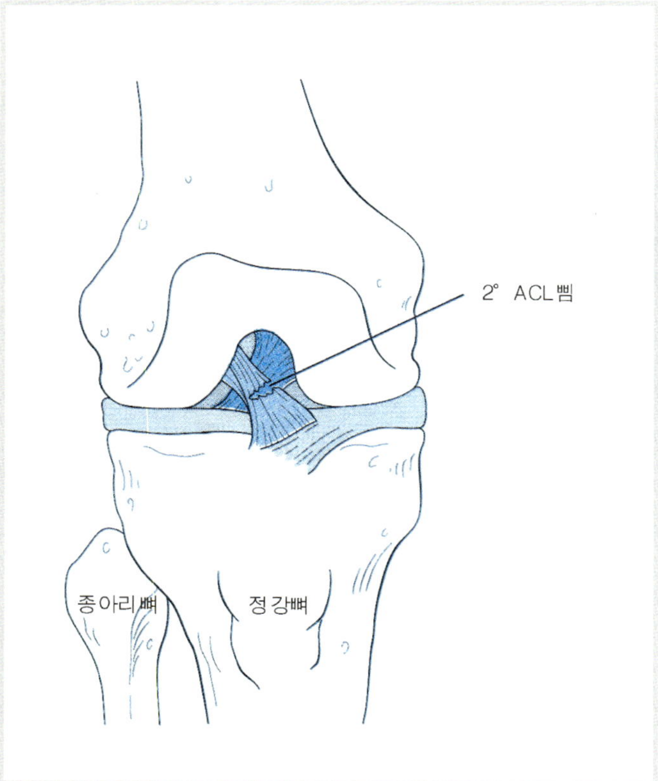

[그림 13-27] 앞십자인대 삠

병리(Pathology)

삠의 병리적 소견은 제 7장에서 논의하였다. 무릎 삠은 종종 관절발달의 찢어짐 또는 관절주머니의 손상을 수반한다. 안쪽곁 인대와 안쪽 관절발달 연골은 근접해 있기 때문에 안쪽곁 인대의 삠은 특별하다. 관절주머니는 안쪽곁

인대와 섞여 있기 때문에 손상을 입는다. 제 7장에서 언급했듯이 인대는 회복이 느린 조직이다. 그렇기 때문에 인대는 오랜 재활기간 동안 압박을 받아서는 안된다. 이런 이유로, 엉덩관절 저항운동시 기구를 무릎 위에 착용하고 실행해야 한다. 기구를 종아리에 착용할 경우 손상입은 인대에 불필요한 압박을 주는 것이다.

징후와 증상(Signs and Symptoms)

어떤 무릎인대 삠은 심한 가동범위 제한과 많은 팽윤이 발생한다. 팽윤은 많은 환자들에게 약화, 불안정성의 느낌을 가져다준다. 그러나 불안정성은 심한 정도의 두 번째, 세 번째 단계의 삠에서 나타난다.

손상 부위(Body parts Affected)

- 무릎관절 인대(앞십자인대, 뒤십자인대, 안쪽곁인대, 가쪽곁인대)
- 관절주머니
- 관절발달
- 무릎의 근육들(넙다리네갈래근, 무릎근, 장딴지근)
- 주위 근육들(큰볼기근, 넙다리근막긴장근, 엉덩관절 모음근, 엉덩관절 벌림근)

운동 시 우선 사항(Exercise priorities)

- 의사가 특별히 제한하는 지시를 항상 체크해야 한다.
- 앞십자인대 타박상의 치료는 앞십자인대 복원술에 관한 운동과 유사하다(인대가 잘 치유될 때까지는 넙다리네갈래근의 단독 운동을 하면 안된다).
- 무릎관절, 엉덩관절, 발목관절의 근력을 키운다.
- 균형과 비정상적 걸음을 바로 잡는다.
- 환자를 기능적 수준으로 되돌린다(일 또는 운동시).

앞십자인대 복원(Anterior Cruciate Ligament Repair)

여기서 앞십자인대 복원이란 파열의 수술적 복원을 의미한다.

원인(Origin)

앞십자인대의 3단계 삠은 무릎 아래쪽의 옆 또는 뒤의 충격이 주로 원인이 되고, 이 손상은 스키를 타는 동안에 일어날 수 있는 비틀리는 운동에 의해 손상이 일어날 수 있다.

병리(Pathology)

3단계 타박상의 병리적 소견은 7장에서 언급했다. 일반적으로 찢어진 인대의 수술적 복원방법은 넙다리네갈래근힘줄 이식과 반힘줄모양근막 이동 두 가지가 있다(그림 13-28). 두 방법은 부분적으로 최소한의 상처를 남기는 관절경을 통해 시행될 수 있고 유사한 절차로 회복된다.

징후와 증상(Signs and Symptoms)

수술 후 구축과 부종은 일반적으로 발생한다. 부종이 가라앉으면 가동범위는 늘어나지만 너무 빠른 완전폄운동은 바람직하지 못하다. 폄시 약간의 구축이 있으면 복원(회복)이 더욱 강해지는 것이라 판단할 수 있다. 또한 완전한 폄은 인대 복원에 자극을 준다.

손상 부위(Body parts Affected)

- 무릎관절의 구조(인대복원, 다른 인대, 관절주머니, 관절발달)
- 무릎의 근육들(넙다리네갈래근, 무릎근, 장딴지근)
- 주위 근육들(장딴지근, 넙다리근막긴장근, 엉덩관절 벌림모음근)

운동 시 우선 사항(Exercise priorities)

- 특별한 개요(프로토콜)에 대해서는 외과의사와 의논한다.
- 무릎관절 굽힘 증가, 그러나 외과의사의 프로토콜에 의해 지시가 있을 때까지 전범위 폄에 힘을 가해서는 안된다.
- 무릎근, 종아리위팔세갈래근 강화 훈련 시작(저항기구는 무릎 위쪽에 착용하여야 복원된 인대에 압박을 피한다).
- 지시가 있을 때 넙다리네갈래근의 근력강화를 추가한다.
- 정상적인 근력, 지구력, 균형, 협응력을 위해 노력한다.

무릎관절 전치환술(Total Knee Replacement)

이것은 무릎관절에 통증이 있거나, 손상이 있을 때 인공 관절로 대치하는 방법이다.

원인(Origin)

이 수술은 무릎의 뼈관절염, 류마티스성 관절염과 같은 손상에 의해 주로 이루어진다. 이 수술은 통증을 완화시키나, 환자는 고차원적 운동, 또는 다른 활동적인 요구를

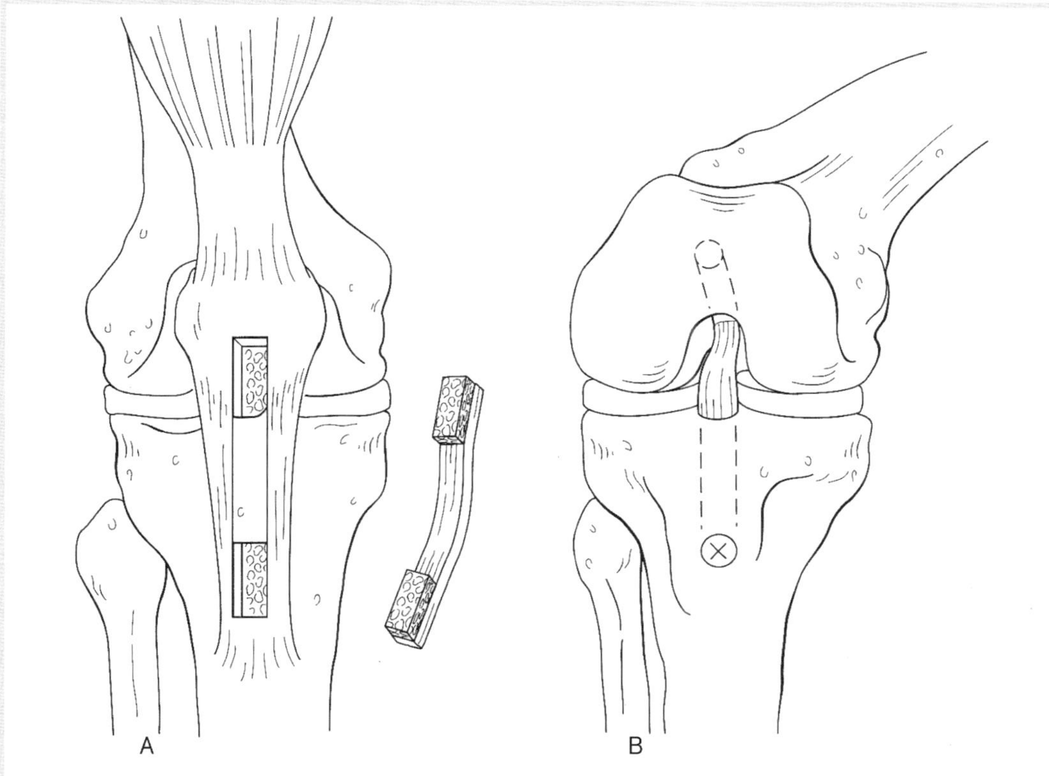

[그림 13-28] 넙다리네갈래근힘줄을 이식한 앞십자인대 복원술.
A, 기증부위. B, 이식 복원한 위치

수행할 만큼 회복되지는 않는다.

기전(Mechanics)

인공넙다리 구성성분은 금속이고 정강뼈 구성성분은 플라스틱이다. 엉덩관절 전치환술과 마찬가지로, 그 구성성분은 시멘트로 하거나 그렇지 않을 수 있다. 시멘트는 일찍 완전한 체중부하를 할 수 있다. 하지만 기술적으로는 더 장기간 문제가 될 수 있다. 환자는 종종 딸깍거리는 비빔소리를 호소하기도 하는데 몇 개월 내에 자연스럽게 없어진다. 치유(재활)되는 기간동안 환자는 90° ~ 110° 의 관절가동범위에 도달하길 기대한다. 왜냐하면, 그것은 무릎인대가 남아있지 않고, 전범위 굽힘은 불안정한 관절을 초래하게 되기때문이다.

징후 및 증상(Signs and Symptoms)

수술 후 부종과 통증이 가라앉으면 환자는 구축과 약화에 신경을 써야 한다. 수술 후 직면하는 가장 대표적인 문제 중 하나는 절개 후 유착의 형성이다. 이는 구축과 느린 재생

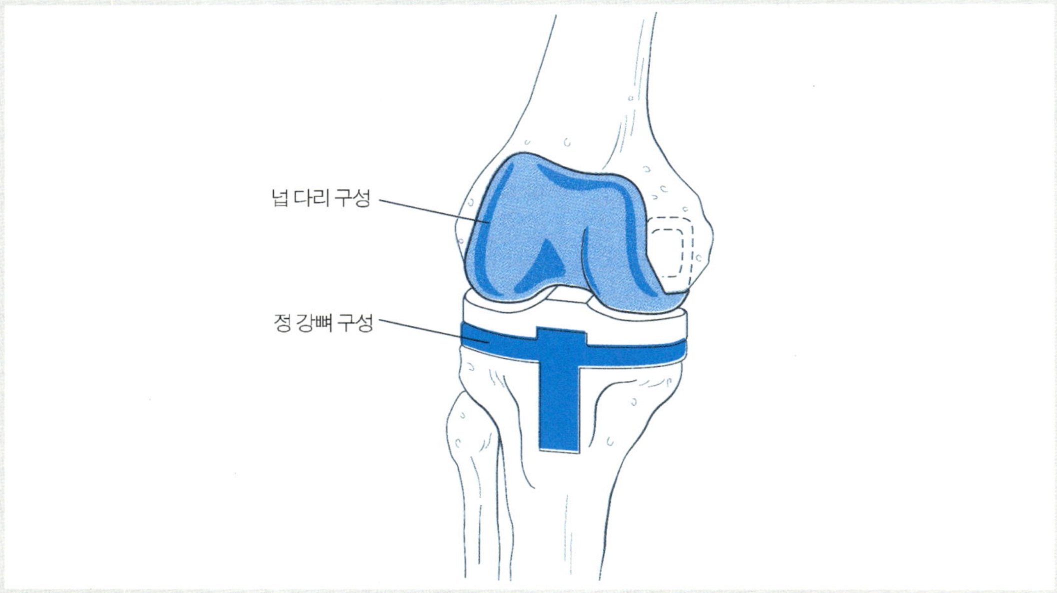

[그림 13-28] 무릎관절 전치환술

을 초래한다. 흉터 조직은 무릎을 지속적으로 굽힘 신장하고, 그 부분에 마사지를 함께 해주어야 한다.

손상 부위(Body parts Affected)

- 뼈(대퇴골, 정강뼈, 종아리뼈)
- 근육(넙다리네갈래근, 무릎근, 장딴지근)

운동 시 우선 사항(Exercise priorities)

- 관절 가동성 증가(목표는 완전 폄에서 90° 굽힘)
- 무릎(무릎관절), 엉덩관절 근육의 강화
- 비정상적 걸음의 정상화(체중부하에 관해서는 외과의사와 체크한다)

무릎관절 증상에 따른 수중운동치료 프로토콜 ▶ ▶ ▶
(THE AQUATIC EXERCISE THERAPY PROTOCOL FOR CONDITIONS OF THE KNEE)

1 단계(Phase One)

준비운동(Warm-up)

각각의 운동을 2분간 시행한다.

- 앞으로 걷기(그림 5-21)
- 뒤로걷기(그림 5-22)
- 옆으로 걷기(그림 5-23)

신장운동(Stretch)

각각의 운동을 10초간 유지, 5회 반복하여 시행한다.

- 넙다리네갈래근의 수동 신장(그림 13-6)
- 무릎근의 신장(그림 13-10)(앞십자인대의 복원 후에는 완전 폄을 하면 안된다.)
- 장딴지근 신장(그림 14-7)
- 앉은 자세에서 무릎 굽힘하여 신장(그림 13-7)
- 앉은 자세에서 무릎 폄하여 신장(그림 13-8)

근력강화 운동(Strengthen)

8~12회를 반복 한 세트로 시행한다.

- 한쪽 다리 구르기(자전거타기)(그림 13-12)
- 무릎근의 등쪽 당김(그림 13-14)
- 엉덩관절 벌림과 모음(그림 12-13)
- 엉덩관절 굽힘(그림 12-11)
- 엉덩관절 폄(그림 12-12)
- 저항 주어 무릎 굽힘 폄하기(그림 13-15)(환자가 앞십자인대 복원술을 한 경우 폄은 빼고 시행한다.)
- 무릎근의 등쪽 당김(그림 13-14)

2 단계(Phase Two)

준비운동(Warm-up)

각 운동을 2분간 시행한다.

- 앞으로 걷기(그림 5-21)
- 뒤로걷기(그림 5-22)
- 발을 펴고 뻔뻔하게 걷기(그림 5-25)
- 자전거 타기(그림 5-31)

신장운동(Stretch)

각각의 운동을 20초간 유지, 5회 반복하여 시행한다.

- 장딴지근 신장(그림 14-7)
- 넙다리네갈래근 신장(그림 13-5)
- 무릎근육의 능동신장(그림 13-11)
- 찌르기 자세에서의 신장(그림 13-9)

근력강화 운동(Strengthen)

8~12회 반복하여, 2세트를 시행한다.

- 넙다리 폄(그림 13-13)
- 무릎근의 등쪽 당김(그림 13-14)
- 저항 주어 무릎 굽힘 폄하기(그림 13-15) (작은 저항의 패들을 사용한다.)
- 엉덩관절 굽힘(그림 12-11)
- 엉덩관절 폄(그림 12-12)
- 엉덩관절 벌림과 모음(그림 12-13) (작은 저항의 물갈퀴를 사용한다.)
- 뒤꿈치 올리기(그림 14-16)
- 양 옆으로 체중이동(그림 11-6)
- 앞뒤로 체중이동(그림 11-7)

3 단계(Phase Three)

준비운동(Warm-up)

각 운동을 2분간 시행한다. 발목의 커프로 저항을 증가시킬 수 있다.

- 행진하기(그림 5-28)
- 뒤로걷기(그림 5-22)
- 자전거 타기(그림 5-31)

신장운동(Stretch)

각각의 운동을 30초간 유지, 5회 반복하여 시행한다.

- 넙다리네갈래근 신장(그림 13-5)
- 무릎근육의 능동신장(그림 13-11)
- 장딴지근 신장(그림 14-7)
- 찌르기 자세에서의 신장(그림 13-9)

근력강화(Strengthen)

8~12회를 반복 3세트를 시행한다.

- 뒤꿈치 올리기(그림 14-16)
- 저항 주어 무릎 굽힘 펴하기(그림 13-15) (큰 물갈퀴를 사용한다.)
- 찌르기 자세(그림 13-17)
- 물갈퀴 착용 후 발차기(그림 13-18)
- 계단 오르기(그림 13-20)
- 황새다리 걷기(그림 11-8)

4 단계(Phase Four)

준비운동(Warm-up)

각 운동을 2분간 시행한다. 발목의 커프로 저항을 증가시킬 수 있다.

- 행진하기(그림 5-28)
- 뒤로걷기(그림 5-22)
- 자전거 타기(그림 5-31)
- 다리 교차하기(그림 5-29)
- 조깅하기(그림 5-30)

신장운동(Stretch)

각각의 운동을 30초간 유지, 5회 반복하여 시행한다.

- 넙다리네갈래근 신장(그림 13−5)
- 무릎근육의 능동신장(그림 13−11)
- 장딴지근 신장(그림 14−7)
- 찌르기 자세에서의 신장(그림 13−9)

근력강화(Strengthen)

8~12회를 반복 4세트 시행한다.

- 뒤꿈치 올리기(그림 14−16)
- 저항 주어 무릎 굽힘 펴하기(그림 13−15) (저항부츠 사용가능)
- 찌르기 자세(그림 13−17)
- 플리에(그림 13−19)
- 무릎굽혀 선 자세에서 앞 방향 굽힘(그림 13−21)
- 다리 균형 훈련(그림 11−9)
- 달리기(그림 6−12)에서 엉덩관절 벌림과 모음(그림 6−29)

참고자료(REFERENCES)

1. Magee D. Orthopedic Physical Assessment. Philadelphia: W.B. Saunders, 1987.
2. Gould J, Davis G. Orthopedic and Sports Physical Therapy. St. Louis; C.V. Mosby, 1985.
3. Green W, Heckman J. The Clinical Measurement of Joint Motion. Rosemont, IL: American Academy of Orthopedic Surgeons, 1994.
4. Arnheim D. Modern Principles of Athletic Training. St. Louis: Times Mirror/Mosby College Publishing, 1985.

14 발목과 발의 수중재활
(AQUATIC REHABILITATION OF THE ANKLE AND FOOT)

발목과 발의 구조와 기능(THE STRUCTURE AND FUNCTION OF THE ANKLE AND FOOT)

해부학적인 부분(The Anatomic Parts)

근육과 그 작용(The muscle and Their Actions)

발목의 관절가동범위 측정(Measuring the Range of Motion of the Ankle)

발목과 발의 신장(ANKLE AND FOOT STRETCHES)

- 장딴지근 신장(Calf Stretch)
- 앞발, 장딴지근 신장(Forefoot, Calf Stretch)
- 앞정강이 신장(Shin Stretch)
- 가자미근 신장(Soleus Stretch)
- 발바닥근막 신장(Plantar Fascia Stretch)

발목과 발 운동(ANKLE AND FOOT EXERCISES)

- 발목 발등굽힘(Ankle Dorsiflexion)
- 발목 발바닥굽힘(Ankle Plantar Flexion)
- 발목의 가쪽번짐과 안쪽번짐(Ankle Eversion and Inversion)
- 발목 알파벳(Ankle Alphabet)
- 발뒤꿈치 올리기(Heel Raises)
- 발목 걷기(Ankle Walking)
- 깡충뛰기(Hopping)
- 발가락 굽힘과 폄(Toe Flexion and Extension)

발목과 발의 일반적인 질환들(COMMON CONDITIONS OF THE ANKLE AND FOOT)

발목 관절염(Ankle Arthritis)

발목 골절(Ankle Fracture)

발목 삠(Ankle Sprain)

아킬레스건(발꿈치힘줄) 손상(Achilles Tendon Injury)

발바닥근막염(Plantar Fascitis)

앞정강이(정강이뼈) 부목(Shin Splints)

발목과 발의 병변에 대한 수중운동치료 프로토콜(THE AQUATIC EXERCISE THERAPY PROTOCOL FOR CONDITIONS OF THE ANKLE AND FOOT)

- 1 단계(Phase One)

- 2 단계(Phase Two)
- 3 단계(Phase Three)
- 4 단계(Phase Four)

발목과 발의 구조와 기능 (THE STRUCTURE AND FUNCTION OF THE ANKLE AND FOOT)

해부학적인 부분(The Anatomic Parts)

종아리(The Lower Leg)

원위 정강종아리관절은 정강이뼈와 종아리뼈의 아래쪽 끝부분사이의 관절이다(그림 14-1). 이 관절은 먼쪽 정강종아리관절 인대가 뼈를 견고하게 감싸고 있고 뼈 사이에 의해 섬유성관절을 이루고 있다.

발목(The Ankle)

발목관절은 목말뼈의 위쪽 볼록한 면과 정강이뼈의 먼쪽 오목한 면(안쪽관절융기), 종아리뼈의 가쪽관절융기에 의해 이루어진 윤활성 경첩관절이다[1, 2](그림 14-1 참조). 이들 면은

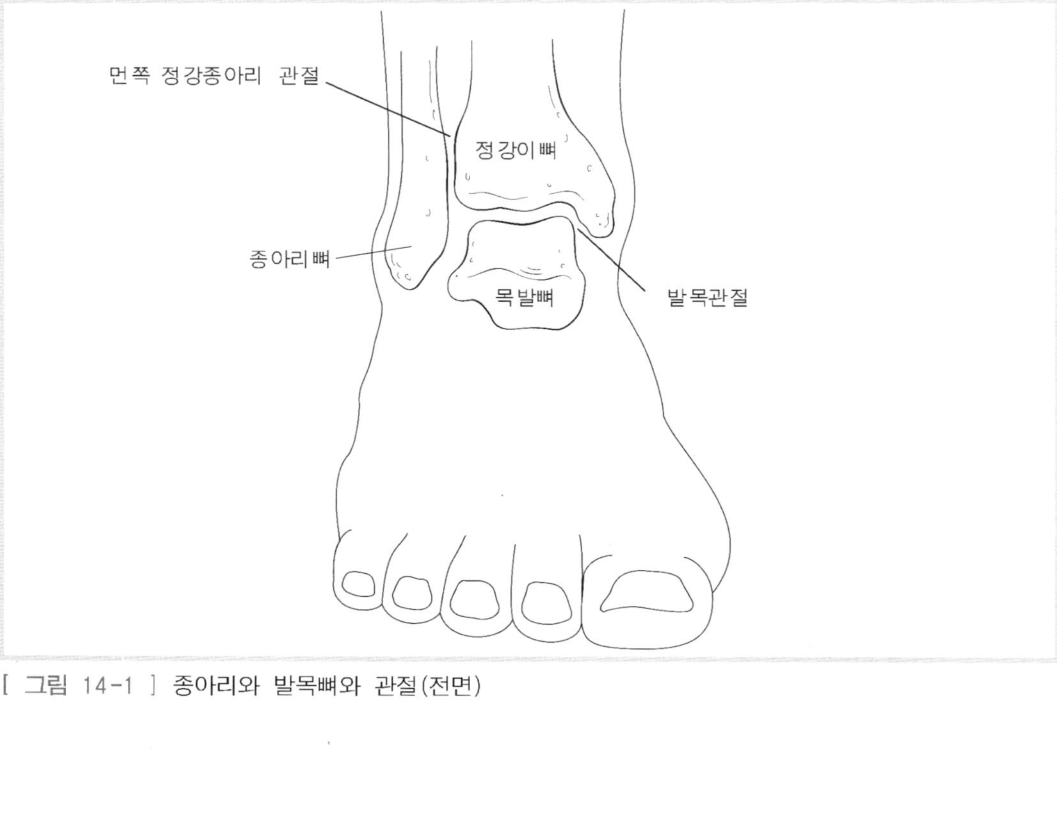

[그림 14-1] 종아리와 발목뼈와 관절(전면)

서로 잘 들어맞고, 발목의 발등굽힘과 발바닥굽힘을 가능하게 한다.

이 관절을 지지하는 강력한 곁인대와 안쪽관절융기, 가쪽관절융기는 어떠한 방향으로의 움직임도 허용하지 않는다. 부채 모양의 삼각 또는 안쪽 인대가 관절주머니를 안쪽으로 지지하고 있다. 관절주머니의 가쪽은 앞·뒤목밑종아리 인대, 발꿈치종아리인대의 세 개의 인대에 의해 지지된다(그림 14-2). 발목을 지지하고 있는 인대는 매우 강해서 인대가 찢어지

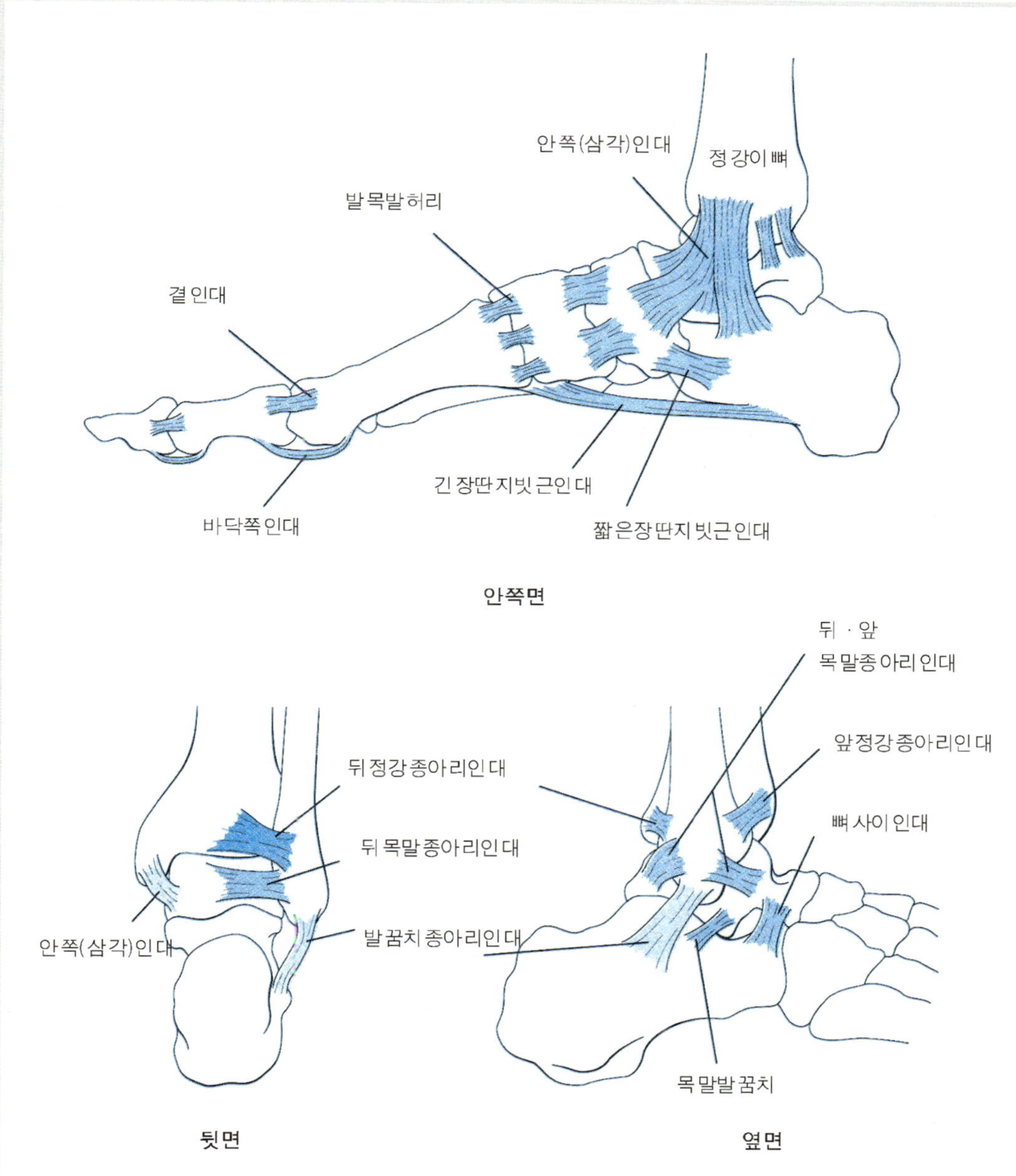

[그림 14-2] 종아리와 발목을 지지하는 인대

기 전에 종아리뼈나 심지어 정강뼈가 골절될지도 모른다.

목발밑 관절은 목말뼈와 발꿈치뼈 사이에 이루어지는 일축성 윤활 관절이다(그림 14-3). 이 관절은 안·가쪽 곁인대, 뼈사이 인대, 목말발꿈치인대에 의해 지지된다. 목발밑 관절은

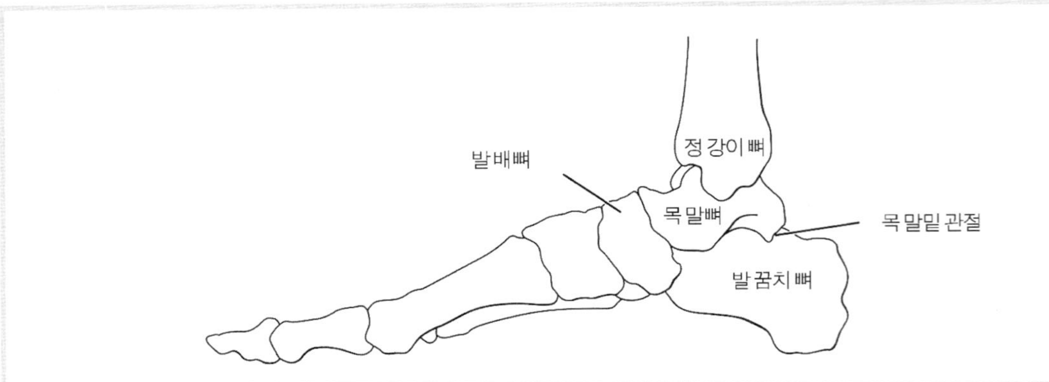

[그림 14-3] 목말밑관절과 관련된 뼈

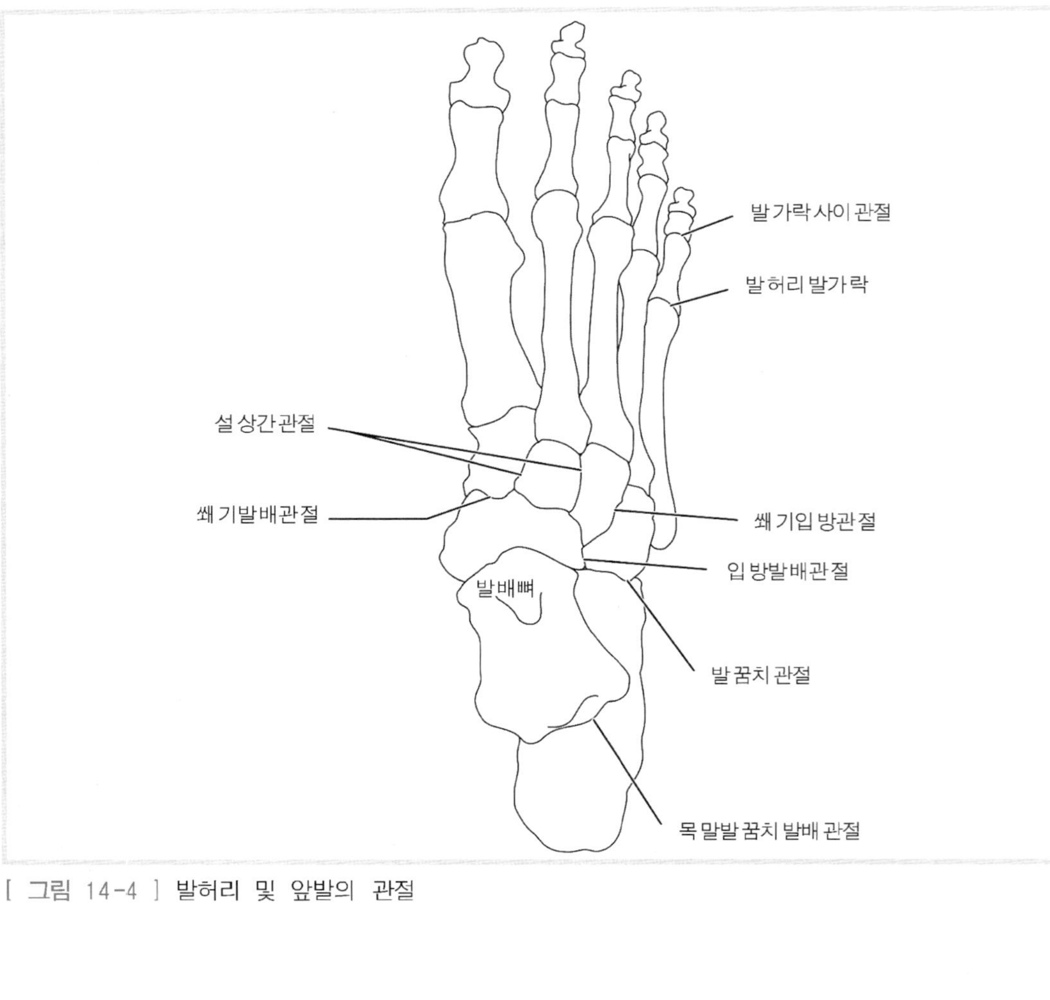

[그림 14-4] 발허리 및 앞발의 관절

발목의 안쪽번짐과 가쪽번짐을 허용한다.

발허리(The Midfoot)

발허리뼈는 7개의 뼈로 이루어진다. 발허리관절은 다음을 포함한다:

- 목발발꿈치발배관절은 목말뼈와 발배뼈 사이의 결합이다.
- 쐐기발뼈관절은 안쪽, 중간, 가쪽 쐐기뼈와 발배뼈로 이루어져 있다.
- 입방발배관절은 입방골과 발배뼈 사이에 있는 관절이다.
- 쐐기뼈사이관절은 안쪽, 중간, 가쪽 쐐기뼈 사이에 있는 관절이다.
- 쐐기입방관절은 쐐기뼈와 입방골 사이에 있는 관절이다.
- 발꿈치입방관절은 발꿈치뼈와 입방뼈 사이의 관절이다(그림 14-4).

전족(The Forefoot)

발허리발가락관절은 손의 손허리손가락관절과 유사한 과상 윤활성 관절이다. 굽힘, 폄, 벌림, 모음이 가능하다.

발가락의 발가락사이관절은 끝인대와 발바닥인대에 의해 지지되는 경첩 윤활 관절이다. 이 관절의 움직임은 굽힘과 폄만이 가능하다.

근육과 그 작용(The muscle and Their Actions)

근육은 각 관절을 직접적으로 움직이기 위해 반드시 교차한다. 관절은 교차하는 근육의 방향이 움직임에 영향을 미친다.

이 장에서는 발목과 발에 대한 근육만 논의하겠다.

발목은 다음의 움직임을 허용한다[3](그림 14-5):

- 발등굽힘과 발바닥굽힘(표 14-1)
- 안쪽번짐과 가쪽번짐(표 14-2)

발가락은 다음의 움직임을 허용한다.

- 굽힘과 폄(표 14-3)

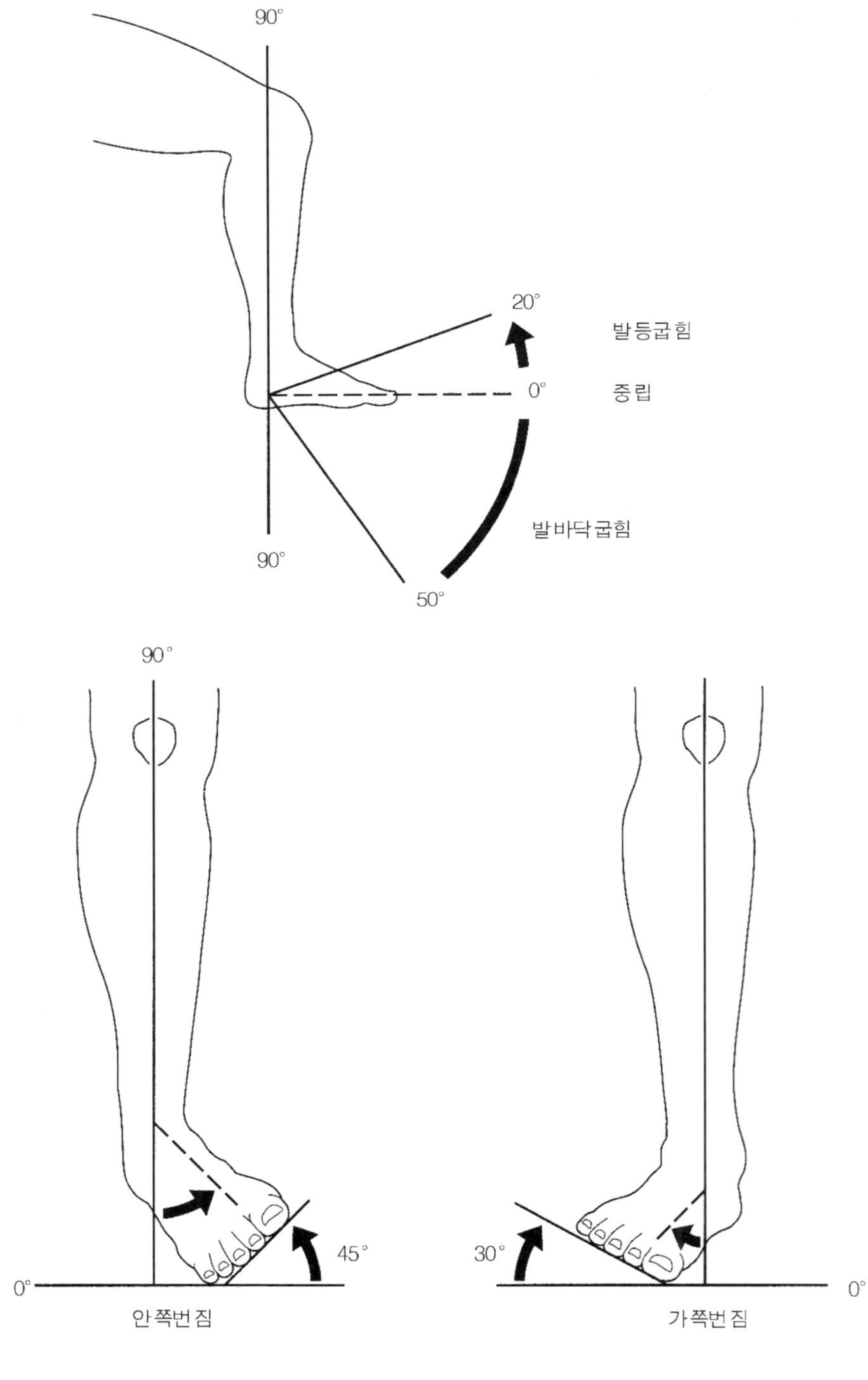

[그림 14-5] 정상관절가동범위를 보이고 있는 발목관절의 움직임

[표 14-1] 발목저측굴곡 배측굴곡에 관련된 근육

근육	잇는 곳(O)	닿는 곳(I)	작용
장딴지근 (gastrocnemius) 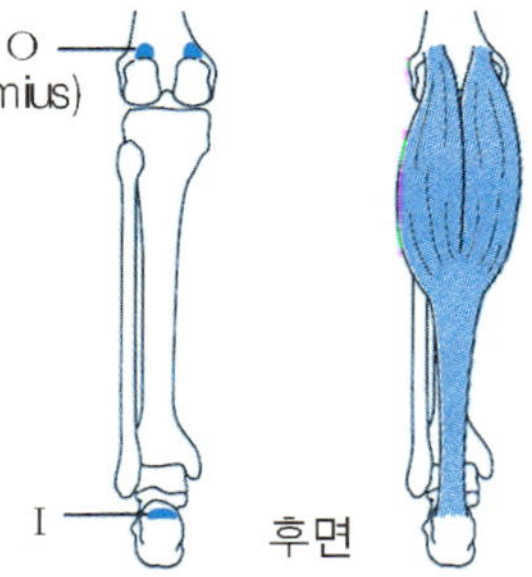	뒤쪽 넙다리골 내-외측 위관절융기	뒤쪽 발꿈치뼈 융기	발목 발바닥쪽굽힘 보조 작용 : 무릎관절 굽힘
가자미근 (Soleus) 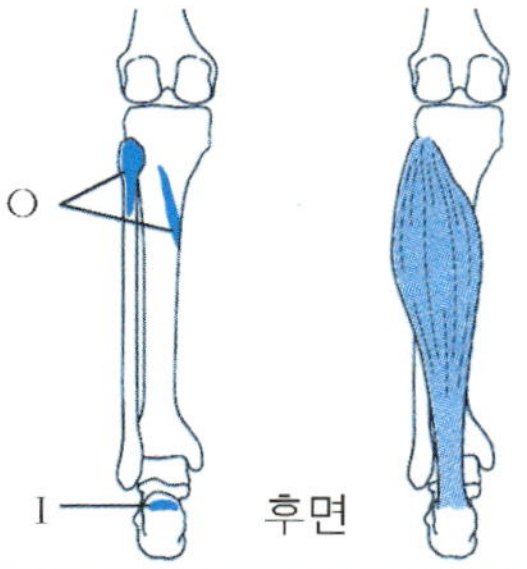	뒤쪽 위쪽 정강뼈와 종아리뼈	뒤쪽 발꿈치뼈 융기	발목 발바닥쪽굽힘
앞정강이근 (Tibialis anterior) 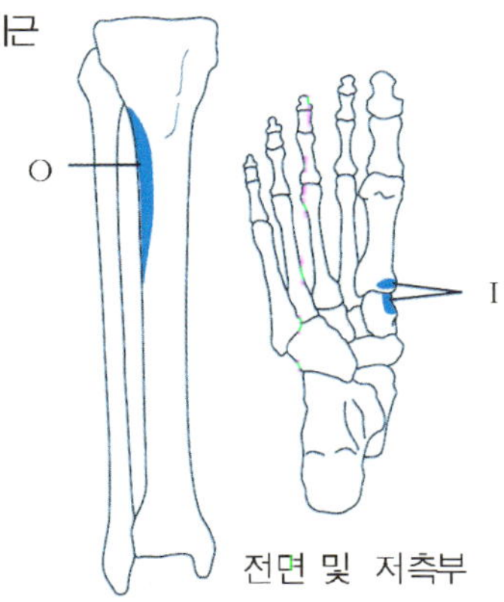	정강뼈몸통의 가쪽면 위쪽 2/3	제1쐐기관절융기 제1발허리뼈의 안쪽, 발바닥쪽 바닥	발목 발등쪽굽힘 보조 작용 : 발목 안쪽번짐
긴발가락폄근 (Extensor digitorum longus) 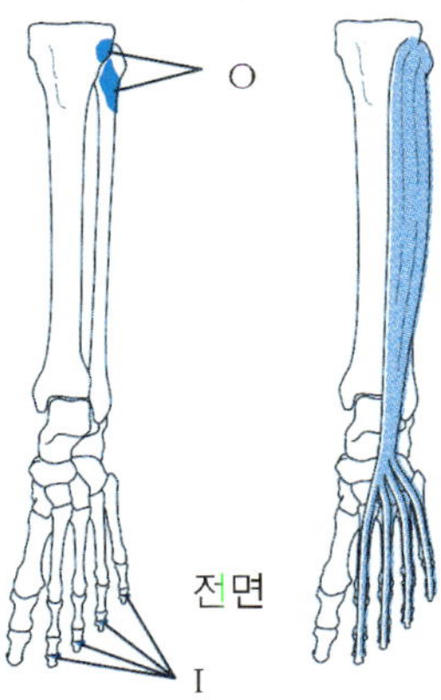	정강뼈의 가쪽관절융기와 종아리뼈의 앞면	가쪽 4개 발가락들의 중간마디 그리고 끝마디 발가락뼈	발목 발등쪽굽힘 보조 작용 : 발목 가쪽번짐, 발가락 폄

[표 14-2] 발목 발바닥굽힘과 발등굽힘에 관련된 근육

근육	잇는 곳(O)	닿는 곳(I)	작용
뒤정강이근 (Tibialis posterior) 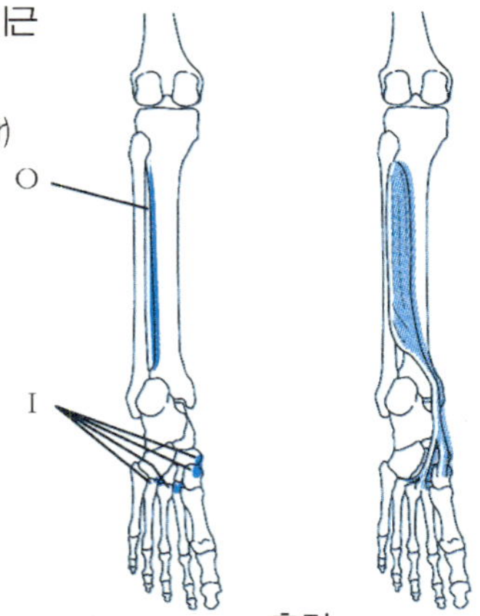 후면	정강뼈와 종아리뼈의 뒷면, 뼈사이막	발배뼈, 입방뼈, 제 2-3발허리뼈 바닥	발목 안쪽번짐 보조 작용 : 발의 발바닥쪽굽힘
긴종아리근 (peroneus longus) 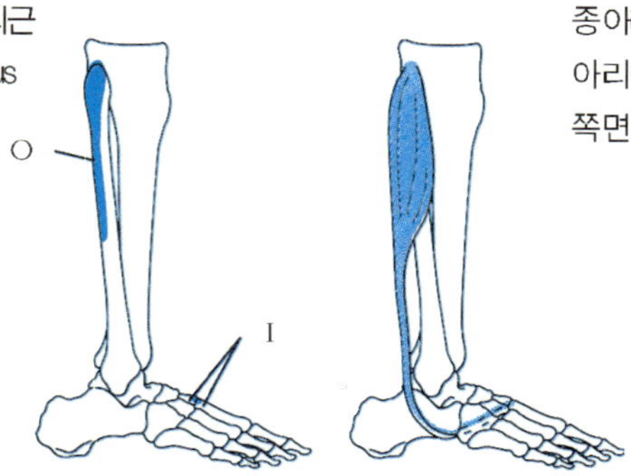 측면	종아리뼈머리, 종아리뼈몸통의 가쪽면 2/3	제1-2발허리뼈 안쪽쐐기뼈	발목 가쪽번짐 보조 작용 : 발바닥쪽 굽힘
짧은종아리근 (peroneus brevis) 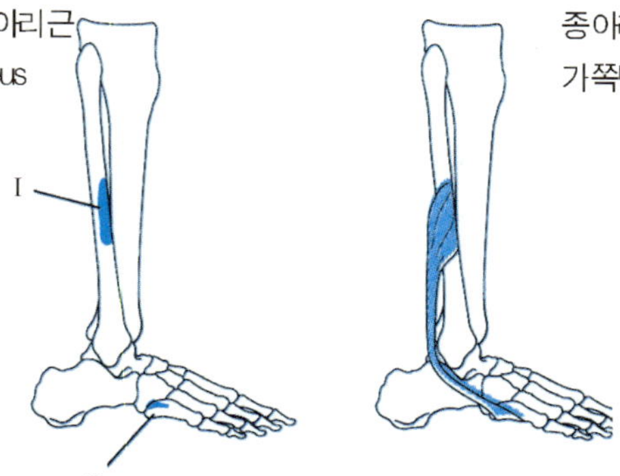 전면	종아리뼈몸통의 가쪽면	제5발허리뼈의 바닥	발목 가쪽번짐 보조 작용 : 발바닥쪽 굽힘

[표 14-3] 발가락 움직임에 관련된 근육

근육	잇는 곳(O)	닿는 곳(I)	작용
긴엄지폄근 (extensor hallucis longus) 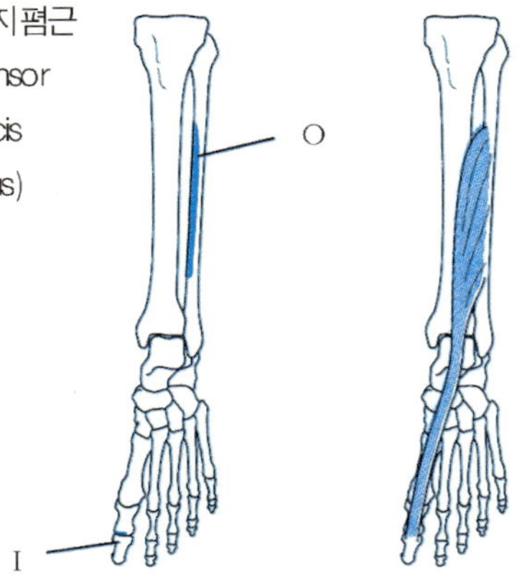 전면	종아리뼈의 안쪽 앞 뼈사이막	엄지의 끝마디발 가락뼈 바닥	무지의 폄 보조 작용 : 발목 발등굽힘, 안쪽번짐
긴발가락굽힘근 (flexor digitorum longus) 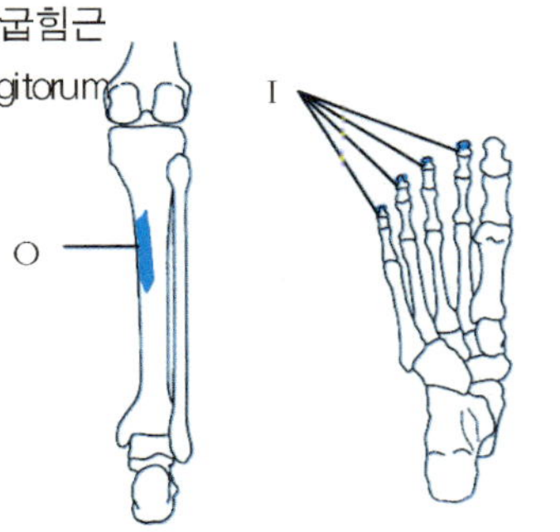 후면과 저측면	정강뼈의 뒷면	제2-5지의 끝마디 발가락뼈 바닥	제2-5지의 굽힘 보조 작용 : 발목 안쪽번짐
긴엄지굽힘근 (flexor hallucis longus) 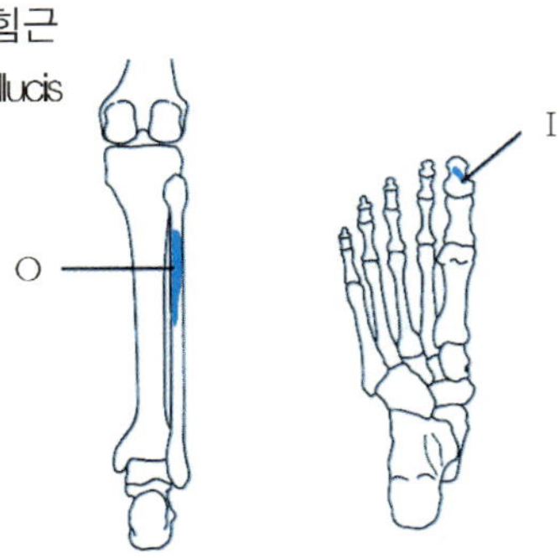 후면과 저측면	종아리뼈몸통의 아래쪽, 뼈사이막	제1지의 끝마디발 가락뼈 바닥	무지의 굽힘 보조 작용 : 발가락들의 발바 닥굽힘

표 14-4는 발목과 발의 움직임에 관련된 근육에 대해 요약하고 있다.

[표 14-4] 발목과 발의 움직임에 관련된 근육 요약

해부학적 운동	주동근	보조근	신경근 수준	정상운동범위
발등굽힘 (dorsiflexion)	앞정강이근 긴발가락폄근	 긴엄지굽힘근	L1-S2	0°–20°
발바닥굽힘 (plantar flexion)	장딴지근 가자미근	장딴지빗근 긴종아리근 긴발가락굽힘근 긴엄지굽힘근 뒤정강이근	L4-S2	0°–50°
안쪽번짐 (inversion)	앞정강이근 뒤정강이근	긴발가락굽힘근 긴엄지굽힘근 긴엄지폄근	L1-S5	0°–45°
가쪽번짐 (eversion)	긴발가락폄근 긴종아리근 짧은종아리근 셋째종아리근		L4-S1	0°–30°

발목의 관절가동범위 측정(Measuring the Range of Motion of the Ankle)

발목 발등쪽굽힘과 발바닥쪽굽힘을 측정하기 위해 측정자는 종아리뼈머리와 가쪽 복사뼈

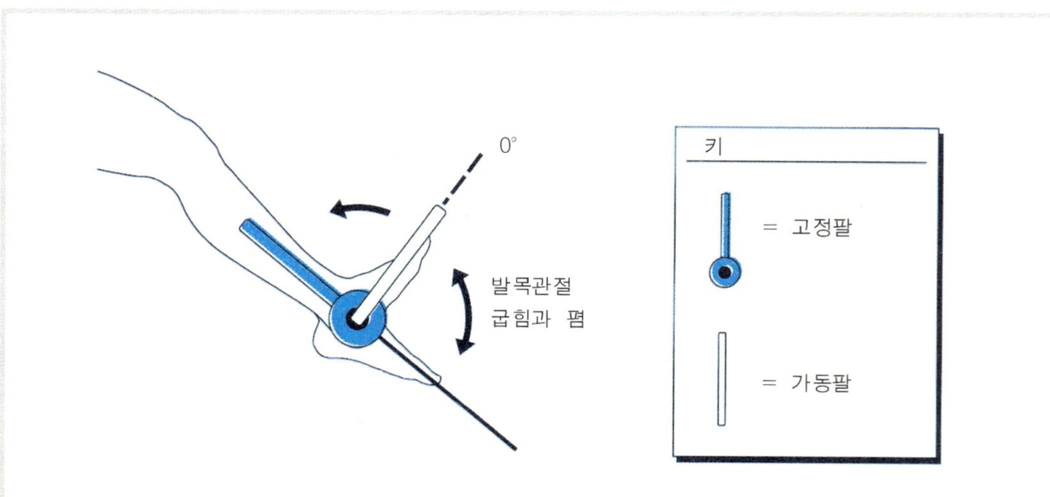

[그림 14-6] 발목관절의 관절가동범위측정

를 이은 종아리뼈 가쪽 중심선에 평행하게 각도계의 고정팔을 둔다. 가동팔은 다섯 번째 발허리뼈의 가쪽 중심선에 평행하게 둔다(그림 14-6).

발목과 발의 신장(ANKLE AND FOOT STRETCHES)

장딴지근 신장(Calf Stretch) (그림 14-7)

작용근(prime movers) : 장딴지근(gastrocnemius), 가자미근(soleus), 무릎근(hamstrings)

- 풀의 벽을 마주보고 선다. 풀의 가장자리를 잡고 팔과 다리를 함께 쭉 편다.
- 건측 다리를 한발자국 앞으로 나가고 발가락을 풀의 벽에 댄다. 동시에 팔굽을 구부려 몸통을 앞으로 움직인다.
- 뒤쪽에 있는 발뒤꿈치를 바닥에 대고 유지한다.
- 위로 뜨려는 부력을 방해하기 위해 풀의 가장자리를 지지해 엉덩이를 앞으로 밀고, 뒷꿈치는 아래로 민다.
- 유지한다. 그런 다음 원래 자세로 되돌아간다.

앞발, 장딴지근 신장(Forefoot, Calf Stretch) (그림 14-8)

작용근(prime movers) : 장딴지근(gastrocnemius), 가자미근(soleus), 긴발가락굽힘근(flexor digitorum longus), 짧은발가락굽힘근(flexor digitorum brevis), 긴엄지굽힘근(flexor hallucis longus)

- 풀의 벽을 마주보고 선다. 팔과 다리를 함께 펴고 풀 가장자리를 잡는다.

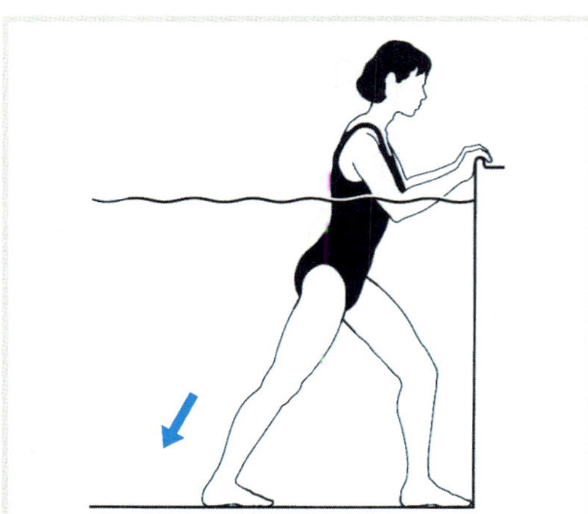

[그림 14-7] 장딴지근 신장

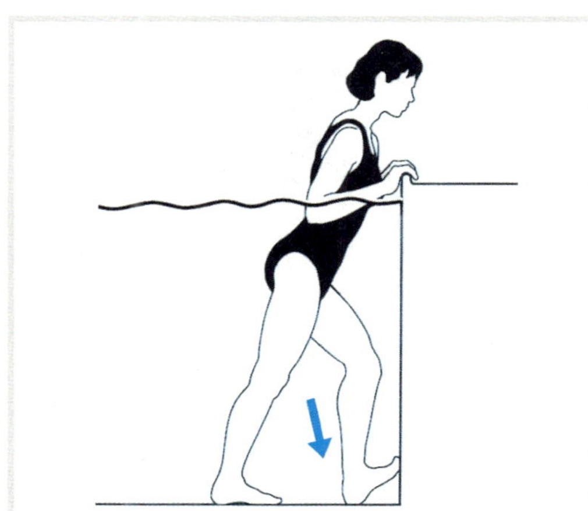

[그림 14-8] 전족, 장딴지근 신장

• 환측 다리를 한발자국 앞으로 나간다. 벽 근처에 뒷꿈치를 놓고 발가락을 벽에 댄다. 동시에 팔을 구부리면서 몸통을 앞으로 가져간다.
• 뒤에 있는 발뒤꿈치는 바닥에 유지한다.
• 위로 뜨려는 부력에 반대압으로 풀의 가장자리를 잡고 앞발 뒤꿈치를 아랫방향으로 누른다.
• 유지한다. 그런 다음 원래 자세로 되돌아간다.

앞정강이 신장(Shin Stretch) (그림 14-9)

작용근(prime movers) : 앞정강이근(tibialis anterior), 긴발가락폄근(extensor digitorum longus), 짧은발가락폄근(extensor digitorum brevis), 긴엄지폄근(extensor hallucis longus), 짧은엄지폄근(extensor hallulis brevis), 벌레근(lumbricales)

• 풀의 벽을 마주보고 선다. 풀바닥에 발등이 닿게 하기 위해 환측의 무릎을 구부린다.
• 천천히 바닥에 발등을 대고 누른다.
• 유지한다. 그럼 다음 이완한다.

가자미근 신장(Soleus Stretch) (그림 14-10)

작용근(prime movers) : 가자미근(soleus)

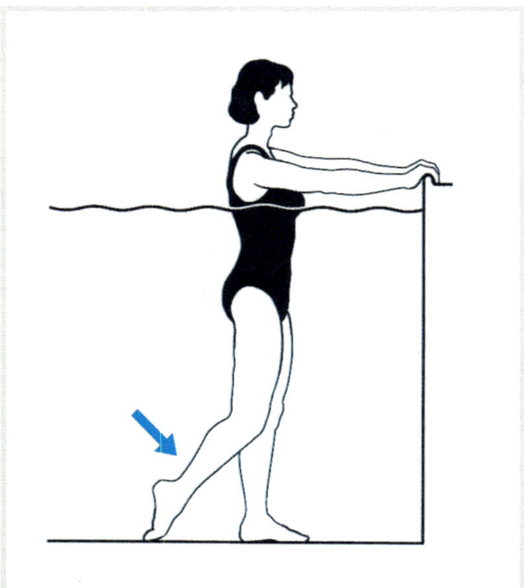
[그림 14-9] 앞정강이 신장

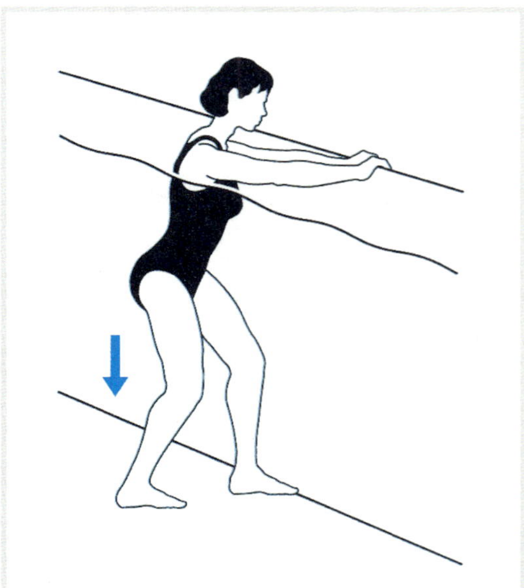
[그림 14-10] 가자미근 신장

• 풀의 벽을 마주보고 선다. 풀 가장자리를 잡고 팔과 다리를 모두 편다.
• 풀벽에 발가락을 대면서 환측 다리를 한발자국 앞으로 나간다.
• 뒤에 있는 발뒤꿈치는 바닥에 유지한 채 뒤쪽 무릎을 구부린다.
• 유지한다. 그럼 다음 이완한다.

발바닥근막 신장(Plantar Fascia Stretch) (그림 14-11)

작용근(prime movers) : 긴발가락굽힘근(flexor digitorum longus), 짧은발가락굽힘근(flexor digitorum brevis), 긴엄지굽힘근(flexor hallucis longus), 장딴지근(gastrocnemius), 가자미근(soleus)

• 풀의 계단 또는 연단의 가장자리에 발뒤꿈치로 선다.
• 발의 아치에서 느껴질 정도로 뒤꿈치를 아래로 떨어트린다.
• 유지한다. 그런 다음 원래자세로 되돌아간다.

발목과 발 운동(ANKLE AND FOOT EXERCISES)

발목 발등굽힘(Ankle Dorsiflexion) (그림 14-12)

작용근(prime movers) : 앞정강이근(tibialis anterior)

• 풀의 벽을 등지고 선다. 환측 다리를 몸 앞으로 펌한다.

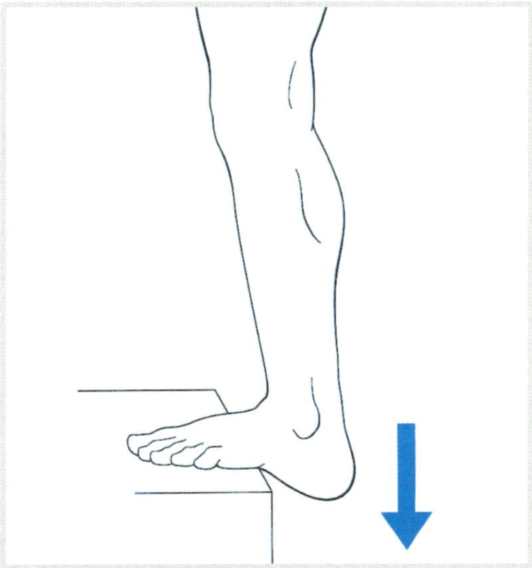

[그림 14-11] 발바닥근막 신장

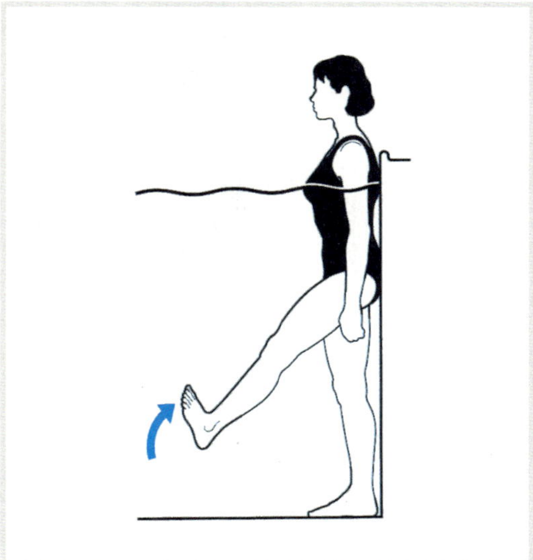

[그림 14-12] 발목 발등굴곡.

• 천천히 발가락을 머리쪽으로 든다(발등굽힘).

• 유지한다. 그럼 다음 이완한다.

변형(Variation) : 저항을 증가시키기 위해 앞발에 발목 체중을 둔다.

발목 발바닥굽힘(Ankle Plantar Flexion) (그림 14-13)

작용근(prime movers) : 장딴지근(gastrocnemius), 가자미근(soleus)

• 풀의 벽을 등지고 선다. 환측 다리를 신체 앞쪽으로 펴하면서 든다.

• 천천히 발가락을 풀바닥을 향해 내린다(발바닥굽힘).

• 유지한다. 그럼 다음 이완한다.

변형(Variation) : 저항을 증가시키기 위해 앞발에 발목 부유물을 둔다.

발목 가쪽번짐과 안쪽번짐(Ankle Eversion and Inversion) (그림 14-14)

작용근(prime movers) : 긴종아리근(peroneus longus), 짧은종아리근(peroneus brevis), 뒤정강이근(tibialis posterior), 앞정강이근(tibialis anterior)

• 풀의 벽을 등지고 선다. 환측 다리를 편 채로 든다.

• 다리를 고정한 채 발의 가장자리를 바깥쪽으로 돌린다(가쪽번짐). 그런 다음 안쪽을 돌린다(안쪽번짐).

변형(Variation) : 저항을 증가시키기 위해 앞발에 발목 무게장치를 올려놓는다.

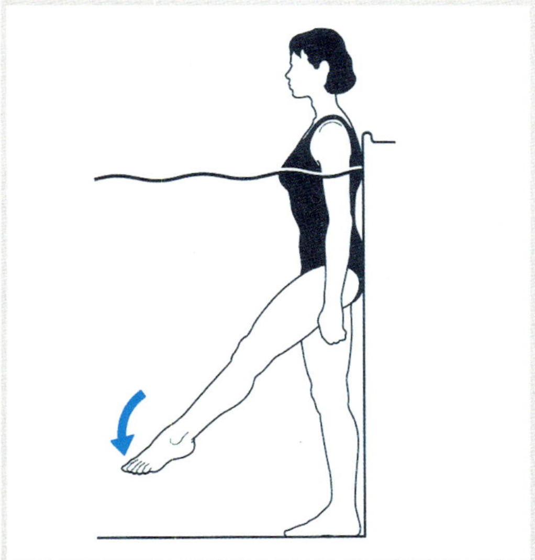

[그림 14-13] 발목 발바닥굴곡

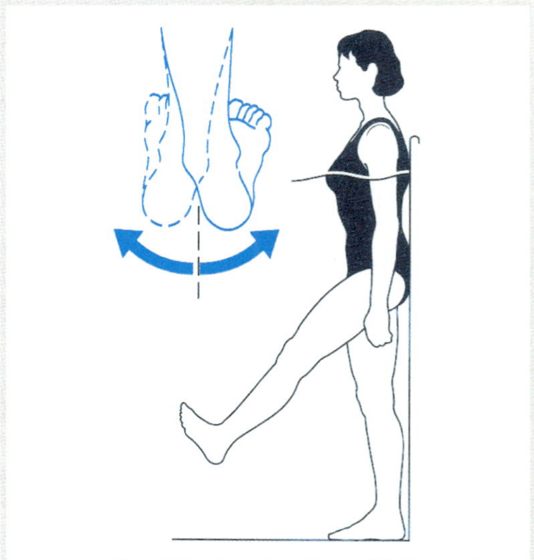

[그림 14-14] 발목 가쪽번짐과 안쪽번짐

발목 알파벳(Ankle Alphabet) (그림 14-15)

작용근(prime movers) : 종아리근(peronei), 뒤정강이근(tibialis posterior), 앞정강이근(tibialis anterior), 장딴지근(gastrocnemius), 가자미근(soleus)

- 풀의 벽을 등지고 선다. 환측 다리를 몸 앞으로 편다.
- 발목과 발만을 사용하여 물 속에서 엄지발가락으로 알파벳을 그린다.

변형(Variation) : 저항을 증가시키기 위해 앞발에 발목 무게장치를 올려놓는다.

발뒤꿈치 올리기(Heel Raises) (그림 14-16)

작용근(prime movers) : 장딴지근과 가자미근(gastrocnemius and soleus)

- 풀의 가장자리를 잡고 천천히 뒤꿈치를 든다.
- 유지한다. 그럼 다음 이완한다.
- 물이 깊어질수록 저항은 줄어든다.

변형(Variation) : 한 번에 한 쪽 뒤꿈치 올리기.

발목 걷기(Ankle Walking) (그림 14-17)

작용근(prime movers) : 장딴지근(gastrocnemius), 가자미근(soleus), 뒤정강이근(tibialis posterior), 앞정강이근(tibialis anterior), 종아리근(peronei)

이 운동은 네 가지 파트로 이루어져 있다.

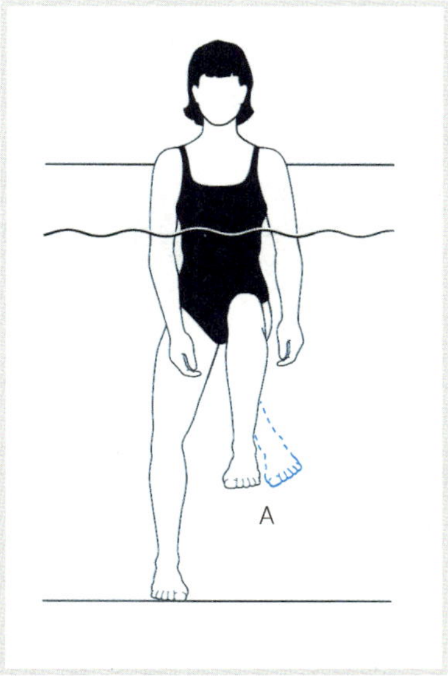

[그림 14-15] 발목 알파벳

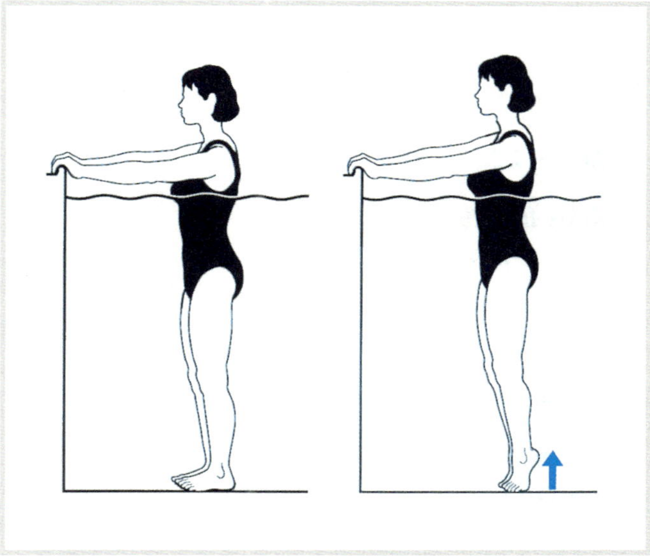

[그림 14-16] 뒤꿈치 올리기

파트A

뒤꿈치로 걷기 : 가능한 한 앞발을 발등굽힘하고 뒤꿈치로 앞으로 나아가기

파트B

발가락으로 걷기 : 앞발을 발바닥굽힘하고 발가락으로 앞으로 나아가기

파트C

발의 바깥가장자리로 걷기

파트D

빌의 안쪽가장자리로 걷기

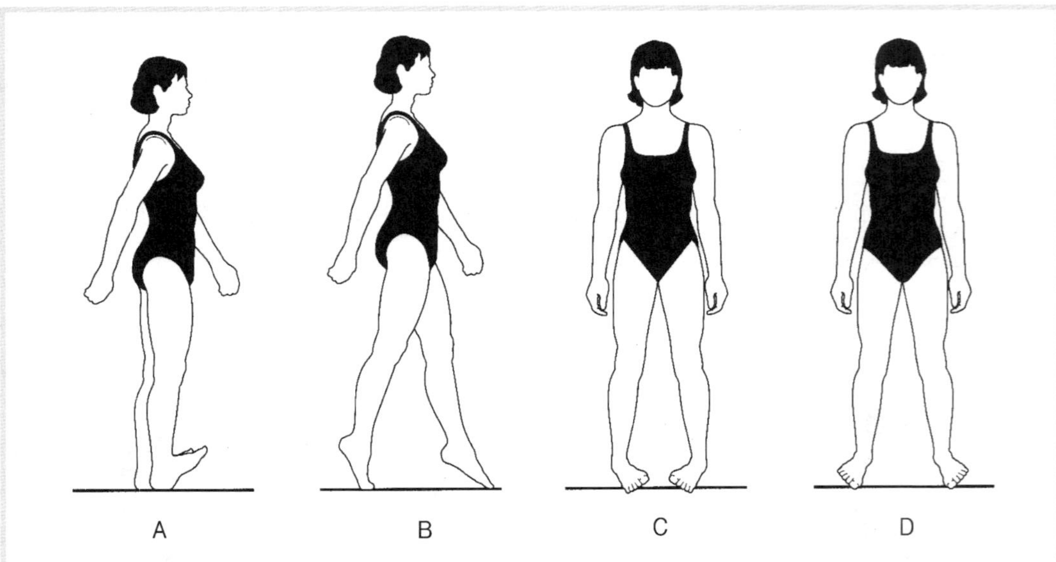

[그림 14-17] 발목 걷기

깡충뛰기(Hopping) (그림 14-18)

작용근(prime movers) : 넙다리네갈래근(quadriceps), 무릎근(hamstrings), 큰볼기근(gluteus maximus), 엉덩관절굽힘근(hip flexors), 엉덩관절모음근(hip adductors), 장딴지근(gastrocnemius), 가자미근(soleus)

- 똑바로 선 다음 엉덩관절과 무릎관절을 구부린다.

- 팔로 보조하여 앞으로 점프한다.
- 두 발로 착지하고, 충격을 감소시키기 위해 무릎을 구부린다.
- 물이 깊어질수록, 충격력도 낮아진다.

변형(Variation) : 앞뒤로 깡충뛰기, 한발로 깡충뛰기, 지그재그로 깡충뛰기, 특정한 지점으로 깡충뛰기

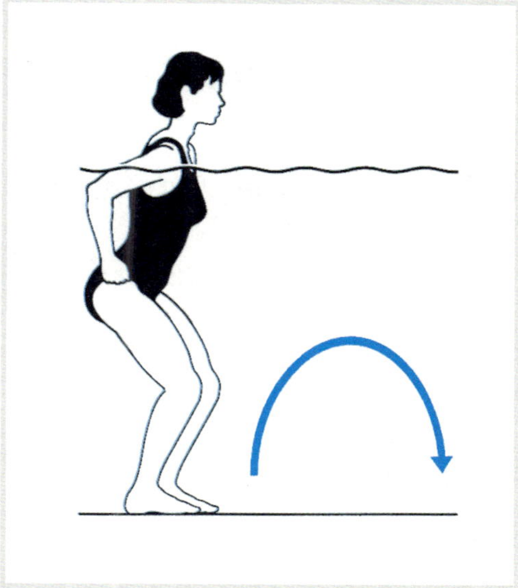

[그림 14-18] 깡충뛰기

발가락 굽힘과 폄(Toe Flexion and Extension) (그림 14-19)

작용근(prime movers) : 엄지발가락폄근(extensor hallucis), 발가락폄근(extensor digitorum), 발가락굽힘근(flexor digitorum), 엄지발가락굽힘근(flexor hallucis)

- 풀벽을 등지고 선다.
- 환측으로 체중을 이동한다.
- 풀의 바닥으로 발가락을 민다(폄).
- 짧게 유지한다. 그럼 다음 이완한다.
- 발가락을 위로 굽힌다.
- 짧게 유지한다. 그럼 다음 이완한다.

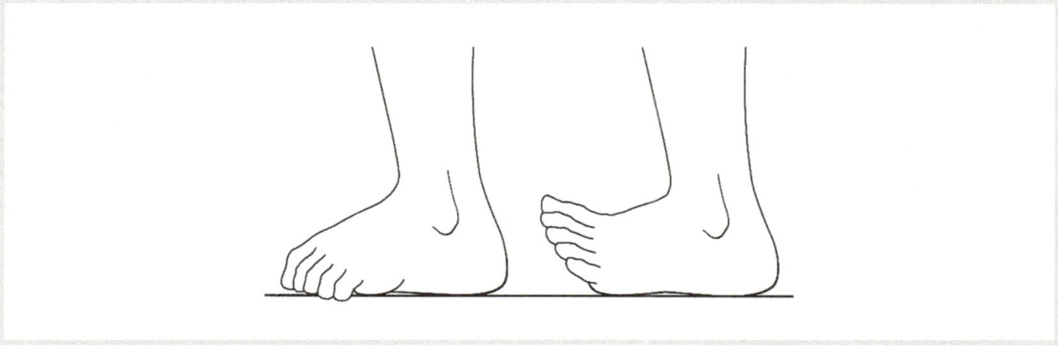

[그림 14-19] 발가락 굽힘과 폄

발목과 발의 일반적인 질환들 ▶ ▶ ▶
(COMMON CONDITIONS OF THE ANKLE AND FOOT)

발목 관절염(Ankle Arthritis)

이러한 용어는 7장에서 언급하였듯이 발목관절에 침범하는 관절염 병변에는 언제던지 사용되어질 수 있다.

원인(Origin)

발목에서의 관절염은 체중부하 관절이기 때문에 상대적으로 잘 일어난다. 또한 오래된 발목 골절로 인해 관절염으로 발전되기도 한다.

병리(Pathology)

관절염은 발목관절(ankle Jt)경골과 비골에 의해 형성된 소켓과 거골사이)과 목말밑관절(목말발꿈치관절)을 주로 침범한다. 이러한 부분들은 그림 14-20에 잘 묘사되어 있다. 다양한 병리적인 과정들은 7장에서 이미 서술하였다.

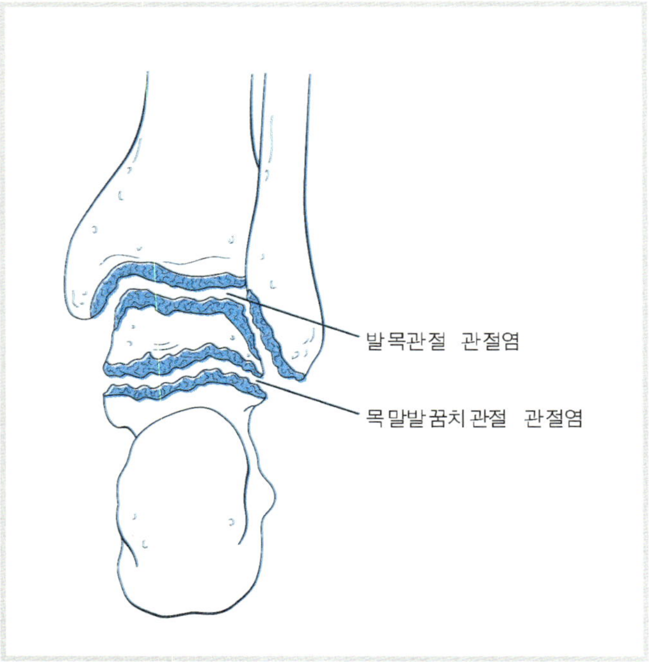

[그림 14-20] 발목 관절염.

징후와 증상
(Signs and Symptoms)

통증, 관절가동범위 감소, 근력감소가 보행을 나쁘게 한다. 발목 관절염은 심하게는 걸음보조기구를 해야 할 정도로 절뚝거리게 한다.

손상 부위(Body parts Affected)

- 뼈(정강이뼈, 종아리뼈, 목말뼈, 발꿈치뼈)
- 관절면(관절연골)
- 물렁조직(관절주머니, 근육, 힘줄, 인대)

운동 시 우선 사항(Exercise priorities)

- 조절된 운동 프로그램 세우기(환자가 과도하게 하지 않도록 주의)
- 관절가동범위를 최대한으로 한다.
- 모든 발목 근육 강화
- 균형과 비정상적인 걸음 교정

발목 골절(Ankle Fracture)

발목골절은 주로 정강뼈와 종아리뼈에 호발한다. 목말뼈와 발꿈치뼈의 골절은 흔하지 않다.

원인(Origin)

발목가쪽번짐손상은 가쪽 복사뼈의 골절에 기인될 수 있다. 안쪽번짐 손상 또한 골절에 의해 생길 수 있으나, 주로 인대가 찢어지기 전에 부서진 뼈 조각에 의해 작게 찢어지는 골절일 수 있다(그림 14-21) 정강뼈와 종아리뼈 모두의 골절은 교통사고와 같은 직접적인 타박에 의해 생긴다.

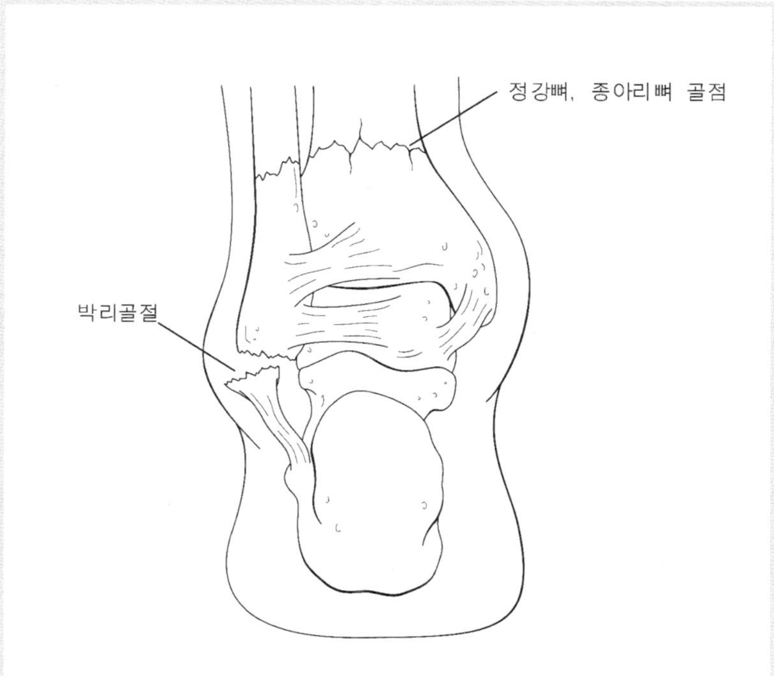

[그림 14-21] 발목 골절.

병리(Pathology)

교체하지 않는다면, 이러한 골절은 부목을 대거나 깁스를 해야 한다. 교체해야 된다면 또는 골절이 관절속에 일어났다면 내적인 고정이 사용된다. 내적인 고정으로, 수중치료가 사고 직후 가능한 빨리 적용되어질 수 있다. 의사는 환자가 체중부하 시 어떠한 제한이 있는지 알아내는 것이 아주 중요하다.

징후와 증상(Signs and Symptoms)

통증, 뻣뻣함, 부종이 어느 정도 있다. 치료의 가장 중요한 요소는 관절가동범위를 증가시키는 것이긴 하나, 환자를 너무 세게 밀어 통증과 부종을 증가시키고, 결국에는 재활과정을 더 지연시킬지도 모른다.

손상 부위(Body parts Affected)

- 뼈(정강뼈, 종아리뼈, 목말뼈, 발꿈치뼈)
- 발목과 발의 근육
- 발목의 인대(함께 손상됨)

운동 시 우선 사항(Exercise priorities)

- 관절가동범위 유지
- 발목근육 강화
- 균형과 협응 보조
- 비정상적인 걸음 교정

발목 삠(Ankle Sprain)

이것은 잘 알려진 손상으로 발목의 하나 또는 여러 개의 인대가 손상된 것이다.

원인(Origin)

발목삠의 가장 흔한 형태는 내반염좌이다. 이것은 발목이 밖굽이력을 받을 때 발생하고 가쪽 인대가 압박을 받게 된다.

병리(Pathology)

뼘의 병리는 이미 7장에서 설명하였다. 가장 호발하는 인대는 앞목말종아리인대, 발꿈치

종아리인대, 뒤목말종아리인대이다. 이들 중 앞목말종아리인대가 가장 호발하는 인대이다.

징후와 증상(Signs and Symptoms)

항상 약간의 부종이 있으나, 주로 관절가동범위를 제한하는 요소는 통증이다. 도구적 물리치료 방법(physical modalities)이 초기발생시 치료하는데 아주 유용하다. 급성손상인 경우 부종을 조절하는 데는 테이핑치료가 아주 효과적이다. 재활과정이 진행됨에 따라 균형, 협응, 발목근력이 약해지는 것이 명백해 진다.

손상 부위(Body parts Affected)

- 발목 인대(앞목말종아리인대, 발꿈치인대, 뒤목말종아리인대)
- 발목뼈(정강뼈, 종아리뼈 또는 목말뼈의 골절은 제외)
- 발목근육

운동 시 우선 사항(Exercise priorities)

- 관절가동범위 유지
- 발목근육강화
- 균형과 협응 증진(발목 삠의 재발요인 감소를 위해)

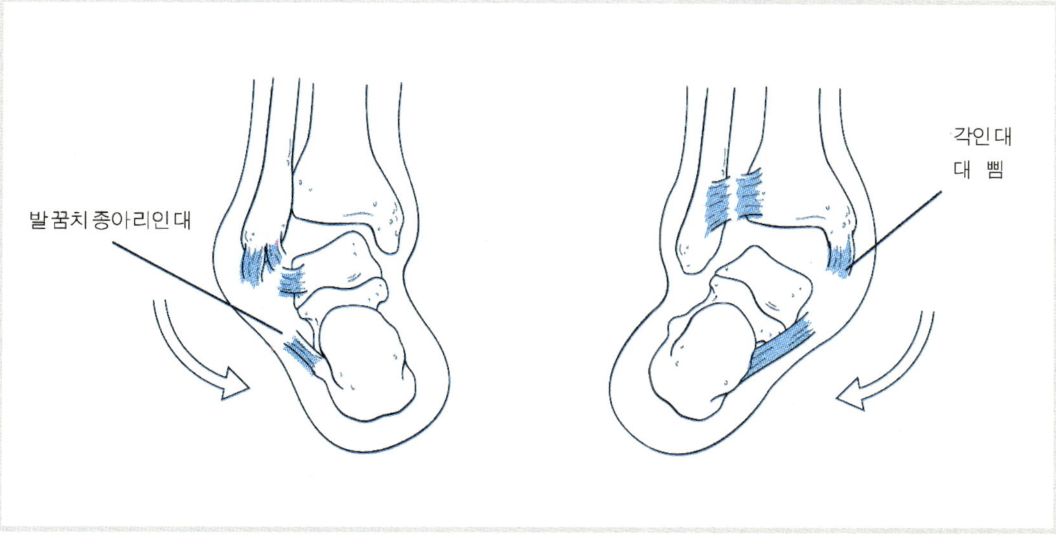

[그림 14-22] 발목 삠(왼쪽 뒷부분) A. 안쪽번짐 B. 가쪽번짐

아킬레스건(발꿈치힘줄) 손상(Achilles Tendon Injury)

이 용어는 장딴지근-발꿈치힘줄에 복합된 손상에 기인한다(그림 14-23).

원인(Origin)

발꿈치힘줄염은 도보 또는 자전거 타는 것과 같은 반복적인 활동에 대해 발생된다. 장딴지근의 1°, 2°, 3° 삠 또는 발꿈치힘줄 파열은 주로 한쪽발의 폭발적인 밀어내기에 의해 발생한다(예: 라켓볼, 농구, 스키).

병리(Pathology)

삠의 병리는 7장에서 개요를 설명하였다. 완전히 찢어지는 손상을 입었다면, 종종 수술을 고려해 봐야 한다. 어떤 의사는 발바닥쪽굽힘자세로 발목을 고정하여 보존적인 방법을 선택할지도 모른다. 어느 쪽이든 회복하는데 시간이 걸린다.

징후와 증상(Signs and Symptoms)

발꿈치힘줄염이 있는 환자는 걸음 시 밀기와 장딴지근이 신장될 때 통증이 증가한다. 환자는 종종 발등쪽굽힘(발꿈치힘줄을 신장시켜야 함)을 피하기 위해 발을 가쪽으로 돌리면서 걷게 된다.

발꿈치힘줄염이 만성이 되기 시작했다면, 발꿈치힘줄에 상처조직덩어리가 형성된다. 평가자가 찢어진 것을 촉지할 수 있을 정도가 되면 장딴지근 또는 발꿈치힘줄이 상당히 찢어졌음을 의미한다.

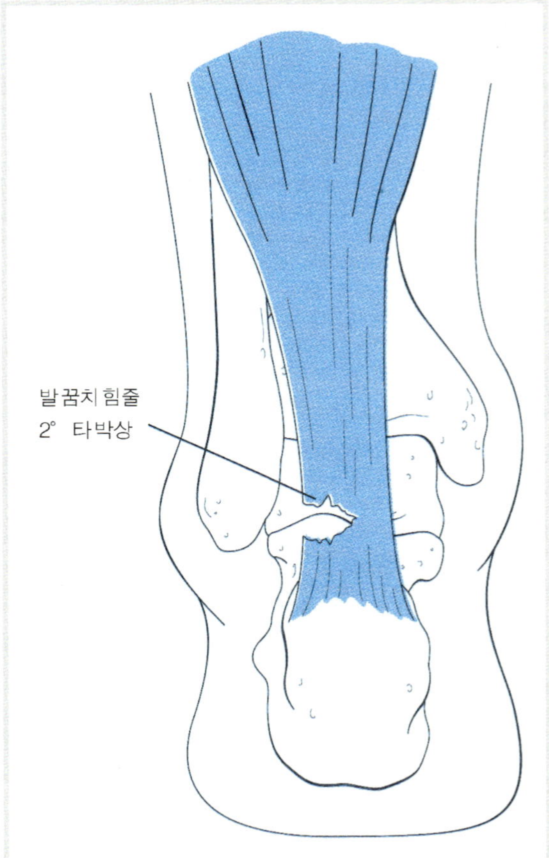

[그림 14-23] 발꿈치힘줄 염좌

손상 부위(Body parts Affected)

- 근육(장딴지근, 가자미근)
- 발꿈치힘줄

운동 시 우선 사항(Exercise priorities)

- 관절가동범위 유지(발꿈치힘줄 신장)
- 장딴지근 강화
- 균형과 협응 향상

발바닥근막염(Plantar Fasciitis)

발바닥근막염은 발바닥근막의 염증에 의해 생긴다(그림 14−24).

원인(Origin)

주로 과도한 사용에 의한 손상이다. 부적절한 또는 닳아빠진 신발(아치의 지지가 부족)에 의해 종종 발생한다. 원인을 바로잡지 않고 실시하는 병리적인 치료는 무익하다.

병리(Pathology)

발바닥근막염은 발꿈치뼈에 부착하는 발의 벌레모양근에 발생하는 근막염이다. 7장에서 논의된 근막염의 병리적 현상이 이 상태에 적용되어진다. 이러한 상태가 지속되면 발꿈치뼈가 부착되는 발바닥근막 부위에 뒤꿈치 돌출부가 생기게 된다.

징후와 증상

(Signs and Symptoms)

이러한 상태를 객관적으로 파악할 수 있는 유일한 방법은 발바닥근막 닿는 곳에 나타나는 누름통증이고, 이것은 체중부하에 의해 한층 더 악화된다. 완전 관절가동범위와 신장이 항상 통증을 재현하지는 않는다.

손상 부위(Body parts Affected)

- 발바닥근막
- 발의 벌레모양근
- 장딴지근, 가자미근 복합

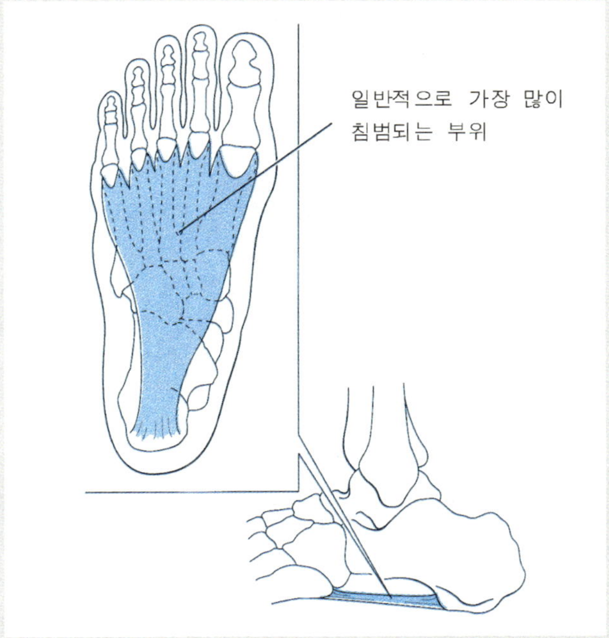

[그림 14-24] 발바닥근막염

운동 시 우선 사항(Exercise priorities)

- 발바닥근막, 장딴지근-가자미근 신장
- 벌레모양근 강화
- 균형과 협응 향상

앞정강이(정강이뼈) 부목(Shin Splints)

"정강이뼈 부목"은 앞쪽 하지의 통증을 일으키는 여러 가지 병변을 일컫는 용어이다(그림 14-25).

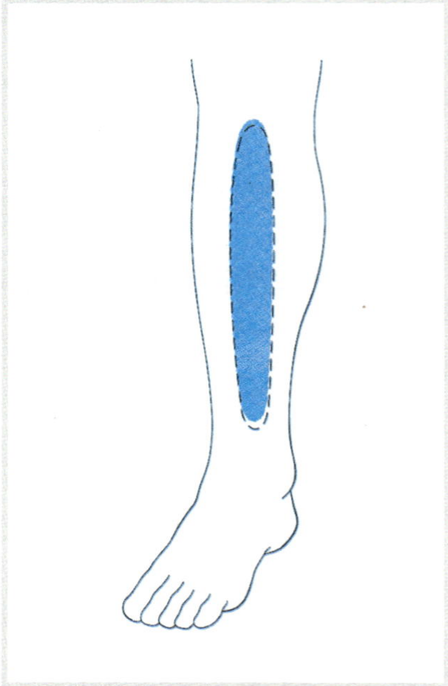

[그림 14-25] 앞정강이 부목 통증의 전형적인 부위

원인(Origin)

다양한 원인이 있다.

- 너무 많이 달리기, 또는 울퉁불퉁한 길 달리기
- 발의 발등쪽굽힘과 발바닥쪽굽힘근의 근육 불균형
- 너무 높거나 너무 낮은 신발 신고 달리기
- 환자의 과도한 체중
- 다리의 유연성 부족
- 해부학적인 기질(가쪽돌린휜발증 또는 발꿈치힘줄 단축)
- 과도한 사용

병리(Pathology)

앞서 언급하였듯이, 정강이뼈부목이라는 용어는 여러 가지 다양한 병변에 사용되어진다. 이것의 가장 간단한 표현은 앞쪽 근육군의 힘줄염이다. 압박골절 또한 앞정강이 통증을 유발하는 주요 요소이다. 뼈막염(닿는 곳으로부터 당겨지는 근육)과 뼈사이막(정강이뼈와 종아리뼈사이)의 염증은 앞정강이 부목의 부가적인 타입이다.

징후와 증상(Signs and Symptoms)

이러한 모든 병변은 통증에 기인한다. 통증은 종종 달릴 때 증가하나, 충분히 준비운동을 한 어떤 경우에는 감소한다. 관절가동범위의 감소 또한 통증을 수반한다.

손상 부위(Body parts Affected)

- 뼈(경골, 종아리뼈, 발의 뼈)
- 정강이뼈의 근육과 힘줄
- 뼈사이막

운동 시 우선 사항(Exercise priorities)

- 완전관절가동범위 유지
- 발목 발등쪽굽힘근과 발바닥쪽굽힘근사이의 균형 보존
- 균형과 협응력 향상

발목과 발의 병변에 대한 수중운동치료 프로토콜 ▶ ▶ ▶ (THE AQUATIC EXERCISE THERAPY PROTOCOL FOR CONDITIONS OF THE ANKLE AND FOOT)

1단계(Phase One)

준비운동(Warm-up)

각 운동을 2분간 실시한다.

- 앞으로 걷기(그림 5-21)
- 뒤로 걷기(그림 5-22)
- 옆으로 걷기(그림 5-23)

신장운동(Stretch)

각 운동을 6번씩 실시하고, 10초간 쉰다.

- 장딴지근 신장(그림 14-7)
- 가자미근 신장(그림 14-10)
- 무릎근의 신장(그림 13-10)
- 넙다리네갈래근의 수동 신장(그림 13-6)
- 앞 정강이 신장(그림 14-9)

강화운동(Strengthen)

한 번 수행시 8 ~ 12번 반복

- 발목 발등굽힘(그림 14-12)
- 발목 발바닥굽힘(그림 14-13)
- 발목 가쪽번짐과 안쪽번짐(그림 14-14)
- 발목 알파벳(그림 14-15)
- 발가락 굽힘과 폄(그림 14-19)

2단계(Phase Two)

준비운동(Warm-up)

각 운동을 2분간 실시한다.

- 앞으로 걷기(그림 5-21)
- 뒤로 걷기(그림 5-22)
- 가로지르며 걷기(그림 5-24)
- 자전거 타기(그림 5-31)

신장운동(Stretch)

각 운동을 5번씩 실시하고, 20초간 쉰다.

- 장딴지근 신장(그림 14-7)
- 가자미근 신장(그림 14-10)
- 찌르기 자세에서의 신장(그림 13-9)
- 발바닥근막 신장(그림 14-11)
- 앞정강이 신장(그림 14-9)

강화운동(Strengthen)

8~12번 반복하여 2번 실행한다.

- 발목 발등굽힘(그림 14-12)
- 발목 발바닥굽힘(그림 14-13)
- 발목 가쪽번짐과 안쪽번짐(그림 14-14)
- 옆으로 걷기(그림 5-23)
- 황새다리 걷기(그림 11-8)
- 뒤꿈치 올리기(그림 14-16)

3단계(Phase Three)

준비운동(Warm-up)

각 운동을 2분간 실시한다.

- 행진하기(그림 5-28)
- 뒤로 걷기 (그림 5-22)
- 가로지르며 걷기(그림 5-24)
- 자전거 타기(그림 5-31)

신장운동(Stretch)

각 운동을 5번씩 실시하고, 30초간 쉰다.

- 장딴지근 신장(그림 14-7)
- 가자미근 신장(그림 14-10)
- 앞정강이 신장(그림 14-9)
- 앞발, 장딴지근 신장(그림 14-8)

강화운동(Strengthen)

8~12번 반복하여 3번 실행한다.

- 옆으로 걷기(그림 5-23)
- 황새다리 걷기(그림 11-8)
- 뒤꿈치 올리기(그림 14-16)
- 사각돌기(그림 11-11)
- 다리 균형 훈련(그림 11-9)
- 발목 걷기(그림 14-17)

4단계(Phase Four)

준비운동(Warm-up)

각 운동을 2분간 실시한다.

- 행진하기(그림 5-28)
- 뒤로 걷기(그림 5-22)
- 가로지르며 걷기(그림 5-24)
- 다리 교차하기(그림 5-29)

• 조깅하기(그림 5-30)

신장운동(Stretch)

각 운동을 5번 실시하고 30초간 쉰다.

• 장딴지근 신장(그림 14-7)
• 가자미근 신장(그림 14-10)
• 앞정강이 신장(그림 14-9)
• 앞발, 장딴지근 신장(그림 14-8)

강화운동(Strengthen)

8~12번 반복하여 4번 수행한다.

• 옆으로 걷기(그림 5-23)
• 황새다리 걷기(그림 11-8)
• 뒤꿈치 올리기(그림 14-16)
• 사각돌기(그림 11-11)
• 다리 균형 훈련(그림 11-9)
• 발목 걷기(그림 14-17)

참고자료(REFERENCES)

1. Magee D. Orthopedic Physical Assessment. Philadelphia: W.B. Saunders, 1987.
2. Gould J, Davis G. Orthopedic and Sports Physical Therapy. St. Louis: CV Mosby Company, 1985.
3. Green W, Heckman J. Measurement of Joint Motion. Rosemont, IL: American Academy of Orthopaedic Surgeons, 1994.
4. Arnheim D. Modern Principles of Athletic Training. St. Louis: Times Mirror/Mosby College Publishing, 1985.

15 척추의 수중 재활 (AQUATIC REHABILITATION OF THE SPINE)

몸통 운동들-굽힘(Trunk Exercise-Flexion)

- 골반 경사(Pelvic Tilt)
- 골반 굽히기(Pelvic Curl)
- 서서 커런치 운동(Standing Crunches)
- 무릎을 가슴으로 가져가기(Knees to Chest)
- 평행봉에서 윗몸 일으키기(Sit-ups in Parallel Bars)
- 밴드에 대항하여 커런치 운동(Resistive Band Crunches)
- 양다리 들어올리기(Double Leg Lifts)

몸통 운동-폄(Trunk Exercises-Extension)

- 등 수동 폄(Passive Back Extension)
- 등 저항 폄(Resistive Back Extension)
- 서서 뒤쪽 누르기(Standing Back Press)

몸통 운동-돌림(Trunk Exercise-Rotation)

- 서서 교차 커런치 운동(Standing Cross-Crunches)
- 밴드에 대항하여 교차로 커런치 운동(Resistive Band Cross-Crunches)
- 서서 몸통돌림(Standing Trunk Rotation)
- 몸통 저항 돌림(Resistive Trunk Rotation)
- 평행봉에서 교차로 윗몸 일으키기(Crossover Sit-ups in Parallel Bars)
- 무릎 굽혀 비틀기(Bent Knee Twists)
- 서서 무릎 굽히며 교차로 커런치 운동(Standing Cross-Crunches with Bent Knee)

몸통운동-가쪽굽힘(Trunk Exercise-Lateral Flexion)

- 넙다리 가쪽으로 구부리기(Thigh Side Bends)
- 매달려 가쪽굽힘(Suspended Lateral Flexion)
- 밴드에 저항하며 가쪽굽힘(Resistive Band Lateral Flexion)
- 튜브에서 가쪽굽힘(Side Flexion in Tube)

몸통 운동들-몸통 능동굽힘과 폄(Trunk Exercise-Active Trunk Flexion)

- 밀고 구르기(tuck and roll)

등뼈 운동(Thoracic Spine Exercise)

- 팔 밀어내기(push-offs)
- 팔을 구부리고 뒤로 밀기(Bent Arm Pull-Backs)
- 어깨뼈 들임(Scapular Retraction)
- 가쪽으로 밀어 내리기(lateral pull-downs)

- 4단계(Phase Four)

등뼈 폄 프로토콜(Thoracic Spine Extension Protocol)

- 1단계(Phase One)
- 2단계(Phase Two)
- 3단계(Phase Three)
- 4단계(Phase Four)

허리뼈 굽힘 프로토콜(Lumbar Spine Flexion Protocol)

- 1단계(Phase One)
- 2단계(Phase Two)
- 3단계(Phase Three)
- 4단계(Phase Four)

허리뼈 폄 프로토콜(Lumbar Spine Extension Protocol)

- 1단계(Phase One)
- 2단계(Phase Two)
- 3단계(Phase Three)
- 4단계(Phase Four)

척추의 구조와 기능 (THE STRUCTURE AND FUNCTION OF THE SPINE)

척주는 목의 관절융기에서 꼬리뼈 바닥까지로 늘여진 33개의 척추로 구성된다. 척주는 5개 영역으로 구분할 수 있다: 목뼈(7 척추); 등뼈(12 척추); 허리뼈(5 척추); 엉치뼈(5개가 융합된 척추); 그리고 꼬리뼈(4개가 다양하게 융합된 척추). 이 구분은 그림 15-1에 나타내었다.

척추는 개개의 가동성을 가진 분절이고, 각각의 척추는 위·아래로 관절을 형성하여 하나의 기둥을 이룬다. 척추는 공통으로 확실한 해부학적 특징을 가지고 있다: 척추구멍으로 둘러싸인 2개의 뿌리(pedicle)과 2개의 판(laminae); 극돌기; 2개의 가로돌기; 위·아래 척추와 좌우에서 관절을 형성하는 4개의 관절돌기[1](그림 15-2)가 있다. 척추의 각 영역에서의 구조와 모양은 가동범위 허용에 영향을 미친다[2]. 예를 들면, 목뼈에서 연접한 척추의 위아래 관절돌기는 편평함에 가까워, 척추의 영역은 자유롭게 움직일 수 있다. 그러나 등뼈영역에서는 척추사이의 관절은 척추돌기가 겹쳐지는 길이가 길기 때문에 운동범위가 작다(그것은 후관절(facets)의 면 때문이다). 허리뼈 관절의 모양은 척추 돌림을 제한하지만 2개의 다른 면에서의 상대적인 자유 운동은 허용한다.

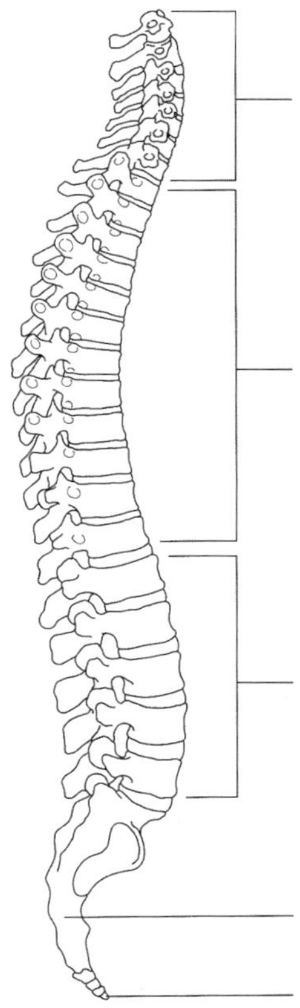

[그림 15-1] 척추의 부위 : A : 목뼈, B : 등뼈, C : 허리뼈, D : 엉치뼈, E : 꼬리뼈

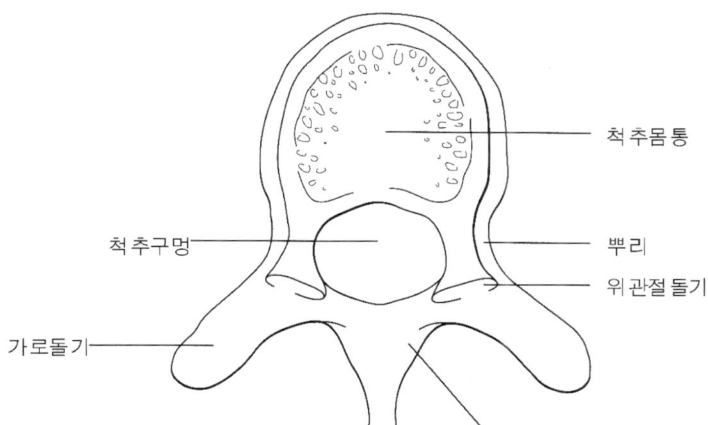

[그림 15-2] 전형적인 척추의 모양

각 척추의 쌍은 척추사이 척추원반에 의해 분리된다. 각 척추원반을 척주에 부여되는 압력과 찌그러짐에 의한 충격을 흡수하며 모든 방향의 운동을 제한적으로나마 허용한다.

이것을 중앙에 "아교질(gelatinous)"를 가진 핵과 탄력섬유로 구성된 섬유둘레로 이루어져 있다. 바깥 힘은 척추원반의 핵에 모양을 변화시키는 작용을 한다. 척추 사이의 척추원반은 힘의 종류와 강도에 따라 재작용한다(그림 15-3). 건강한 척추원반은 힘이 제거된 후 정상 모양과 위치로 빨리 돌아온다.

척추 사이의 척추원반 병변은 일반적으로 척추의 운동성부터 안정성까지 모든 수준에 변화를 일으킨다. 가장 취약한 영역은 허리뼈 영역에서는 L5-S1과 L4-L5에서 보여지고 목뼈에서는 C5-C6와 C6-C7에서 보여진다[3]. 가장 흔한 병변은 척추원반 돌출(protrusion)과 압출(extrusion)(그림 15-4)이다. 나이가 들수록 척추원반 핵의 유동성이 감소되고, 이로인하여 손상의 형태는 일반적으로 보통 20~55세의 젊은 사람들이다.

강한 인대가 척추의 길이를 따라 앞쪽에는 앞제근인대가 그리고 뒤쪽에는 뒤세근인대가 붙어있다. 탄력 인대의 연속으로, 척추의 판에 황색인대가 붙어있고 굽힘 후 서는 자세를 돕는다(그림 15-5).

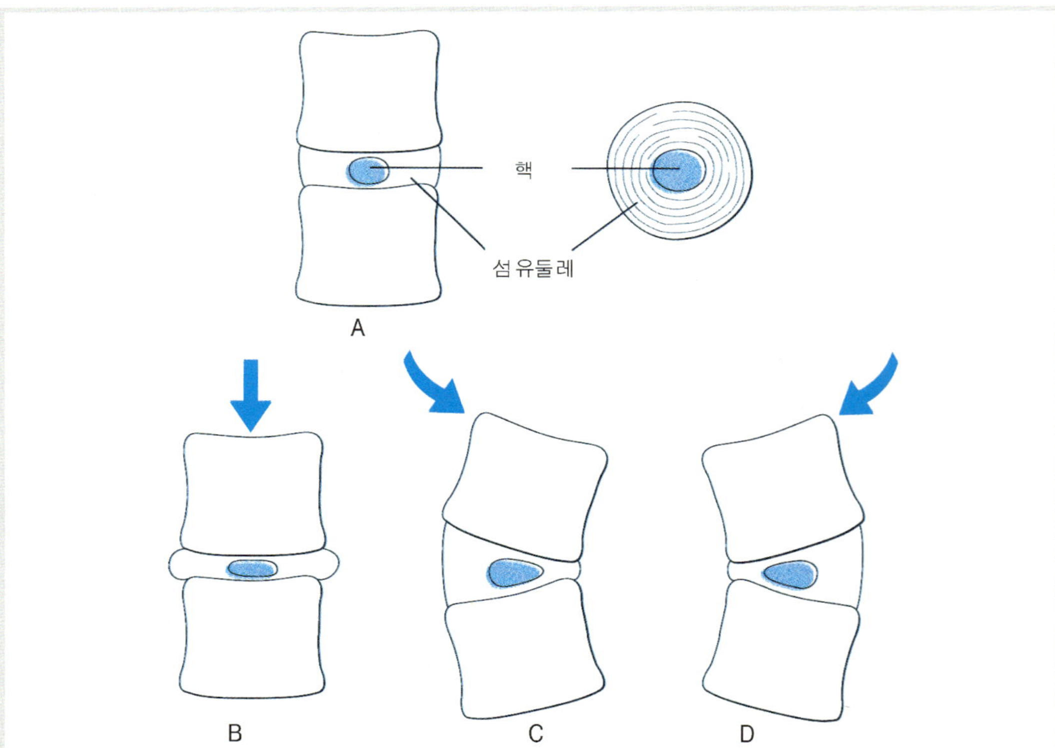

[그림 15-3] 바깥 힘에 의한 척추원반의 압박, 핵이 변형되었다.
A:정상적인 속질. B:압박. C:폄. D:굽힘.

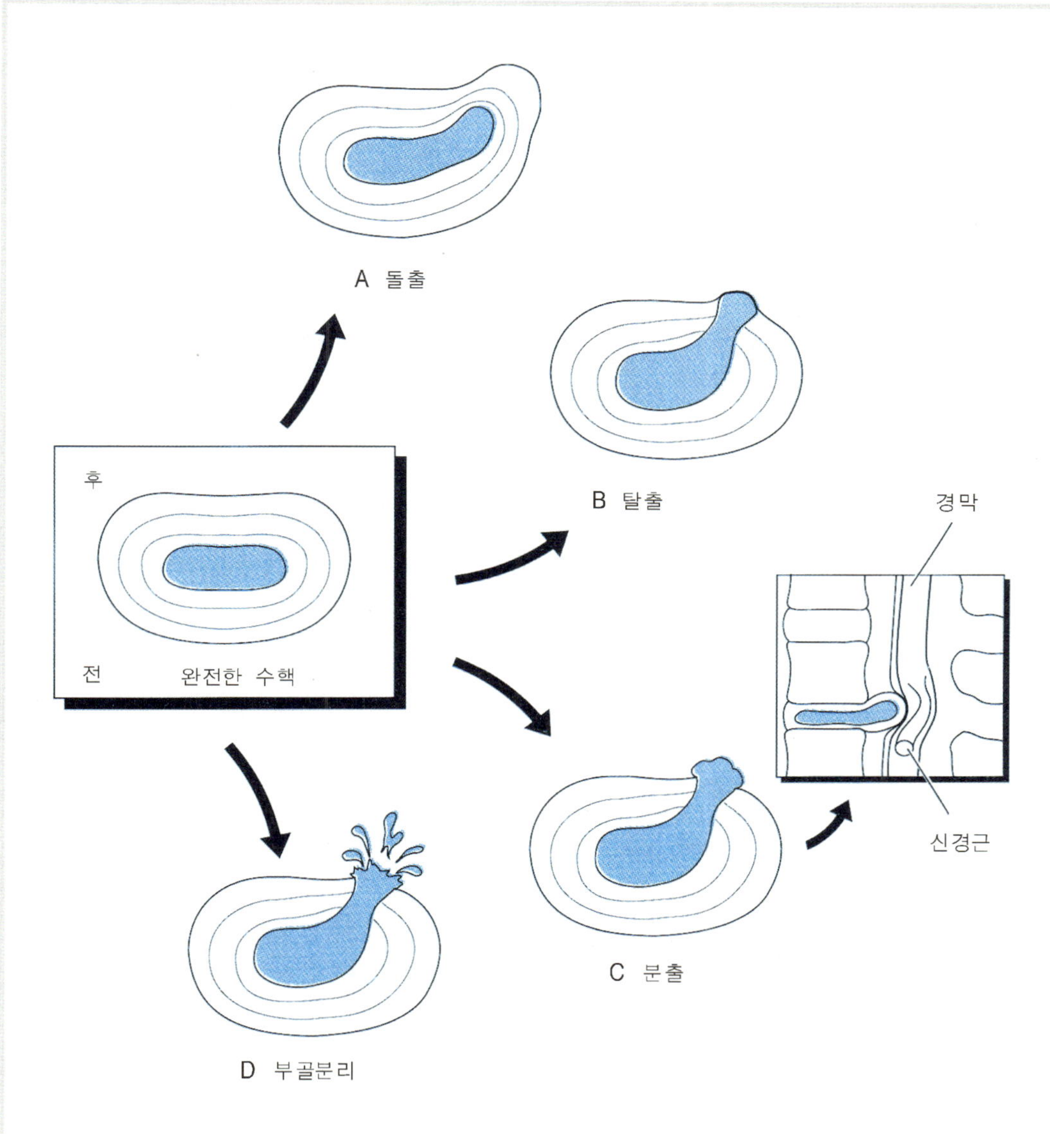

[그림 15-4] 탈출의 형태
A : 돌출(protrusion)-섬유둘레가 약하고 속질핵액이 섬유륜속으로 팽창되어 있다.
B : 탈출(prolapse)-속질핵액이 섬유둘레 속으로 팽창되고, 그러나 아직 바깥 섬유에 의해 유지되고 있다. C : 압출(extrusion)-속질핵액이 경막강 안으로 들어간 상태(척추원반 탈출).
D : 부골분리(sequestration)-속질핵액이 파열되고 경막강 주위로 자유롭게 이동한다(Nagee D. Orthopedic Physical Assessment. Philadelphia: W.B.Saunders, 1987.승인).

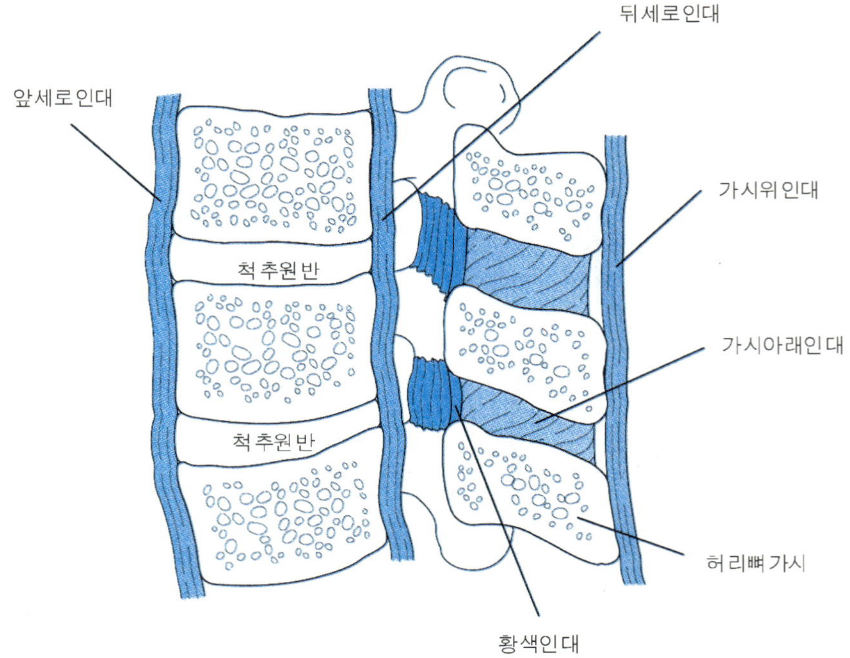

[그림 15-5] 허리뼈 부위의 척추인대

해부학적 부분들(The Anatomic Parts)

목뼈(Cervical Spine)

목뼈는 C1에서 C7이라 불리는 7개의 척추로 구성된다. 처음 2개의 고리뼈와 중쇠뼈는, 독특한 구조를 가지며, 이 영역에서의 움직임의 대부분은 함께 작용하게 된다(그림 15-6).

고리-뒤통수 관절은 척추의 고리뼈와 머리뼈의 뒤통수와 사이의 관절이다. 이것은 가장 위쪽의 관절이다. 고리뼈는 척추몸통의 극돌기가 없고 척주에서 머리뼈를 지지하도록 구성되었다(그림 15-7). 이 관절은 목 굽힘과 폄 그리고 약간의 옆굽힘을 허용한다.

고리중쇠관절은 고리뼈와 중쇠뼈 사이의 관절이다. 중쇠뼈는 2번째 목뼈이고 머리뼈의 돌림을 허용하도록 디자인되었다. 치마돌기는 작은 대못처럼 보이고 고리뼈에 들어가 있고 중심점으로 작용한다(그림 15-7에서 보임).

남아있는 목뼈는 좀더 전형적인 척추 모양이고 목뼈 곡선을 유지하도록 돕는다. 목 굽힘과 폄의 많은 부분은 C4-C5와 C5-C6에서 일어난다.

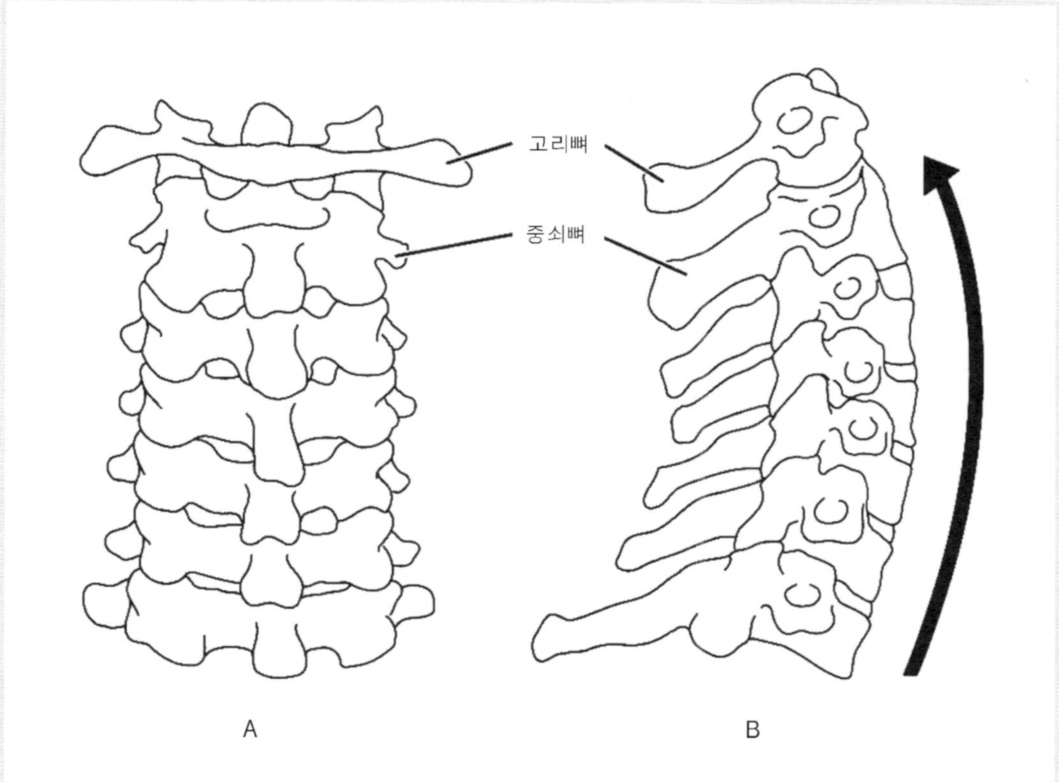

[그림 15-6] 목뼈 A : 뒤, B : 옆.

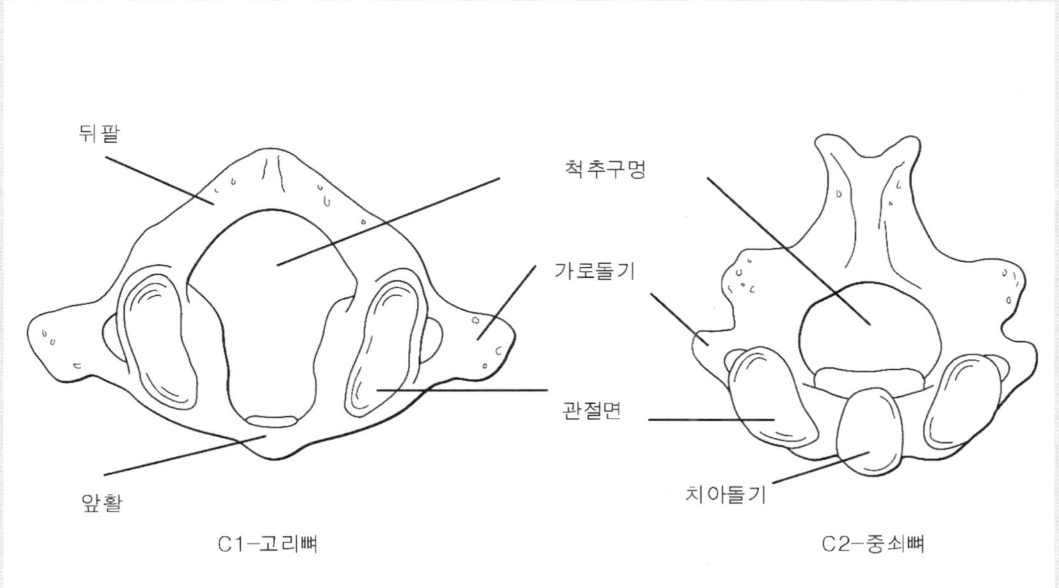

[그림 15-7] 고리뼈와 중쇠뼈의 구조

등뼈(Thoracic spine)

등뼈는 12개의 척추로 구성된다(그림 15-8). 갈비적수관절은 윤활 관절로 척추몸통과 갈비뼈 사이에서 일어난다. 갈비가로돌기관절은 윤활 관절로 늑골 1에서 10과 척추 횡돌기에 연결되는 사이에서 일어난다. 11과 12번 2개의 뜬갈비뼈는 척추에 직접적으로 붙지 않는다(그림 15-9). 갈비척추관절과 갈비가로돌기관절은 모두 이 영역에 안정성을 더해준다. 이 영역의 척추는 매우 비슷하다. 가시돌기는 길고 얇으며 뒤쪽으로 뿌리를 형성한다. 그 결과, 이 영역은 아주 단단하다. 12개의 갈비뼈는 가슴이나 가슴부를 형성하고 기능은 장기를 보호한다.

허리뼈(Lumbar Spine)

허리뼈는 5개의 척추로 구성된다. 선 자세에서, 이 척추는 정상 곡선을 형성한다(척추앞굽음). 허리뼈는 크고 강하여 아래부분에 안정성을 제공한다(그림 15-10). 이 영역에서, 척추후관절(facet joint)의 모양은 각 위치에 제공되는 굽힘, 폄, 앞굽힘, 그리고 돌림의 많은 양을 제한한다. 대부분 몸통 굽힘은 L5-S1에서 일어나고, L4-L5에서는 15~70% 일어나고, 그외부분에서 굽힘의 5~10%를 담당한다[5]. 폄은 허리뼈 영역의 닫힌 자세이다(이 자세로 척추후관절(facet joint)이 가장 치밀해진다)[6]. 허리뼈에서 돌림은 최소로 일어난다.

허리뼈는 흔히 만성이나 역학적인 허리통증이 일어나는 부위이고, 척추 변성, 그리고 많은 외과적 진행도 일어난다. 부정확한 역학적 자세는 통증, 연축(spasm), 긴장(strain), 그리

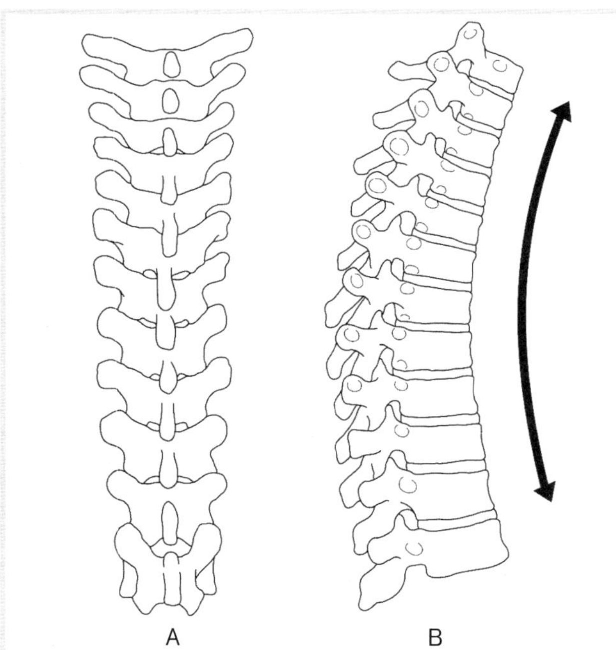

[그림 15-8] 등뼈.
A : 뒷면 B : 옆면

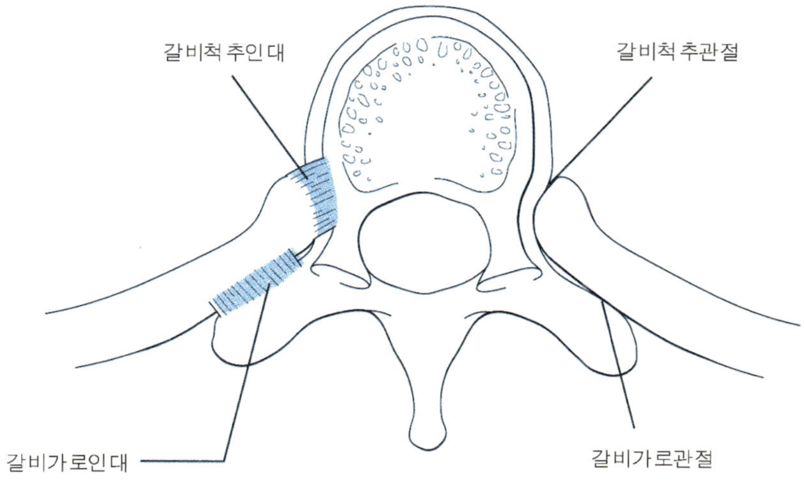

[그림 15-9] 등뼈의 관절

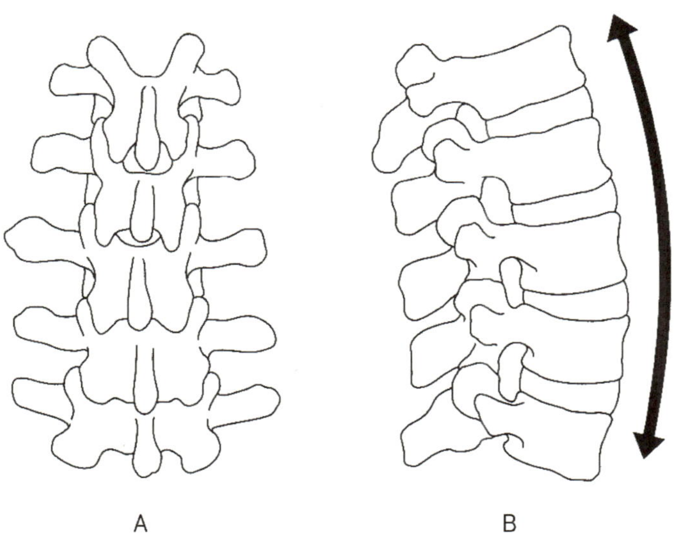

[그림 15-10] 허리뼈. A : 뒷면 B : 옆면

고 척추옆굽음의 일반적인 원인으로 작용하게 될 것이다.

근육과 그 작용들(The Muscles and Their Actions)

근육은 그 관절에 직접 작용하기 위해 관절을 지나가야 한다. 근육이 관절을 지나가는 방법은 그 작용에 영향을 미친다. 목의 관절은 다음 운동을 허용한다(그림 15-11):

- 굽힘과 폄(표 15-1)
- 옆굽힘(표 15-1)
- 돌림(표 15-2)

몸통의 관절은 다음 운동을 허용한다(그림 15-12) :

- 굽힘과 폄(표 15-3과 15-4)
- 옆굽힘

작용근(prime movers) : 돌림

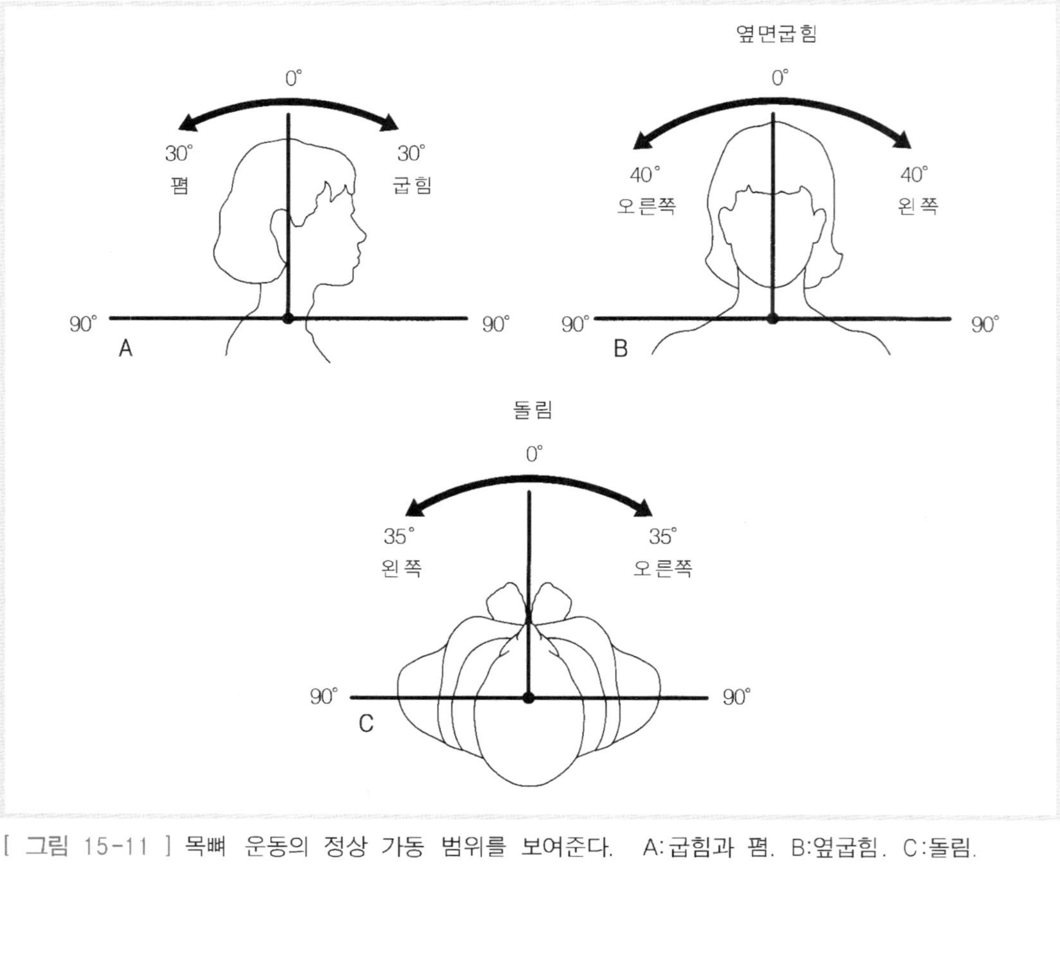

[그림 15-11] 목뼈 운동의 정상 가동 범위를 보여준다. A:굽힘과 폄. B:옆굽힘. C:돌림.

넓은등근의 역할은 표 8-1에 나와 있다.

[표 15-1] 굴곡, 신전, 측 굴곡에 영향을 주는 근육

근육	잇는 곳(O)	닿는 곳(I)	작용
목빗근 (sternocleidomastoid) 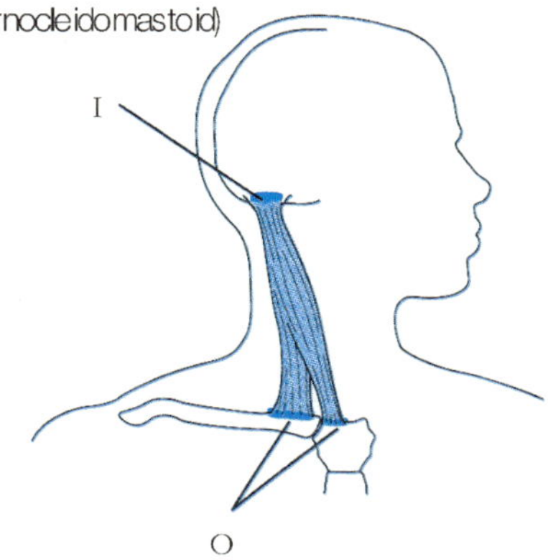	복장뼈자루, 빗장뼈 안쪽 1/3	꼭지돌기 가쪽 위목덜미선	목덜미 굽힘 보조 작용 : 목덜미 폄 목덜미 돌림 상위척주의 굽힘
등세모근(위쪽 섬유) trapezius (superior fibers) 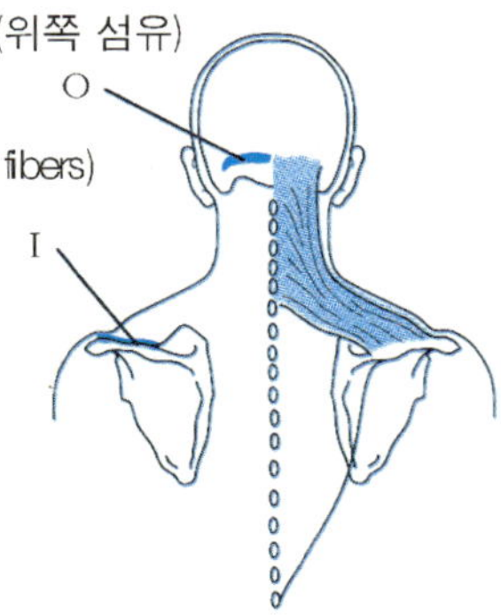	머리뼈의 아래면 목덜미의 인대	빗장뼈의 가쪽 1/3(뒷면)	보조작용 : 어깨뼈 올림
널판근(splenius) 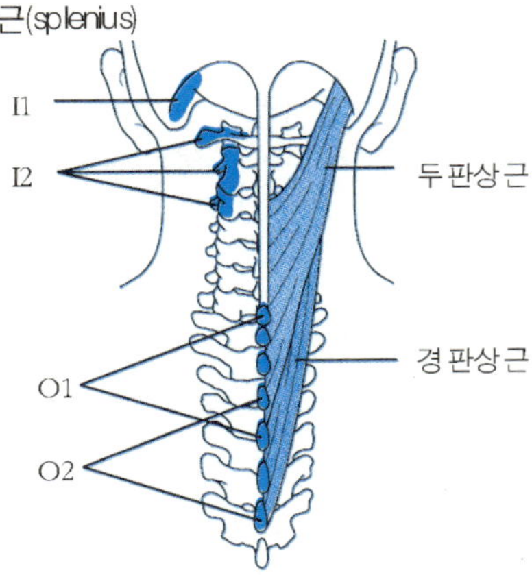	머리널판근 목덜미인대 (아랫쪽) C7, T1-4가시 돌기 목널판근 T3-6가시돌기	뒤통수뼈 관자뼈의 꼭지돌기 위목덜미선의 가쪽부분	목덜미 폄 (& 젖힘) 보조 작용 : 옆굽힘

[표 15-1] 굴곡, 신전, 측굴곡에 영향을 주는 근육(이어짐)

근육	잇는 곳(O)	닿는 곳(I)	작용
척추 기립근 : 반가시근 erector spinae : semispinalis 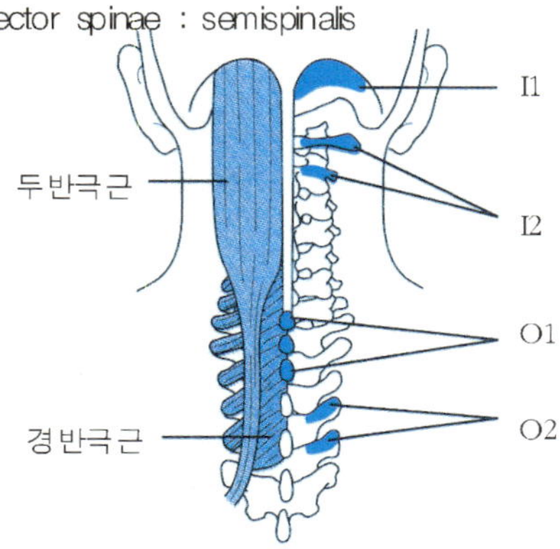	머리반가시근 가로돌기 (C7, T1-7) C4-6의 관절돌기 목반가시근 등뼈 상위 5 혹은 6번째 가로돌기	뒤통수뼈(위목덜미 선과 아래목덜미 선 사이) 중쇠뼈 C5까지 가시돌기	목덜미 폄 (& 젖힘) 보조 작용 : 옆굽힘
척추세움근(erector spinae) 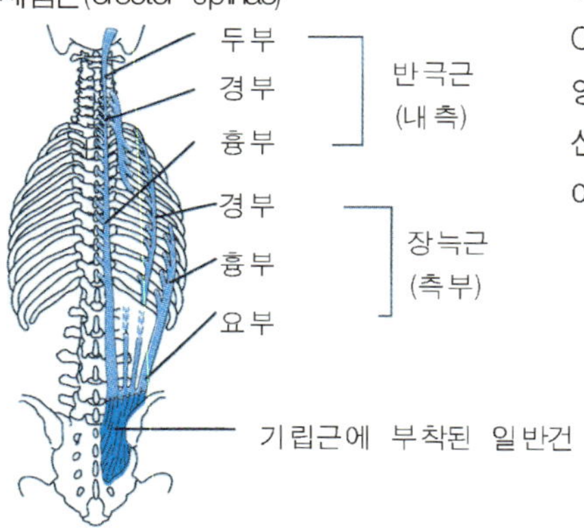	아래등뼈, 위등뼈, C7의 가로돌기 엉치뼈, 엉덩뼈능 선, 가운데 갈비뼈 아래쪽 각	위등뼈, 목뼈의 가시돌기와 머리뼈의 아래면 아래목뼈의 가로 돌기와 갈비뼈각	목덜미 그리고 몸통(두부) 폄 보조 작용 : 옆굽힘 몸통 폄 부수적인 움직임: 한쪽 방향으로 옆굽힘
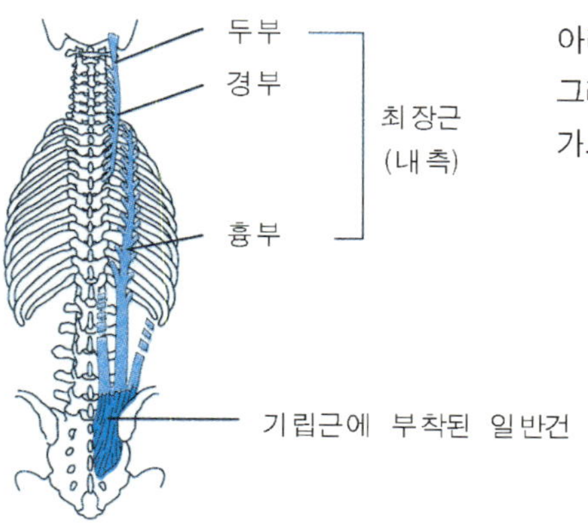	아래 목뼈, 등뼈, 그리고 허리뼈의 가로돌기	갈비뼈 아래면, 척추가로돌기 위, 머리뼈의 아래면	목덜미 폄(머리) 보조 작용 : 머리 돌림(머리) 몸통 폄

[표 15-2] 목덜미회전에 영향을 주는 근육

근육	잇는 곳(O)	닿는 곳(I)	작용
돌림근(뭇갈래근의 심부) rotators(deep to multifidus) 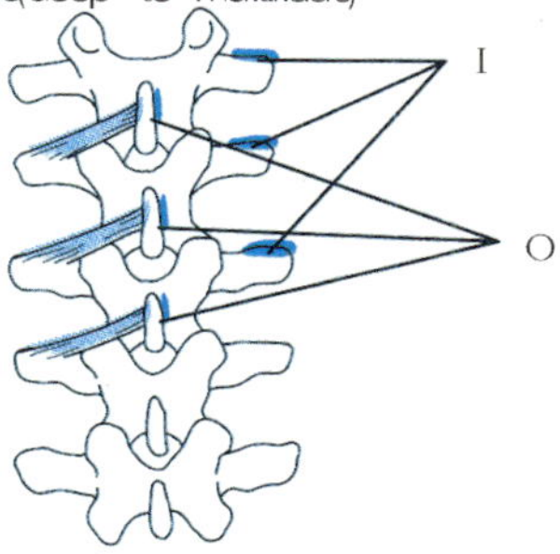	척추의 가로돌기	가시돌기의 아래면, 위쪽 척추뼈의 부착판	작은 돌림 척주의 움직임 보조 작용 : 폄, 양쪽이 함께 작용시 젖힘
뭇갈래근(multifidus) 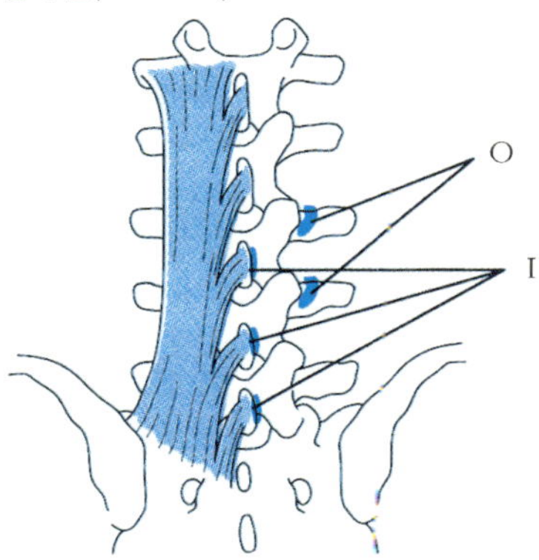	엉치뼈 뒤쪽 엉덩뼈능선의 뒤 끝 부분 허리뼈와 등뼈의 가로돌기 관절돌기(C4-7)	고리뼈를 제외한 모든 척추의 가시 돌기	돌림 보조 작용 : 옆굽힘 폄, 척추의 젖힘

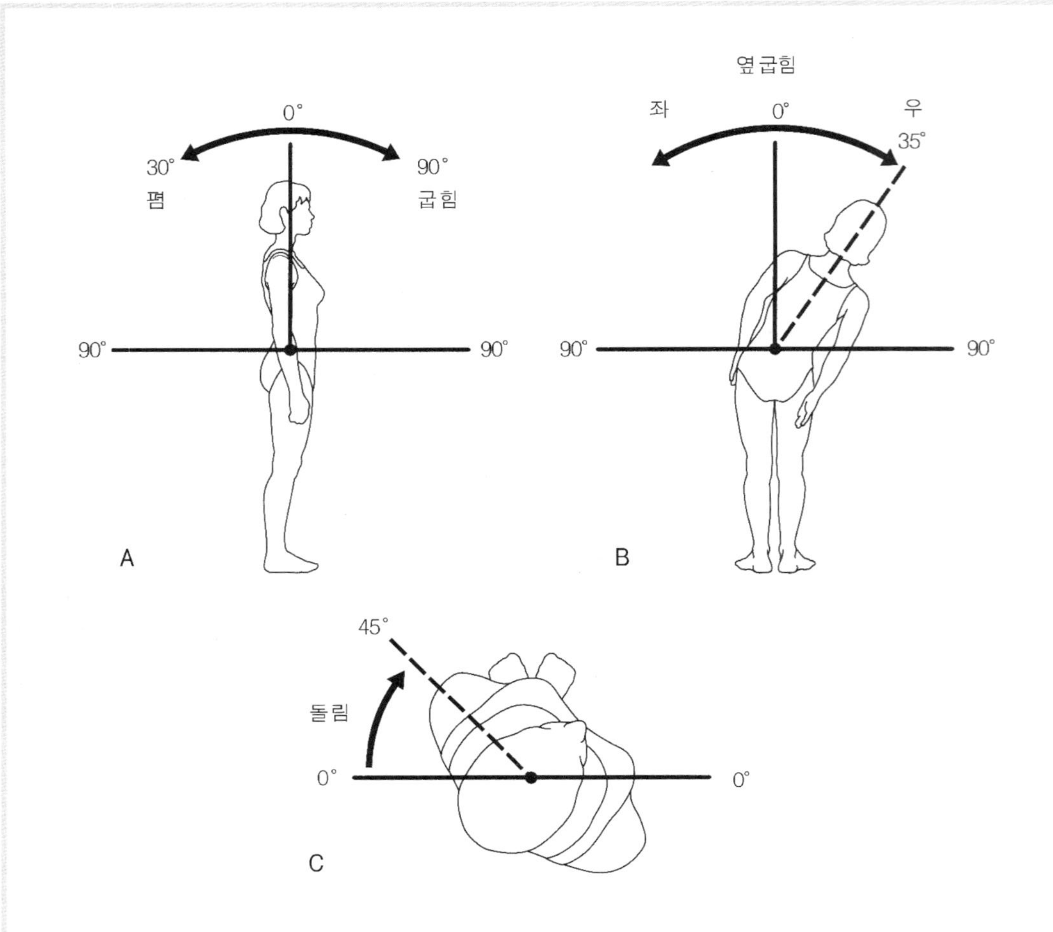

[그림 15-12] 허리뼈와 등뼈의 정상관절가동범위를 나타내고 있다.
A : 굽힘과 폄 B : 옆굽힘 C : 돌림

[표 15-3] 몸통 앞쪽굽힘에 영향을 주는 근육들

근육	잇는 곳(O)	닿는 곳(I)	작용
배곧은근(rectus abdominis) 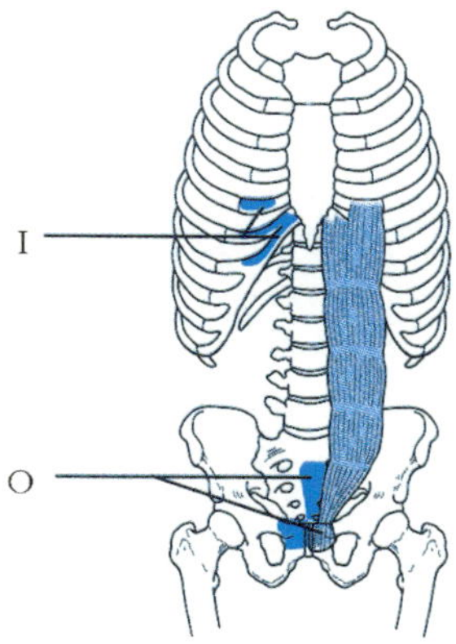 	두덩뼈능선	5~6번째 갈비 연골	몸통 굽힘 보조 작용 : 한쪽만 작용시 옆굽힘
배바깥빗근(external abdominal oblique) 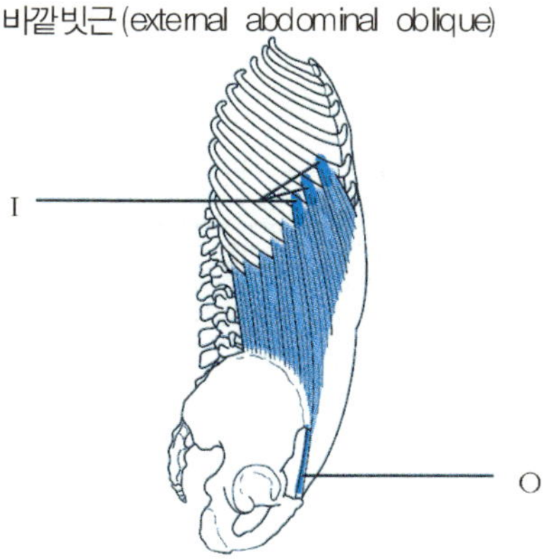 	널힘줄, 백색선, 두덩뼈, 엉덩뼈능선	8번째 갈비뼈 이후의 아래쪽 면	몸통 굽힘 보조 작용 : 같은 방향으로 몸통의 회전
배속빗근(internal abdominal oblique) 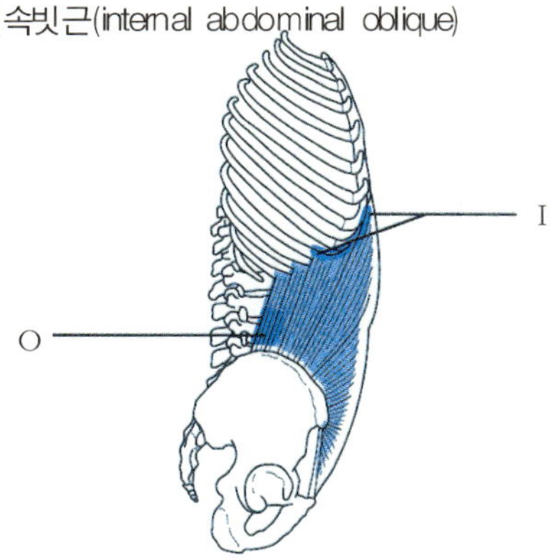 	널힘줄, 엉덩뼈능선, 허리근막	8~10번째 갈비뼈 연골, 칼돌기 백색선	몸통 굽힘 보조 작용 : 같은 방향으로 몸통의 회전

[표 15-3] 몸통 앞쪽굽힘에 영향을 주는 근육들(계속)

근육	잇는 곳(O)	닿는 곳(I)	작용
가로복사근(transverse abdominal oblique)	널힘줄, 엉덩뼈능선, 6-12갈비 연골	칼돌기, 백색선, 두덩뼈	복부 압박 몸통 굽힘 보조 작용 : 날숨 보조

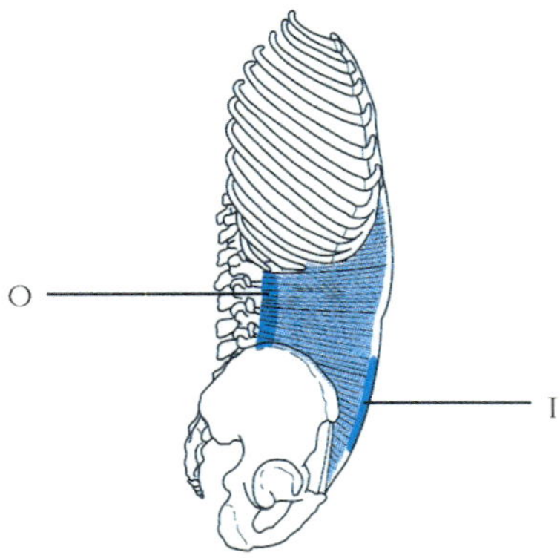

근육	잇는 곳(O)	닿는 곳(I)	작용
큰허리근(psoas major)(엉덩관절 굽힘근 참고)			

[표15-4] 몸통 폄에 영향을 주는 근육

근육	잇는 곳(O)	닿는 곳(I)	작용
허리네모근(quadratus lumborum)	엉덩뼈능선, 아래허리뼈	위허리뼈, 12번 갈비뼈	몸통 폄 (허리아래) 보조 작용 : 한쪽만 작용시 옆굽힘

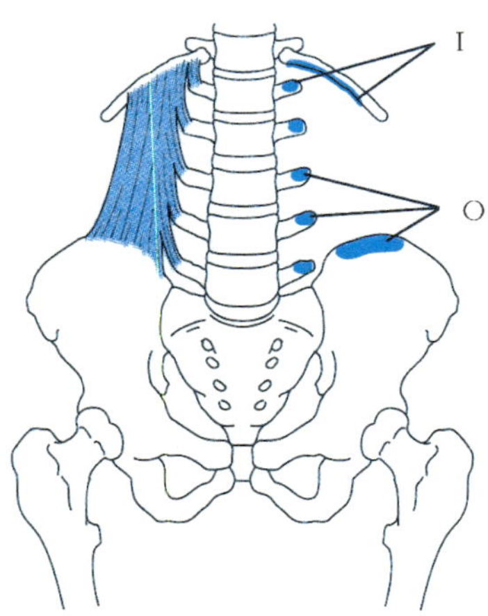

몸통폄에 영향을 주는 다른 근육들
- 척추세움근(erector spinae)
- 넓은등근(latissimus dorsi)
- 가시사이근(interspinales)

척추를 위한 신장운동들(STRETCHES FOR THE SPINE) ▶ ▶ ▶

목 신장 운동들(Neck Stretches)

목 가쪽면으로 신장(Neck Side Stretch) (그림 15-13)

작용근(prime movers) : 등세모근(trapezius), 반가시근(semispinalis capitis), 머리널판근 (splenius capitis), 목널판근 그리고 어깨뼈올림근(splenius cervicis and levator scapulae).

- 손상된 측의 팔을 손목위로 잡는다.
- 다른 손으로 팔을 아래 방향 그리고 몸을 가로질러 당긴다.
- 머리는 천천히 당겨지는 어깨로부터 멀어지며 경사지게 한다.
- 유지하고, 그 다음에 이완한다.

위쪽 등세모근 신장(Upper Trapezius Stretch) (그림 15-14)

작용근(prime movers) : 등세모근(trapezius), 반가시근(semispinalis capitis), 두널판근 splenius capitis), 목널판근 그리고 어깨뼈올림근(splenius cervicis and levator scapulae).

- 왼쪽 손(침범되지 않은)으로 머리끝을 넘어 닿고, 왼쪽 중지를 오른쪽 귀 위에 놓는다.

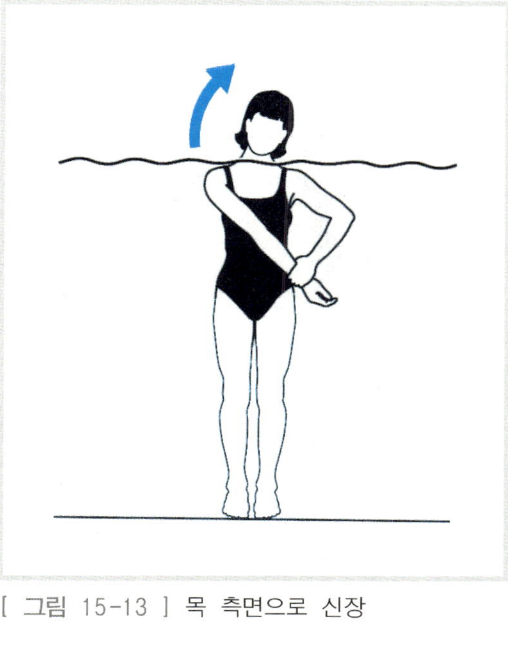

[그림 15-13] 목 측면으로 신장

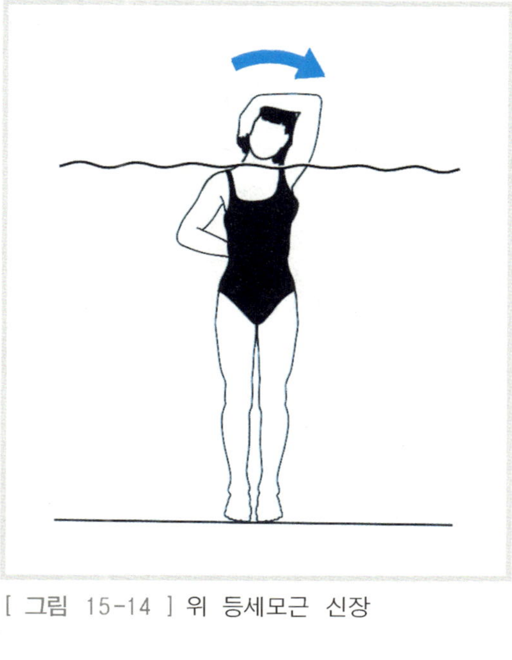

[그림 15-14] 위 등세모근 신장

• 오른쪽 손은 등 뒤에 둔다.
• 머리는 천천히 앞을 바로 바라보면서 왼쪽 어깨 쪽으로 당긴다.
• 유지한 다음 이완한다.

진전(Progression) : 목이 가쪽으로 굽힘된 후, 머리는 천장을 바라본채 돌림한다.

목 굽힘 신장(Neck Flexion Stretch) (그림 15-15)

작용근(prime movers) : 등세모근(trapezius), 반가시근(semispinalis capitis), 머리널판근(splenius capitis), 목널판근 그리고 어깨뼈올림근(splenius cervicis and levator scapulae).

• 턱을 가슴쪽으로 당긴다.
• 편평한 등뼈를 유지한다.
• 유지한 후 이완한다.

변형(Variation) : 두 손을 머리 위에 둔다.

진전(Progression) : 두 손을 머리 뒤쪽에 두고 신장을 증가킨다.

등세모근 신장(Trapezius Stretch) (그림 15-16)

작용근(prime movers) : 등세모근(trapezius), 반가시근(semispinalis capitis), 머리널판근(splenius capitis), 목널판근(splenius cervicis), 어깨뼈올림근(levator scapulae), 마름근

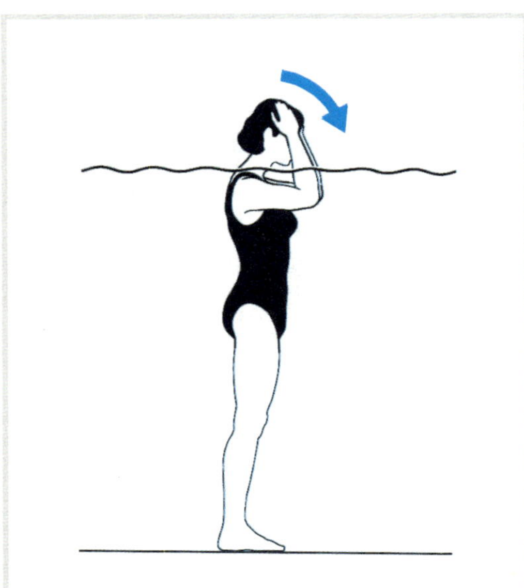

[그림 15-15] 목 굽힘 신장

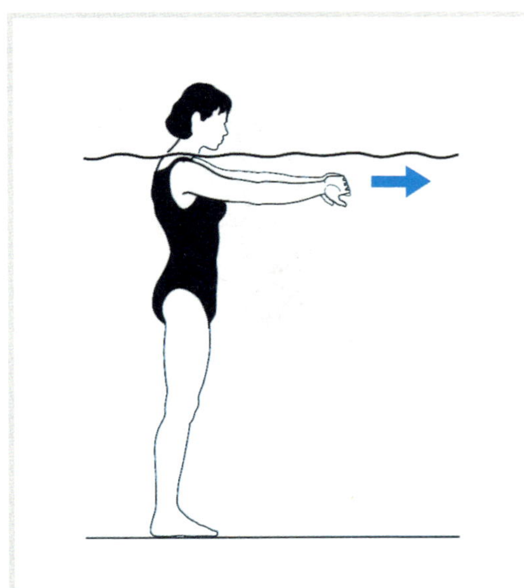

[그림 15-16] 등세모근 신장

(rhomboids).

- 양손을 깍지 끼고 팔을 앞으로 뻗쳐, 손바닥을 몸으로부터 바깥으로 누른다.
- 턱을 가슴 쪽으로 당길 동안 어깨를 내뻗는다.
- 유지하고 이완한다.

변형(Variation) : 몸에 대하여 팔의 각도를 바꿔 다양하게 신장시킨다.

어깨뼈올림근의 신장(Levator Scapulae Stretch) (그림 15-17)

작용근(prime movers) : 등세모근과 어깨뼈올림근(trapezius and levator scapulae).

- 왼쪽 손(침범되지 않은)으로 머리위에 두고, 왼쪽 가운데손가락을 오른쪽 귀 위에 둔다.
- 오른쪽 손은 가능한 한 등 뒤에 닿게 한다.
- 머리를 목을 약간 굽힘하여 왼쪽 어깨 쪽으로 천천히 당기고 얼굴은 약간 아래쪽으로 향하게 한다.
- 유지한 후 이완한다.

진전(Progression) : 목이 가쪽으로 굽힘 된 후, 머리를 아래 쪽 바닥으로 돌림한다.

몸통 신장들-굽힘(Trunk Stretches-Flexion)

등 신장(Back Stretch) (그림 15-18)

작용근(prime movers) : 허리네모근(quadratus lumborum), 척추세움근(erector spinae), 얕

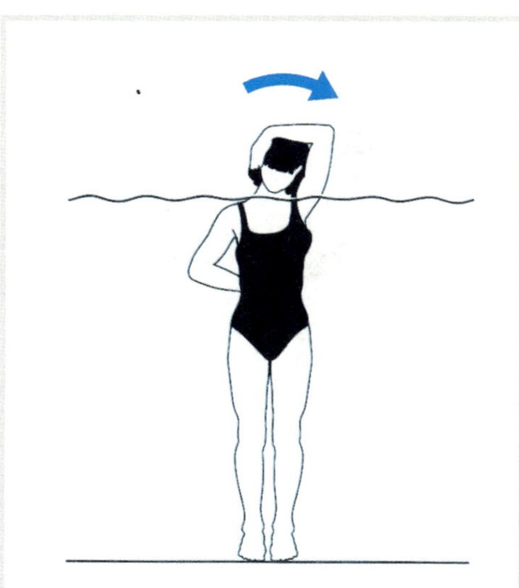

[그림 15-17] 어깨올림근 신장

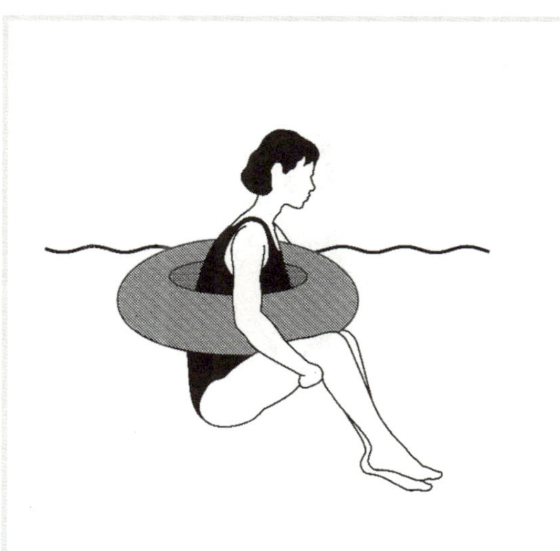

[그림 15-18] 등 신장

은가시근(sacrospinalis), 넓은등근(latissimus dorsi), 큰볼기근(gluteus maximus).

- 물에 뜨는 튜브에 수직으로 들어간다.
- 양 무릎을 가슴으로 가져가고 양손으로 무릎 아래를 잡는다.
- 척추를 앞쪽으로 굽힘시키고, 유지하고, 이완한다.

무릎 올려 신장(Knee Lift Stretch) (그림 15-19)

작용근(prime movers) : 허리네모근과 큰볼기근(quadratus lumborum and gluteus maximus).

- 양발을 나란히 하여 서고, 두 팔은 옆에 두고, 그리고 등은 풀 벽에 기댄다.
- 침범된 무릎을 들어올리고 양손으로 무릎 아래를 잡는다.
- 무릎을 가슴 쪽으로 위로 당기고, 반대편 다리는 쭉 펴고 유지한다.
- 유지한 후 이완한다.

몸통 신장들 - 폄(Trunk Stretches-Extension)

척추 폄근 신장(Spine Extension Stretch) (그림 15-20)

작용근(prime movers) : 배곧은근(rectus abdominis), 배속빗근(internal obliques), 배바깥빗근(external obliques), 배가로근 그리고 큰허리근(transverse abdominals and psoas major).

- 등을 풀 벽에 기대어 서고 양팔은 벽의 가장자리에 둔다.
- 양팔이 풀 벽 가장자리에 있는 동안 한 발을 약간 앞으로 놓는다.

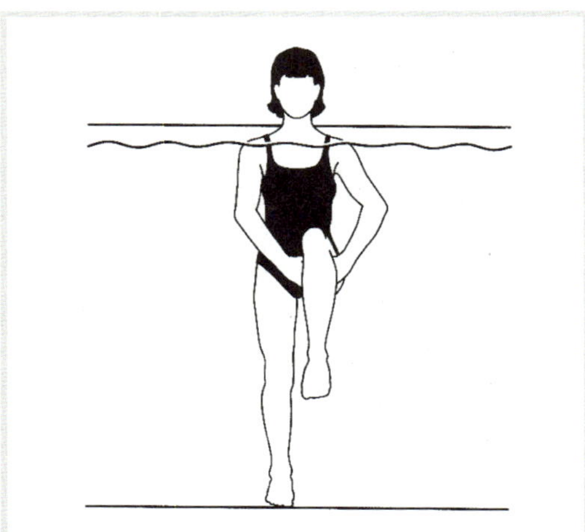

[그림 15-19] 무릎 올려 신장

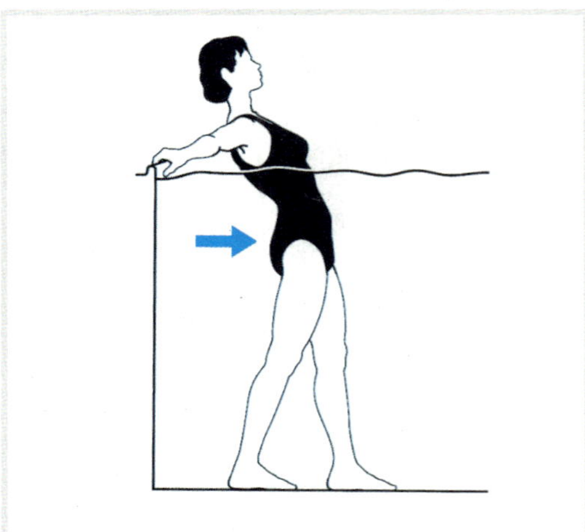

[그림 15-20] 척추 폄 신장

- 가슴을 올리고 허리뼈에 아치를 만들며 골반을 천천히 앞으로 누른다.
- 목을 젖힘하지 않도록 한다.
- 어깨에 문제가 있다면 주의한다.

척추 능동 굽힘과 폄(Active Spine Flexion and Extension) (그림 15-21)

작용근(prime movers) : 배곧은근(rectus abdominis), 배속빗근(internal obliques), 배바깥빗근(external obliques), 배가로근(transverse abdominals), 폄시 큰허리근(psoas major when extending), 굽힘시 얕은가시근(sacrospinalis when flexing).

- 양발로 서고 어깨는 넓게 벌려 풀 벽을 마주하고 선다.
- 양손으로 풀의 가장자리를 잡는다.
- 양팔을 곧게 뻗은체, 가슴을 위로 천천히 들어올리며 엉덩이를 앞으로 민다. 그리고 유지한다.
- 척추가 굽혀지는 동안 엉덩이를 뒤로 민다.
- 유지하고 그 다음에 이완한다.

윗몸 일으키기(Press-ups) (그림 15-22)

작용근(prime movers) : 배곧은근(rectus abdominis), 배속빗근(internal obliques), 배바깥빗근(external obliques), 배가로근 그리고 큰허리근(transverse abdominals and psoas major).

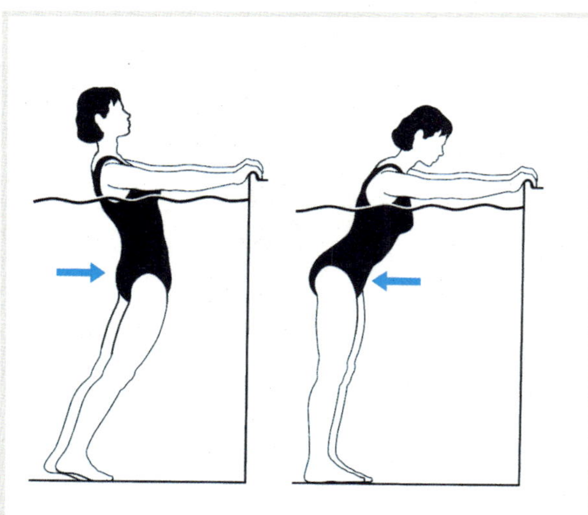

[그림 15-21] 척추 능동 굽힘과 폄

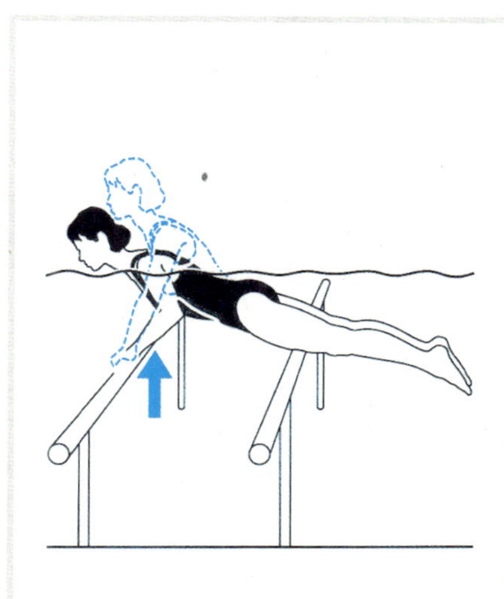

[그림 15-22] 윗몸 일으키기

• 평행봉에 가로질러 엎드리고, 팔꿈치관절은 구부리고 목은 중립자세를 유지한다.
• 아래허리부위가 아치를 만들 때 팔관절을 천천히 똑바로 편다.
• 운동 중 넙다리의 앞부분은 봉의 앞에 남아 있게 하고, 그리고 목은 젖힘되지 않게 한다.

등뼈 폄(Thoracic Extension) (그림 15-23)

작용근(prime movers) : 얕은가시근(sacrospinalis).

• 등뼈를 풀 벽에 기대어 편평히 한다.
• 풀 벽이나 갑판은 등뼈 높이에 위치 하여야 한다(정확한 위치는 개인에 따른 차이를 보일 수 있다).
• 풀의 구석이나 가장자리를 지주로 사용하여 척추를 천천히 폄시킨다.
• 목은 젖힘하지 말 것.

몸통 신장들 - 가쪽 굽힘(Trunk Stretches-Lateral Flexion)

신체 교차 신장(Cross-Body Stretch) (그림 15-24)

작용근(prime movers) : 넓은등근(latissimus dorsi), 허리네모근(quadratus lumborum), 배속빗근(internal obliques), 배바깥빗근(external obliques), 얕은가시근(sacrospinalis), 큰허

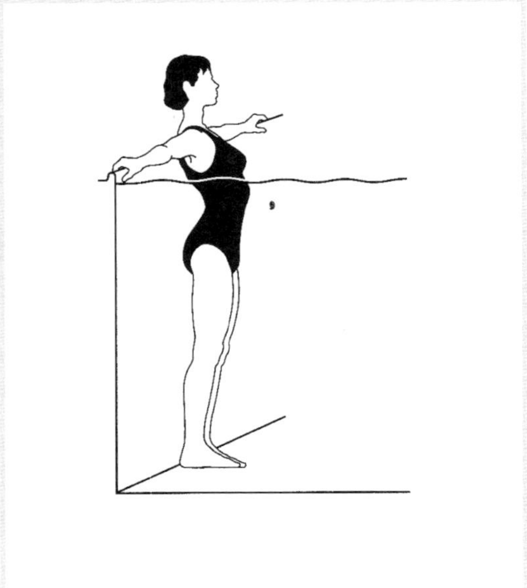

[그림 15-23] 등뼈 폄

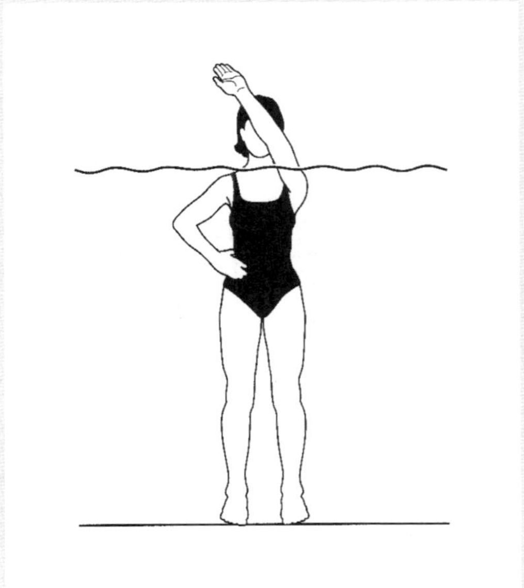

[그림 15-24] 신체 교차 신장

리근(psoas major), 큰원근(teres major).

- 양발로 서고 양발을 어깨 넓이로 벌리고 무릎은 약간 구부린다.
- 한 손은 엉덩관절에 놓는다.
- 손상된 팔을 정중선을 교차하여 손바닥이 아래로 가게 하여 머리 위로 올려 놓는다.
- 유지 후 이완한다.

서서 가쪽신장(Standing Side Stretch) (그림 15-25)

작용근(prime movers) : 얕은가시근(sacrospinalis), 허리네모근(quadratus lumborum).

- 양발을 나란히 하고, 벽에서 팔의 길이만큼 떨어진 후 나란히 선다. 침범된 손으로 벽 위에 손을 올리고 다른 손은 엉덩관절 위에 올려놓는다.
- 엉덩관절을 풀 벽 쪽으로 밀고 팔은 곧게 유지한다; 벽에 가까워질수록 신장되는 것을 느낄 것이다.
- 유지 후 이완한다.

궁둥구멍근 신장(Piriformis Stretrches)

서서 궁둥구멍근 신장(Standing Piriformis Stretch) (그림 15-26)

- 등을 벽에 기대고 선다.

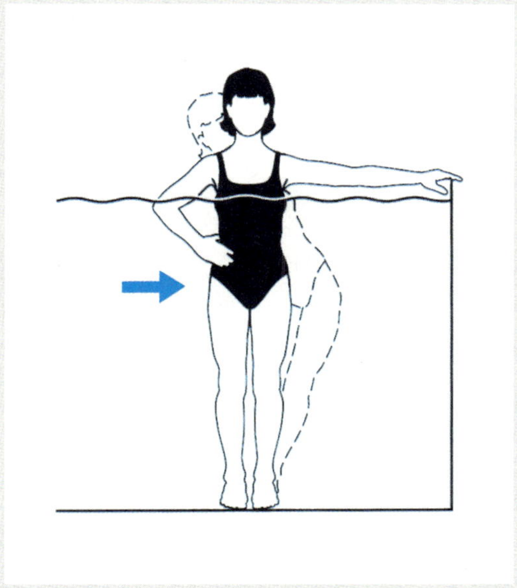

[그림 15-25] 서서 측면 신장

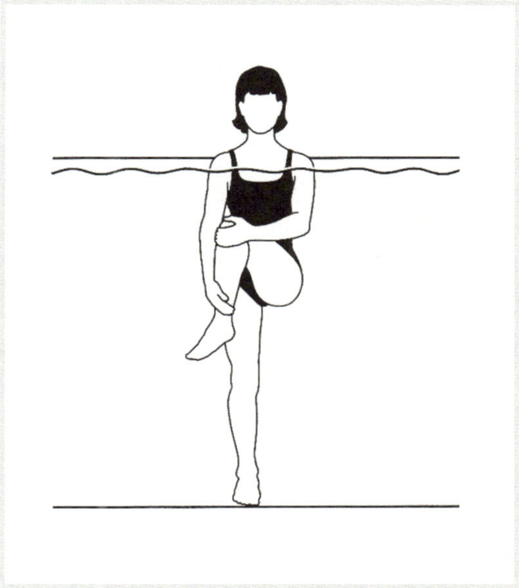

[그림 15-26] 서서 궁둥구멍근 신장

- 왼쪽 엉덩관절(침범된)을 굽힘하고 왼쪽 손을 무릎 바깥에 둔다.
- 구부러진 다리를 오른쪽 엉덩이 쪽으로 민다.
- 자세를 유지하는 동안 오른쪽 손은 왼쪽 발목에 둔다.
- 무릎을 천천히 신장되는 같은 방향으로 당기고, 왼쪽 엉덩관절의 약간 바깥 회전을 주의한다.
- 유지 후 이완한다.

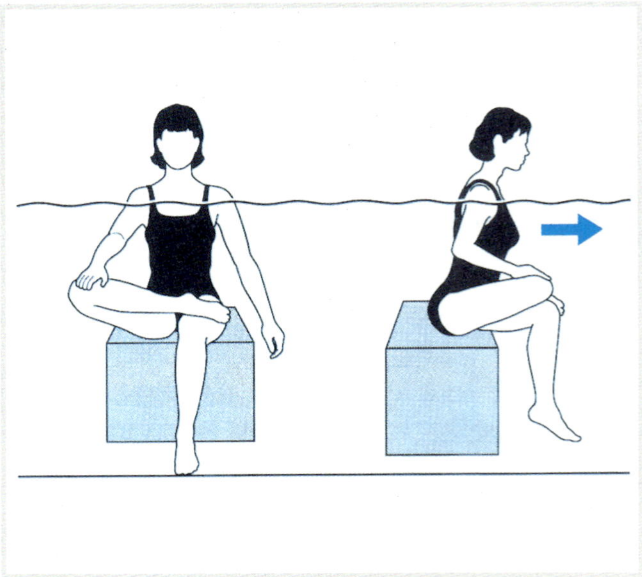

[그림 15-27] 앉아서 궁둥구멍근 신장

앉아서 궁둥구멍근 신장(Seated Piriformis Stretch) (그림 15-27)

- 앉은 자세에서, 오른쪽 발(침범된)의 가쪽면을 왼쪽 넙다리 위에 놓는다.
- 오른쪽 무릎을 아래로 누르며 가슴을 앞으로 기울인다.
- 유지 후 이완한다.

척추를 위한 근력강화 운동 ▶ ▶ ▶ (STRENGTHENING EXERCISES FOR THE SPINE)

목 운동(Neck Exercise)

목뼈에 류마티스성 관절염을 가진 환자는 고리중쇠뼈가 불안정하기 때문에 목 굽힘, 폄, 그리고 휘돌림을 피해야 한다. C1과 C2에서의 불안정은 척추의 구조적 변화로 인한 인대의 이완을 초래하기 쉽다. 이러한 환자들은 목 관절가동운동을 하기 전에 그들의 의사나 물리치료사로부터 허락을 받아야 한다.

최적의 결과를 위해, 환자들은 목운동을 스노클(snorkel)과 마스크를 쓰고 물 아래에서 운동해야 한다.

목 굽힘(Neck Flexion)

(그림 15-28)

작용근(prime movers) : 얕은가시근(sacrospinalis), 등세모근(trapezius), 목빗근(sternocleidomastoids), 목갈비근(scalenes).

- 턱을 천천히 가슴으로 내린다; 유지한다.
- 얼굴이 전면을 향할 때까지 고개를 들 것.

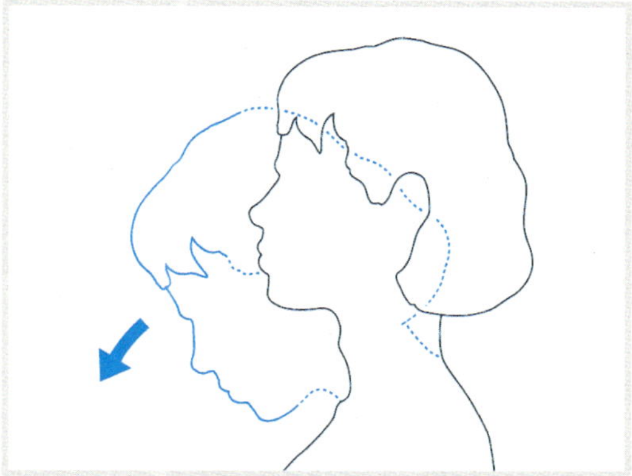

[그림 15-28] 목 굽힘.

목 폄(Neck Extension)

(그림 15-29)

작용근(prime movers) : 널판근(splenius), 머리반가시근(semispinalis capitis), 머리가장긴근(longissimus capitis), 등세모근(trapezius), 목빗근(sternocleidomastoids)

- 목을 뒤로 천천히 내린다.
- 머리를 바로 세운 자세로 만든다.

주의 : 이 운동은 목의 완전 가동범위 재활을 위해 필요하다; 그러나 늘어지거나 과도한 젖힘은 피해야만 한다.

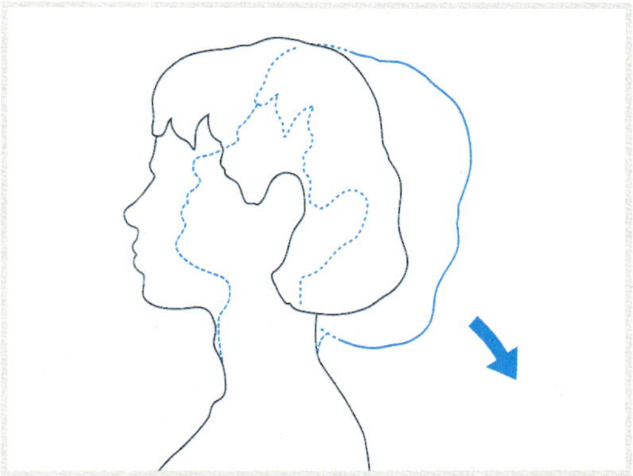

[그림 15-29] 목 폄.

목 옆굽힘(Neck Lateral Flexion) (그림 15-30)

작용근(prime movers) : 널판근(splenius), 얕은가시근(sacrospinalis), 목반가시근(semispinalis cervicis), 등세모근(trapezius), 목빗근(sternodeidomastoid), 목갈비근(scalenes).

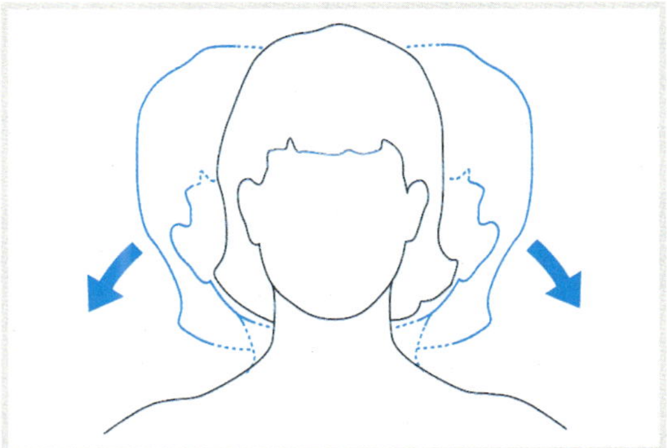

[그림 15-30] 목 옆굽힘

• 왼쪽 귀(침범된 측으로)가 가능한 한 왼쪽 어깨로부터 멀이지도록 머리를 천천히 경사지게 하고 유지한다.
• 머리를 바로 세운 자세로 만든다.

목 돌림(Neck Rotation) (그림 15-31)

작용근(prime movers) : 목빗근(sternocleidomastoids), 머리반가시근(longissimus capitis), 뭇갈래근(multifidi), 돌림근(rotators), 얕은가시근(sacrospinalis), 널판근(splenius).
• 왼쪽 어깨 방향으로 머리를 돌리고 유지한다.
• 얼굴이 앞쪽으로 향하도록 머리를 돌린다.
• 오른쪽 어깨 방향으로 머리를 돌리고 유지한다.
• 이 운동은 천천히, 정확하게 그리고 가쪽굽힘 동안 돌림은 피해야 한다.

목 들임(Neck Retraction) (그림 15-32)

작용근(prime movers) : 등세모근(trapezius), 널판근(splenius), 목갈비근(scalenes), 목빗근(sternocleidomastoids), 얕은가시근(sacrospinalis).
• 머리를 똑바로 뒤로 당기고, 턱과 눈이 같은 위치에 오도록 유지한다.
• 중립 자세로 돌아온다.

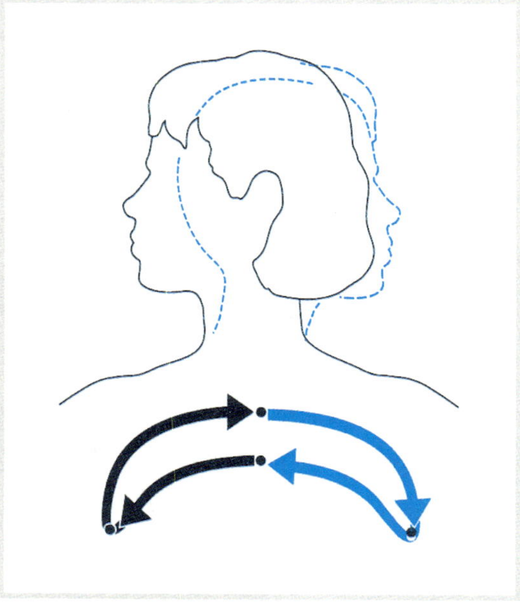
[그림 15-31] 목 돌림

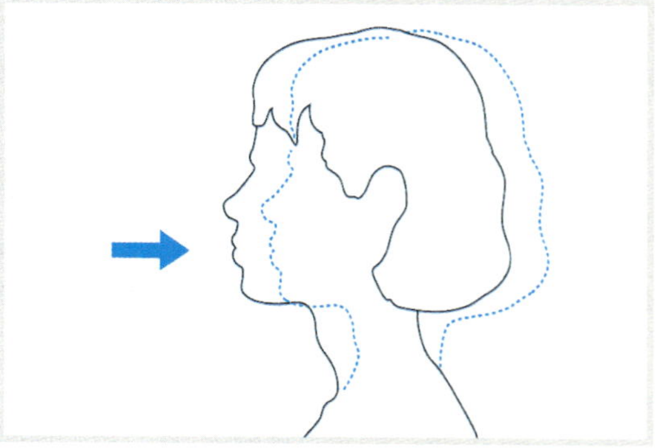
[그림 15-32] 목 들임

몸통 운동들 – 굽힘(Trunk Exercise–Flexion)

골반 경사(Pelvic Tilt) (그림 15–33)

작용근(prime movers) : 배가로근(transverse abdominals), 배곧은근(rectus abdominis), 배속빗근(internal obliques), 배바깥빗근(external obliques).

- 풀 벽에 등을 기대고, 발을 어깨 넓이로 벌리고, 그리고 무릎이 발가락보다 앞으로 나오게 선다.
- 아랫배부위를 접촉하고, 두덩뼈를 배꼽을 향해 위로 그리고 앞쪽으로 당긴다(뒤쪽경사).
- 유지한 다음 이완한다(전방견사).

골반 굽히기(Pelvic Curl) (그림 15–34)

작용근(prime movers) : 배곧은근(rectus abdominis), 배속빗근(internal obliques), 배바깥빗근(external obliques), 엉덩허리근(iliopsoas), 넙다리직근(rectus femoris).

- 풀 벽에 등을 기대고 양손으로 물의 모서리를 잡는다.
- 허리뼈는 풀 벽에 기대 편평하게 하고 다리는 풀 바닥에서 천천히 들어 올려 양 무릎을 90°까지 들어 올린다.
- 무릎과 엉덩관절은 그대로 유지한 자세에서, 복부의 근육을 당겨 골반 혹은 꼬리뼈를 천천히 풀 벽에서 떨어지게 한다.

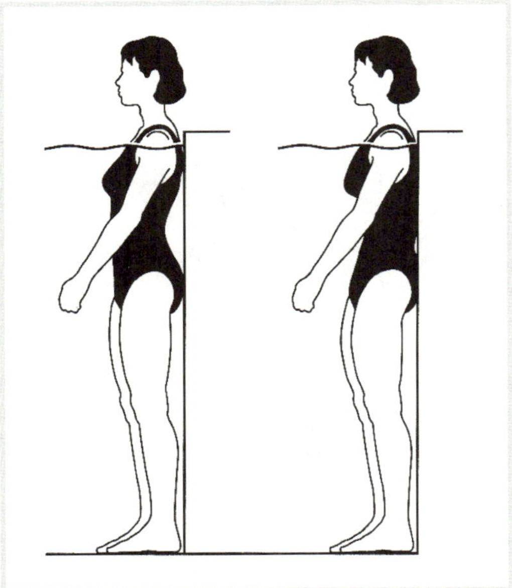

[그림 15-33] 골반 경사

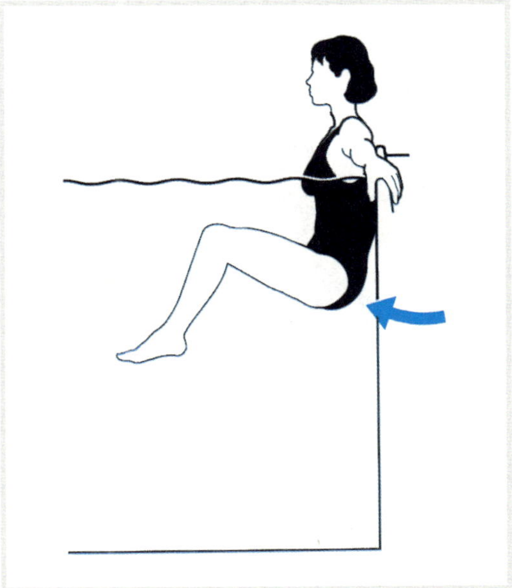

[그림 15-34] 골반 굽히기

• 이후 이완하고 골반을 풀 벽에 접촉하는 것을 허용한다.

변형(Variation) : 깊은 물 속에 떠다니는 벨을 잡고서도 할 수 있다.

서서 커런치 운동(Standing Crunches) (그림 15-35)

작용근(prime movers) : 배곧은근(rectus abdominis), 배속빗근(internal obliques), 배바깥빗근(external obliques), 배가로근(transverse abdominals).

• 골반은 뒤쪽경사하고 바로선다.

• 볼 혹은 부양체를 가슴에 가져다 잡고 유지한다.

• 척추가 굽힘하도록 배근육을 조심스레 수축한다.

• 넷을 셀 동안 수축을 유지하고, 그 다음에 넷을 셀 동안 이완한다; 이 운동을 하는 동안 골반 경사를 유지한다.

무릎을 가슴으로 가져가기(Knees to Chest) (그림 15-36)

심한 경우, 튜브사용(Acute, in Tube)

작용근(prime movers) : 엉덩관절 굽힘근(hip flexors), 배곧은근(rectus abdominis), 넙다리직근(rectus femoris).

• 바로 누워서 부양 튜브와 발목 주위에 작은 튜브를 사용한다(이 환자는 풀에서 지도자와 함께 있거나 풀의 모 퉁이에서 안전하게 해야만 한다).

• 천천히 양 무릎과 엉덩관절을 굽혀 무릎을 가슴으로 가져간다.

• 척추는 조심스레 고정한다.

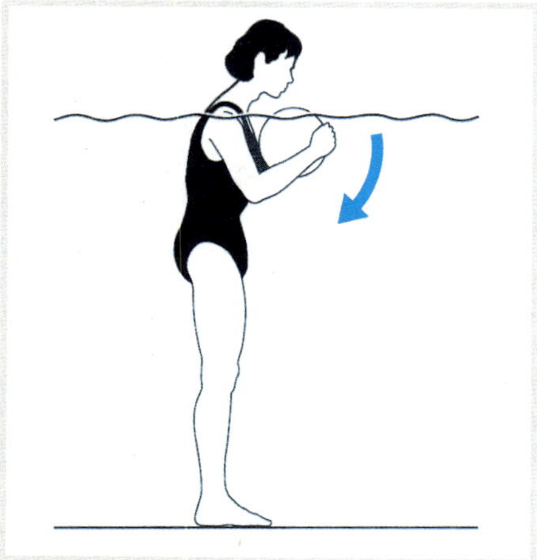

[그림 15-35] 서서 커런치 운동

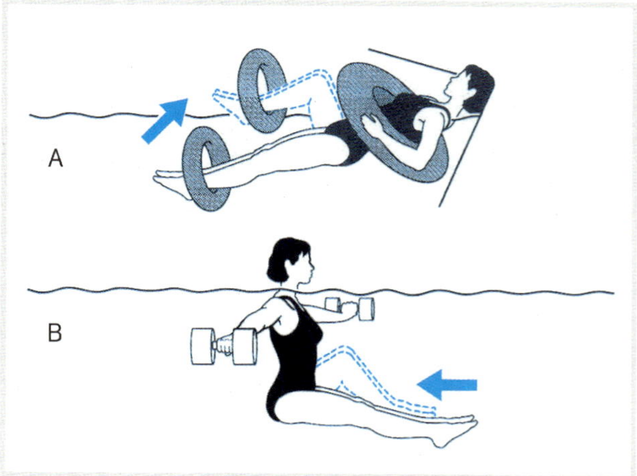

[그림 15-36] 무릎을 가슴으로 가져가기
A : 심한 경우, 튜브 사용 B : 진보한 경우, 부양체 사용

• 유지하고 다리를 편다.

발전된 경우, 부양체 사용(Advanced, with floats)

작용근(prime movers) : 배곧은근(rectus abdominis), 배속빗근(internal obliques), 배바깥빗근(external obliques), 큰허리근(psoas major), 넙다리직근(rectus femoris), 가슴근(pectoralis), 어깨세모근(deltoids), 등세모근(trapezius), 넓은등근(latissimus dorsi), 위팔세갈래근(triceps).

• 부양 물체를 잡고 있거나 그것을 팔 아래에 놓는다.
• 배근육의 수축을 유지하고 있는 동안 양 다리는 몸통에서 앞쪽으로 펌한다.
• 천천히 무릎과 엉덩관절을 가슴으로 가져간 후 고정, 그리고 다리를 다시 펌한다.

평행봉에서 윗몸 일으키기(Sit-ups in Parallel Bars) (그림 15-37)

작용근(prime movers) : 배곧은근(rectus abdominis), 배속빗근(internal obliques), 배바깥빗근(external obliques), 큰허리근(psoas major), 넙다리직근(rectus femoris).

• 한 쪽 평행봉위에 앉고 다른 쪽에 발을 건다.
• 튜브를 잡거나 부양체를 잡고 물의 표면에서 몸의 앞쪽에 오도록 팔을 펌한다.
• 부양체를 앞쪽에 계속 유지하면서 배근육을 수축하여 윗몸 일으키기를 한다.

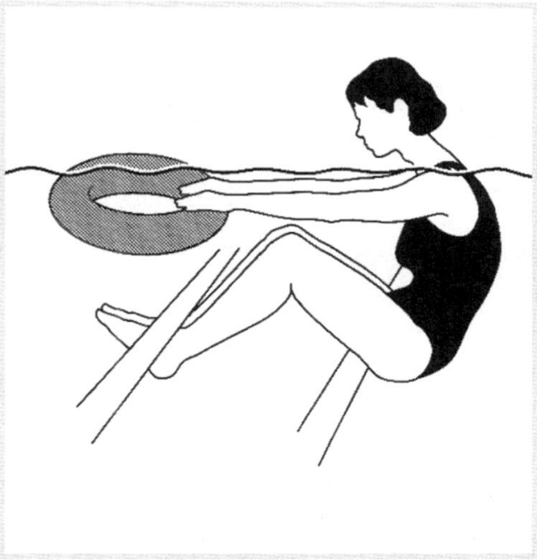

[그림 15-37] 평행봉에서 윗몸 일으키기

밴드에 대항하여 커런치 운동(Resistive Band Crunches) (그림 15-38)

작용근(prime movers) : 배곧은근(rectus abdominis), 배속빗근(internal obliques), 배바깥빗근(external obliques).

• 안전한 스트레칭 밴드를 풀의 사다리 혹은 다른 안전한 곳에 부착한다.
• 양발을 어깨 넓이로 벌리고 서고(혹은 무릎서기) 얼굴은 사다리를 보며 스트레칭 밴드를 잡고 팔을 고정한다(안 움직임).

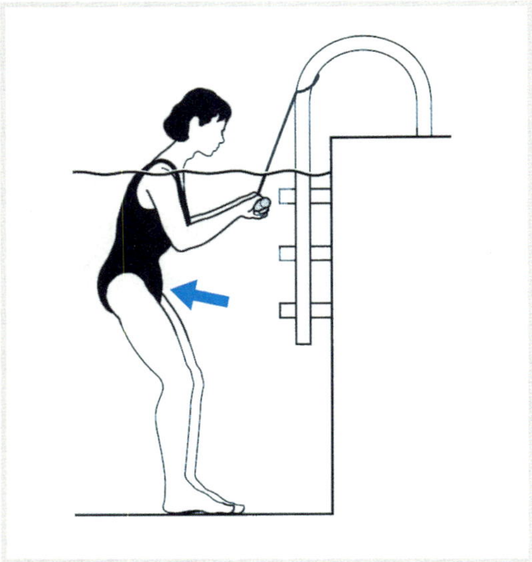

[그림 15-38] 밴드에 대항하여 커런치 운동

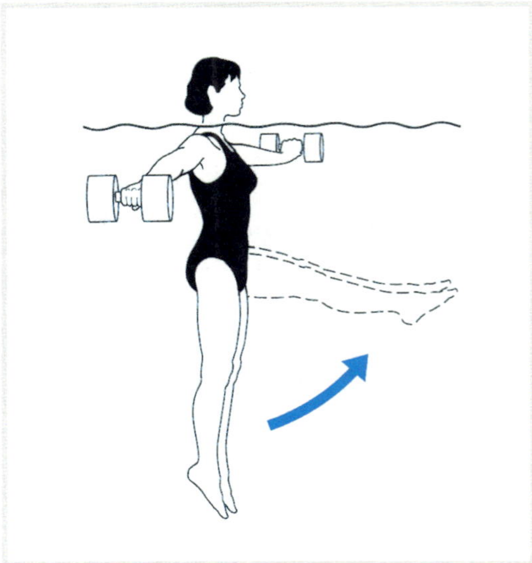

[그림 15-39] 양다리 들어올리기

- 배근육을 천천히 수축하여 척추를 굽히고, 밴드를 당긴다.
- 유지한 후 이완한다.

양다리 들어올리기(Double Leg Lifts) (그림 15-39)

작용근(prime movers) : 배곧은근(rectus abdominis), 큰허리근(psoas major).

- 깊은 물에서 부양체를 잡고 두 다리를 수직으로 만든다.
- 두 다리를 비슷한 시간동안 90' 들어 올린다; 유지한 후 그 다음에 다리를 내린다.

몸통운동-폄(Trunk Exercises-Extension)

등 수동 폄(Passive Back Extension) (그림 15-40)

작용근(prime movers) : 얕은가시근(sacrospinalis).

- 발만 풀 바닥에 닿는 곳에서 부양 튜브를 고정시킨다.
- 풀 바닥을 밀고 서서히 몸통이 펴될 때 양다리는 곧게 펴서 유지한다.
- 유지한 후 이완한다.

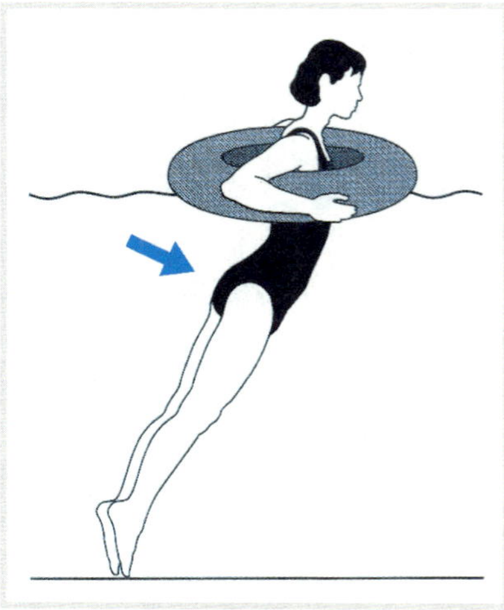

[그림 15-40] 등 수동 신전

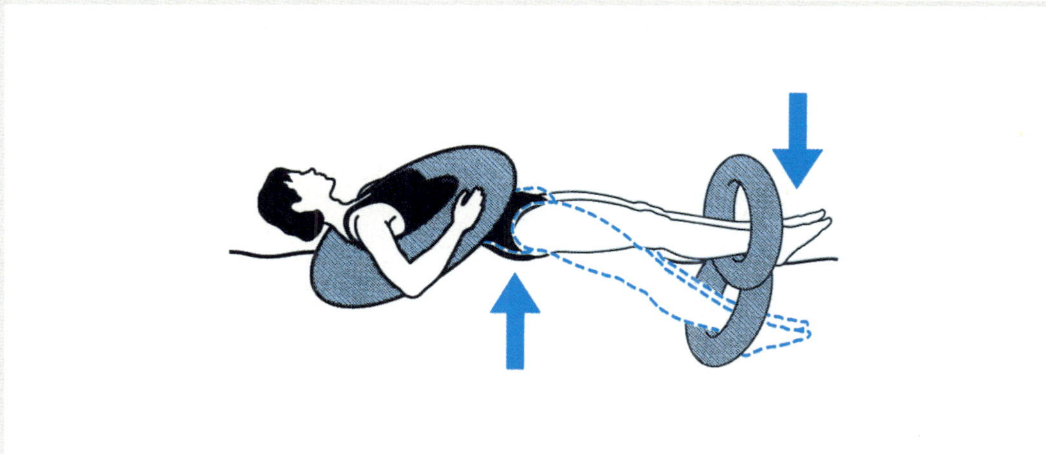

[그림 15-41] 등 저항 폄

등 저항 폄(Resistive Back Extension) (그림 15-41)

작용근(prime movers) : 얕은가시근(sacrospinalis).

- 바로 누운 자세에서 큰 부양튜브와 양쪽 발목에 작은 부양체 혹은 양발의 작은 부양튜브를 사용한다.
- 엉덩관절이 올라오도록 양발이 풀의 바닥을 향하도록 천천히 누른다.
- 배근육의 긴장(strain)을 유지한다.
- 수축을 유지한 후 이완한다.

서서 뒤쪽 누르기(Standing Back Press) (그림 15-42)

작용근(prime movers) : 얕은가시근(sacrospinalis).

- 양발을 어깨 넓이로 벌리고 서서 풀 벽과 풀 벽을 잡고 있는 것이 사각형이 되도록 한다.
- 천천히 천장을 보며 목이 젖힘되도록 한다.
- 따라서 위쪽몸통이 풀 벽에서 멀어지도록 한다; 유지한 후 이완한다.

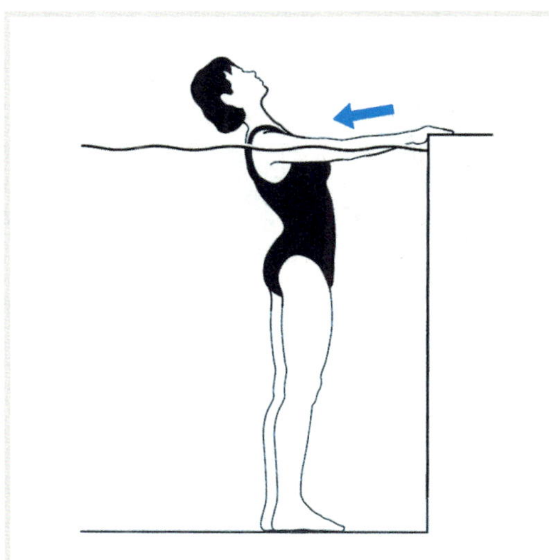

[그림 15-42] 서서 뒤쪽 누르기

몸통운동 – 돌림(Trunk Exercise–Rotation)

서서 교차 커런치 운동(Standing Cross-Crunches) (그림 15-43)

작용근(prime movers) : 배곧은근(rectus abdominis), 배속빗근(internal obliques), 배바깥빗근(external obliques).

- 골반을 뒤로 경사지게하고 바로 선다.
- 볼이나 부양체를 가슴에 잡는다.
- 배근육은 척추가 굽힘을 하기 전에 몸통을 10° 정도 한쪽 방향으로 돌림시키며 천천히 수축한다.
- 넷을 셀동안 수축을 유지하고 넷을 셀 동안 이완한다.

밴드에 대항하여 교차로 커런치 운동(Resistive Band Cross-Crunches) (그림 15-44)

작용근(prime movers) : 배곧은근(rectus abdominis), 배속빗근(internal obliques), 배바깥빗근(external obliques).

- 안전한 스트레칭 밴드를 풀의 사다리 혹은 다른 안전한 곳에 부착한다.
- 양발을 어깨 넓이로 벌리고 서서(혹은 무릎서기) 걸굴은 사다리를 보며 스트레칭 밴드를 잡고 팔을 고정한다(안 움직임).
- 배근육을 천천히 수축하여 몸통을 굽히고 한쪽으로 약간 돌림한다.

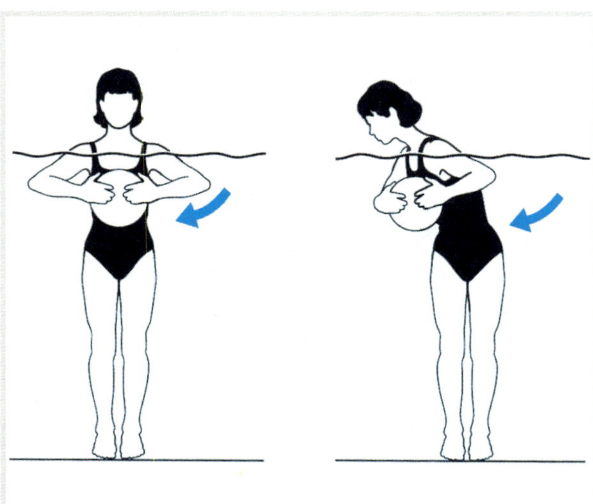

[그림 15-43] 서서 교차로 커런치 운동

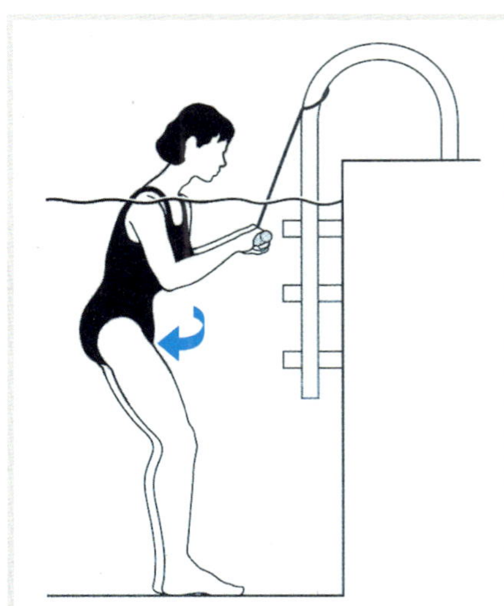

[그림 15-44] 밴드에 대항하여 교차로 커런치 운동

• 유지한 후 이완한다.

서서 몸통돌림(Standing Trunk Rotation) (그림 15-45)

작용근(prime movers) : 안쪽돌림근(internal oblilves), 바깥돌림근(external obliques).

• 양발은 어깨 넓이만큼 벌리고 서서 양 무릎은 약간만 굽힌다.

• 양팔은 물의 표면에 뜨는 킥 보드 위에 올려놓는다.

• 몸통을 침범당하지 않은 방향으로 천천히 돌림한다.

• 시작자세로 돌아온다.

몸통 저항 돌림(Resistive Trunk Rotation) (그림 15-46)

작용근(prime movers) : 배속빗근(internal obliques), 배바깥빗근(external obliques).

• 양발은 어깨 넓이만큼 벌리고 서서 양 무릎은 약간만 굽힌다.

• 팔을 펴서 저항 노 혹은 킥 보드를 수직으로 잡고 가슴 앞에 유지한다.

• 몸통을 침범당하지 않은 방향으로 천천히 돌림한다.

• 시작자세로 돌아온다.

진전(Progression) : 저항체의 넓이를 증가시킨다.

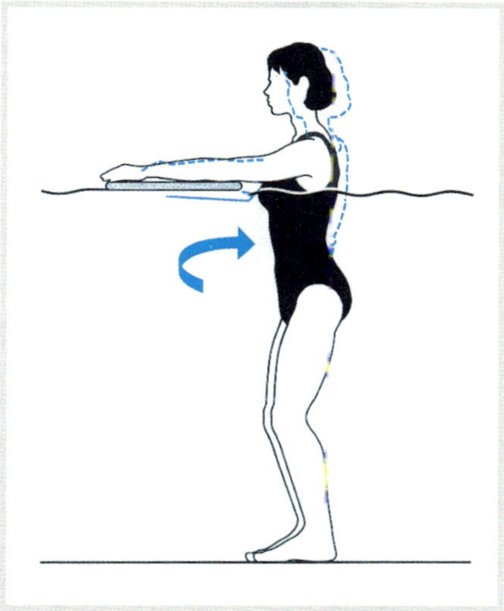

[그림 15-45] 서서 몸통 돌림

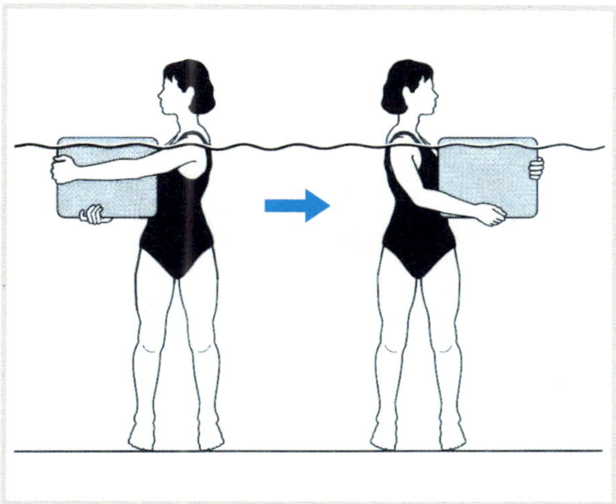

[그림 15-46] 몸통 저항 돌림

평행봉에서 교차로 윗몸 일으키기(Crossover Sit-ups in Parallel Bars) (그림 15-47)

작용근(prime movers) : 배곧은근(rectus abdominis), 배속빗근(internal obliques), 배바깥빗근(external obliques).

- 하나의 평행봉에 앉아서 다른 평행봉에 발을 건다.
- 물의 표면에 있는 작은 부양 튜브를 왼손으로 잡아 몸의 앞에 두고 왼쪽으로 45˚ 정도(비손상측) 움직인다.
- 배근육을 수축하고, 튜브를 정중선을 넘어 오른쪽 손에 가져가 부양체를 물의 표면을 따라 움직인다.

무릎 굽혀 비틀기(Bent Knee Twists) (그림 15-48)

작용근(prime movers) : 배곧은근(rectus abdominis), 배속빗근(internal obliques), 배바깥빗근(external obliques).

- 깊은 물 속에서 부양 튜브를 사용하여 수직 자세를 취한다.

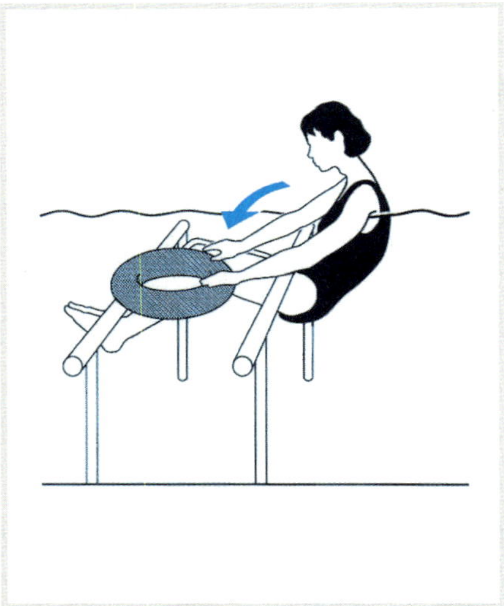

[그림 15-47] 평행봉에서 교차로 윗몸 일으키기

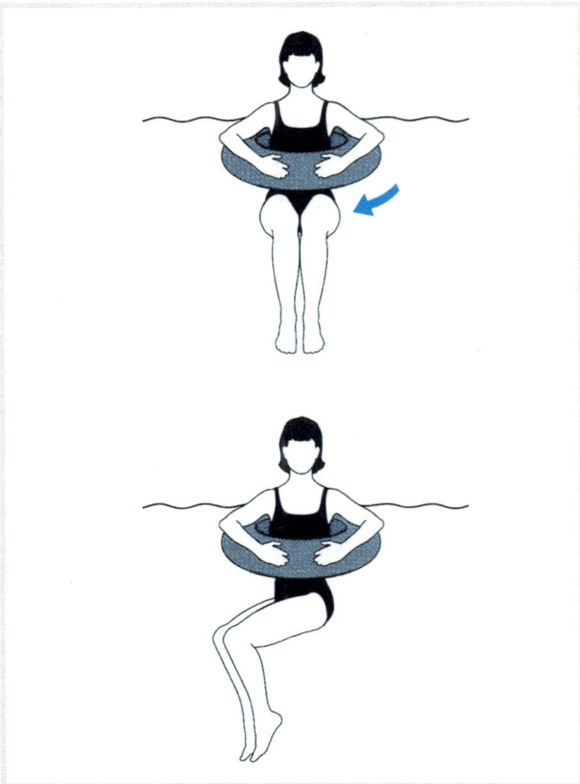

[그림 15-48] 무릎 굽혀 비틀기

• 천천히 무릎과 엉덩관절을 굽힌다.
• 배경사근을 사용해서 엉덩관절을 왼쪽 그리고 오른쪽으로 돌림 혹은 선회한다.

서서 무릎 굽히며 교차로 커런치 운동(Standing Cross-Crunches with Bent Knee) (그림 15-49)

작용근(prime movers) : 배곧은근(rectus abdominis), 배속빗근(internal obliques), 배바깥빗근(external obliques).

• 풀 벽에 등을 기대로 왼손은 풀 벽의 모서리를 잡고 오른손은 머리의 뒤에 가져간다.
• 왼쪽 무릎과 엉덩관절을 90' 굽힌다.
• 몸통의 정중선을 넘어 천천히 오른쪽 팔꿈치를 왼쪽 엉덩관절 방향으로 가져간다.

몸통운동 - 가쪽굽힘(Trunk Exercise-Lateral Flexion)

넙다리 가쪽으로 구부리기(Thigh Side Bends) (그림 15-50)

작용근(prime movers) : 얕은가시근(sacrospinalis), 허리네모근(quadratus lumborum), 배속빗근(internal obliques), 배바깥빗근(external obliques).

• 양발을 어깨 넓이로 벌리고 서서 양손은 가쪽에 둔다.
• 손바닥이 비손상측 무릎 방향으로 천천히 내려가서 척주가 가쪽굽힘 한다.
• 원위치로 돌아온다.

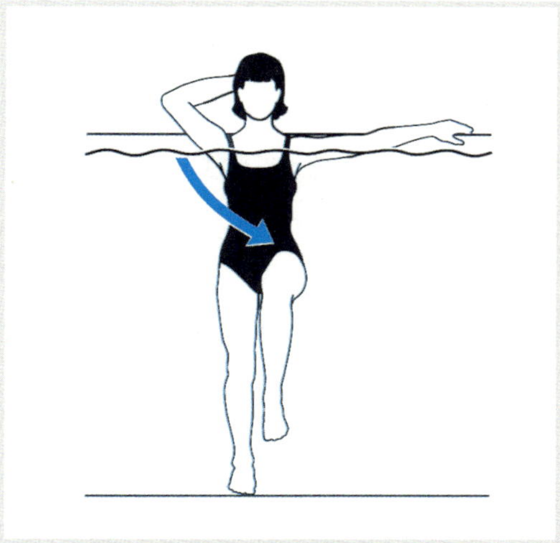

[그림 15-49] 서서 무릎 굽히며 교차로 커런치 운동

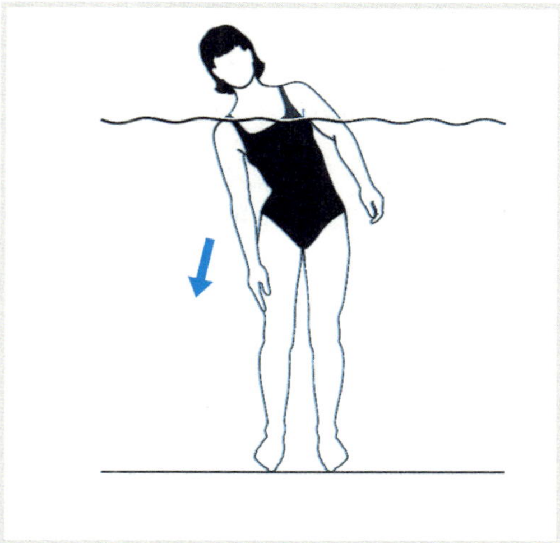

[그림 15-50] 넙다리 가쪽으로 구부리기

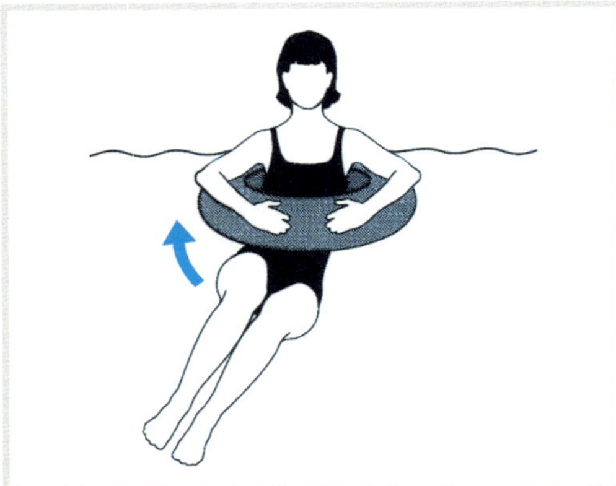

[그림 15-51] 매달려 옆굽힘

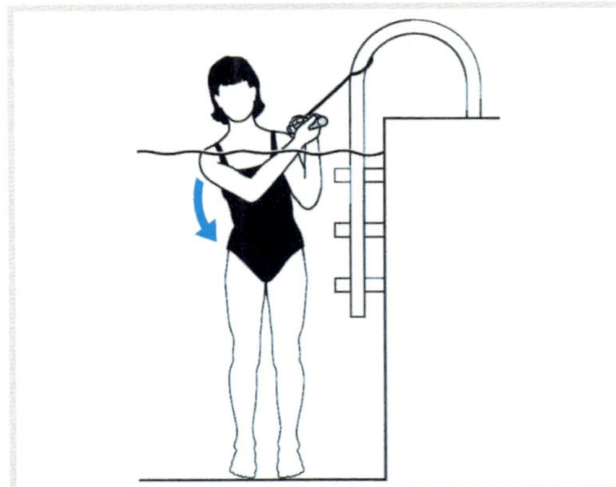

[그림 15-52] 밴드에 저항하며 옆굽힘

진전(Progression) : 양손에 부양체를 잡고 신체에 밀착한다.

매달려 가쪽굽힘(Suspended Lateral Flexion) (그림 15-51)

작용근(prime movers) : 얕은가시근(sacrospinalis), 허리네모근(quadratus lumborum), 배속빗근(internal obliques), 배바깥빗근(external obliques).

- 무릎과 엉덩관절을 90' 구부리고 부양 튜브나 벨을 사용하여 부양시킨다.
- 배의 가쪽 근육을 수축하여 왼쪽 엉덩이를 왼쪽 갈비뼈로 가져간다.

밴드에 저항하여 가쪽굽힘(Resistive Band Lateral Flexion) (그림 15-52)

작용근(prime movers) : 얕은가시근(sacrospinalis), 허리네모근(quadratus lumborum), 배속빗근(internal obliques), 배바깥빗근(external obliques).

- 안전한 스트레칭 밴드를 풀의 사다리 혹은 다른 안전한 장소에 연결한다.
- 풀 벽 다음에 왼쪽 면(비침범측)이 오도록 양발을 어깨 넓이로 벌리고 서서(혹은 무릎서기) 양손으로 어깨높이의 스트레칭 밴드를 잡는다.
- 오른쪽 갈비뼈를 왼쪽 엉덩관절 방향으로 가져가며, 밴드에서 가쪽으로 수축한다.
- 원위치로 돌아온다.

튜브에서 가쪽굽힘(Side Flexion in Tube) (그림 15-53)

작용근(prime movers) : 얕은가시근(sacrospinalis), 배곧은근(rectus abdominis), 배속빗근(internal obliques), 배바깥빗근(external obliques), 엉덩관절 모음근(hip abductors),

엉덩관절 벌림근(hip adductors), 허리네모근(quadratus lumborum).

- 부양 튜브와 발목주위에 작은 튜브를 사용하거나 양발에 작은 튜브를 사용하여 바로 누운 자세를 만든다(환자는 풀에서 지도자와 함께 있거나 풀의 모퉁이에서 안전하게 해야만 한다).
- 양다리는 견고하게 함께 있어야 하며 무릎은 약간 굽힘 된 자세를 유지한다.

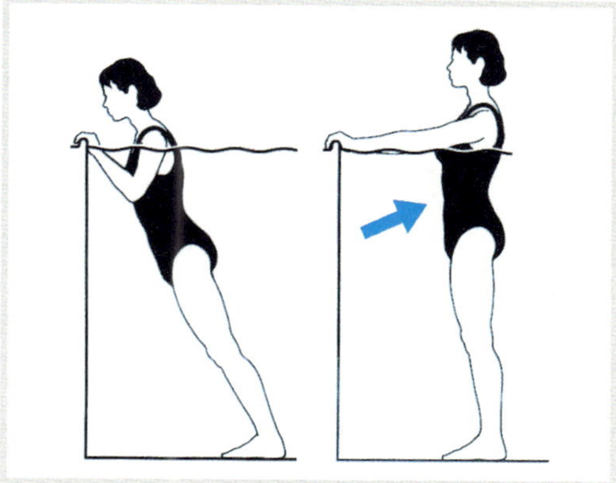

[그림 15-53] 튜브에서 옆굽힘

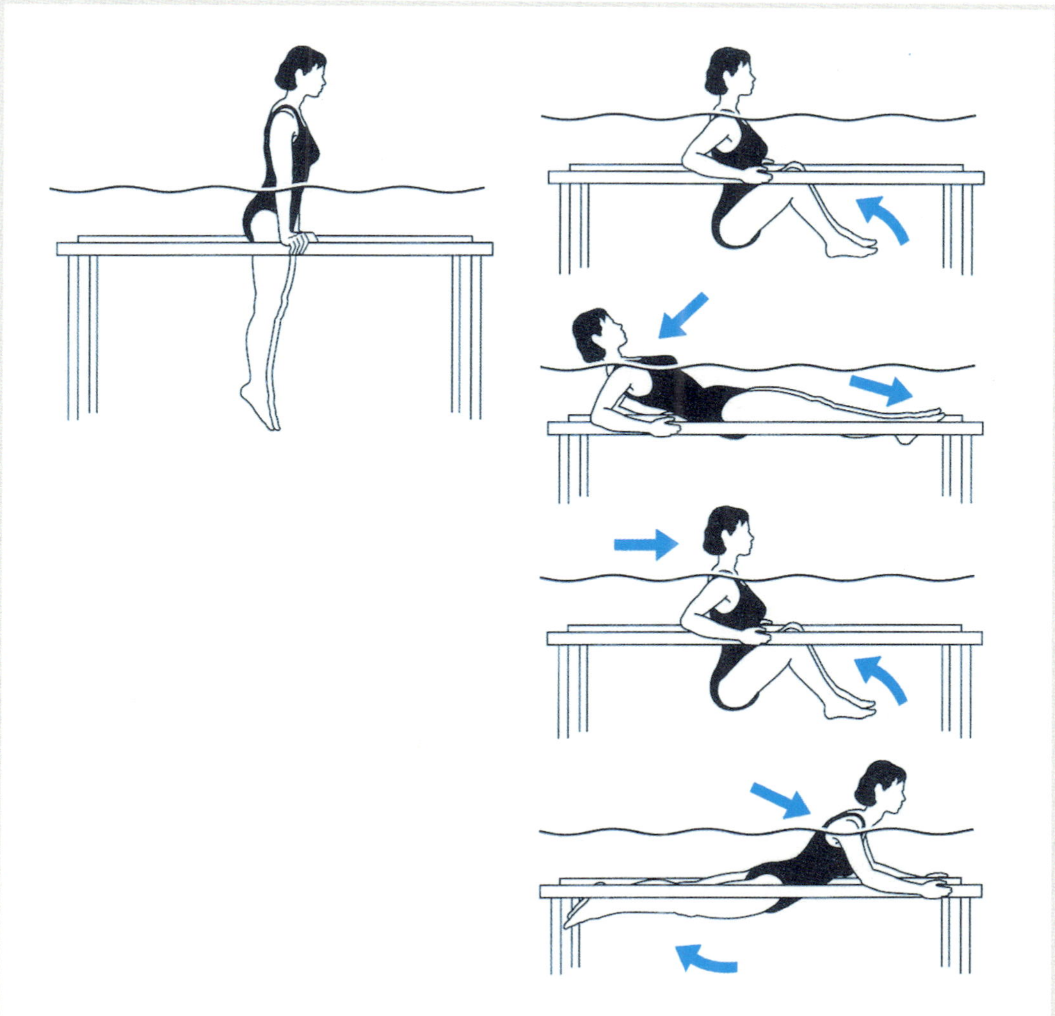

[그림 15-54] 밀고 구르기.

• 속-바깥 배빗근을 사용하여 침범된 측으로 양다리를 천천히 움직인다.
• 위쪽몸통은 고정되어 있어야 하고 골반은 뒤쪽경사 되어져야 한다; 허리뼈부위의 움직임과 분리되어야 한다.

몸통 운동들-몸통 능동굽힘과 폄 (Trunk Exercise-Active Trunk Flexion and Extension)

밀고 구르기(tuck and roll) (그림 15-54)

작용근(prime movers) : 배곧은근(rectus abdominis), 넙다리네갈래근(quadriceps), 볼기근(gluteus), 엉덩허리근(iliopsoas), 얕은가시근(sacrospinalis), 무릎근(hamstring).

• 부양 튜브 혹은 평행봉 안에서 수직적으로 떠 있는다.
• 양 무릎을 가슴에 가져간 후 유지한다; 그리고 뒤로 구부려 양다리를 앞으로 펴고 유지한다.
• 양 무릎을 가슴에 가져가고, 앞으로 구르고 양다리를 뒤로 편다.
• 양 무릎을 가슴에 가져가고 이완한 후 원위치로 되돌아간다.

등뼈 운동(Thoracic Spine Exercise)

팔 밀어내기(push-offs) (그림 15-55)

작용근(prime movers) : 가슴근(pectoralis), 마름근(rhomboids), 위팔세갈래근(triceps), 앞쪽어깨세모근(anterior deltoids), 뒤쪽어깨세모근(posterior deltoids).

• 풀 벽을 보고 양발을 어깨 넓이로 벌리고 선다; 팔이 길이만큼 양손을 벌리고 풀 벽의 모서리를 잡는다.
• 신체를 쭉 펴고(몸통이 굽지 않도록), 양손이 가슴에 혹은 풀

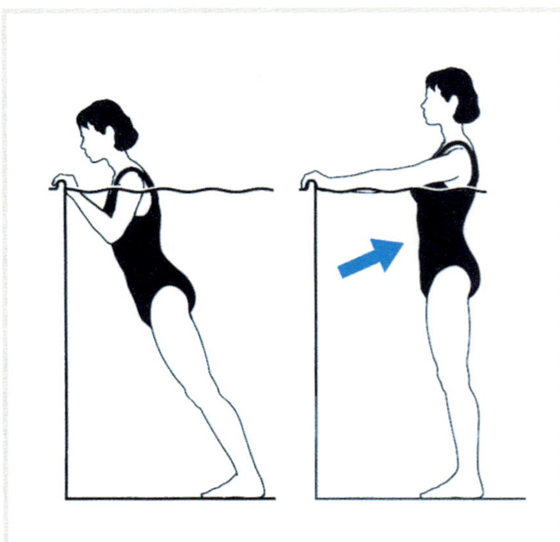

[그림 15-55] 팔 밀어내기.

벽이 가슴에 닿을 때까지 앞쪽으로 기울인다.

- 발은 움직이지 말 것; 뒤꿈치는 바닥에 유지할 것.
- 그 시작자세에서 양손으로 밀어낸다.
- 모든 움직임은 부드럽고 연속적으로 행하여져야 한다.

팔을 구부리고 뒤로 밀기(Bent Arm Pull-Backs) (그림 15-56)

작용근(prime movers) : 어깨밑근(infraspinatus), 작은원근(teres minor), 어깨세모근(deltoids), 등세모근(trapezius), 마름근(rhomboids).

- 팔꿈치를 굽히고 똑바로 선 자세에서 양팔은 어깨 높이에서 수면과 평행하게 위치한다.
- 팔꿈치를 뒤로 천천히 밀며, 양 어깨뼈가 서로 가까워지도록 움직인다.
- 적절하게 천천히 앞으로 밀고, 이완한다.

진전(Progression) : 물에 뜨는 벨 혹은 부양체를 사용하여 저항을 증가시킨다.

어깨뼈 들임(Scapular Retraction) (그림 15-57)

작용근(prime movers) : 어깨세모근(deltoids), 가슴근(pectoralis), 부리위팔근(coracobrachialis), 어깨밑근(infraspinatus), 작은원근(teres minor), 마름근(rhomboids), 등세모근(trapezius).

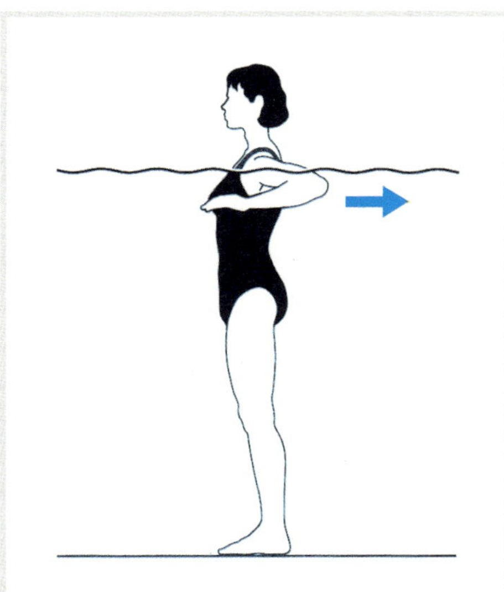

[그림 15-56] 팔을 구부리고 뒤로 밀기.

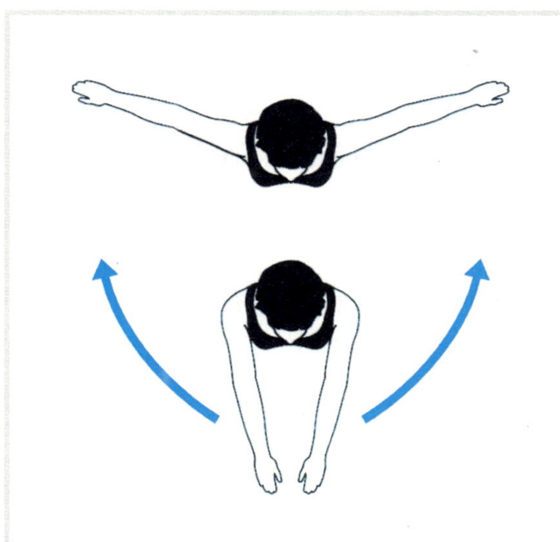

[그림 15-57] 어깨뼈 들임

• 팔꿈치를 약간 구부리고 바로 선 자세에서 양팔을 어깨 높이까지 앞쪽 굽힘한다.
• 팔꿈치를 천천히 뒤로 밀며, 양어깨뼈가 서로 가까워지도록 움직인다.
• 원위치로 돌아오고 이완한다.

진전(Progression) : 손에 쥐는 노를 사용하여 저항을 증가시킨다.

가쪽으로 밀어 내리기 (lateral pull-downs) (그림 15-58)

작용근(prime movers) : 넓은등근(latissimus dorsi), 큰원근(teres major), 위팔세갈래근(triceps).

• 부양체를 사용하고, 양발을 어깨 넓이로 벌린 다음, 양 무릎은 약간 굽히고, 몸통 앞에 양팔을 위치한다.
• 운동하는 동안 팔꿈치는 굽혀서 떠받히고, 몸통은 휘돌림 혹은 돌림하지 말 것.
• 양팔을 가쪽방향으로 천천히 밀어낸다.
• 원위치로 돌아오고 이완한다.

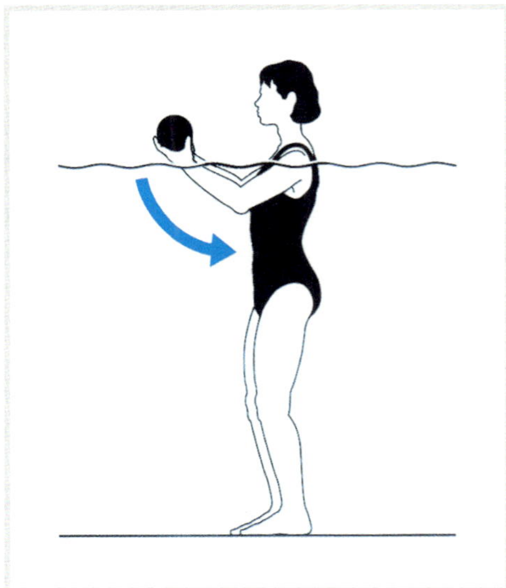

[그림 15-58] 가쪽으로 밀어 내리기

척추의 일반적인 질환들 ▶ ▶ ▶ (COMMON CONDITIONS OF THE SPINE)

목뼈의 질환들(Conditions of the Cervical Spine)

목뼈 관절염(Cervical Arthritis)

목뼈에서 관절염에 의해 흔히 영향 받는 관절은 척추사이관절과 척추부(facet joint)이 있다. 만약 척추사이관절이 침범되었다면, 이것을 흔히 퇴행성 척추원반 질환에 관련된 것이다. 관절염의 다양한 형태는 제 7장에 소개하였다.

원인(Origin)

목뼈의 관절염은 흔히 이전의 손상 때문이다. 손상은 골절이나 채찍질 손상같은 외상적 사고로 침범 받을 수 있다. 오래된 척추원반 병변은 척추원반 높이의 감소를 가져오고 또한 관절염을 일으킬 수 있다. 그러나 가장 흔한 원인은, 가벼운 소모(마모와 찢어짐 ; wear and tear)이다. 이것은 보통 척추에 해를 끼치는 나쁜 자세나 활동의 지속적인 결과이다.

병리(Pathology)

척추원반 변성의 결과는 척추원반 높이의 감소이다. 이것은 앞세로인대와 뒤세로인대의 느슨함, 척추몸통과 척추원반이 만나는 곳의 작은 공간을 형성한다. 만약 이 공간이 석회화 된다면, 그 결과 뼈가 돌기를 형성하게 된다(그림 15-59). 척추관에서 이 돌기가 침범하면, 통증과 가동범위 감소를 가져운다. 척추원반 높이 감소는 또한 척추후관절(facet joint) 공간의 좁아짐을 초래한다.

징후와 증상(Signs and Symptoms)

어떤 관절염의 상태이든지, 통증과 경직은 주 증상이다. 비빔소리의 존재 유무에 상관 없이 증상은 두통이나 팔로 방사되는 통증을 일으킨다.

손상 부위(Body parts Affected)

- 척추
- 척추주위 근육들
- 척추 인대들
- 신경들
- 척추원반

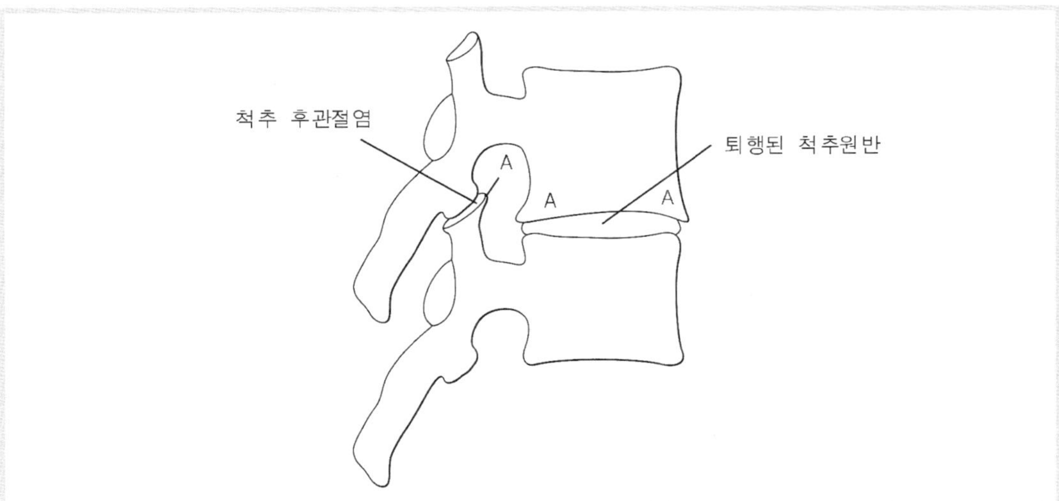

[그림 15-59] 척추에 관절염 변화. A = 뼈곁돌기(osteophyte)

• 척추후관절(facet joint)들

운동 시 우선 사항(Exercise priorities)

• 최대한의 가동범위(모든 뻐뻣한 목과 팔이음뼈 근육들을 신장)
• 잘못 정렬된 자세를 바로잡기
• 목과 어깨 근육들의 근력 강화

급성 목뼈 삠 또는 타박상(Acute Cervical Sprain or Strain)

이 상태는 목뼈 물렁 조직의 급성 손상에 따른 목의 통증이 나타난다.

원인(Origin)

이 증상은 바르지 못한 자세로 일한 결과로 반복적인 긴장(strain)에 의해 발생한다. 그러나 대개 매맞음증 같은 외상적 손상에 의해 발생한다. 이것은 전형적으로 목에 과굽힘과 과신전 손상을 일으킨다(그림 15-60). 이 영역의 근육들과 인대들이 심하게 신장되고 척추원판들, 후관절(facet joint)들, 아니면 척추 자체가 또한 손상될 수 있다.

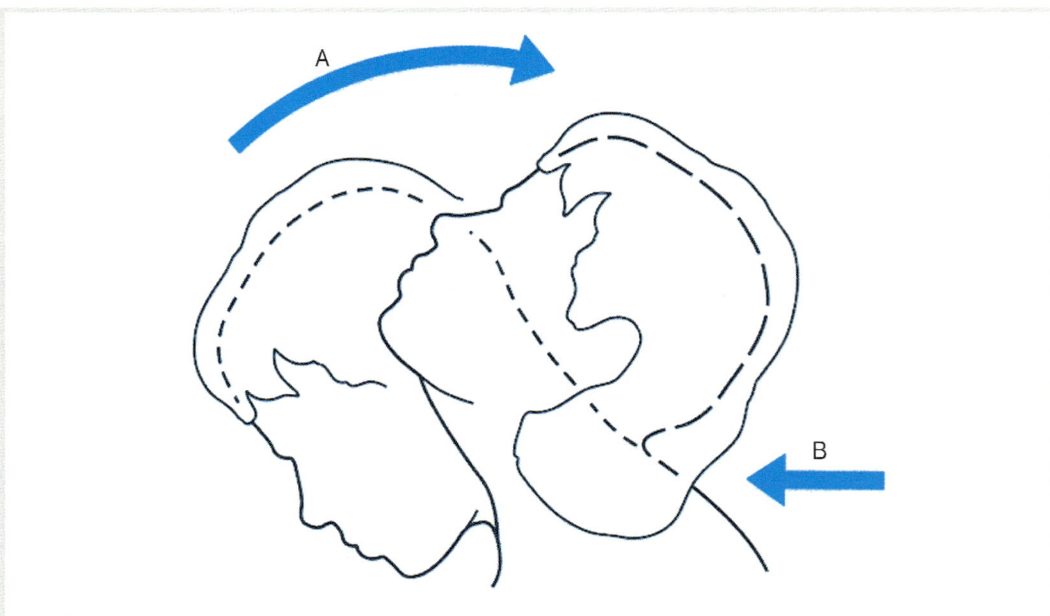

[그림 15-60] 매맞음증의 절차. A : 과젖힘이 B : 과굽힘에 잇따라 일어난다

병리(Pathology)

제 7장에 물렁 조직의 손상에 대한 병리학이 설명되어있다. X-선 연구는 반드시 골절을 제외하곤 받아들여진다. 이것은 또한 척추원반 손상에 의한 팔의 통증을 결정할 때도 중요하다. 목은 통증에 매우 민감한 구조이기 때문에, 더 이상 통증을 유발하지 않도록 관리하여야 한다.

징후와 증상(Signs and Symptoms)

통증과 경직은 가장 대표적인 증상(symptom)들이다. 두통과 팔 아래로 방사되는 통증은 역시 흔히볼수 있다.

손상 부위(Body parts Affected)

- 척추
- 척추주위 근육들
- 척추 인대들
- 신경들
- 척추원반
- 척추후관절(facet joint)들

운동 시 우선 사항(Exercise priorities)

- 통증과 근 경축(spasm)을 감소시키기 위해 가동범위를 천천히 증가시킨다.
- 목 가동범위를 회복시킨다.
- 등뼈와 어깨의 운동성과 근력을 유지한다.
- 잘못된 자세 정렬을 바로 한다.

목뼈 척추원반 팽창(팽출)(Cervical Disc Bulge)

"척추원반 팽창(disc bulge)"이나 "척추원반 돌출(disc protrusion)"의 기간이 "미끄러진 디스크(slipped disc)"의 기간보다 엄밀히 더 길다. 그림 15-61의 서술처럼, 척추원반 돌출(protrusion)의 핵이 팽출(bulge)을 야기한다.

원인(Origin)

이 상태는 보통 충돌이나 꼬임의 압박 같은 외상성 손상 때문이다. 이것은 또한 소모

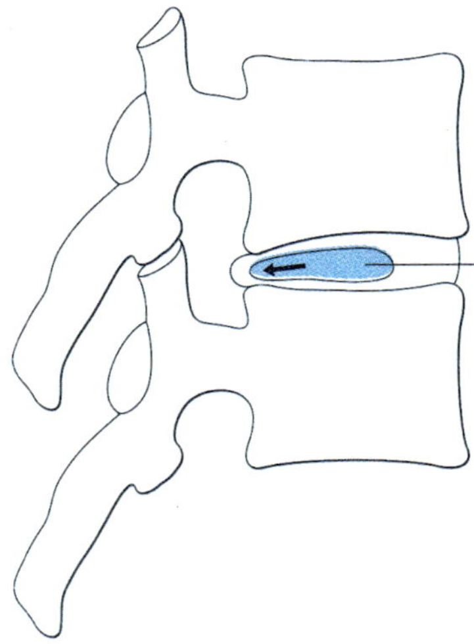

[그림 15-61] 목뼈나 등뼈 척추원반 팽창

(wear and tear)나 만성적 이상 자세로 발생한다.

병리(Pathology)

전형적인 척추원반 팽창은 섬유둘레에서 찢어짐을 통한 핵의 돌출의 부분에서 발생한다. 작은 팽창은 뒤세로인대에 압력을 주어 급성 목 통증을 야기한다. 큰 팽창은 신경근에 압력을 주어 방사되는 징후(sign)와 증상(symptom)을 야기한다. 중앙의 팽창은 척수 자체를 누른다. 이 같은 팽창의 어떤 종류라도 척추원반 높이를 감소시키기 때문에 관절염을 초래한다.

징후와 증상(Signs and Symptoms)

급성 팽출(bulge)은 목 통증을 일으키며, 이는 기침에 의해 악화될 수 있다. 신경근을 누르면 통증이 유발되거나 그 신경에 이상감각을 야기할 수도 있다. 또한 신경지배 근육의 약화나 그 신경에 대응하는 반사의 감소가 있을 수도 있다.

손상 부위(Body parts Affected)

- 척추
- 척추주위 근육들
- 척추 인대들

• 신경들
• 척추원반들
• 후관절(facet joint)들

운동 시 우선 사항(Exercise priorities)
• 목 폄 운동을 한다.
• 아픈 영역으로부터 멀어지는 옆굽힘을 시작한다.
• 통증이 가라앉은 후에 가동범위를 유지한다.
• 잘못된 자세 정렬을 바로 한다.

만성 목 통증(Chronic Neck Pain)

이 기간은 일반적으로 3개월 이상 지속된 어떤 목 통증과 관련되며 척추원반 돌출(protrusion)에 의해서가 아니다.

원인(Origin)

만성 목 통증은 흔히 외상적 사고에 의해 시작된다. 그러나 그것은 증가되는 목뼈 앞굽음과 같이 반복되는 긴장(strain)이나 잘못된 자세에 의해서도 발생한다(그림 15-62).

병리(Pathology)

통증은 근육이나 인대의 이는곳에서도 발생된다. X-선 연구는 변성을 보여줄 수도 있고 아닐 수도 있으니 만성 통증으로의 발전을 예고하는 데는 별로 유용하지 않다. 특별한 병리가 없기 때문에 수동적인 치료방법들(modalities)의 적용으로 일시적인 이완을 제공한다.

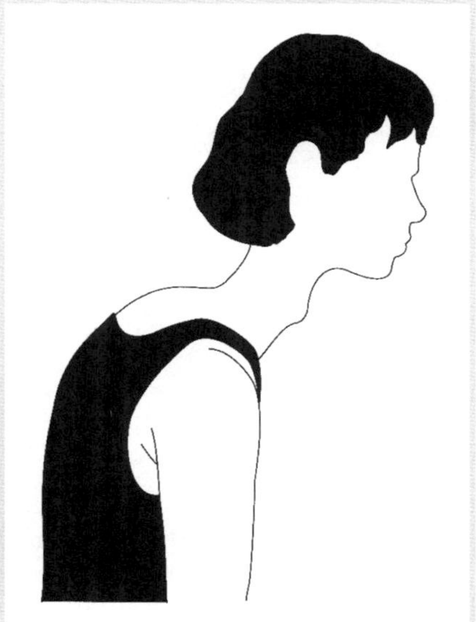
[그림 15-62] 증가된 목뼈 앞굽음과 등뼈 뒤굽음

징후와 증상(Signs and Symptoms)

통증과 경직은 항상 몇 개의 등급을 나타낸다. 통증은 명백한 이유없이 변동하기 때문에 재활의 성공인지의 좋은 지표될 수 있다. 그러나 가동범위 같은 객관적인 징후는 환자의 진전에 보다 좋

은 지표가 된다. 이러한 측정을 통하여 통증이 남아있는 경우라도 환자의 호전을 알 수 있다.

손상 부위(Body parts Affected)

- 척추
- 척추주위 근육들
- 척추 인대들
- 신경들
- 척추원반들
- 척추후관절(facet joint)들

운동 시 우선 사항(Exercise priorities)

- 최대한의 가동범위(모든 단단한 목과 팔이음대 근육을 신장한다)
- 잘못된 자세 정렬을 바로 한다.
- 목과 어깨 근육의 근력을 강화한다.

등뼈의 질환들(Conditions of the Thoracic Spine)

등뼈 관절염(Thoracic Arthritis)

척추의 다른 부분과 마찬가지로 등뼈의 관절염도 척추사이관절이나 척추후관절(facet joint)이 침범당할 수 있다. 관절염의 다양한 형태는 제 7장에서 설명하였다.

원인(Origin)

등뼈에서 관절염의 가장 흔한 이유는 몇 년간 나쁜 자세를 유지하였기 때문이다. 소모(wear and tear)는 또한 이전의 손상, 질병(뼈곁돌기 중 같은), 아니면 척추원반 병변의 결과이다.

병리(Pathology)

등뼈 관절염의 병리학은 등뼈 관절염과 비슷하다. 척추원반 변성은 척추사이관절과 척추후관절(facet joint)에 뼈곁돌기증 형성을 일으킬 수 있다. 이것은 전형적인 척추 관절염의 증상이다.

징후와 증상(Signs and Symptoms)

통증과 경직은 환자가 가장 우선적으로 호소하는 문제이다. 급성 악화동안에 운동은 통증으로 인하여 어렵다. 통증이 가라앉은 후에도 환자는 어느정도의 경직을 보이게 된다.

손상 부위(Body parts Affected)

- 척추
- 척추주위 근육들
- 척추 인대들
- 신경들
- 척추원반들
- 척추후관절(facet joint)들

운동 시 우선 사항(Exercise priorities)

- 최대한의 가동범위(모든 단단한 목과 팔이음뼈 근육을 신장한다).
- 잘못된 자세 정렬을 바로 한다(어깨 들임과 좋은 목 자세를 강조한다).

급성 등뼈 삠 또는 타박상(Acute Thoracic Sprain or strain)

등뼈 물렁조직 손상은 삠(sprain)과 타박상(strain)을 일으킨다(제 7장에서 볼 수 있다).

원인(Origin)

등뼈가 목뼈와 허리뼈의 이행부분이기 때문에 등뼈의 상태는 목과 허리아래 부위의 손상과 관련이 있다. 상부 등뼈 문제는 흔히 목과 어깨 손상을 동반한다. 아래쪽 등뼈 손상은 본질적으로 허리 타박상으로 간주한다.

병리(Pathology)

일반적으로 삠과 타박상의 병리학은 또한 등뼈에 적용한다. 그림 15-63에 묘사되듯이 등뼈 근육이 찢어졌다. 척추의 다른 영역과 같이 일차적 손상보다 이차적 근육 경축(spasm)이 더 문제시 된다.

징후와 증상(Signs and Symptoms)

통증과 감소된 가동범위는 가장 흔히 볼 수 있는 징후이고, 그들은 실제로 손상이 일어난 후 48시간 동안에 증가할 것이다. 이차적 근육 연축(spasm)도 증가할 것이다.

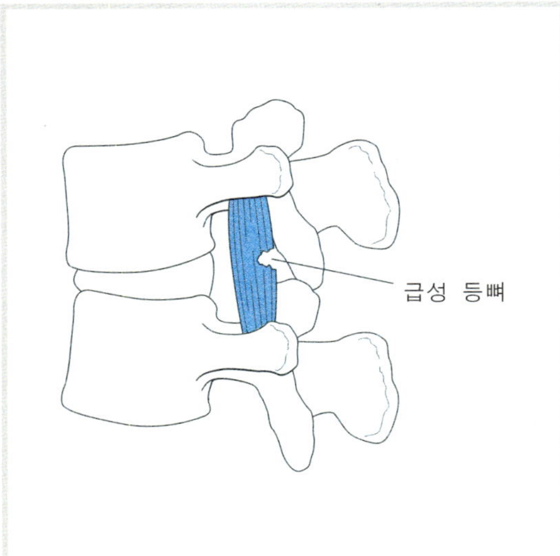

[그림 15-63] 급성 등뼈 근육 근열상(tear)

손상 부위(Body parts Affected)

- 척추
- 척추주위 근육들
- 척추 인대들
- 신경들
- 척추원반들
- 척추후관절(facet joint)들

우선해야 할 운동들(Exercise priorities)

- 가동범위 증가(운동 감소를 예방하기 위해 부드러운 신장)
- 잘못된 자세 정렬을 바르게 한다(손상 조직의 증가된 긴장(strain)을 예방한다)

등뼈 척추원반 돌출 (Thoracic Disc Protrusion)

등뼈는 척추원반 돌출(protrusi on)이 가장 적게 일어나는 영역이다.

원인(Origin)

이 손상은 엉덩이로 떨어져서 일어날 수도 있다. 또한 등뼈에 꼬임 압박이 가해져 일어날 수도 있다. 그러나, 척추의 이 영역의 변성과 연관이 있다.

병리(Pathology)

척추원반 팽창은 척추의 어느 영역이던지 본질적으로 병리학은 같다. 등뼈 척추원반 팽창의 특성은 등뼈 척추원반 팽창에도 적용된다.

징후와 증상(Signs and Symptoms)

팽창의 위치와 크기는 증상을 결정한다. 흔히, 환자는 등으로부터 몸까지 쿡쿡 쑤시는 통증을 경험한다. 이 통증은 환자가 기침을 할 때 더 증가된다. 환자는 또한 한 쪽 아님 양 다리에 둔함은 경험하게 된다. 상위 운동 신경세포 징후는(간헐성 경련같은) 심각한 문제를 나타내므로 즉시 치료를 받아야 한다.

손상 부위(Body parts Affected)

- 척추원반들
- 척추
- 척추 인대들
- 신경들
- 척추주위 근육들

운동 시 우선 사항(Exercise priorities)

- 팽창을 감소시키기 위해 펌 운동을 확립한다.
- 최대한의 가동범위를 얻기 위해 가동범위 운동을 확립한다.
- 잘못된 자세 정렬을 바로 한다.
- 몸통 근력 강화 운동을 한다.

만성 등뼈 통증(Chronic Thoracic Pain)

척추의 다른 영역과 마찬가지로 만성 통증은 어떤 통증이 3개월 이상 지속된 것이고 척추원반 돌출(protrusion)에 의해서가 아니다.

원인(Origin)

만성 통증은 외상적 사고나 반복되는 긴장(삠)(타박상) 손상에 의해서 시작된다. 그것은 또한 나쁜 자세에 의해 일어난다(그림 15-62에서 볼 수 있다).

병리(Pathology)

X-선 같은 임상적 결과, 특별한 진단을 발견할 수 없을 수도 있다. 비록 특별한 병리가 있다 해도, 문제를 "즉시 치료(quick fix)"할 수 없다. 따라서, 운동치료가 환자의 치료에 기본이다.

징후와 증상(Signs and Symptoms)

어떤 만성적인 통증 관절이라도 치료 계획을 수립할 때 통증은 좋은 징후가 아니다. 가동범위 같은 객관적인 징후는 환자의 회복에 보다 좋은 지표이다. 흔히 가동범위가 변화 없더라도 통증은 변동한다.

손상 부위(Body parts Affected)

- 척추
- 척추주위 근육들
- 척추 인대들
- 신경들
- 척추원반들
- 척추후관절(facet joint)들

운동 시 우선 사항(Exercise priorities)

- 최대한의 가동범위(모든 단단한 목과 팔이음뼈 근육을 신장한다)를 유지한다.
- 잘못된 자세 정렬을 바로 한다(어깨 들임과 좋은 목 자세를 강조한다).

허리뼈의 질환들(Conditions of the Lumbar Spine)

허리뼈 관절염(Lumbar Arthritis)

관절염의 다양한 형태는 제 7장에 서술된다. 허리뼈 관절염은 척추사이 관절이나 후관절(facet joint)을 침범할 수 있다.

원인(Origin)

척추의 관절염은 이전 손상의 결과로 일어날 수 있다. 척추원반 병변은 척추원반 높이를 감소시키기 때문에 또한 관절염을 일으킬 수 있다. 관절염은 또한 오랜 시간의 소모(wear and tear)의 결과로 일어날 수도 있다.

병리(Pathology)

허리뼈의 관절염은 몇몇의 요추부 구성요소를 침범할 수 있다. 변성 추간판 질병은 추간판 높이를 감소시킨다. 척추원반 팽창, 석회화, 그리고 돌기형성(그림 15-59에서 볼 수 있다)이 있다. 그 결과 척추구멍 크기가 감소하고 척추관이 좁아진다. 척추관이 좁아지면 또한 척추관 협착증과 척추관을 통과하는 신경과 혈관이 좁아져 통증을 일으킨다. 척추후관절염은 척추후관절(facet joint)의 염증을 일으킨다.

징후와 증상(Signs and Symptoms)

척추관 협착증은 폄과 걸음 시 통증이 증가하는 특징이 있다; 굽힘 운동은 통증을 감소시킨다. 변성 척추원반 질병은 흔히 활동의 다양함에 따라 통증이 쑤시는 형태를 야기한다. 통증은 급성 악화 동안에 심해진다. 가동범위의 상실은 개인차가 크다.

손상 부위(Body parts Affected)

- 척추
- 척추주위 근육들
- 척추 인대들
- 신경들
- 척추원반들
- 척추후관절들

운동 시 우선 사항(Exercise priorities)

- 최대한의 가동범위(모든 단단한 허리아래와 다리 근육을 신장)를 유지한다.
- 몸통 근육을 강화한다.
- 잘못된 자세 정렬을 바로 한다.

급성 허리통(Acute Low Back Pain)

허리부위 통증은 만약 시간이 경과하지 않았다면 급성 허리통증으로 고려하여야 한다. 비록 견해상의 문제일지라도 최근 3개월 이상의 통증은 보통 급성 통증보다는 만성 통증과 관련된다.

원인(Origin)

이 상태는 흔히 "비틀림과 무거운 것을 들 때와 같은 외상성 사고에 의해 발생한다. 또한 반복되는 삠과 타박상 같은 손상에 의해 발생할 수도 있다. 어느 경우에나, 나쁜 자세는 기여 요소가 된다. 수술 후 통증 또한 급성으로 고려된다.

병리(Pathology)

허리부위의 삠과 타박상의 병리학 역시 제 7장에서 서술하였다(그림 15-64). 이러한 손상 뒤에 일어나는 인접한 근육의 이차적 근 경축은 흔히 원래 손상보다 더 나쁘다. 척추 척추원반절제술과 척추후궁절제술은 신경근을 누르는 척추원반의 한조각이나 뼈를 외과적으로 제거하는 기술이다. 관념적으로, 수술은 다리의 징후와 증상은 경감시키나, 환자는 긴

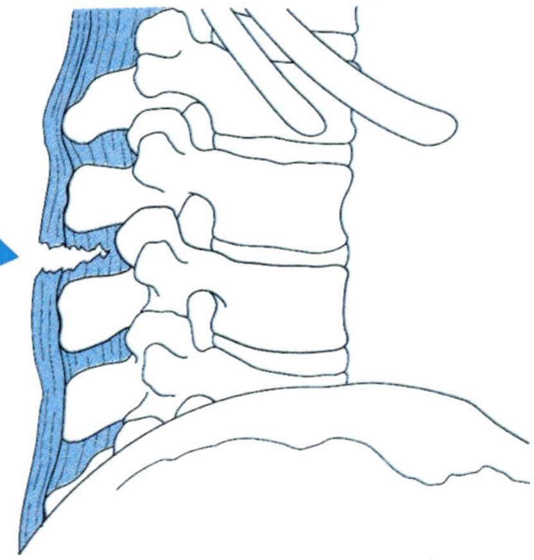

[그림 15-64] 가시사이 인대의 급성 허리부위 삠

재활 과정을 거쳐야 한다.

징후와 증상(Signs and Symptoms)

급성 허리부위 통증은 찌르는 듯한 통증과 운동성 감소가 특징이다. 일반적으로, 활동하고 안정을 취하지 않으므로 통증을 증가시킨다. 그러나, 운동성은 만성화로 인한 문제를 예방하기 위해 가능한한 회복시켜야 한다.

손상 부위(Body parts Affected)

- 척추
- 척추주위 근육들
- 척추 인대들
- 신경들
- 척추원반들
- 척추후관절들

운동 시 우선 사항(Exercise priorities)

- 최대한의 가동범위(모든 단단한 허리아래부위와 다리 근육을 신장)를 유지한다.
- 몸통 근육을 강화한다.
- 잘못된 자세 정렬을 바로 한다.

척추원반 탈출(Disc Protrusion)

척추원반 돌출(protrusion), 탈출(herniation), 그리고 팽창(bulge)의 기간은 섬유둘레가 약화되거나 찢어진 척추원반으로 핵의 돌출(protrudes)과 관련이 있다.

원인(Origin)

가장 흔한 기전은 "비틀림과 물건을 들 때 허리부위의 손상이다. 들어올려지는데 필요한 부하는 매우 무거워 이 손상을 야기한다. 흔히 척추원반 탈출(herniates)은 척추가 그 순간의 압박력에 저항할 준비가 되지 않았을 때 발생한다.

병리(Pathology)

척추원반 돌출은 세로인대를 눌러 심각한 허리부위 통증을 일으킨다. 만약 팽창이 크다면, 신경근을 누를 것이다. 그 결과 신경근의 지배를 받는 근육에 둔함, 저림, 아니면 약화를 일으킬 것이다.

징후와 증상(Signs and Symptoms)

둔함, 저림, 그리고 약화는 흔한 징후이고, 그것은 허리통증의 어떤 중요한 결과가 없을 때도 나타날 것이다. 통증은 기침을 하고 하지 폄올림 시 증가한다. 눕힘 운동 또한 통증을 증가시키나, 폄 운동은 감소시킨다. 이것은 그림 15-65에도 나와 있듯이, 허리뼈 폄은 척추원반의 핵이 팽창(bulge)하여 앞으로 이동하기 때문에 일어난다.

손상 부위(Body parts Affected)

- 척추
- 척추주위 근육들
- 척추 인대들
- 신경들
- 척추원반들
- 척추후관절(facet joint)들

운동 시 우선 사항(Exercise priorities)

- 수동 폄 운동을 확립하라
- 잘못된 자세 정렬을 바로 하라(어떤 측면 이동도 포함)

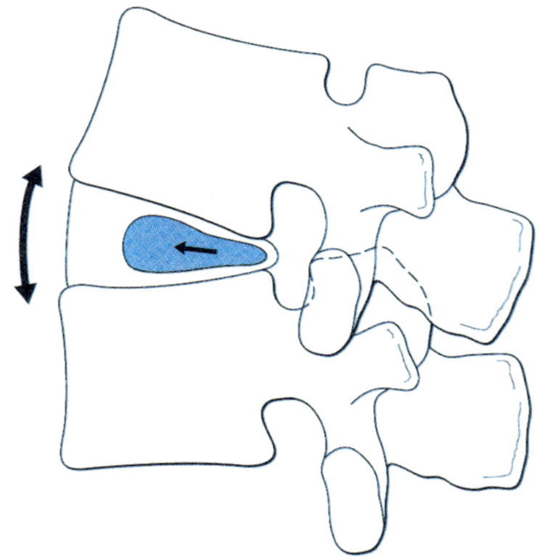

[그림 15-65] 허리뼈 폄에 따른 척추원반의 변화

- 복근과 폄근 강화 운동을 확립하라
- 통증이 가라앉은 후 굽힘 운동을 더하라

만성 허리통증(Chronic Low Back Pain)

만성 허리통증은 가장 흔하고 치료되어야 할 질환 중 하나이다. 다른 상태와 마찬가지로, "만성(chronic)" 기간은 3개월 이상을 나타낸다.

원인(Origin)

이 상태는 어떤 급성 손상으로부터 시작될 수 있고, 흔히 환자는 나쁜 자세를 오랫동안 지속하므로 건강을 손상시킨 경우이다. 그러나, 급성 문제가 왜 만성으로 변화되었는지 명백한 이유가 없을 수도 있다.

병리(Pathology)

척추의 다른 부분과 마찬가지로, 임상 시험은 환자가 통증의 양과 무능의 경험이 서로 관련이 있을 수도 없을 수도 있다. 이 손상은 근육 혹은 인대의 찢어짐으로 시작된다. 많은 환자들이 관절염을 가지고 있다. 그것은 보통의 급성 염증성 과정과는 다르다.

징후와 증상(Signs and Symptoms)

허리뼈와 다리의 가동범위 감소는 만성 허리통증의 전형적인 징후이다. 만약 환자가 고정된 자세를 유지하거나 활동 단계를 높이려 시도한다면 통증은 증가한다. 휴식을 하면 통증이 감소하나, 이것은 휴식이 가장 좋은 치료를 의미하는 것은 아니다. 다른 만성 정형외과 상태와 마찬가지로, 운동은 치료의 기본이다.

손상 부위(Body parts Affected)

- 척추
- 척추주위 근육들
- 척추 인대들
- 신경들
- 척추원반들
- 척추후관절(facet joint)들

운동 시 우선 사항(Exercise priorities)

- 최대한의 가동범위를 유지한다.
- 몸통 근육을 강화한다.
- 잘못된 자세 정렬을 바로 한다.
- 일반적 건강 유지 운동프로그램을 세운다.

압박 골절(Compression Fractures)

하나의 척추가 압박골절을 입었으나, 그 이상의 척추몸통이 분쇄 손상을 입게 된다(그림 15-66).

원인(Origin)

이 상태는 흔히 자동차 사고나 낙상 같은 외상성 손상의 결과로 일어난다. 또한 뼈엉성증에 의해 뼈가 약하다면 자발적으로도 일어난다.

병리(Pathology)

골절의 다양한 형태는 제 7장에 나와 있다. 다른 골절처럼, 압박 골절은 정상적으로 치료하는데 6~8주가 걸린다. 압박 골절은 치료 과정에 고정할 필요가 없다. 보존적 치료로서 휴식과 물리 치료를 요한다(흔히 손상 2주에 시작된다). 척수와 신경근은 흔히 침범되지

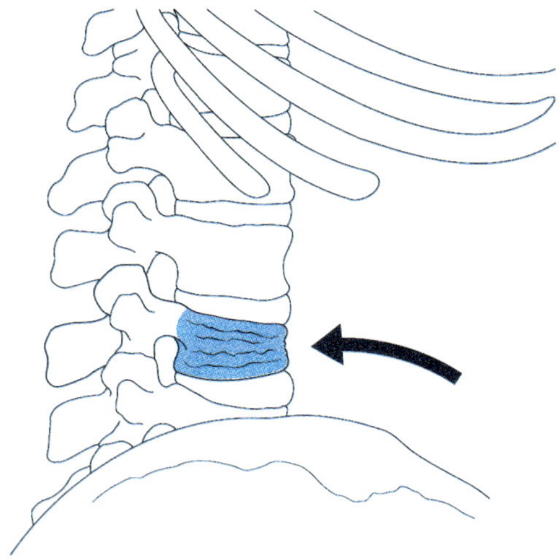

[그림 15-66] 압박 골절

않지만, 환자는 척추에 있을 앞으로의 관절염을 미리 대비해야 한다.

징후와 증상(Signs and Symptoms)

국소 통증을 흔히 가장 많이 호소한다. 굽힘자세는 척추몸통의 골절 부위를 누르기 때문에 앉기같이 척추 굽힘은 통증을 증가시킨다.

침범 부위(Body part Affected)

- 척추
- 척추주위 근육들
- 척추 인대들
- 신경들
- 척추원반들
- 척추후관절(facet joint)들

운동 시 우선 사항(Exercise priorities)

- 수동 폄 운동을 확립한다(이것은 척추의 앞을 열고, 척추몸통의 공간을 허락한다).
- 단단한 허리부위와 다리 근육을 신장한다.
- 일반적인 척추의 가동범위를 증가시킨다.

• 몸통 근력 강화 운동을 확립한다.
• 잘못된 자세 정렬을 바로 한다.

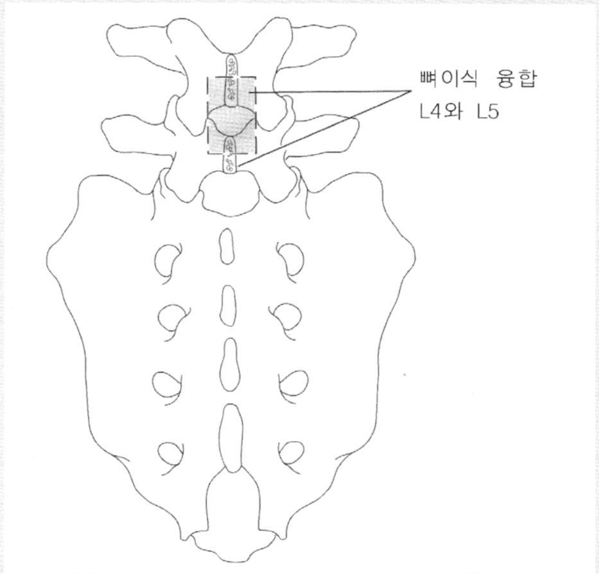

[그림 15-67] 척추 융합(Redrawn form Magee D. Orthopedic Physical Assessment. Philadelphia: W.B. Saunders, 1987.)

척추 융합(Spinal Fusion)

척추 융합은 뼈이식을 사용해 인접한 척추를 융합시키는 외과적 절차이다(그림 15-67).

원인(Origin)

이 절차는 흔히 최후의 수단이다. 이것은 단지 일상생활 동작이 불가능할 때 심각한 관절 변성(진행된 관절염이나 심각한 골절)을 위해 수행된다.

병리(Pathology)

골절처럼, 치료하는데 6~8주가 걸린다. 이식을 위한 뼈는 흔히 엉덩뼈로부터 얻는다. 융합 후에 치료되면, 부분적인 위치에 움직임이 없을 수도 있다. 융합된 위치의 바로 위아래 척추 위치에 주의하여야 한다. 이 위치는 척추원반 팽창과 관절염을 일으키기 쉽고 마모되거나 찢어지기 쉽다.

징후와 증상(Signs and Symptoms)

일반적으로, 통증은 수술 후 감소한다. 통증 경감의 범위는 개인차가 있다. 일반적으로 가동범위 감소와 근력 약화는 매우 흔하다.

손상 부위(Body parts Affected)

• 척추
• 척추주위 근육들
• 척추 인대들

• 신경들
• 척추원반들
• 척추후관절(facet joint)들

운동 시 우선 사항(Exercise priorities)
• 가동범위를 증가 시킨다.
• 몸통 근육을 강화한다.
• 잘못된 자세 정렬을 바로 한다.

척추앞전위증(Spondylolisthesis)

이 상태는 그 위치에서 불안정한 결과로 한 척추가 다른 척추보다 앞으로 자리옮김되는 것이다(그림 15-68).

원인(Origin)

이 질환은 흔히 선천적 결함으로 나타난다. 또한 불완전하게 융합된 골절과 같은 중요한 외상으로 일어난다.

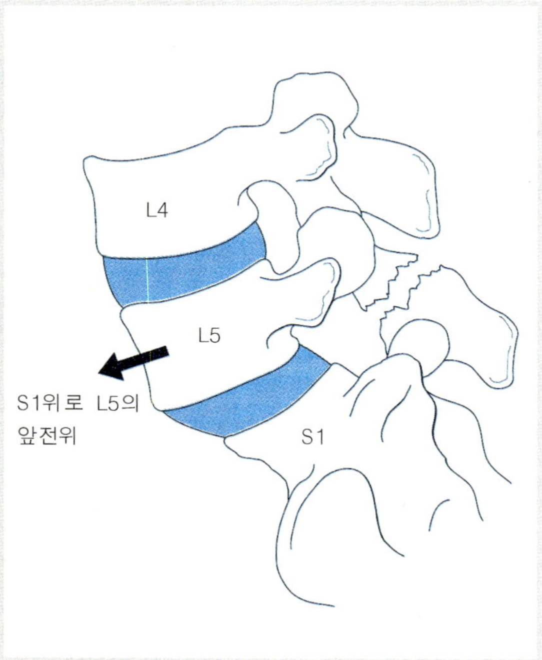

[그림 15-68] 척추앞전위증

병리(Pathology)

정상 상황에서는 척추의 앞쪽전위는 척추의 후관절이 연접한 척추를 지지함으로 예방된다. 척추앞쪽전위증이라는 용어는 이 기전의 결함을 의미한다.

징후와 증상(Signs and Symptoms)

이것은 과운동성에 의해 약간의 증상을 나타내는 것이 특징이다. 여기에는 흔히 환자의 척추가 완전폄되었을 때 불안정한 위치에서 결함을 촉진할 수 있다.

손상 부위(Body parts Affected)
• 척추

- 척추주위 근육들
- 척추 인대들
- 신경들
- 척추원반들
- 척추후관절들

운동 시 우선 사항(Exercise priorities)

- 몸통 근육을 강화한다.
- 과운동성 분절에 압박을 증가시킬 수 있는 어떤 단단한 근육도 신장시킨다.
- 잘못된 자세 정렬을 바로 한다(환자는 척추 안정성을 유지하기 위해 몸통 근육 사용을 알아야 한다).

척추 질환을 위한 수중운동치료 프로토콜 (THE AQUATIC EXERCISE THERAPY PROTOCOL FOR CONDITIONS OF THE SPINE)

목뼈 굽힘 프로토콜(Cervical Spine Flexion Protocol)

가장 큰 이득을 위해 물 안에서 목 가동범위 신장과 운동시 스노클(snorkel)과 마스크(mask)를 착용하여야 한다.

1단계(Phase One)

준비운동(Warm-up)

각 운동을 2분 동안 수행하고, 바른 자세 정렬을 강조한다.

- 앞으로 걷기(그림 5-21)
- 뒤로 걷기(그림 5-22)
- 옆으로 걷기(그림 5-23)
- 구부러진 팔 당기기(그림 5-12)

신장운동(Stretch)

각 운동을 6회 반복하고, 10초간 유지한다.

• 목 굽힘(그림 15-28)
• 목 가쪽굽힘(그림 15-30)
• 목 돌림(그림 15-31)
• 목 들임(그림 15-32)

근력강화 운동(Strengthen)

1세트(set) 동안 8~12번 반복한다.

• 공동 팔 운동(그림 5-20)
• 팔 밀어내기(그림 15-55)

2단계(Phase Two)

준비운동(Warm-up)

각 운동을 2분 동안 수행하고, 바른 자세 정렬을 강조한다.

• 앞으로 걷기(그림 5-21)
• 뒤로 걷기(그림 5-22)
• 옆으로 걷기(그림 5-23)
• 구부러진 팔 당기기(그림 5-12)
• 목 굽힘(그림 15-28)
• 목 가쪽굽힘(그림 15-30)
• 목 돌림(그림 15-31)
• 목 들임(그림 15-32)

신장운동(Stretch)

각 운동을 5회 반복하고 20초간 유지한다.

• 목 옆으로 신장(그림 15-13)
• 목 굽힘 신장(그림 15-15)
• 위쪽 등세모근 신장(그림 15-14)
• 어깨뼈올림근 신장(그림 15-17)

근력강화 운동(Strengthen)

2세트(set) 동안 8~12번 반복한다.

- 공동 팔 운동(그림 5-20)
- 팔 밀어내기(그림 15-55)
- 골반 경사(그림 15-33)

3단계(Phase Three)

준비운동(Warm-up)

각 운동을 2분간 수행한다.

- 앞으로 걷기(그림 5-21)
- 뒤로 걷기(그림 5-22)
- 옆으로 걷기(그림 5-23)
- 구부러진 팔 당기기(그림 5-12)
- 목 굽힘(그림 15-28)
- 목 가쪽굽힘(그림 15-30)
- 목 돌림(그림 15-31)
- 목 들임(그림 15-32)

신장운동(Stretch)

각 운동을 5회 반복하고, 30초간 유지한다.

- 목 옆으로 신장(그림 15-13)
- 목 굽힘 신장(그림 15-15)
- 위쪽 등세모근 신장(그림 15-14)
- 어깨뼈올림근 신장(그림 15-17)
- 등세모근 신장(그림 15-16)
- 등뼈 폄(그림 15-23)

근력강화 운동(Strengthen)

3세트(set) 동안 8~12번 반복한다.

- 어깨 저항 굽힘(그림 8-32)
- 어깨 저항 폄(그림 8-33)
- 어깨 저항 모음과 벌림(그림 8-31)
- 수평 저항 모음과 벌림(그림 8-34)

- 골반 경사(그림 15-33)

4단계(Phase Four)

준비운동(Warm-up)

각 운동을 2분간 수행한다.

- 앞으로 걷기(그림 5-21)
- 뒤로 걷기(그림 5-22)
- 옆으로 걷기(그림 5-23)
- 구부러진 팔 당기기(그림 5-12)
- 목 굽힘(그림 15-28)
- 목 가쪽굽힘(그림 15-30)
- 목돌림(그림 15-31)
- 목 들임(그림 15-32)

신장운동(Stretch)

각 운동을 5회 반복하고, 45초간 유지한다.

- 목 옆으로 신장(그림 15-13)
- 목 굽힘 신장(그림 15-15)
- 위쪽 등세모근 신장(그림 15-14)
- 어깨뼈올림근 신장(그림 15-17)
- 등세모근 신장(그림 15-16)
- 등뼈 폄(그림 15-23)

근력강화 운동(Strengthen)

4세트(set) 동안 8~12번 반복한다. 저항 패들 사용은 저항을 증가시킬 수 있다.

- 어깨 저항 굽힘(그림 8-32)
- 어깨 저항 폄(그림 8-33)
- 어깨 저항 모음과 벌림(그림 8-31)
- 수평 저항 모음과 벌림(그림 8-34)
- 구부린 팔 등 뒤로 당기기(그림 15-56)
- 어깨뼈 들임(그림 15-57)

• 가쪽으로 밀어 내리기(그림 15-58)

목뼈 폄 프로토콜(Cervical Spine Extension Protocol)

1단계(Phase One)

준비운동(Warm-up)

각 운동을 2분 동안 수행하고, 바른 자세 정렬을 강조한다.

- 앞으로 걷기(그림 5-21)
- 뒤로걷기(그림 5-22)
- 옆으로 걷기(그림 5-23)
- 팔 구부려 당기기(그림5-12)

신장운동(Stretch)

각 운동을 6번 반복하고, 10초간 유지한다.

- 목 폄(그림 15-29)
- 목 가쪽굽힘(그림 15-28)(아픈 쪽으로부터 멀어지는 신장을 강조한다.)
- 목 돌림(그림 15-31)(아픈 쪽으로부터 멀어지는 돌림을 강조한다.)
- 목 뒤당김(그림 15-32)

근력강화 운동(Strengthen)

1세트 동안 8~12번 반복한다.

- 복합된 팔의 운동(그림 5-20)
- 팔 밀어내기(그림 15-55)

2단계(Phase Two)

준비운동(Warm-up)

각 운동을 2분 동안 수행한다.

- 앞으로 걷기(그림 5-21)
- 뒤로걷기(그림 5-22)
- 팔 구부려 당기기(그림 5-12)
- 목 폄(그림 15-29)
- 목 가쪽 굽힘(그림 15-30)

• 목 돌림(그림 15－31)

• 목 들임(그림 15－32)

신장운동(Stretch)

각 운동을 5회 반복하고 20초간 유지한다.

• 목 옆으로 신장(그림 15－13)
• 위쪽 등세모근 신장(그림 15－14)
• 어깨뼈올림근의 신장(그림 15－17)

근력강화 운동(Strengthen)

2세트(set) 동안 8～12번 반복한다.

• 복합된 팔의 운동(그림 5－20)
• 팔 밀어내기(그림 15－55)
• 골반 경사(그림 15－33)
• 목 폄(그림15－29)

3단계(Phase Three)

준비운동(Warm-up)

각 운동을 2분간 수행한다.

• 앞으로 걷기(그림 5－21)
• 뒤로걷기 (그림 5－22)
• 옆으로 걷기(그림 5－23)
• 팔 구부려 당기기(그림 5－12)
• 목 폄(그림 15－29)
• 목 가쪽 굽힘(그림 15－30)
• 목 돌림(그림 15－31)
• 목 들임(그림 15－32)

신장운동(Stretch)

각 운동을 5회 반복하고, 30초간 유지한다.

• 목 옆으로 신장(그림 15－13)
• 목 굽힘 신장(그림 15－15)

• 위쪽 등세모근 신장(그림 15－14)
• 어깨뼈올림근의 신장(그림 15－17)
• 등세모근 신장(그림 15－16)
• 등뼈 폄(그림 15－23)

근력강화 운동(Strengthen)

3세트(set) 동안 8~ 12번 반복한다.
• 저항력이 있는 어깨관절 굽힘(그림 8－32)
• 저항력이 있는 어깨관절 폄(그림 8－33)
• 저항력이 있는 어깨관절 모음과 벌림(그림 8－31)
• 저항력이 있는 수평벌림과 모음하기(그림 8－34)
• 골반 경사(그림 15－35)
• 목 폄(그림 15－29)

4단계(Phase Four)

준비운동(Warm-up)

각 운동을 2분간 수행한다.
• 앞으로 걷기(그림 5－21)
• 뒤로걷기(그림 5－22)
• 옆으로 걷기(그림 5－23)
• 팔 구부려 당기기(그림 5－12)
• 목 폄(그림 15－29)
• 목 가쪽 굽힘(그림 15－30)
• 목 돌림(그림 15－31)
• 목 들임(그림 15－32)
• 목 굽힘(그림 15－28)

신장운동(Stretch)

각 운동을 5회 반복하고, 45초간 유지한다.
• 목 가쪽으로 신장(그림 15－13)
• 목 굽힘 신장(그림 15－15)
• 위쪽 등세모근 신장(그림 15－14)

• 어깨뼈올림근의 신장(그림 15-17)
• 등세모근 신장(그림 15-16)
• 등뼈 폄(그림 15-23)

근력강화 운동(Strengthen)

4세트 동안 8~12번 반복한다. 저항하는 패들 사용은 저항을 증가시킬 수 있다.

• 저항력이 있는 어깨관절 굽힘(그림 8-32)
• 저항력이 있는 어깨관절 폄(그림 8-33)
• 저항력이 있는 어깨관절 모음과 벌림(그림 8-31)
• 팔을 구부리고 뒤로 밀기(그림 15-56)
• 어깨뼈 들임(그림 15-57)
• 가쪽으로 밀어 내리기(그림 15-58)

등뼈 굽힘 프로토콜(Thoracic Spine Flexion Protocol)

1단계(Phase One)

준비운동(Warm-up)

각 운동을 2분 동안 수행하고, 바른 자세 정렬을 강조한다.

• 앞으로 걷기(그림 5-21)
• 뒤로걷기(그림 5-22)
• 옆으로 걷기(그림 5-23)
• 팔 구부려 당기기(그림 5-12)

신장운동(Stretch)

각 운동을 6회 반복하고, 10초간 유지한다.

• 목 굽힘(그림 15-28)
• 목 가쪽 굽힘(그림 15-30)
• 목 들임(그림 15-32)
• 가슴근의 신장(그림 8-6)
• 등세모근 신장(그림 15-16)
• 어깨뼈올림근의 신장(그림 15-17)

근력강화 운동(Strengthen)

1세트 동안 8~12번 반복한다.

- 복합된 팔의 운동(그림 5-20)
- 팔 밀어내기(그림 15-55)
- 저항력이 있는 수평벌림과 모음하기(그림 8-34)
- 골반 경사(그림 15-33)
- 서서 몸통 돌림(그림 15-45)

2단계(Phase Two)

준비운동(Warm-up)

각 운동을 2분 동안 수행하고, 바른 자세 정렬을 강조한다.

- 앞으로 걷기(그림 5-21)
- 뒤로 걷기(그림 5-22)
- 옆으로 걷기(그림 5-23)
- 팔 구부려 당기기(그림 5-12)
- 가슴 앞 휘젓기(그림 5-14)

신장운동(Stretch)

각 운동을 5회 반복하고 20초간 유지한다.

- 목 가쪽 굽힘(그림 15-30)
- 등세모근 신장(그림 15-16)
- 어깨뼈올림근의 신장(그림 15-17)
- 가슴근의 신장(그림 8-6)
- 모퉁이에서의 신장(그림 8-20)

근력강화 운동(Strengthen)

2세트(set) 동안 8~12번 반복한다.

- 골반 경사(그림 15-33)
- 몸통 저항 벌림(그림 15-46)
- 저항력이 있는 수평벌림과 모음하기(그림 8-34)
- 팔 밀어내기(그림 15-55)

• 서서 커런치 운동(그림 15-35)

3단계(Phase Three)

준비운동(Warm-up)

각 운동을 2분간 수행한다.

- 앞으로 걷기(그림 5-21)
- 뒤로 걷기(그림 5-22)
- 옆으로 걷기(그림 5-23)
- 복합된 팔의 운동(그림 5-20)

신장운동(Stretch)

각 운동을 5회 반복하고, 30초간 유지한다.

- 위쪽 등세모근 신장(그림 15-14)
- 등세모근 신장(그림 15-16)
- 어깨뼈올림근의 신장(그림 15-17)
- 가슴근의 신장(그림 8-6)
- 모퉁이에서의 신장(그림 8-20)
- 서서 가쪽 신장(그림 15-25)

근력강화 운동(Strengthen)

3세트 동안 8~12번 반복한다.

- 몸통 저항 돌림(그림 15-46)
- 저항력이 있는 수평벌림과 모음하기(그림 8-34)
- 어깨뼈 들임(그림 15-57)
- 서서 커런치 운동(그림 15-35)
- 등 저항 폄(그림 15-41)
- 넙다리 가쪽으로 구부리기(그림 15-50)

4단계(Phase Four)

준비운동(Warm-up)

각 운동을 2분간 수행한다.

• 앞으로 걷기(그림 5-21)
• 뒤로 걷기(그림 5-22)
• 옆으로 걷기(그림 5-23)
• 복합된 팔의 운동(그림 5-20)

신장운동(Stretch)

각 운동을 5회 반복하고, 45초간 유지한다.

• 위쪽 등세모근 신장(그림 15-14)
• 등세모근 신장(그림 15-16)
• 어깨뼈올림근의 신장(그림 15-17)
• 모퉁이에서의 신장(그림 8-20)
• 서서 가쪽 신장(그림 15-25)
• 등뼈 폄(그림 15-23)

근력강화 운동(Strengthen)

4세트 동안 8~12번 반복한다.

• 몸통 저항 벌림(그림 15-46)
• 저항력이 있는 수평벌림과 모음하기(그림 8-34)
• 어깨뼈 들임(그림 15-57)
• 서서 교차로 커런치 운동(그림 15-43)
• 서서 커런치 운동(그림 15-35)
• 등 저항 폄(그림 15-41)
• 가쪽으로 밀어 내리기(그림 15-58)

등뼈 폄 프로토콜(Thoracic Spine Extension Protocol)

1단계(Phase One)

준비운동(Warm-up)

각 운동을 2분간 수행한다.

• 뒤로 걷기(그림 5-22)
• 옆으로 걷기(그림 5-23)
• 팔 구부려 당기기(그림 5-12)

신장운동(Stretch)

각 운동을 6회 반복하고, 10초간 유지한다.

- 등 수동 폄(그림 15-40)
- 척추 폄 신장(그림 15-20)
- 목 폄(그림 15-29)
- 목 들임(그림 15-32)
- 위쪽 등세모근 신장(그림 15-14)
- 등뼈 폄(그림 15-23)

근력강화 운동(Strengthen)

1세트 동안 8~12번 반복한다.

- 복합된 팔의 운동(그림 5-20)
- 등 저항 폄(그림 15-41)
- 척추 능동 굽힘과 폄(그림 15-21)(환자는 중립을 넘어서 굽힘하여서는 안된다.)
- 저항력이 있는 수평벌림과 모음하기(그림 8-34)

2단계(Phase Two)

준비운동(Warm-up)

각 운동을 2분간 수행한다.

- 앞으로 걷기(그림 5-21)
- 뒤로걷기(그림 5-22)
- 옆으로 걷기(그림 5-23)
- 팔 구부려 당기기(그림 5-12)
- 가슴 앞 휘젓기(그림 5-14)
- 목 폄(그림 15-29)
- 목 가쪽 굽힘(그림 15-30)
- 목 돌림(그림 15-31)
- 목 들임(그림 15-32)

신장운동(Stretch)

각 운동을 5회 반복하고, 20초간 유지한다.

• 등 수동 폄(그림 15−40)
• 척추 폄 신장(그림 15−20)
• 위쪽 등세모근 신장(그림 15−14)
• 등뼈 폄(그림 15−23)
• 팔 굽혀 펴기(그림 15−22)
• 어깨뼈올림근의 신장(그림 15−17)

근력강화 운동(Strengthen)

2세트 동안 8~12번 반복한다.

• 척추 폄 신장(그림 15−20)
• 등 저항 폄(그림 15−41)
• 척추 능동 굽힘과 폄(그림 15−21)
• 서서 뒤쪽 누르기(그림 15−42)
• 팔 밀어내기(그림 15−55)
• 서서 몸통 회전(그림 15−45)
• 저항력이 있는 수평벌림과 모음하기(그림 8−34)

3단계(Phase Three)

각 운동을 2분간 수행한다.

• 앞으로 걷기(그림 5−21)
• 뒤로걷기(그림 5−22)
• 옆으로 걷기(그림 5−23)
• 복합된 팔의 운동(그림 5−20)
• 목 폄(그림 15−29)
• 목 가쪽 굽힘(그림 15−30)
• 목 돌림(그림 15−31)
• 목 들임(그림 15−32)

신장운동(Stretch)

각 운동을 5회 반복하고, 30초간 유지한다.

• 척추 폄 신장(그림 15−20)

• 위쪽 등세모근 신장(그림 15-14)
• 등뼈 폄(그림 15-23)
• 팔 굽혀 펴기(그림 15-22)
• 신체 교차 신장(그림 15-24)
• 서서 가쪽신장(그림 15-25)
• 넙다리 가쪽으로 구부리기(그림 15-50)

근력강화 운동(Strengthen)

3세트 동안 8~12번 반복한다.

• 척추 능동 굽힘과 폄(그림 15-21)
• 저항력이 있는 수평벌림과 모음하기(그림 8-34)
• 몸통 저항 벌림(그림 15-46)
• 가쪽으로 밀어 내리기(그림 15-58)
• 골반 경사(그림 15-33)
• 서서 뒤쪽 누르기(그림 15-42)
• 어깨뼈 들임(그림 15-57)

4단계(Phase Four)

준비운동(Warm-up)

각 운동을 2분간 수행한다.

• 앞으로 걷기(그림 5-21)
• 뒤로걷기(그림 5-22)
• 옆으로 걷기(그림 5-23)
• 복합된 팔의 운동(그림 5-20)
• 목 폄(그림 15-29)
• 목 가쪽 굽힘(그림 15-30)
• 목 돌림(그림 15-31)
• 목 들임(그림 15-32)

신장운동(Stretch)

각 운동을 5회 반복하고, 45초간 유지한다.

• 위쪽 등세모근 신장(그림 15-14)
• 등세모근 신장(그림 15-16)
• 어깨뼈올림근의 신장(그림 15-17)
• 등뼈 폄(그림 15-23)

근력강화(Strengthen)

4세트 동안 8~12번 반복한다.

• 저항력이 있는 수평벌림과 모음하기(그림 8-34)
• 몸통 저항 벌림(그림 15-46)
• 가쪽으로 밀어 내리기(그림 15-58)
• 어깨뼈 들임(그림 15-57)
• 서서 커런치 운동(그림 15-35)
• 넙다리 가쪽으로 구부리기(그림 15-50)

허리뼈 굽힘 프로토콜(Lumbar Spine Flexion Protocol)

1단계(Phase One)

준비운동(Warm-up)

각 운동을 2분 동안 수행하고, 바른 자세 정렬을 강조한다.

• 앞으로 걷기(그림 5-21)
• 뒤로 걷기(그림 5-22)
• 옆으로 걷기(그림 5-23)
• 자전거 타기(그림 5-31)

신장운동(Stretch)

각 운동을 6회 반복하고, 10초간 유지한다.

• 장딴지근 신장(그림 14-7)
• 무릎근의 신장(그림 13-10)
• 무릎 올려 신장(그림 15-19)
• 앉아서 궁둥구멍근 신장(그림 15-27)
• 서서 가쪽신장(그림 15-25)

근력강화 운동(Strengthen)

1세트 동안 8~ 12번 반복한다.

- 무릎을 가슴으로 밀어 내리기(그림 15-36)
- 튜브에서 가쪽굽힘(그림 15-53)
- 등 저항 폄(그림 15-41)
- 골반 경사(그림 15-33)
- 서서 몸통회전(그림 15-45)
- 척추 능동 굽힘과 폄(그림 15-21)

2단계(Phase Two)

준비운동(Warm-up)

각 운동을 2분간 수행한다.

- 앞으로 걷기(그림 5-21)
- 뒤로걷기(그림 5-22)
- 옆으로 걷기(그림 5-23)
- 자전거 타기(그림 5-31)
- 엉덩관절 굽힘(그림 12-11)
- 엉덩관절 폄(그림 12-12)
- 엉덩관절 벌림과 모음(그림 12-13)
- 골반 운동들(그림 5-32)
- 골반 경사(그림 15-33)

신장운동(Stretch)

각 운동을 5회 반복하고, 20초간 유지한다.

- 서서 궁둥구멍근 신장(그림 15-26)
- 넙다리 가쪽으로 구부리기(그림 15-50)
- 샅굴부위 신장(그림 12-9)
- 무릎근의 신장(그림 13-10)
- 등신장(그림 15-18)
- 서서 가쪽 신장(그림 15-25)

근력강화 운동(Strengthen)

2세트 동안 8~12번 반복한다.

- 무릎을 가슴으로 밀어 내리기(그림 15-36)
- 튜브에서 가쪽굽힘(그림 15-53)
- 등 저항 폄(그림 15-41)
- 몸통 저항 벌림(그림 15-46)
- 서서 커런치 운동(그림 15-35)
- 서서 교차로 커런치 운동(그림 15-43)
- 척추 능동 굽힘과 폄(그림 15-21)

3단계(Phase Three)

준비운동(Warm-up)

각 운동을 2분 동안 수행한다. 저항은 준비단계로 걷거나 발목에 커프를 사용한 자전거 준비타기시 트레이 사용으로 증가할 수 있다.

- 앞으로 걷기(그림 5-21)
- 뒤로걷기(그림 5-22)
- 옆으로 걷기(그림 5-23)
- 자전거 타기(그림 5-31)
- 엉덩관절 굽힘(그림 12-11)
- 엉덩관절 폄(그림 12-12)
- 엉덩관절 벌림과 모음(그림 12-13)
- 골반 운동들(그림 5-32)
- 골반 경사(그림 15-33)

신장운동(Stretch)

각 운동을 5회 반복하고, 30초간 유지한다.

- 서서 궁둥구멍근 신장(그림 15-26)
- 무릎근의 신장(그림 13-10)
- 서서 가쪽 신장(그림 15-25)
- 등신장(그림 15-18)
- 살굴부위 신장(그림 12-9)
- 신체 교차 신장(그림 15-24)

근력강화 운동(Strengthen)

3세트 동안 8~12번 반복한다.

- 넙다리 가쪽으로 구부리기(그림 15-50)
- 밴드에 대항하여 교차로 커런치 운동(그림 15-44)
- 무릎 굽혀 비틀기(그림 15-48)
- 밴드에 저항하여 가쪽굽힘(그림 15-52)
- 몸통 저항 벌림(그림 15-46)
- 서서 교차로 커런치 운동(그림 15-43)
- 평행봉에서 윗몸 일으키기(그림 15-37)

4단계(Phase Four)

준비운동(Warm-up)

각 운동을 2분간 수행한다. 준비단계로 걸을 때 트레이를 사용한다.

- 앞으로 걷기(그림 5-21)
- 뒤로걷기(그림 5-22)
- 옆으로 걷기(그림 5-23)
- 자전거 타기(그림 5-31)
- 엉덩관절 굽힘(그림 12-11)
- 엉덩관절 폄(그림 12-12)
- 엉덩관절 벌림과 모음(그림 12-13)

신장운동(Stretch)

각 운동을 5번 반복하고, 45초간 유지한다.

- 서서 궁둥구멍근 신장(그림 15-26)
- 무릎근의 신장(그림 13-10)
- 서서 가쪽 신장(그림 15-25)
- 등 신장(그림 15-18)

근력강화 운동(Strengthen)

4세트 동안 8~12번 반복한다.

- 평행봉에서 교차로 윗몸 일으키기(그림 15-47)

- 양다리 들어올리기(그림 15−39)
- 골반 굽히기(그림 15−34)
- 달리기(그림 6−12), 엉덩관절 벌림과 모음(그림 6−29)

허리뼈 폄 프로토콜(Lumbar Spine Extension Protocol)

1단계(Phase One)

준비운동(Warm-up)

각 운동을 2분간 수행한다.

- 뒤로 걷기(그림 5−22)
- 옆으로 걷기(그림 5−23)

신장운동(Stretch)

각 운동을 6번 반복하고, 10초간 유지한다.

- 수동 등 폄(그림 15−40)
- 척추 폄 신장(그림 15−20)

근력강화 운동(Strengthen)

1세트 동안 8~12번 반복한다.

- 튜브에서 가쪽굽힘(그림 15−53)
- 등 저항 폄(그림 15−41)
- 척추 능동 굽힘과 폄(그림 15−21)(환자는 중립을 넘어서 굽힘하여서는 안된다.)

2단계(Phase Two)

준비운동(Warm-up)

각 운동을 2분간 수행한다.

- 뒤로걷기(그림 5−22)
- 옆으로 걷기(그림 5−23)
- 엉덩관절 굽힘(그림 12−11)
- 엉덩관절 폄(그림 12−12)
- 엉덩관절 벌림과 모음(그림 12−13)

• 앞으로 걷기(그림 5-21)

신장운동(Stretch)

각 운동을 10회 반복하고, 10초간 유지한다.

• 등 수동 폄(그림 15-40)
• 척추 폄 신장(그림 15-20)
• 윗몸일으키기(그림 15-22)
• 등뼈 폄(그림 15-23)

근력강화 운동(Strengthen)

2세트 동안 8~12번 반복한다.

• 튜브에서 가쪽굽힘(그림 15-53)
• 등 저항 폄(그림 15-41)
• 척추 능동 굽힘과 폄(그림 15-21)
• 서서 뒤쪽 누르기(그림 15-42)
• 팔 밀어내기(그림 15-55)
• 서서 몸통 돌림(그림 15-45)

3단계(Phase Three)

준비운동(Warm-up)

각 운동을 2분 동안 수행한다.

• 앞으로 걷기(그림 5-21)
• 뒤로걷기(그림 5-22)
• 옆으로 걷기(그림 5-23)
• 엉덩관절 굽힘(그림 12-11)
• 엉덩관절 폄(그림 12-12)
• 엉덩관절 벌림과 모음(그림 12-13)
• 골반 운동들(그림 5-32)

신장운동(Stretch)

각 운동을 5번 반복하고, 20초간 유지한다.

- 척추 폄 신장(그림 15-20)
- 등뼈 폄(그림 15-23)
- 윗몸일으키기(그림 15-22)
- 신체 교차 신장(그림 15-24)
- 서서 가쪽 신장(그림 15-25)
- 넙다리 가쪽으로 구부리기(그림 15-50)

근력강화 운동(Strengthen)

3세트 동안 8~12번 반복한다.

- 척추 능동 굽힘과 폄(그림 15-21)
- 등 저항 폄(그림 15-41)
- 몸통 저항 돌림(그림 15-46)
- 가쪽으로 밀어 내리기(그림 15-58)
- 골반 경사(그림 15-33)
- 서서 뒤쪽 누르기(그림 15-42)

4단계(Phase Four)

준비운동(Warm-up)

각 운동을 2분 동안 수행한다. 준비단계로 트레이를 사용한다.

- 앞으로 걷기(그림 5-21)
- 뒤로걷기(그림 5-22)
- 옆으로 걷기(그림 5-23)
- 엉덩관절 굽힘(그림 12-11)
- 엉덩관절 폄(그림 12-12)
- 엉덩관절 벌림과 모음(그림 12-13)
- 골반 운동들(그림 5-32)

신장운동(Stretch)

각 운동을 5회 반복하고, 20초간 유지한다.

- 척추 폄 신장(그림 15-20)
- 서서 가쪽 신장(그림 15-25)

- 무릎근의 신장(그림 13－10)
- 무릎 올려 신장(그림 15－19)
- 서서 궁둥구멍근 신장(그림 15－26)

근력강화 운동(Strengthen)

4세트 동안 8～12번 반복한다.

- 서서 뒤쪽 누르기(그림 15－42)
- 몸통 저항 벌림(그림 15－46)
- 골반 경사(그림 15－33)
- 척추 능동 굽힘과 폄(그림 15－21)
- 서서 커런치 운동(그림 15－35)
- 서서 교차로 커런치 운동(그림 15－43)

진전(Progression) : 기본적인 허리뼈 굽힘이나 다리의 깊은 물 운동으로 진행한다(제6장).

참고자료(REFERENCES)

1. Rasch P, Burle R. Kinesiology and Applied Anatomy. Philadelphia: Lea & Febiger, 1972.
2. Cailliet R. Understand Your Backache. Philadelphia: F.A. Davis, 1984.
3. Thomson A, Skinner A, Piercy J. Tidy's Phisiotherapy. 12thed, Toronto: Butterworth-Heinemann, 1991.
4. Lind B, Sihlbom H, Nordwall A, Malchau H. Normal range of motion of the cervical spine. Arch Phys Med Rehabil 70 : 692-695, 1989.
5. Arnheim D. Modern Principles of Athletic Training. St. Louis: Times Mirror/Mosby College Publishing, 1993.
6. Magee D. Orthopedic Physical Assessment. Philadelphia: W.B. Saunders, 1987.
7. Pitman A. Awesome Aqua Abdominals. Canadian Aquatic Leaders Alliance Conference, Guelph, Ontario, 1994.

16 섬유근육통 증후군과 수중운동
(FIBROMYALGIA SYNDROME AND AQUATIC EXERCISE)

섬유근육통 증후군이란?
(WHAT IS FIBROMYALGIA SYNDROME?)

섬유근육통 증후군에서의 주관적인 호소
(Subjective Complaints in Fibromyalgia syndrome)

섬유근육통 증후군(FMS)은 비관절성 류마티스성 장애로, 관절주머니나 뼈막 밖의 관절주위 구조로부터 기인한 근골격의 통증성 상태들이다. 섬유근육통은 증후군으로 간주되는데, 어떤 특정 기능 부전보다는 여러 증상들로 인해 확인되기 때문에 증후군이라 한다. 방산성(diffuse), 근골격 통증(pain), 쑤심(aching), 뻣뻣함(stiffness), 피로(fatigue), 수면장애(disturbed sleep), 누름통점 등으로 특징지어질 수 있다. 통증 양상은 머리로부터 발까지 타는 감각(burning sensation), 전체적으로 쑤시는 것과 유사한 상처받은 느낌들, 그리고 류마티스성 관절염(RA, rheumatoid artiritis)에서 나타나는 뻣뻣함(stiffness) 등의 느낌있다. 통증의 위치는 변하며 빈번하게 사용되는 부위가 특히 더 심하다. 어떤 환자들은 일상생활을 하는데 방해가 될 정도로 통증이 심하지만 또 다른 환자들은 가벼운 불쾌감 정도를 느끼곤 한다.

피로는 단순히 지친 느낌에서 매우 기진맥진한(exhaustion) 정도까지 범위가 다양하다. 섬유근육통 증후군과 동반하는 주관적인 증상은 일련의 악화와 경감이란 용어로 묘사될 수 있다. 증상은 종종 차가움(cold), 습기찬 날씨(humid weather), 긴장(tension) 그리고 비활동(inactivity) 등으로 인해 악화가 되고 따뜻함(heat), 적당한 운동(moderate activity), 그리고 이완(relaxation) 등으로 완화된다.

[표 16-1] 일차적인 섬유근통 환자로부터 보고된 주관적인 호소

전반적인 근육의 쑤심(aches) 또는 통증(pain)
아침에 뻣뻣한 느낌(morning stiffness)
만성피로 그리고 작업에 있어 지구력 악화
수면 장애
날씨에 의한 증상의 변화 - 차가운, 비오는 날씨에 악화 따뜻한 날씨에 완화

섬유근육통 증후군의 병력 검사
(Historical Examination of Fibromyalgia Syndrome)

현재 섬유근통증후군이라 인식이 되는 상황은 결코 새로운 것이 아니다. 이것은 수면 장애, 심한 통증, 기진맥진 등으로 묘사된, 수많은 역사적 참고 자료가 있다.[1, 2]

1904년에 Growers는 섬유증(fibrosis)이라는 용어를 발표했다, 그의 임상적 관찰을 통해 다양한 압통점을 밝혀냈으며 몇몇 부분은 섬유근통증후군을 판별하는데 사용되고 있다. Growers는 처음에, 언급했던 것 또는 방산적인 신체 통증(diffused body pain)과는 반대 의미인 비대칭적 국소적인 통증 증후군(asymmetric regional pain syndromes)이란 용어로 기술했다. 그는 "자발성 통증(spontaneous pain)과 "민감성(sensitiveness) 사이에는 차이가 있다는 것을 인식했다. 그는 민감한 부위를 통증이나 불쾌감이 단지 꼬집었을 때나 근육의 활동이 있을시 나타나고, 그렇지 않다면 증상이 나타나지 않은 상태로 남아있다고 말했다. 불행하게도 Growers는 감각과민성 부위는 염증작용에 대한 반응이라고 간주했으며 그러한 상황을 "근육성 류마티즘"이라는 형태로 인식했다.[1, 4]

1930년에 Kellgren과 Livingston은 통증 기전을 이해하는데 있어 중요한 논문을 발표했었다. 그들은 근육 심부에 고장성의 염분 용액(hypertonic saline solution)을 주입하는 것이 관련통(referred pain) 증상을 만들 수 있다는 것을 발견했다. 그들이 기록하기를 "통증의 분절 관련성(segmental reference of pain)"이라 했으며 이를 다시 "피부절이 아닌 분절내 심부 구조와 관련된 것이라고 언급했다.[1, 5, 6]

1935년 이래로 섬유근육통 증후군의 국소적인 염증반응에 대한 증거는 없었고, 1950년 이래로 "섬유염(fibrositis)"이라는 용어는 거의 없어졌다. 연구자들은 환자들이 불평하는 증상들을 설명하는 것은 어려웠지만, 이러한 증상들과 정신 요인(psychogenic factor)에는 동일한 요소가 있다는 것에 대해선 마지 못해 인정했었다.

미국 류마티즘 협회가 루마티스성 관절염의 첫 번째 기준으로 "아침에 뻣뻣함(morning stiffness)"을 선택한 이후, 섬유근통 증후군을 가진 많은 환자들은 "류마티스성 관절염 가능성이 있는"이란 진단을 받았는데, 환자들이 그 같은 특정 증상들에 대해 불평했기 때문이다. 다음 10년이 지나는 동안, 많은 연구자들은 수면 결핍, 누름통점, 육체적 건강, 그밖에 많은 다른 병리학적인 기전들에 대해 접근을 했었지만 1970년대 2명의 캐나다인 의사, Hugh Smythe와 Harvey Moldofdky가 섬유근육통 증후군의 진단방법을 발전시킬 때까진 별다른 것이 없었다. 1970년 이후 섬유근통은 임상의와 환자 사이에서 매우 현실적이지만 때론 실망시키는 상태로 재인식되었다. 1990년에 국제 내과 심포지움에서 섬유근육통 증후군의 진단을 위한 조건들이 제시되었고, 현재 광범위하게 받아들여지고 있다.[10]

섬유근육통 증후군의 진단과 평가
(THE DIAGNOSIS AND ASSESSMENT OF FIBROMYALGIA SYNDROME)

일차적 대 이차적 섬유근육통
(Primary versus Secondary Fibromyalgia)

섬유근육통은 2개 구조로 나뉘는데 일차와 이차가 그것이다. 일차적 섬유근육통을 가진 사람은 다른 동반되는 질병이 없다. 그렇지만 류마티스성 관절염 같은 다른 질병들과 연합되었을 경우에는 이차적인 섬유근육통이라 불리며 이러한 환자들은 결합된(associated) 또는 동반된(concomitant) 질환을 가지고 있다고 표현된다. 이러한 용어들은 개개의 근골격 통증을 발생시키는 임상적 질환을 언급할 때 사용한다. 환자들은 류마티스성 관절염 같은 관절염 형태와 섬유근육통 증후군과 같은 비관절성 류마티스성 질병의 형태를 둘 다 가질 수 있다. 이런 2가지 상태는 더 이상 서로 상반된 형태가 아니며, 각각 치료하지도 않는다.[11]

다른 진단들(Differential Diagnosis)

2차적인 섬유근육통이 존재하는지 판단할 진단(true diagnosis)을 위해서는 (1) 섬유근육통 증후군의 진단이 미국 대학의 류마티스학회의 기준에 따라야 하며(표 16-2), (2) 동반된 상태가 비정상 검사 상에서 또는 질병이 성공적인 치료로 인해 의문점이 해결돼 가는 상황으로부터 확정지어지거나 증거로 채택될 수 있어야 한다. 임상의는 부수적으로 발생한 질병을 관찰하기 위한 짧은 환자의 과거력, 검사, 실험실 테스트(lap test) 등도 실행해야 한다.

비록 무엇이 섬유근육통을 발생시키는지는 모르지만 종종 낙상, 차사고, 바이러스 감염, 출생, 또는 수술 과정에서 유발되는 것으로 보인다. 그렇지만 절대적인 요인은 없다. 연구에 따르면 인구의 10%까지는 비관절성 류마티스 질환의 형태를 가지고 있는데 여기에는 1%~2%의 섬유근육통 환자를 포함하고 있다. 섬유근육통은 대부분 여자한테서 많이 발생한다(10명 중 9명 정도). 발생시기는 12~45세 사이에 주로 발생하며 60살 이후 발생은 드물다.[12-15]

진단을 위한 미 대학의 류마티스학 기준
(American College of Rheumatology Criteria For Diagnosis)

섬유근육통 증후군의 진단은 어려운데, 많은 증상 이외에 일반적인 실험실 검사나 X-선 같은 검사에서 나타나지 않는 신경과민성 장 증후군(irritable bowel syndrome) 또는 긴장

[표 16-2] 섬유근육통 분류를 위한 1990년 미 대학의 류마티스학 기준

섬유근통 증후군을 분류하기 위해서는 양(兩) 기준을 만족시켜야 한다. 광범위한 통증이 최소 3개월 이상 나타나야 하며 섬유조직성이외 2차적인 임상적 장애가 없어야 한다.

기준 1(criterion 1) : 광범위한 통증의 과거력(history of wides pread pain)

만약 다음과 같은 증상이 나타날 때는 광범위한 통증이라 고려된다.: 신체의 왼쪽측면에서의 통증, 신체의 오른쪽 측면에서의 통증, 손목 위로 통증, 손목 아래로 통증. 또한 신체의 축을 구성하는 뼈대에서의 통증(목뼈, 가슴 전면, 등뼈, 또는 허리)이 나타나야 한다. 이러한 정의에서 어깨와 볼기에서의 통증은 신체 각 측면의 통증에 포함되며 허리에서의 통증은 하체 분절의 통증으로 간주된다.

기준 2(criterion 2) : 손가락으로 촉진 시 18개 누름통점 중 11개에서의 통증
(pain in 11 of 13 tender point sites on pigital pulpution)

손가락으로 촉진 시 다음의 18개 누름통점 중 최소 11군데 이상의 부위에서 통증이 나타나야 한다.

뒤통수 부위 : 뒤통수 아래에 근육이 닿는(insert) 부위, 양쪽

허리뼈 아래 : 목뼈 5~7번 사이에서 가로돌기(transverse process) 사이의 양쪽 부위, 양쪽

어깨세모근 : 위쪽 경계(upper border)부위의 중간지점, 양쪽기시 부위 어깨뼈의 어깨뼈가서 위쪽 중 내측 경계에 가까운 부위, 양쪽.

두 번째 갈비뼈 : 두 번째 갈비연골 접함점(costochondral junction), 갈비연골의 위쪽면에서 접합점 바로 바깥쪽으로, 양쪽.

가쪽 과상돌기 : 관절융기에서 원위쪽으로 2cm 떨어진 부위, 양쪽.

볼기 : 볼기부의 위-바깥쪽 1/4지점, 근육이 앞으로 접혀지는 부위, 양쪽.

큰돌기 : 볼기 돌출부위 뒤쪽으로, 양쪽.

무릎 : 관절 라인에서 근위쪽에 있는 내측 지방 패드(medial fat pad)

손가락 촉진하는데 있어 압력은 4kg정도로 한다.

누름통점을 촉진하는데 있어 양성(positive)이 나올려면 피험자는 촉진에 대해 아픔(painful, 괴로움)을 느껴야 된다. 누름통은 아픔으로 고려하지 않는다.*

* 참고 : From Wolfe F, Smythe HA, Yunus MB, et al. The American College of Rheumatology 1990 Criteria for the Classification of Fibromyalgia. Report of the multicenter criteria committee. Arthritis Rheum 33:160-172, 1990

성 두통(tension headache) 같은 기능장애 증후군을 동반하기 때문이다. 그동안 섬유근통 증후군을 위한 많은 진단 기준이 제기됐었다. 비록 미 대학의 류마티스학에서 나온 진단 기준이 매우 간략한 형태로 강조되었지만, 섬유근통 환자를 평가하는데 있어서 많은 차이가 있었고 여기서 진단 기준에 대해 논할 것이다.[10]

진단 기준(Diagnosis Criteria)

섬유근육통증후군의 진단을 확정하기 위해서는 환자가 신체의 4등분(손목의 위, 아래, 신

체의 양쪽 측면)에 광범위한(widespread) 근골격 통증(musculoskeletal pain)을 3개월 이상 호소해야 한다.[10, 13, 17] 게다가 임상의는 외상성 손상, 구조적인 류마티즘 질병, 감염성 관절질환, 내분비 관련 관절 질환 또는 비정상적인 실험의 가능성을 배제해야 한다.[17]

이차적으로 18개의 누름통점 중 최소 11개 이상에서 급성의 누름통이나 통증이 발생하는 것이 섬유근육통 증후군의 특징이다(그림 16−1). 4 kg 정도의 세기로 손가락 압력을 주었을 시, 또 반복해서 시행 시 이러한 반응이 다시 나타난다.[2, 10−12] (4 kg의 손가락 압력은 그 압력을 주었다가 때었을 시 손톱에 다시 피가 차서 빨개지는 정도를 말한다.[12]) 일차적인 섬유근육통 증후군 환자는 일반적으로 통증에 대한 민감도가 증가되어 있다.[18] 이런 정도의 압력에 일반인은 압각을 느끼지만 섬유근육통 환자는 통증을 느끼게 된다.

필수적인 진단 기준에 덧붙여 Yunus와 동료들은[17], 다음 부가적인 10개 기준 중 3개 이상 충족해야 섬유근육통 증후군으로 진단할 수 있다고 믿었다.

- 활동 시 증상의 변화
- 날씨에 따른 증상의 변화
- 불안이나 스트레스에 따른 증상의 변화
- 적은 수면

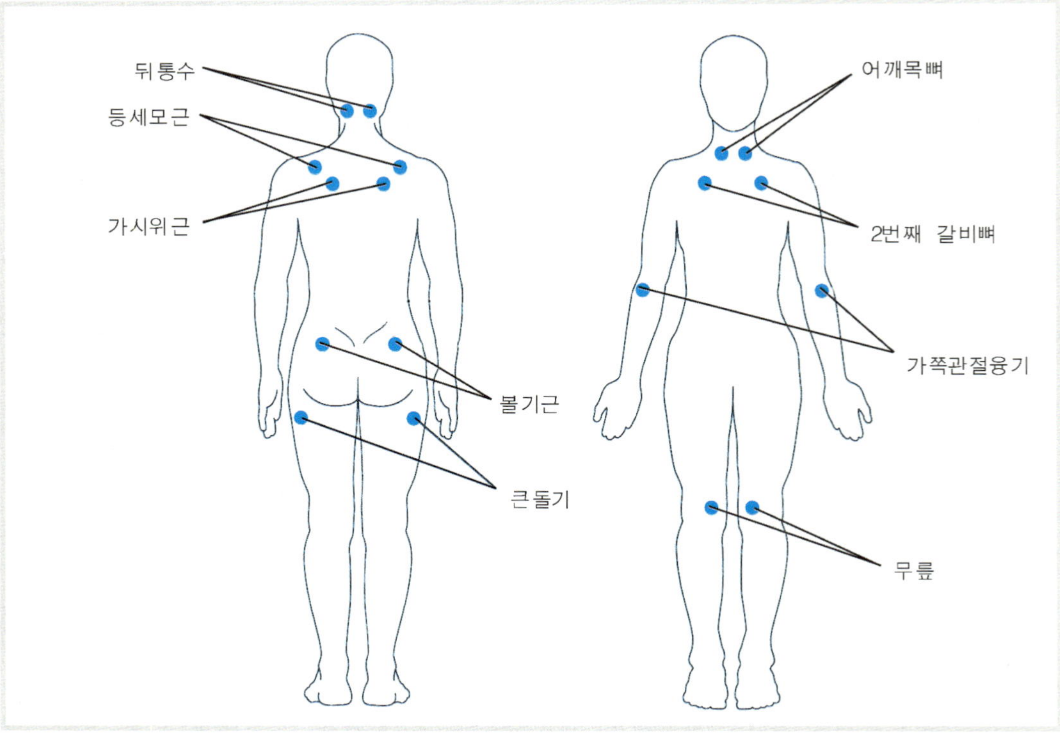

[그림 16-1] 섬유근육통 증후군과 관련된 누름통점

• 일반적인 피로
• 불안, 초초함
• 두통
• 신경과민성 장 증후군
• 팽윤(subjective swelling)
• 비(非) 신경근이나 피부절 상의 저림(numbness)

누름통점과 방아쇠점(Tender Points and Trigger Points)

관절 주위 물렁(연)조직의 비정상적 병변(예를 들면 주머니염)을 가진 환자는 3가지 형태의 통증 부위를 가지고 있다. 통증 부위가 국소적, 그리고 단순히 힘줄(tendon) 또는 주머니(bursa)를 포함한 경우 통증이 근막동통증후군이나 턱관절 증후군 같은 국소적으로 발생한 경우(신체의 여러 부위를 포함해)와, 자발적 운동과잉성 증후군(hypermobility syndrome), 류마티스성 여러근육통증(polymyalgia rheumatica)과 섬유근육통 증후군 같은

[표 16-3] 섬유근육통 증후군의 분류를 위한 1990년 미 대학 류마티즘학의 기준에 사용된 압통점 부위

누름통점(tender points)
1,2 *뒤통수부위(occiput)* : 뒤통수 아래에 근육이 닿는 곳(하는 부위)
3,4 *목뼈 아래(low cervical)* : 경추 5~7번 사이에서 가로돌기사이의 앞쪽부위
5,6 어깨세모근(trapezius) : 위쪽 경계(upper border)부위의 중간지점
7,8 *가시위근(supraspinatus)* : 이누종 어깨뼈의 어깨가시 위쪽중 안쪽 경계에 가까운 부위
9,10 *두 번째 갈비뼈(second rib)* : 두 번째 갈비연골 접합점(costochondral junction), 갈비연골의 위쪽면에서 접합점 바로 바깥쪽으로
11,12 *가쪽 관절융기(lateral epicondxle)* : 관절융기에서 먼 쪽으로 2cm 떨어진 부위
13,14 *볼기근(gluteal muscle)* : 볼기부위의 위-바깥쪽 1/4지점, 근육이 앞으로 접혀지는 부위
15,16 *큰돌기(greater trochanter)* : 돌기 돌출부위 뒤쪽으로
17,18 *무릎(knee)* : 관절 라인에서 몸 위쪽에 있는 안쪽 지방 패드(medial fat pad)

조절점(control points)
A,B *위팔 손등쪽(dorsal forearm)* : 첫째와 둘째 손허리뼈 중간 부위(mid-web space), 손목과 팔굽의 중간쯤.
C,B *엄지손톱(thumbnail)* : 손톱의 가운데
E,F *발허리바가락(metatarsal)* : 3번째 발허리발가락의 발등쪽 가운데

* 참고 : Data from Ediger B. Coping with fibromyalgia(fibrositis). Toronto: LRH Publication, 1991; Wolfe F, Smythe HA, Yunus MB, et al. The American College of Rheumatology 1990 Criteria for the Classification of Fibromyalgia. Report of the multicenter criteria committee. Arthritis Rheum 33:160-172, 1990; Russell JI. Fibromyalgia syndrome: Recognition and management. Audioplus Teleconference, Annenberg Center at Eisenhower, Rancho Mirage, California, October 5, 1993.

전신성인 경우 이렇게 3가지가 있다.[12] 비록 국소적인 누름통을 얘기할 때 종종 누름통점, 방아쇠점이란 용어를 번갈아가며 사용하지만 이런 점은 잘못된 것이다.[1] 이 두 가지 용어는 각기 다른 치료에 반응하는 다른 상태를 말하는 것이다.

섬유근육통증후군에서 누름통점은 특정 부위에서 발생한다.[11, 13] 급성 누름통의 위치는 광범위하게 나타나며 종종 만지기 전까지 환자는 모르기도 한다. 환자마다 누름통 위치의 수와 그 심한 정도가 다양하지만, 섬유근육통증후군 환자들에게 있어서는 일치한다[13](표 16-3).

반면에 방아쇠점은 촉진에 있어 "관련된(referred)" 통증 부위이다. 이는 근막동통증후군의 특징적인 통증 형태이며(때때로 국소적인 섬유염(fibrositis)이라 불린다), 누름통점 증후군은 종종 섬유근통 증후군과 혼동된다[11]. 통증은 국소적이며 한쪽성(unilateral)이다. 예를 들면, 통증이 엉덩이를 따라 같은 쪽 다리 아래로 달린다. 방아쇠점은 질환과 연관된 근육에서 느낄 수 있으며 촉진 시 주변 조직보다 팽팽해진 밴드(taut band)가 촉진된다. 비록 실제 방아쇠점의 생리학적 요소는 밝혀지지 않았지만, 많은 요소들(신체적 피로나 또는 근육 타박상, 근육 외상, 나쁜 자세, 스트레스, 감염)이 근육 내 그러한 반응을 일으키는 경향이 있다.[19]

비록 증후군들은 다르지만 근막동통증후군 환자들은 좋지 않은 기초 건강상태로 인해 아마도 섬유근통 증후군을 가지고 있었거나, 섬유근육통 증후군으로 발전할 것이다[11](표 16-4).

제시하기를, 근육의 미세 손상(근육내 매우 작은 현미경상의 찢어짐)이 근막동통증후군과 섬유근육통 증후군 둘 다의 기본적인 병리일 것이라 여겨지는데 사실, 근막동통증후군은 섬유근육통증후군의 초기 상태라 주장할 수 있다. 근막동통의 초기진단과 치료는 이차적으로 섬유근육통 증후군으로의 발전을 예방하는 것이다. 효과적인 방아쇠점 통증의 치료는 열, 마사지, 직접적인 압력, 침, 국소마취, 스트레칭, 그리고 "스프레이 스트레칭(spray and stretch technique)" 등이 있다[21](물리치료 단원을 볼 것).

통증의 심한 정도(Pain Severity)

누름통점은 촉진시 심하게 아픈 부위로 정의한다.[21] 섬유근육통 증후군이 있는 환자를 검사할 때, 임상의는 촉진의 압력정도와, 급성 통증 반응이 유발되는 부위를 결정해야 한다. 반응에 대한 "심한 정도(severity)"는 보통 1+ 또는 그 이상으로 기록되며 18개 부위 심한 정도의 합계를 누름통점 지표(tender point index, TPI)라고 불린다. 전체 누름통점의 수를 평가하기 위해서는 간략하게 정량화 되어야 하는데 통증은 주관적이고 어떤 절대적인 기준으로 측정할 수 없기 때문이다. 통증 부위의 수는 어떤 실험자가 촉진하였든 약간에서 중간정도의 통증 반응이 발생하였을 때 채택된다.[15, 17]

많은 연구에서는 섬유근육통 증후군의 환자에게서 급성 누름통점이 발생했음을 나타내고 있다.[15, 23, 24] 섬유근육통 증후군 환자들이 관절에 손상을 받는 류마티스성 관절염을 가진 사람보다 현저히 높은 활동성 통증을 경험한다는 사실은 상상하기 어렵다.[11, 12, 15, 17, 23, 24]

그렇지만 섬유근육통 증후군이나 류마티스성 관절염을 가진 환자들을 정상 범위의 사람들과 비교했을 때 기능적인 능력(예, 들어올리기, 선반에서 물건 내리기, 물건을 짜기 등)에서 50%정도 밖에는 수행능력을 가지고 있지 못했다(정상범위 사람들은 100% 수행하였다). 게다가 섬유근육통 증후군을 가진 환자들은 류마티스성 관절염 환자보다 통증에 낮은 인내력과 현저히 높은 통증 강도를 보여주었다. 그들은 비록 류마티스성 관절염 환자들처럼 뼈나 관절에 손상이 없지만, 객관적 평가를 위한 직업상의 자극(work stimulator)에 대하여 손상된 기능적 능력을 가지고 있다.[11, 13, 25]

통증 민감도는 또한 치료 효과의 지표로 사용될 수 있다. 예를 들어 성공적인 치료를 받은 근막동통증후군 환자들은 통증 역치가 상승해서 정상치에 가까워지는 것을 볼 수 있다.[24]

[표 16-4] 섬유근육통 증후군과 근막동통증후군의 상대적 관찰

	섬유근통	근막동통
진단 기준		
누름통점 통증의 특징	누름통점은 신체의 예측가능한 부위에 발생한다. – 국소적(local)	하나 또는 그 이상의 지역적인 방아쇠 점 – 관련된(referred)
누름통점 분포	광범위하게 퍼진 쑤시는 느낌이 3개월 이상 지속 – 통증의 분포가 방산적(diffuse)	명확히 "활동성" 또는 "지연성" 의 방아쇠점이 관련통 양상으로 – 국소적(local)
누름통점 위치	근육-건 연접	근육 가운데(belly)
역학		
성	여성이 10:1로 우세	남성이 2:1로 우세
나이	평균 나이 45세	평균 나이 35세
주관적인 고충		
뻣뻣함, 경직됨	광범위한 아침의 뻣뻣함	지역적인 뻣뻣함
피로	"회복되지 않은" 취침형태	보통 없음
증후 관리		
치료	삼환계(항우울제)	국소 주사, "냉스프레이와 신장, 열과 마사지
예후	좀처럼 치료되지 않음 – 만성	치료에 따라 보통 좋다 – 재발 가능성

제시된 병인론적 발생기전
(PROPOSED PATHOGENIC MECHANISMS)

섬유근육통은 류마티스 클리닉에서 가장 빈번하게 진단되는 것 중 하나이다.[12, 23] 일반적으로 섬유근육통은 류마티스성 환자 중 15%~20% 정도라고 알려져 있다. 일차적인 섬유근육통의 이환율에도 불구하고 그 질병생리는 잘 이해되지 않는다. 임상적인 연구에서는 섬유근육통을 포함한 많은 병인론적 기전을 보여주고 있다. 여기에서는 몇 가지를 논의하고자 한다(그림 16-2).[26]

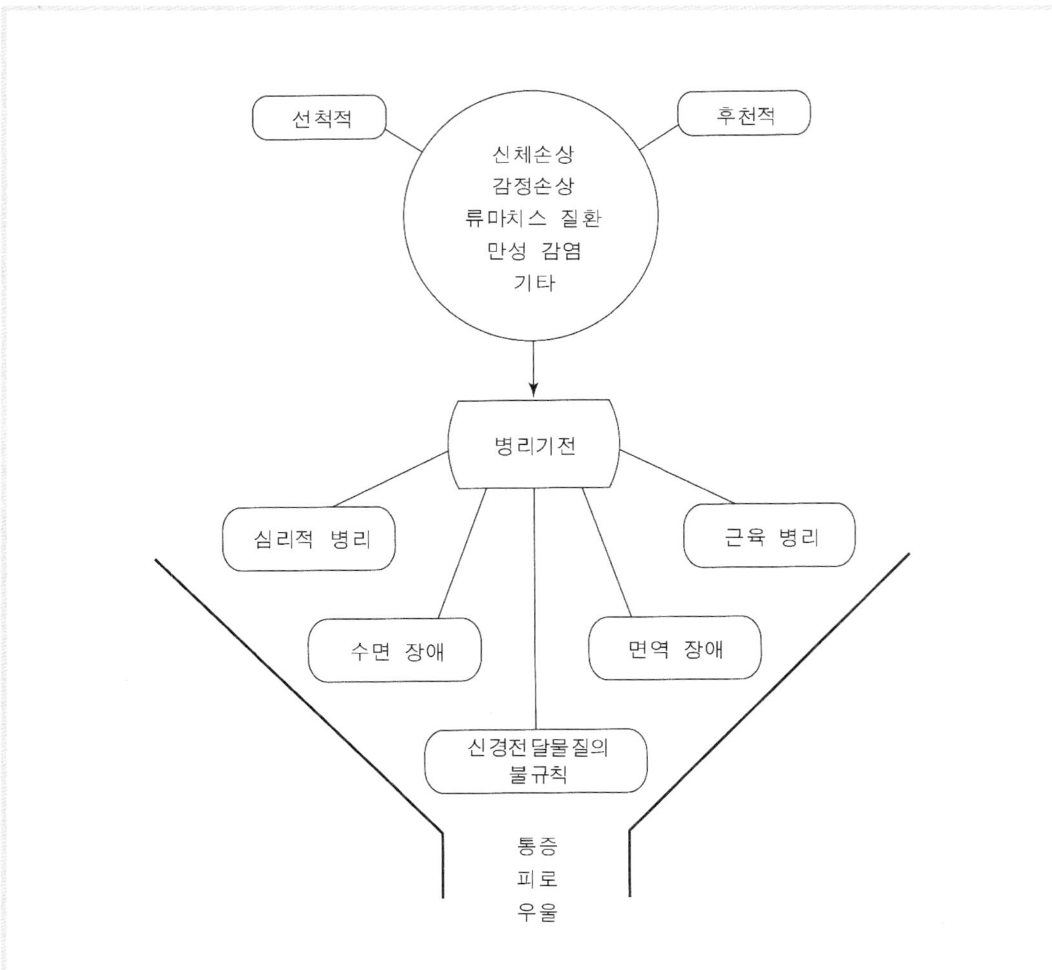

[그림 16-2] 섬유근육통 증후군의 가능한 병인론적 기전

[표 16-5] 심한 정도의 범위와와 누름통점 지수*

심한 정도	4 kg의 손가탁 압력에 대한 환자의 반응
0	반응 없음
1+	그냥 보통으로, 육체적인 반응 없이, 말로만 누름통을 표현
2+	누름통에 대해 객관적인 육체적 반응을 보임(움츠림, 회피 자세)
3+	두드러지게, 과도한 육체적인 반응을 보임(움츠림, 급격한 움직임, 회피 자세)
4+	손을 대지도 못함, 통증에 대한 기대가 너무 심해 촉진 자체를 피하려고 함

심리학적인 병리(Psychologic Pathology)

섬유근육통 환자는 통증역치가 정상보다 낮다.[24, 27] 그들은 종종 정상적으로는 통증을 유발하지 않는 자극에도 통증을 경험하는데 그것은 "통증 감각과민성" 때문이다.[27, 28] 보통은 조직에 손상이 없거나 또는 통상의 실험실 검사에서 발견되는 질병 생리학적인 원인이 없다. 과거에는 많은 임상의들은 히포콘드리아 신경증(hypochondriac)에 걸렸거나 그들의 증상을 히스테리의 표현형이라고 치부했고, 심인론적 류마티즘으로부터 고통을 받는 것이라고 진단하기도 했다.[26-30] 그렇지만 심인론적 류마티즘으로부터 고통 받는 환자들은 그들의 내적 환경으로부터 영향을 받는 것이다(예 : 그들의 기분이나 감정상태에 의존한 다양한 증상의 세기 정도).[27] 섬유근육통 증후군을 가진 환자의 증상은 기후, 열, 냉, 그리고 운동과 같은 외부적 환경에 의해 영향을 받는다.[16, 27] 오늘날 임상의들은 섬유근육통증후군을 정신병학적인 측면으로 접근해 체인성 통증 장애(somatoform pain disorder)를 가진 환자라고 진단하기도 한다.[30, 31]

몇몇의 심리적 검사와 등급 범위는 섬유근육통증후군을 가진 환자의 정신병학적 양상을 확립하기 위해 사용되어 왔다.[28-31] 그 결과 이러한 환자의 공통된 심리적 특징이 발견되었다[30, 31](표 16-6). 많은 연구에서 섬유근육통 증후군과 정신병리학적 양상과의 강한 연관성에 대해 보고하였다.

[표 16-6] 섬유근육통 증후군과 임상적인 우울증을 가진 환자들에게서 발견되는 공통된 심리적 특성.

우울증(depression)	두통(headache)
불안(anxiety)	집중력 저하(poor concentration)
만성 통증(chronic pain)	흥미의 소실(loss of interest)
불면증(insomnia)	육체적인 기능에 몰두(preoccupational with body function)
신경과민(irritability)	

통증성 쇠약이나 만성적인 내과적 질환으로부터 고통 받는 몇몇 사람들은 종종 우울증과 불안 그리고 결론적으로 더 많은 통증을 경험한다. 섬유근육통증후군과 류마티스성 관절염 환자의 대략 30%가 이러한 상황에 따른 우울증이 있다고 관찰되며, 이는 어떤 특정 정신병적 장애가 아니다.[12, 28, 31]

게다가 통증이 이러한 상태의 원인인지 또는 결과인지도 명확하지 않다. 연구에서는, 정신병학적 요소들이 몇몇의 섬유근육통의 환자들을 조장했을지라도 이러한 질병의 주 원인이 되기는 매우 가능성이 떨어진다고 제시한다.[28] 사실, 만성 통증과 연관된 심리학적 특성이 통증의 경감된 이후에는 정상화되는 경향이 있다.[27]

수면 장애(Sleep Disturbance)

임상 연구에서는 섬유근육통 증후군을 가진 사람들은 상쾌해지거나 수면에서 원기를 회복하는 것에 어려움이 있다고 보여주고 있다. 이러한 문제는 수면 동안에 생리적인 전기이동 촬영에서 각성 장애와 관련이 있었다.[32, 33] 이 증상은 섬유근육통 증후군 환자의 80%에서 100% 모두에게서 나타나고 있다.[34] 수면-활동 사이클 동안에 개개인들은 3가지 각기 다른 단계를 경험한다. 불면 상황(weakfulness), 느린 파형의 수면(slow-wave sleep), 그리고 빠른 눈동자의 움직임(REM, rapid eye movement).[33, 34] 이러한 단계에서는 특징되어지는 패턴을 가진 각각의 특수한 전기적 주파수를 가지고 있다.[33] 불면 상황 동안에 각 개인들은 주변상황에 활발히 상호작용한다. ; 눈동자나 머리 그리고 몸의 움직임이 이러한 단계의 특징이다.

일단 잠에 들면 움직임은 없다. 느린-파형 수면은 4개 단계로 나누어져 있다. (1에서 4 또는 알파에서 델타까지) 그리고 45~85분가량 해당이 된다. 마지막 5~45분 사이에서는 느린-파형 수면기간과 빠른 눈동자 움직임 수면 기간이 서로 반복해서 나타나며 이 기간에 꿈을 꾸게 된다.

느린-파형 수면의 각 단계가 진행될수록 점점 더 깊은 잠에 들게 된다. 1(알파) 수면은 얕은 그리고 4(델타)는 가장 깊은 수면인데 이 단계(4, 델타)가 섬유근육통 증후군 환자에게서는 부족하다. 4번째 단계는 회복단계의 수면으로, 신체의 성장과 회복과 관련된 호르몬은 이 기간동안 가장 활발하게 된다.

비록 많은 섬유근육통 증후군의 양상이 수면장애의 직접적인 원인으로 될 수 있겠지만, 그러한 증상이 원인인지 혹은 수면 결핍의 결과인지는 명확하지가 않다. 별개의 불완전한 되먹임 시스템이 양쪽 상태를 야기했을지도 모른다. 다른 수면 장애로 고통 받는 환자들은 (수면 무호흡증이나 밤에 근 경련 같은) 비회복적인 수면(4번째 단계의 비정상적인 리듬)뿐만 아니라 검사상 섬유근육통의 누름통점을 경험하게 된다. 섬유염의 누름통점은 선택적으로 4번째 단계에 문제가 있는 건강한 정상인에게도 나타날 수 있다.[35] 게다가 섬유근육통 증후군을 가진 환자에게서 증상의 정도가 감소될 시 수면의 질적인 향상이 있음을 보여준다. 그러나 몇몇의 연구에서는 통증의 심한 정도와 회복단계 수면의 획득 여부는 트립토판(tryptophan, 성장과 관련된 아미노산)의 농도와 관련 서로 반비례 관계임을 보여주었다. 트립토판의 수준이 증가되면, 환자의 수면능력은 올라가지만 통증은 더욱 악화된다.

신경전달물질의 조절이상(Faulty Regulation of Neurotransmitters)

세로토닌(serotonin)이나 엔돌핀(endorphin) 그리고 P-물질(substance P) 같은 신경전달 물질의 변화는 수면-파형 주기와 통증의 인지 및 조절에 영향을 준다.[35-38] 한 이론에서 제시하기를 섬유근육통 증후군과 연관된 증상은 아마도 세로토닌의 결핍과 관련이 있다고 한다.[35, 36, 38] 세로토닌은 혈관, 혈관주위의 민무늬근육, 그리고 작은 혈관을 지나가는 혈류에 증가 효과를 가지고 있다. 조한 깊은 회복 수면과 통증의 인지조절도 역할을 담당하고 있다.[12]

섬유근육통 증후군의 환자들은 또한 낮은 트립토판 수준을 보이는데, 그것은 트립토판은 본질적으로 아미노산과, 음식의 단백질로부터 획득된 세로토닌 합성물의 대사 선구(先驅) 물질이기 때문이다. 혈뇌장벽(blood-brain barrier)을 가로질러 언제 어디서나 전달될 수 있도록 뇌 주변에 세로토닌 형태로 분포되어 있다. 섬유근육통 증후군을 가진 환자들은 정상인

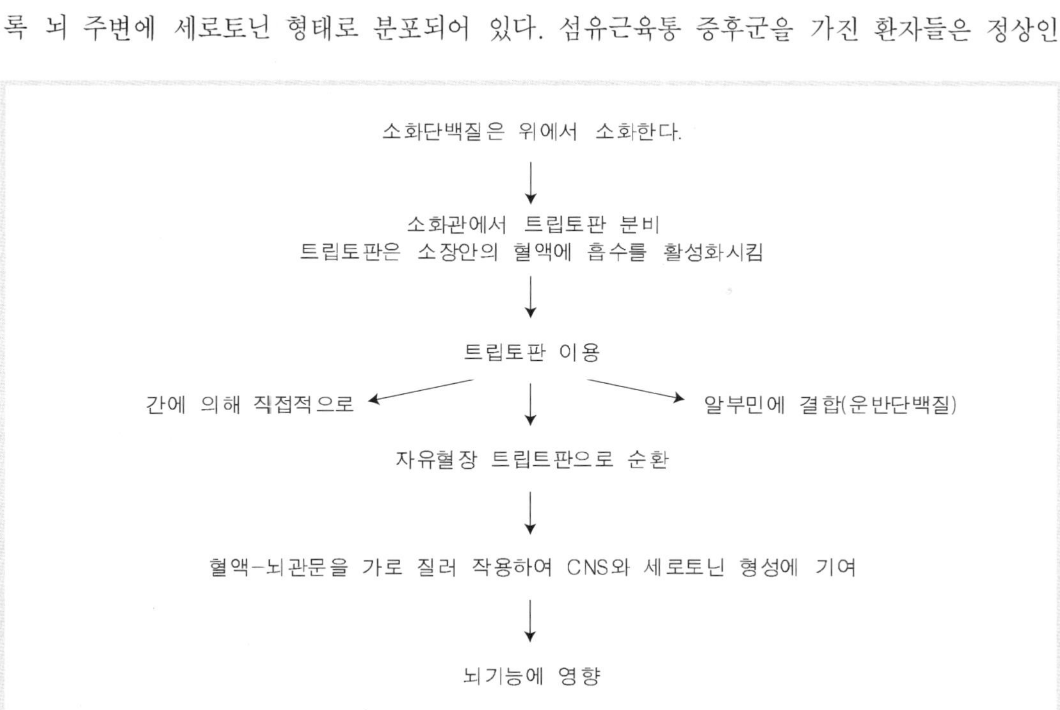

[그림 16-3] 트립토판의 대사 경로(modified from Russel IJ, JE, Vipraio FA, et al.: Serum aminoacids in fibrositis/fobromyalgia syndrome.J Rheumatol 16(supl 19) : 158-163, 1989.)

보다 낮은 레벨의 혈청 트립토판과 다른 아미노산 수치를 보여주고 있으며, 가장 낮은 단계의 자유 혈장 프립토판 수치를 보이는 사람들이 가장 심한 통증을 가지고 있었다.[38]

중추와 말초신경계에서 통증 인지 상에 전달과 조절에 관련된 펩타이트는 이미 밝혀졌다. Vaeroy와 동료들은 섬유근통 증후군과 Raynaud현상을 가진 환자들의 뇌척수액에서 P-물질 수준이 정상의 3배 높음을 발견했었다. P-물질은 통증의 진행을 시작하는 신경전달 물질이며 화학적인 매개물이다. 세로토닌을 포함한 정상 수준의 P-물질은 정상적인 통증 인지를 감소시키거나 유지하지만 P-물질 단독으로는 통증 신호를 증폭시키는 경향이 있어서 뇌가 정상보다 훨씬 높은 통증을 인식하게 된다. 다른 말로 하자면 통증의 심한 정도에 대한 인지가 화학적으로 변화된다.[12]

면역상의 장애(Immunologic Dysfunction)

많은 섬유근육통 증후군의 환자들이 인플루엔자 바이러스 병 이후에 갑자기 그러한 증상이 나타났다고 보고하고 있다.[26] 지금까지의 특정 바이러스의 발병에 대한 연구는 기대와는 어긋났지만, 수면 장애와 감염성 질병 그리고 수면 조절에서의 박테리아 생성물과 직접적인 연관성은 존재한다. 면역성 기능에 필수적인 중요 화합물은 수면 4번째 단계에서 생산된다. 예를 들면 Muramyl 펩타이드 같은 것은 사이토카인(cytokine, 혈액 속 면역 단백질) 생산물로 변할 수 있으며 다양한 생리학적 작용을 포함하고 있다.[40] interleukin-1 같은 사이토카인은 느린-파형 수면을 증진시키는 걸로 알려져 있다. 면역 반응의 손상이나 사이토카인 조절에 장애는 많은 섬유근육통 증후군 환자가 보고한 회복 수면 단계의 부족과 인플루엔자 바이러스 같은 증상을 설명할 수 있다.[26, 40] 더 나아가 섬유근통 증후군 환자들은 본래 정상인이 가지고 있는 살해 세포의 수준이나 활동이 감소된 것으로 알려졌는데 이것은 환자들이 특정 타입의 면역상 장애로 고통 받고 있음을 나타낸다.

근육 병리(Muscle Pathology)

골격근은 섬유근육통 증후군에서 최종적으로 중요한 기관이라고 표현되는데 이유는 많은 환자들이 경험상 통증이나 뻣뻣함의 원인이 된다고 믿기 때문이다. 조직학 상에서 정상 근조직에서는 보이지 않는(위축된 섬유와 그물 또는 탄력 섬유를 포함한) 근육 구조의 비정상이 발견되어왔기 때문이다. 기능적인 이상에는 고-에너지 인산 농도의 감소와, 감소된 조직의 산소 유리, 그리고 혈류의 손상 등을 포함하고 있다.[43]

섬유근육통 증후군의 징후인 근 골격 통증, 뻣뻣함 그리고 피로는 아마도 근육의 미세외상의 결과일 것이다.[44] 근육-힘줄 연접(muscle-tendon junction)부위는 통증 수용기가 많이 존재하며 섬유근육통 증후군의 특징인 누름통점과 많은 부위에서 일치하고 있다. 골격근 내에서 통증의 전달과 지각을 포함하고 있는 섬유는 정상자극에 상대적으로 높은 역치를 가지고 있다. 세로토닌 같은 신경전달물질과 직면해서 이러한 섬유들은 반복적이나 유해성 자극에 과민하게 되고 그러해서 낮은 수준의 움직임에도 통증을 전달한다.[43]

근육통은 운동의 기간보다는 강도와 관련해서 나타난다. 근육의 미세손상은 또한 숙달하지 못한 운동이나 특정 신장 수축(eccentric contractions)에 의해 발생한다.[44] 저항에 대항해 중심에서 멀어지는(원심성, 길이 수축) 수축을 하면 근육에서 최대한의 힘이 발생한다. 예를 들어 높은 신장 수축을 포함한 운동은 달리기(지면에 닿기 위해 발에 힘줄 때), 팔 올리기(팔이 낮은 상태일 때) 그리고 윗몸일으키기(신체가 처음 자세로 돌아갈 때) 등이 있다. 중간 강도의 수영이나 자전거 타기도 낮은 강도의 신장 수축을 하는 활동의 좋은 예이다. 섬유근육통증후군 환자를 위해서 수중운동을 할 때는 신장 수축을 제외한 움직임을 제공한다.

한 연구에서 보고하기를, 단축 등속성 수축을 수행한 사람과 신장 등속성 수축을 한 사람에게서 나타나는 운동 기인성 근육통은 차이가 없고, 작업 부하량이 근육의 통증 정도를 결정한다고 하였다.[45] 미세 손상으로 인해 경험하는 통증의 양은 직접적으로 건강한 정도와 관련이 있으며 섬유근육통을 가진 환자들에게는 보통 육체적으로 그리고 산소 소비 상에서 적합지 않다. 게다가 근육 혈류 연구에서, 섬유근육통 증후군 환자들은 근육과 다른 조직에서의 저산소증으로 고통 받음을 보여주고 있다. 이러한 상태는 부분적으로 세포수준에서의 혈류 조절 이상 때문이며, 이는 골격근으로의 산소 전달과 차후 고에너지 인산의 발생에 필요한 산소 사용 등의 요소에 변화를 준다. 그 결과 산소와 영양분의 공급은 제한을 받게 되며 대사산물은 적절하게 처리되지 못하게 된다.

phophoserin(근수축 효율성에 중요한 alpha amino acid) 수준의 감소는 섬유근육통 증후군 환자에게서 관찰되어 왔다. 근육의 효과적인 수축에 대한 장애는, 주어진 일을 효과적으로 수행할 수 없음을 나타낸다.

섬유근육통 증후군 환자들은 보통 통증과 피로에 의한 운동제한의 결과로 점점 약해지게 된다. 4번째 수면 단계(델타)의 부족은 피로를 증가시키고 그것은 운동에 대한 의지를 감소시킨다. 반면 운동의 부족은 또한 회복 단계의 수면을 감소시킨다. 느린-파형 수면과 비활동성이 양쪽의 결핍은 성장호르몬의 유리에 영향을 준다. 차선적인 성장 호르몬의 분비는 느린-파형 수면과 빠른 눈동자 움직임(REM)수면 뿐만 아니라 단백질 합성도 억제한다.[38] 감소된 혈중 아미노산 수준의 감소와 골격근 내 구조적이고 기능적인 이상은, 정상 근육의 회복에 요구되는 아미노산 물질의 적절치 못한 공급이 원인일 것이다. 이런 형태의 불균형은 운동 기원성 근육 미세손상의 치유를 늦추게 되어 섬유근육통 환자에서 보고된 것과 같은 통증성 근육 증상을 발생시킨다.[38, 44]

섬유근육통 증후군의 전통적인 접근과 치료 ▶ ▶ ▶
(THE CONVENTIONAL APPROACH TO THE TREATMENT OF FIBROMYALGIA SYNDROME)

정서적인 요인들에게로 접근(Addressing the Emotional Factors)

섬유근육통 증후군 같은 만성적인 통증 상태는 각종 전문재활팀 접근이 적합하다(그림 16-4). 섬유근육통 증후군의 치료는 증상 그 자체의 치료가 아닌 완화가 목적이 되었다. 통증의 감소와 수면의 증진이 치료의 성공적인 결과로 채택되었는데 이유는 그것이 개인이 증상 극복과 기능의 효율성에 도움을 주기 때문이다.[12, 35, 41-45, 47-51]

물리치료가 시작되기 이전에 임상의들은, 채택된 진단기준과 평가과정을 바탕으로 한 섬유근육통 증후군의 확립된 진단을 만들어야 했다. 임상의들은 또한 섬유근육통 증후군 증상의 세기에 영향을 주는 동반된 내과적인 질환들을 밝혀내야 했었다. 섬유근육통 환자들은 확신과 병의 본질에 대한 설명이 그리고 증상의 심각성을 경감시킬 수 있는 방법이 필요했다. 일반적인 교육 또는 상담 과정은 섬유근육통 증후군을 가진 환자들에게 증상의 정서적인 그리고 육체적인 측면의 관리를 가르치는데 도움을 줄 수 있다.

치료사는 증후군과 관련 사회적 이슈에 대한 짧은 평가를 수행해야 한다. 생활스타일에서의 역할과 감정적인 요인에 대한 것들(예를 들어 원만하지 못한 가정생활, 실직, 법정 소송 등등)은 평가되어야 하는데 이런 이유들이 치료 결과에 영향을 줄 수 있기 때문이다. 가족이나, 친구, 지지 그룹 또는 다른 섬유근육통 증후군을 가진 사람들의 적절한 지원 또한 매우 중요하다. 만약 환자가 부가적인 스트레스나 우울증 또는 불안감 등에 대처하지 못한다면 적절한 정신적 중재가 필요할 것이다. 치료사는 또한 환자의 현재 기계적인 스트레스 유발 요인(예로 일상생활, 가족의 태도 그리고 작업 환경 같은) 또한 평가해야 하는데 이런 요인들은 환자들이 그들이 가진 증상들을 잘 조절할 수 있는지를 좌우하기 때문이다.

물리치료(Physical Therapy)

물리치료 기술은 다음과 같은 것을 포함하여 섬유근육통 증후군을 치료하는데 사용된다.

1. 목, 등, 그리고 어깨 부위에 30분 동안 국소적인 열
2. 가장 증상이 깊은 부위 중 참을 수 있는 부위에 깊은 조직의 마사지를 10분 동안 시행, 이것인 매우 개별적으로 다루어지는데 환자가 특정 이득을 보고하기 전에 더 나빠질 수 있기 때문이다.

3. 생체되먹임 같은 이완 테크닉을 교육해 환자의 재인식 및 근육 긴장도 반응의 역행을 조절하는데 도움을 준다. 보통은 무의식적으로 수행하고, 테이프이나 강연 또는 책을 통해 도움을 얻으며 몸과 마음의 이완을 조정하기 위해 이완훈련 프로그램을 사용한다.
4. 유산소 및 등장성 운동(걷기나 수영장에서의 운동 같은)이 포함된 점진적으로 진행되는 육체적 운동프로그램 시행
5. 어떤 치료사들은 "스프레이와 신장운동(spray and stretch)을 한다. 기술을 사용한다. 누름통 부위의 피부에 Fluori-Methan 같은 냉각제를 뿌려 통증 감각을 억제한 후 부드럽게 관련 근육을 신장한다. 물렁조직의 주사 또한 사용되는데 압통부위의 국소 마취는 일시적인 통증 경감을 제공한다.

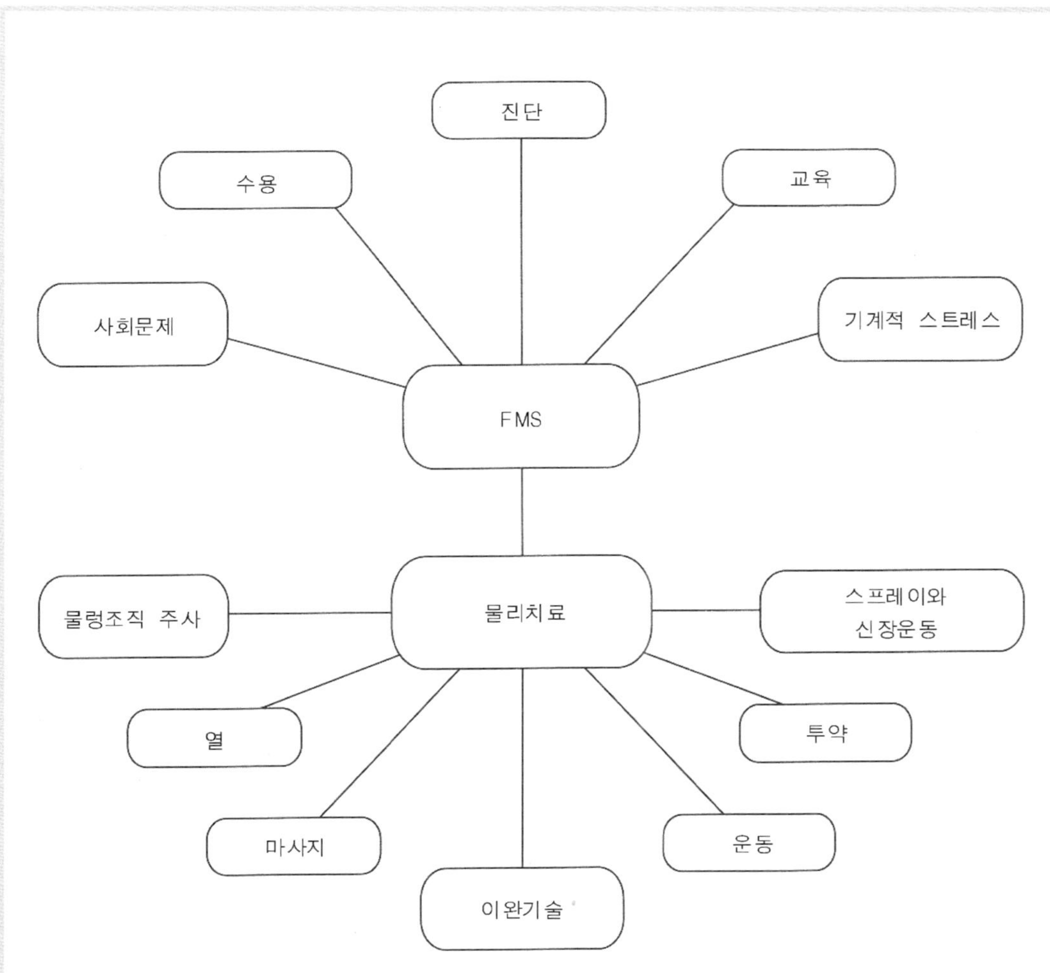

[그림 16-4] 섬유근육통 증후군에 포함되는 요소

약물(Medication)

많은 섬유근육통 환자는 진통제(acetaminophen, Tylenol)를 복용하는데 통증을 견딜 수 있는 수준을 경감시키는데 도움을 준다. 관절염 환자에게 많이 사용되는 진통제 성질을 가진 비스테로이드성 항염제도 쓴다. 그러나 염증이 섬유근육통 증후군의 특성이 아니기 때문에 이러한 환자에게서 효과는 제한적이었다.

어떤 환자들은 근 골격계 통증과 수면 장애 증상을 치료하는데 도움을 얻기 위해 항우울제를 처방받고 있다. 약물은 보통 amitriptyline(Elavil)과 cyclobenzaprine(flexeril)을 사용하고 있다. 낮은 농도의 amitriptyline을 복용하는 환자들에게서 아침의 뻣뻣함의 현저한 감소와 자가 보고하는 통증 정도의 감소, 수면의 증가, 전반적인 평가 점수의 및 누름점 점수의 증가 그리고 안녕감에 대한 증가된 느낌 등이 보여졌다.[24, 51, 52] cyclobenzaprine을 복용하는 환자들은 또한 지역적인 통증과 수면 장애의 완화 및 방아쇠점 점수의 증진등이 보여졌다.[38, 51-53] 이러한 약들은 삼환계 약물(항우울제)이지만 cyclobenzaprine은 근육방추에 대한 감마뉴런의 방전을 억제해 근 긴장도를 줄이는 부가적인 기능도 있다. 이러한 약물의 결과로 통증-경련-통증의 순환 특징이 깨지게 되서 근육을 좀더 기능적으로 사용할 수 있도록 하게 한다.

운동프로그램의 중요성 (THE IMPORTANCE OF EXERCISE PROGRAMMING)

활동을 지속시키는 능력(Ability to Sustain Activity)

섬유근육통증후군을 가진 환자들은 심혈관계 또는 유산소의 공급 수준이 평균보다 낮으며 그들의 근육은 산소를 잘 이용하지 않는다. 이러한 결과로 각 개인들은 쉽게 지치게 되며 더 나아가 그들의 심혈관계 효율성과 말초 혈액순환의 감소를 가져온다. 많은 예에서 섬유근육통 증후군은 습관적인 비활동성을 야기해 그것이 지속될 경우 건강악화의 순환을 가져온다(그림 16-5).[44] Newham과 Edward는 그들이 분석한 "노력 증후군(effort syndrome)"에서 분석하기를 강제적인 비활동성으로부터 야기된 많은 증상들을 증명하였다. 이러한 많은 증상들은 섬유근육통증후군 환자에게서도 보고되었다(그림 16-7).[41]

지구력 훈련을 하는 동안 골격근은 많은 생리적인 적응을 경험한다. (표 16-8) 그러나 반대 방향으로 반응하는 부적절한 근육은 그 개인에게 근육 미세손상과 통증을 입히게 된다. 섬유근육통 증후군 환자들은 높은 강도, 오랜 기간의 활동을 수행할 수 없다. 게다가

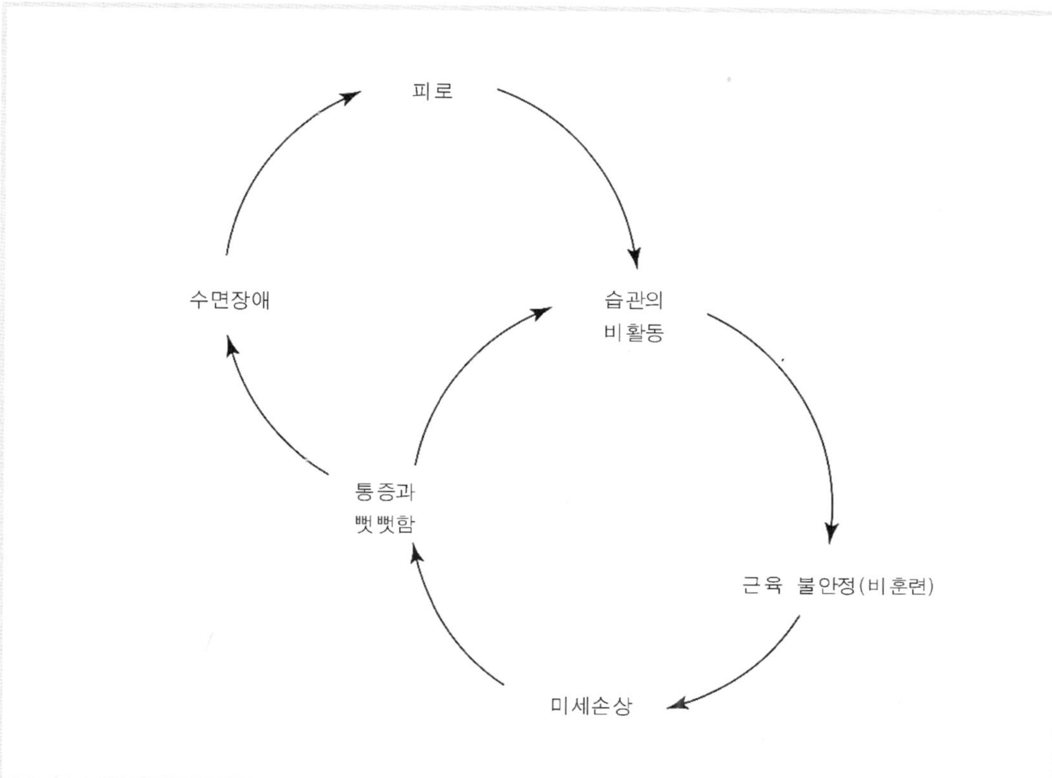

[그림 16-5] A.운동-그에 따른 미세손상의 결과 피이드백 고리 묘사 : 근육통과 피로의 자기 회복 주기

이런 환자들은 보통 상대적으로 낮은 강도의 운동을 통해서만 이득을 얻을 수 있을 정도로 매우 건강하지 못하다.[49]

유산소 공급의 증진을 위한 단계적인 운동 프로그램은 섬유근육통 증후군 환자에게 치료적인 이득을 줄 수 있다.[49] 시간의 연장을 위해 낮은 강도의 유산소 운동 프로그램에 참여한 환자들에게서 수면장대에 의한 섬유근육통 관련 질환들의 일부분이 경감되었다.[39, 55] 그들에게서 특히 누름통점과 전반적인 평가에서, 그리고 심혈관계의 적합성에서 향상된 양상을 보였다. 유산소 운동은 심혈관계 상태 뿐만 아니라 조직에 산소의 전달 및 사용을 증진시키는데 도움을 준다.

섬유근육통 증후군 환자들은 신장과 강화 운동으로부터도 이득을 얻을 수 있다. 신장운동은 유연성을 유지하거나 증가시키고, 단단하고 뻣뻣한 근육을 이완하는데 도움을 준다. 강화 운동은 근육에 발생하는 삠, 뒤틀림을 줄이는데 도움을 준다. 가장 중요한 것은 효과적인 프로그램이 환자들에게 그들의 병에 대한 정서적이고 육체적인 측면을 둘다 관리할 수 있게 도움을 준다는 것이다.

[표 16-7] 습관적인 비활동성과 관련된 공통 증상들

심혈관계
심계항진
작은맥박
신경계
어지러움
두통
둔감증
호흡계
호흡이상
가슴부위 통증
소화계
배부위 통증
삼킴곤란, 언어상실증
근골격계
근육 통증
열림
자율신경계
과도한 땀 발생
일반적인 증상
피로
약화
긴장
불안

[표 16-8] 지구력 훈련에 대한 골격근의 생리적인 적응현상

근육 크기의 증가
근력의 증가
산화 효소의 증가
ATP 증가
마이오글로빈 증가
모세혈관 밀도 증가
동맥의 부수적인 순환 증가
완충 능력 증가

통증은 섬유근육통 증후군 환자의 주요 문제이다. 이것이 섬유근육통 증후군 증상의 일차나 이차에 상관없이, 근골격 통증은 항상 존재한다. 통증에도 불구하고 일상적인 활동을 꾸준히 하는 환자는 증상이 호전되고 거의 정상생활을 하는 것을 볼 수 있다.[43-45, 49-51]

대부분의 환자는 목, 팔, 다리, 척추의 신장과 근력강화와 같은 점진적인 운동 프로그램에 좋은 반응을 보인다. 원심성 움직임이 없고 물에 의해 동작이 느려지면서 미세손상 기회가 줄어들기 때문에 섬유근육통 증후군 환자에게 따듯한 물을 사용한 수중운동이 가장 효과적이다. 게다가 따듯한 물에 몸을 담갔을 때 나타나는 생리적 변화로 통증이 감소되고 동작이 좀더 쉬워진다. 운동 프로그램을 시작한 사람들의 50% 가량이 초기 6개월 동안 운동을 그만둔다. 처방된 운동을 꾸준히 하는 사람은 좀처럼 만나기 힘들다. 부작용을 줄이기 위해, 건강한 사람들을 대상으로 한 데이타로 길잡이 공식을 만드는 프로그램이 아니라 궁극적으로 운동하는 환자의 목표에 따르는 것이 중요하다.

섬유근육통 증후군 환자의 수중운동 치료 프로그램의 목표는 개인의 운동 인내력과 지구력을 증진시켜, 건강을 향상시키고자 함이다. 개인의 건강상태가 증진되면 운동 후 통증,

뻣뻣함, 근력 약화와 같은 증상이 점차 감소된다. 각 운동 프로그램은 개인의 능력에 적합해야 하며 운동시 발생하는 증상이나 통증과 같은 반응에 융통성이 있어야 한다. 건강 수준이 제시되긴 하나, 환자는 자신이 충분하다고 느끼는 운동 양의 1/4 정도로 시작한다. 너무 과도한 목표를 정해서 불필요한 퇴보를 경험하는 것보다는 천천히 증진시키는 것이 중요하다. 섬유근육통 증후군 환자는 평소에는 증상이 없다가도 운동을 시작한 직후에 더 많은 통증을 경험한다. 운동 후 통증은 운동에 대해 적응이 되지 않았고, 잘 적응된 시기 사이, 즉 과도기에 흔히 나타난다. 충분한 운동과 과도한 운동 사이의 경계가 미세하기 때문에 이 기간동안 그들의 평소 운동량을 꾸준히 지속하도록 독려할 필요가 있다.

점진적인 수중운동 프로그램 수행을 위한 지침
(Guidelines for Implementing a Progressive Aquatic Therapy Program)

인체에서, 운동에 대한 생리학적인 반응은 몇 가지 요인에 의해 결정된다. (1) 운동을 수행하는 빈도(주당, 월당 몇 회), (2) 개인의 능력에 따른 수행 운동의 상대적인 강도, (3) 기간, 혹은 한번 시행할 때 운동 시간, (4) 수행하는 운동의 종류. 이러한 요인들은 생리적 조직[49]에 의해 만들어진 적응력에 영향을 미치며, 이러한 요인 가운데 하나만 변하더라도 생리적 변화는 달라진다.

운동 프로그램의 목적이 좀더 명확해질수록, 운동이 목적에 좀더 부합되도록 할 수 있다. 운동 처방을 위한 보편적인 기준이 없기 때문에, 섬유근육통증후군 환자들은 자신의 능력 내에서 자신의 등급에 맞게 운동을 해야 한다. 고강도의 원심성 요소를 지닌 움직임은 섬유근육통 환자에게 적합하지 않기 때문에, 운동의 종류와 강도를 결정하는 것은 중요하게 고려해야 한다.

운동 프로그램을 계획하는데 다음의 운동 길잡이가 사용되어야 한다.

1. 주당 최소한 두 번 내지 세 번 운동을 시행한다.
2. 프로그램의 각 단계를 시작할 때, 각 운동을 항상 세 번 반복한다.
3. 매 2~3주마다 각 운동을 두 번 더 반복하여 운동 강도를 증진시킨다. 강도를 증가시키 기 전, 환자는 세 번 연속 시행했을 때 통증이 증가하지 않아야 한다.
4. 운동을 하는 동안, 노력 여부를 확인하기 위해 보그 척도(Borg scale)를 사용한다(그림 17-10 참조).
5. 환자는 5~10분가량 운동을 하여, 매 주마다 2~3분 점진적으로 증가시킨다.
6. 걷기, 물 속에서 걷기, 자전거 타기와 같은 수중 유산소 운동을 선택한다.

섬유근육통 증후군 환자들은 강도가 서서히 증가하는 저강도 프로그램이 가장 효과적이다. 환자들은 실제로 자신이 할 수 있는 정도 이상을 할 수 있다고 생각하기 때문에, 각 환자의 실질적인 운동의 인내력(통증 문턱값)을 측정하는 것은 어렵다. 각 운동은 운동 강도에도 불구하고 통증과 뻣뻣함의 정도에 따른 결과이다. 각 운동시 반복 횟수를 점진적으로 증가하면 근육의 지구력을 증가시키나 실질적인 통증 문턱값이나 통증 지각에는 영향을 미치지 않는다. 그러나 통증에도 불구하고 계속해서 운동을 하는 경우, 결과적으로 같은 양의 통증으로 더 많은 운동을 할 수 있다. 결국, 지구력 증진 프로그램을 지속하면, 실질적인 통증 역치는 지각하는 통증 문턱값에 근접하게 되고, 그로 인해 증상의 심각성이 감소하고 점진적으로 운동에 순응하게 된다(그림 16-6).

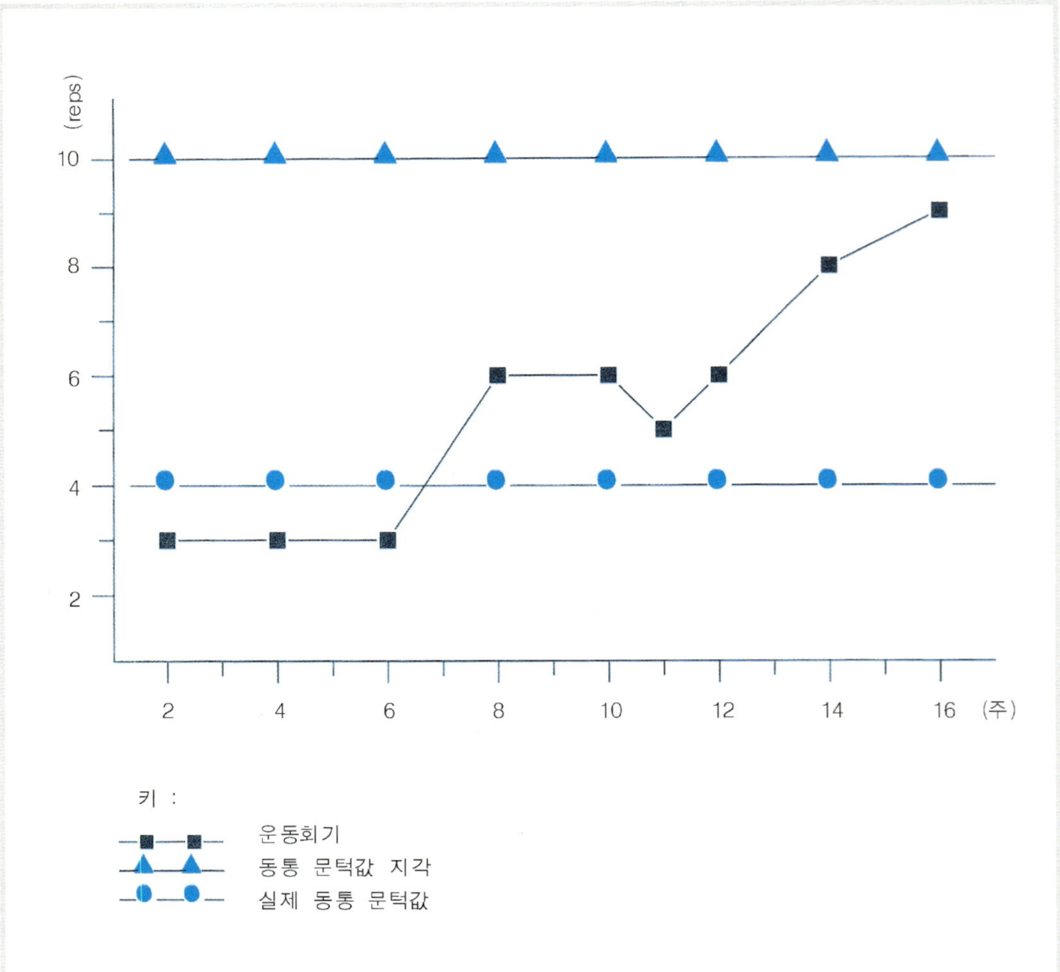

[그림 16-6] 수중운동 프로그램 진행에 따른 반응

기본 섬유근통 수중 프로그램(Sample Fibromyalgia Pool Program)

준비운동(Warm-up)

신장운동(Stretch)

- 가자미근 신장(그림 14-7)
- 무릎근 신장(그림 13-10)
- 넙다리네갈래근 신장(그림 13-5)
- 엉덩관절 굽힘근 신장(그림 12-5)
- 반대쪽 어깨관절 신장(그림 8-11)
- 위팔세갈래근 신장(그림 9-7)
- 전완 신장(그림 9-9)
- 물 속으로 어깨 누르기(그림 6-8)
- 등 신장(그림 15-18)
- 목 돌리기(그림 15-28에서 15-32)

근력강화 운동(Strengthen)

시작 단계에서, 하루는 상지운동, 하루는 하지 운동을 번갈아 근력강화운동을 해야 한다. 땅 위에서 천천히 동작을 가르쳐 주고, 모든 주의사항을 제시하여 천천히 시작한다.

상체(Upper body)

- 어깨관절 굽힘 저항(그림 8-32)
- 어깨관절 폄 저항(그림 8-33)
- 어깨관절 모음, 벌림 저항(그림 8-31)
- 수평면에서의 모음, 벌림 저항(그림 8-34)
- 노젓기 동작(그림 8-36)
- 똑바로서서 노젓기 동작(그림 8-38)
- 위팔두갈래근을 둥글게 굽힘하기(그림 9-11)
- 위팔세갈래근 폄(그림 9-14)
- 손목 둥글게 구빔하기(그림 9-17)

하체(Lower body)

- 발뒤꿈치 들기(그림 14-16)
- 발가락 굽힘, 폄(그림 14-19)
- 넙다리 폄(그림 13-13)
- 무릎근 뒤로 차기(그림 13-14)
- 쪼그려 앉기(그림 13-16)
- 엉덩관절 굽힘(그림 12-11)
- 엉덩관절 폄(그림 12-12)
- 엉덩관절 모음, 벌림(그림 12-13)

복근(Abdominals)

- 서서 커런치 운동(움직이기)(그림 15-35)
- 넙다리 옆으로(45°) 굽힘하기(그림 15-50)
- 몸통 돌림 저항(그림 15-46)
- 골반 둥글게 말아 올리기(굽힘) (그림 15-34)

유산소 요소(Aerobic component)

신장 운동(Stretches)

참고자료(REFERENCES)

1. Smythe H. Fibrositis syndrome: A historical perspective. J Rheumatol 16:2-6, 1989.
2. Ediger B. Coping with Fibromyalgia (Fibrositis). Toronto: LRH Publications, 1991.
3. Mitchell SW, Moorehouse GR, Keen WW. Gunshot Wounds and Other Injuries of Nerves. Philadelphia: J.B. Lippincott, 1864.
4. Growers WR. A lecture on lumbago: Its lessons and analogues. BMJ 1:117-121, 1904.
5. Kellgren JH. Observations on referred pain arising from muscle. Clin S7i 3:174-190, 1938.
6. Livingston WK. Pain Mechanisms. New York: Macmillan, 1943, pp.4-6.
7. Proposed diagnostic criteria for rheumatoid arthritis. Bull Rheum Dis 7:121-124, 1956.
8. Ropes MW, Bennett GA, Cobb 5, et al. Proposed diagnostic criteria for rheumatoid arthritis. Ann Rheum Dis 16:118-125, 1957.
9. Smythe HA, Moldofsky H. Two contributions to the understanding of the “fibrositis” syndrome. Bull Rheum Dis 20:928-931, 1977.
10. Wolfe F, Smythe HA, Yunus MB, et al. The American College of Rheumatology 1990 Criteria for the Classification of Fibromyalgia: Report of the multicenter criteria committee. Arthritis Rheum 33:160-172, 1990.

11. Bennett R. Confounding features of the fibromyalgia syndrome: A current perspective of differential diagnosis. J Rheumatol 16(Suppl 19):58-61, 1989.
12. Russell JI. Fibromyalgia syndrome: Recognition and management. Audioplus Teleconference, Annenberg Center at Eisenhower, Rancho Mirage, California, October 5, 1993.
13. Turk D, Flor H. Primary fibromyalgia is greater than tender points: Toward a multiavial taxonomy. J Rheumatol 16(Suppl 19):80-81, 1989.
14. Felxon DT, Epidemiologic research in fibromyalgia. J Rheumatol 16(Suppl) 19):7-11, 1989.
15. Rollman GB. Measurement of pain in fibromyalgia in the clinic and laboratory. J Rheumatol 16(Suppl 19):113-119, 1989
16. Waylonis GW, Heck W. Fibromyalgia syndrome: New aisociations. Am J Phys Med Rehabil 71:343-348, 1992.
17. Yunus MB, Masi AT, Aldag IC. A controlled study of primary fibromyalgia syndrome: Clinical features and assomatol with other functional syndromes. J Rheumatol 16(Suppl 19):62-71, 1989.
18. Mikkelsson M, Latikka P, Kautiainen H, et at. A comparison of muscle and bone pressure pain threshold and pain tolerance in fibromyalgia patients and controls. Arch Phys Med Rehabil 73:814-818, 1992.
19. Wale JO, ed. Tidy's Massage and Remedial Exercises. 11th ed. Bristol: John Wright & Sons, 1968.
20. Sola AE. Myofascial trigger point therapy. Res Staff Phys 49:38-45, 1980.
21. Travels J, Simmons DG Myofascial Pain and Dysfunction : The Trigger Point Manual. Baltimore: Williams & Wilkins, 1983.
22. Russell JI, Vipraio G, Morgan WW, Bowden CL. Is there a metabolic basis for fibrositis syndrome? Am J Med 18(Supp 3A):50-56, 1986.
23. Scudds RA, Trachsel LCE, Luckhurst BJ, Percy JS. A comparative study of pain, sleep quality and pain responsivenessin fibrositis and myofascial pain syndrome. J Rheumatol 16(Suppl 19):120-126, 1989.
24. Scudds RA, McCain GA, Rollman GB, Harth M. Improvements in pain responsiveness in patients with fibrositis after successful treatment with amitriptyline. J Rheumatol 16(Suppl 19):98-103, 1989.
25. Cathy MA, Wolf F, Kleinheksell SM. Functional ability and work status in patients with fibromyalgia. Arthritis Care Res 11:151-171, 1988.
26. Goldenberg DL. Fibromyalgia and its relation to chronic fatigue syndrome, viral illness and immune abnormalities. J Rheumatol 16(Suppl 19):91-93, 1989.
27. Sheon RP, Moskowitz RW, Goldberg VM. Soft Tissue Rheumatic Pain: Recognition, Management, Prevention. Philadelphia: Lea & Febiger, 1982.
28. Merskey H. Physical and psychological consideration in the classification of fibromyalgia. J Rheumatol 16(Suppl 19):72-79, 1989.
29. Goldenberg DL. An overview of psychologic studies in fibromyalgia. J Rheumatol 16(Suppl 19): 12-14, 1989.
30. Goldenberg DL. Psychological symptoms and psychiatric diagnosis in patients with fibromyalgia. J Rheumatol 16(Suppl 19):107-130, 1989.
31. Hudson JI, Pope HG. Fibromyalgia and psychopathology: Is fibromyalgia a form of "affective spectrum disorder?" J Rheumatol 16(Suppl 19):15-22, 1989.

32. Moldofsky H. Sleep-wake mechanisms in fibrositis. J Rheumatol 16(Suppl 19):47-48, 1989.
33. Jones BE. The sleep-wake cycle: Basic mechanisms. J Rheumatol 16(Suppl 19):49-51, 1989.
34, Moldofsky H. Nonrestorative sleep and symptolins after a febrile illness in patients with fibrositis and chronic fatigue syndromes. J Rheumatol 16(Suppl 19): 150-153, 1989.
35. McCain GA, Tilbe KS. Diurnal hormone variation in fibromyalgia syndrome: A comparison with rheumatoid arthritis. J Rheumatol 16(Suppl 19): 154-157, 1989.
36. Hamaty D, Valentine JL, Howard R, et al. The plasma endorphin, prostaglandin and catecholamine profile of patients with fibrositis treated with cyclobenzaprine and pleacebo: A 5-month study. J Rheumatol 16(Suppl 19):164-168, 1989.
37. Moldofsky H, Warsh JJ. Plasma tryptophan and musculoskektal pain in non-articular rheumatism ("fibrositis syndrome"). Pain 5:65-71, 1978.
38. Russell JI, Michalek JE, Vipraio FA, et al, Serum amino acids in fibrositis/fibromyalgia syndrome. J Rheumatol 16(Suppl 19): 158-163, 1989.
39. Vaeroy H, Sakurada T, Forre O, at al, Modulation of pain in fibromyalgia (fibrositis syndrome): Cerebrospinal fluid investigation of pain related neuropeptides with special reference to calcitonin gene related peptide. J Rheumatol 16(Suppl 19):53-57, 1989
40. Krueger JM, Johannsen L. Baterial products: Cytokines and sleep. J Rheumatol 16(Suppl 19):52-57, 1989.
41. Caligiuri M, Murray C, Buchwald D, et al. Phenotypic and functional deficiency of natural killer cells in patients with chronic fatigue syndrome. J Immunol 139:3306-3313, 1987.
42. Russell JI, Vigraio GA, Tavar Z, et al. Abnormal natural killer cell activity in fibrositis syndrome is responsive to in vitro IL-2. Arthritis Rheum 81 :824, 1988.
43. Bennett RM. Physical fitness and muscle metabolism in the fibromyalgia syndrome: An overview. J Rheumatol 16(Suppl 19):28-29, 1989.
44. Bennett RM. Bevond fibromyalgia : Ideas on etiology and treatment. J Rheumatol 16(Suppl 19):185-191, 1989
45. Fitzgerald G]K, Rothstein JM, Mayhew TP, Lamb RL. Exercise-induced muscle soreness after concentric and eccentric isokinetic contractions. Phys Ther 71:505-513, 1991.
46. Bengtsson A, Henriksson KG. The muscle in fibromyalgia: A review of Swedish studies. J Rheumatol 16(Suppl 19):144-149, 1989.
47. Rodnan GP, Schumacher HP, Zvaifler NJ, eds. Primer on the Rheumatic Diseases. 8th ed. Atlanta: Arthritis Foundation, 1983.
48. Henry JL. Concepts of pain sensation and its modulation. J Rheumatol 16(Suppl 19): 104-112, 1989.
49. Klug GA, McAuley E, and Clark S. Factors influencing the development and maintenance of aerobic fitness: Lessons applicable to the fibrositis syndrome. J Rheumatol 16(Suppl 19):30-39, 1989.
50. Littlejohn G. Mediocolegal aspects of Hbrositis syndrome. J Rheumatol 16(Suppl 19): 169-173, 1989.
51. Buckelew SP, Fibromyalgia: A rehabilitation approach. Am J Phys Med Rehabil 68:37-41, 1989.
52. Goldenberg DL. A review of the role of tricyclic medications in the treatment of fibromyalgia syndrome. J Rheumatol 16(Suppl 19): 137-139, 1989.

53. Quimby LG, Gratwick GM, Whitney CS, Block SR: A randomized trial of cyclobenzaprine for the treatment of fibromyalgia. J Rheumatol 16(Suppl 19):140-143, 1989.
54. Newham DQ, Edwards RHT. Effort syndromes. Physiotherapy 65:52-56, 1979.
55. Nichols DS, Glenn TM. Effects of aerobic exercise on pain perception, affect, and level of disability in individuals with fibromyalgia. Phys Ther 74:327-332, 1994.

17 육상운동을 수중재활 프로그램으로 통합
(INTEGRATING LAND-BASED EXERCISES INTO AQUATIC REHABILITION PROGRAMS)

손상 후 회복(RECONDITIONING AFTER AN INJURY)

조직 치유(Tissue Healing)

치유에 관여하는 요소(Factors Affecting Healing)

손상 형태에 관계없이, 모든 조직(재생이 되지 않는 연골을 제외한)은 치유와 재형성이 되기 위한 일정한 시간이 필요하다(표 17-1). 재활 프로그램의 아주 중요한 점은 훈련 자극의 강도를 증가하는 데 있다. 매우 빨리 침범되고 치유하는 데 충분한 시간이 없었던 구조물들은 조직의 소실 혹은 파괴를 경험할 수도 있다. 손상은 항상 치유 구조물이 충분한 휴식 없이 반복적으로 일할 때나 한번에 최대한으로 일을 했을 경우 발생하게 된다.[1] 이것은 과사용 증후군과 스트레스성 골절에서 관찰되는 손상의 형태이다.

손상 후, 치유는 일정한 조건이 요구된다. 첫 번째로, 적당한 혈액 공급이 있어야 한다. 좋은 혈액 공급으로 구조물은 빨리 치유된다. 혈액순환은 지속적인 대사를 하는 동안 치유조직에 산소와 영양분을 공급한다. 부적절한 혈액 공급은 치유과정을 느리게 한다. 치유 구조물에 혈액이 부족하면 보다 많은 상처조직이 생기는 조직 소실을 초래한다.[2]

[표 17-1] 혈액공급과 각 신체 조직의 치유시간

조직 형	혈액 공급	치유 시간
피부	좋음	3~14 일
근육	평균	3주
힘줄/인대	나쁨	6주
뼈	좋음	팔 (3~12주)
		다리 (12~18주)
		넙다리뼈 (4~5개월) (어린이, 4~6주)
연골	없음	치유과정 없음

둘째로 적당한 염증반응이 물렁조직과 뼈 사이에 만족할만한 치유를 위해 일어나야 한다. 염증은 항상 손상 후 3~4일간 지속되고 응혈(덩어리)과 새로운 조직 지속적인 성장을 위해 필요하다.

셋째, 손상부위나 상처는 청결해야 한다. 감염은 치유과정을 느리게 하고 조직 손상의 원인이 된다.

넷째, 자극은 치유하는 동안 피해야 한다. 지속적인 자극은 붕대제거와 같은, 치유과정을 느리게 한다. 상처에 붙어 있는 드레싱을 다시 하는 것은 모세혈관의 파열로 인한 새살 조직이 형성을 방해한다. 스트레스나 삐는 것은 섬세한 조직을 파괴하고 치료가 늦어지게 하

는 원인이 될 수 있다.

마지막으로, 적당한 시간이 치료과정에 필요하다. 1살부터 조직 아교질은 탄력성을 잃고 모세혈관 공급은 줄어들어 치료 능력이 줄어든다. 따라서 보다 나이가 많은 사람에게서 신체조직은 많은 시간이 치료에 필요하다.

치료과정 동안, 손상된 물렁조직이나 뼈염증기, 치료기, 재형성기의 3가지 중요한 시기를 거친다.[3]

물렁조직의 치유(Healing of Soft Tissues)

물렁조직 손상은 압력, 긴장(tension), 엇갈림힘(shearing stress)의 결과로 발생할 수 있다. 압력은 조직을 눌러 뭉개는 것이다. 타박상이나 삠에서와 같이, 기장은 조직을 당기고 확장한다. 힘줄과 인대는 장력에는 견디도록 구성되어 있으나 엇갈림힘이나 압력에는 견딜 수 없다[3](그림 17-1).

손상을 받은 후에 염증기가 시작된다. 염증의 뚜렷한 증상은 발적, 열, 부종, 통증, 기능 소실 등이 있다.[3] 염증은 처음 24시간 동안 손상부위에 액체가 모여 발생된다. 이 과정은 치료의 준비 과정에서 손상으로 인한 부작용을 예방하고 최소화하고 줄이는 것이다.

치료와 재형성기는 초기 손상 후 산소 부족의 결과로 계속되는 조직의 소실과 연관이 있다. 이 시기 동안, 치유는 상처의 틈을 걸쳐 증가된 세포 형성으로 이루어지며 섬세한 육아조직이 형성된다. 이 새로운 육아조직이 형성된 후에, 섬유 조직 혹은 상처 조직이 원래 손상 받은 조직의 형태를 대신한다.

재형성기 동안, 상처 조직은 많은 조직화 없이 빠르게 진행된다. 초기 운동치료는 이런 임의의 과정을 단일화하는 데 도움이 된다. 새로운 조직이 만들어지면, 보다 나은 유연성이 이루어진다.

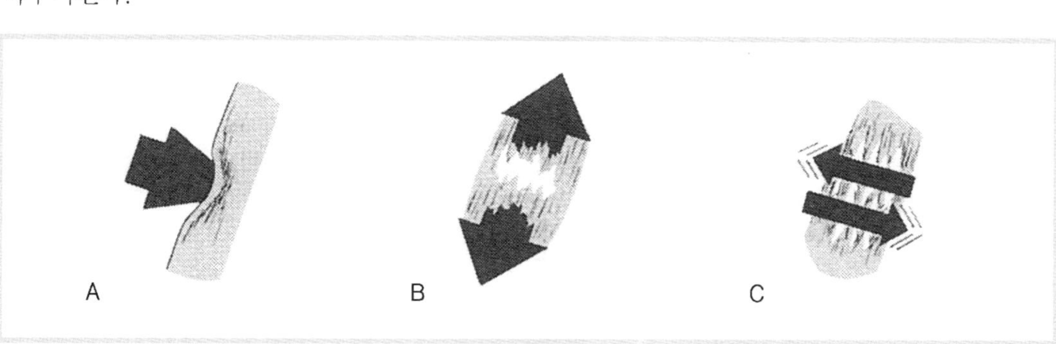

[그림 17-1] 기계적인 힘에 의한 물렁조직 손상
A : 압박 B : 장력
C : 엇갈림힘(From Arnheim DD, Prentice WE. Principle of Athletic Training. St Louis, Mosby Year Book, 1993)

골절치유(Healing of Fractures)

치유는 손상 직후 즉시 시작된다. 염증기가 거의 4일 지속되고 출혈과 뼈가 죽는 특징을 보인다. 급성기에 운동을 할 때는, 손상기전과 비슷한 운동은 피하는 것이 중요하다(그림 17－2).

치료기 동안, 골절주위 세포는 급속히 증식한다. 육아조직은 부러진 뼈의 양 끝에 다리를 만들기 시작한다. 세포는 가골이라고 알려진 뼈모세포 형태의 미성숙골로 성장한다. 이 과정은 손상 3～4주내 시작되고 견고한 가골이 형성될 때까지 계속된다.[3]

초기 뼈는 재형성기에 만들어진다. 과도한 가골은 재흡수되고 뼈는 가장 스트레스가 많은 선을 따라 만들어진다. 재형성은 골절된 뼈가 원래의 형태나 구조를 이룰 때까지 지속된다.

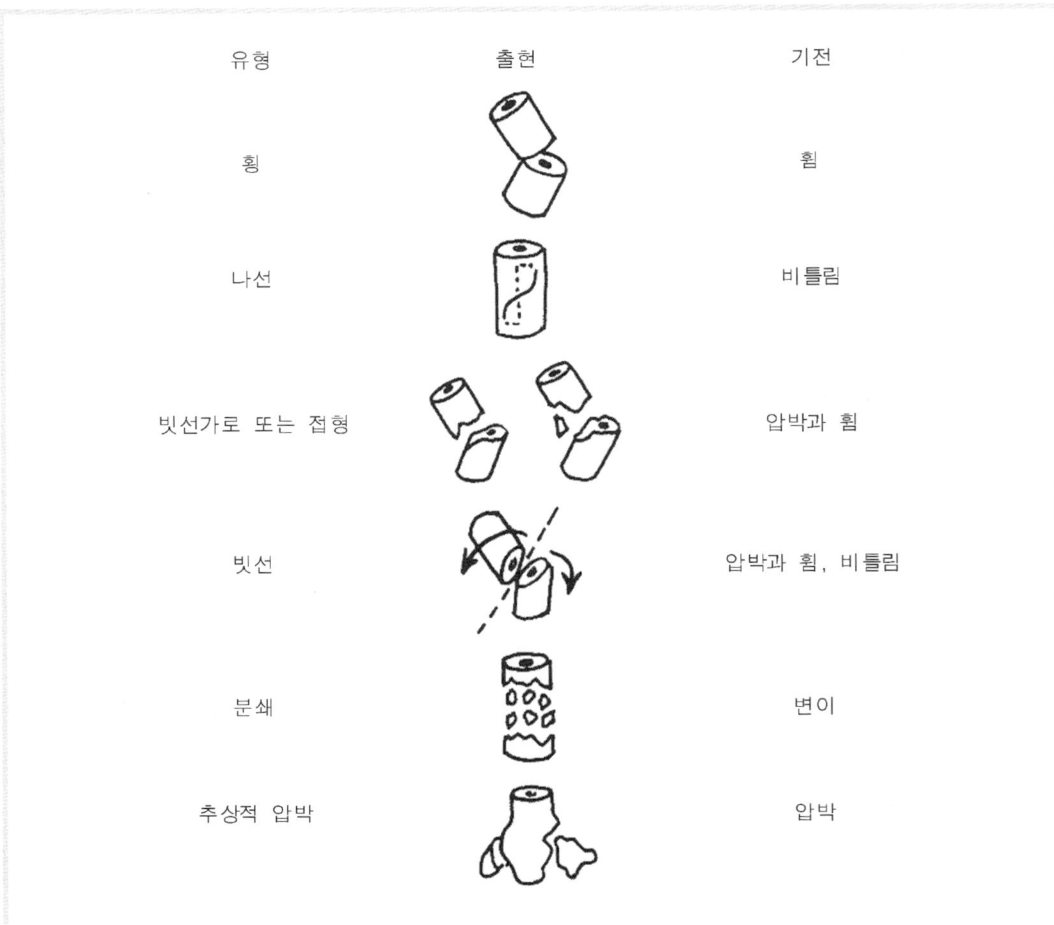

[그림 17-2] 뼈 골절의 기전(From Arnheim DD, Prentice WE. Principle of Athletic Training. St Louis, Mosby Year Book, 1993)

육상으로의 점진적 적용(Progressive Adaptation onto Land)

손상 후에는 통증, 염증, 부종 운동 상실, 기능 상실, 빠른 건강악화가 나타난다. 치료사의 즉각적인 관심은 손상이나 삔 부위에 염증, 통증, 부종을 줄이기 위해서 좀 떨어진 손상 받지 않은 부위를 보호하는 것이다. 능동 휴식 프로그램을 시작하기 위해서 운동범위를 증가하고, 손상으로 인한 제한과 특징에 대해 환자에게 교육하고 알리기 위해. 재활 프로그램의 목적은 치료적 운동을 통해 손상된 구조가 손상 전 상태로 회복하는 것이다. 수중과 육상에서의 운동을 포함한 종합 프로그램은 육상에서만 운동하는 것보다 빨리 이런 목적을 달성하게 해줄 수 있다.

재활 프로그램은 환자의 손상이 회복되는 동안에 지속적으로 운동에 참가하도록 하는 근력과 지구력을 증가시키는데 초점을 맞추어야 한다. 환자는 근력과 지구력이 좌식작업에서 좌식작업/가벼운 일로 개선하거나 혹은 가벼운 일을 할 수 있도록 개선됨으로 다식 직업에 60%는 복귀할 수 있다.[4] 앉아서 일을 하는 활동하는 환자들은 운동의 형태와 강도에 따라 어떤 프로그램을 사용했느냐에 따라 회복이 달라진다. 상태에 상관없이 치료사는 어떤 운동이 손상을 위험에 빠지지 않고, 조직 회복을 느리게 하지 않는지를 반드시 결정해야 한다. 이러한 운동은 근힘줄의 유연성을 증가시키고, 근력과 지구력을 증가시키며, 균형(고유수용기)을 개선하고, 심폐기능을 증가시키거나 유지하며, 생체 역학적 기능을 회복시키며, 점진적으로 환자를 육지활동에 가능한 한 빨리 돌아오게 한다.

재활은 가능한 한 빨리 "무용성 변성"이 일어나기 전에 시작해야 하고 가끔 그 결과 위축, 근구축, 유연성 상실, 순환장애 때문에 지연 치유가 발생한다.[5] 육지를 기반으로 한 운동을 수중운동으로 통합을 가능하면 빨리 시작해야 한다. 이 과정은 다섯 가지의 적용단계로 나눈다(표 17-2).

[표 17-2] 각 적응단계별 수중 및 육상운동 수행 백분율

단계		%물	%육상
1	육지(급성)	90	10
2	부하 소개	80	20
3	부하 증가	60	40
4	이동 적응	40	60
5	최대육지통합	10	90

1 단계-급성(Level One-Acute)

이 단계는 운동의 약 90%는 수중에서 나머지 10%는 육상에서 실시한다. 2단계로 진행하기 전에 환자는 1단계의 수중운동 프로그램 운동 수행이 기능해야 한다. 이 단계에서의 땅위에서의 운동은 건강한 쪽의 관절의 근력, 유연성, 지구력에 적응할 수준으로 유지하는 것을 도와야 한다. 몸쪽부위 및 먼쪽부위를 구성하는 구조물의 운동은 순상부위로 "전이 효과"를 가져오고, 이 것이 환자의 운동 기술과 기능을 개선할 기회가 된다.[5] 환자는 육상으로 이동을 시작하기 전에 바른 "저항 형태"로 물 속에서 특수운동을 수행할 수 있어야 한다.

2 단계-부하 소개하기(Level Two-Introduce Loading)

이 단계에서는 거의 80%의 운동이 수중에서 이루어지고 나머지 20%는 육지에서 실시한다. 부하를 적응할 때는 순상부위에 통증유발이나 증상을 악화시키지 않는 것이 중요하다.[5] 환자는 2단계 혹은 3단계 수중운동 프로그램을 실시한다. 운동은 돌발적인 운동이 일어나지 않도록 조절하여 정확하게 규칙적으로 한다. 환경은 손상의 위험도를 조절하고 예측할 수 있어야 한다. 자전거타기와 같은 돌림 운동은 구분된 단계로 분명하게 실시하고 반복한다.[6] 등척성 운동은 이 단계에서 소개한다. 환자는 통증없이 완전 근수축을 획득하도록 시도하고 역동적인 부하나 강한 힘의 부하는 피한다.

3 단계-부하 증가하기(Level Three-Increase Loading)

이 단계에서는 거의 60%는 수중운동 나머지 40%는 육상에서 한다. 환자는 수중운동 프로그램 4단계를 하게 된다. 치료사는 이 단계에서 손상된 부위에 특별히 부하를 증가시키는 것이 중요하다. 목표는 원래의 근력과 관절가동 범위의 50%를 회복시키는 것이다. 다음 단계로 진행하기 전에 50%의 육상운동 프로그램과 50%의 수중운동 프로그램 수행이 가해야 한다.

4 단계-이동 적응(Level Four-Transfer Adaptation)

이 단계에서는 40%의 운동은 수중에서 실시한다. 치료사는 계속해서 부하를 증가시키고 수중운동 프로그램은 가능하면 감소시킨다.

5 단계-최대화된 육상 통합(Level Five-Maximize Land Integration)

이 단계에서는 환자는 단지 10%의 운동만 수중에서 실시한다. 수중운동 프로그램은 육상운동 프로그램이 완전하게 수행된 후 약한 부위를 신장시키는데만 사용한다. 완전한 육상운동으로 복귀와 환자의 정상적인 활동으로 회복되기 전에, 환자는 손상된 부위에 95%의 근력과 유연성을 회복해야 한다.[6] 수중운동치료 프로그램은 이 목표를 달성하기 위하여 중복되는 경향이 있다(표 17-3).

[표 17-3] 수중운동과 육상운동 프로그램의 중복

수중운동 단계	육상으로의 통합 수준
1-수술후/급성	1 - 육상(급성)
2-초기운동단계	2 - 부하설명
3-중간운동단계	3 - 부하증가
4-발전된 운동단계	4 - 이동적응
5-육상으로의 통합	5 - 최대 육상 통합

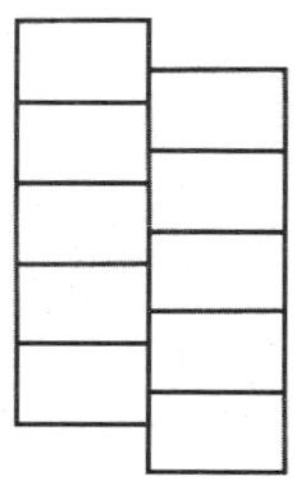

훈련의 원리(THE PRINCIPLES OF TRAINING)

점진적 과부하 원리(The Progressive Overload Principle)

대부분의 회복 프로그램은 점진부하의 원리가 가장 기본인데, 이 원리는 부하를 견뎌낼 때 정상적으로 요구되는 조정으로 신체가 적응해 간다. 적응된 후에 부하는 보다 증가된 높은 수준의 적응을 성취하게 된다. 특수한 훈련 결과를 달성하기 위하여 각각의 훈련은 속도, 저항, 기간, 근육 그룹 사용, 그리고 관절 작용의 요구와 같은 특수한 기능을 자극해야 한다. 모든 이러한 요인들은 바람직한 훈련의 결과에 영향은 미친다.

강도 원리(The Intensity Principle)

강도는 운동의 수행과 연속성에 요구되는 자극의 강도이다. 이 원리는 보통 점진 과부하 원리와 같이 사용된다. 근력 혹은 심혈관 지구력 발달시키기 위하여, 예를 들면 특수한 강도(혹은 힘)는 특별한 기간에만 적용이 된다. 생리학적 적응은 점진적인 과부하의 적용과 저항에 대항해서, 회수, 그리고 비율(속도)과 반복 수행되는 힘의 자극에 의해 만들어진다.

빈도 원리(The Frequency Principle)

각각의 훈련 회기(session)는 조직 성장, 영양 재보충, 그리고 생화학 합성(점진 과부하 원리)을 위하여 충분한 시간적 여유를 두어야 한다. 아무튼 회기는 생리학적 반응이 일어나기 위한 긍정적인 스트레스를 충분히 주는 빈도로 주어져야 한다. 구조물에 과부하기 주어진 후에는 그것이 약간 나타나게 되고 신체는 다시 회복되며 높은 수준에 적응하게 된다. 자극의 강도에 따르는 것은 인체의 회복과정이 12~48시간이 걸리게 된다. 지속적인 스트레스는 바람직한 적응을 할 수 없게 하기 때문에, 간헐적 빈도로 스트레스를 주는 것이 유익하다.

지속 원리(The Duration Principle)

신체의 어느 구조도 똑같은 부하를 일정시간 주는 것은 습관적인 일만 수행하게 된다. 비록 자극과 강도가 직접 관련이 있다 할지라도[5] 지구력 운동은 보통 저강도(25%~60%의 최대 능력)로 실시한다. 지구력 운동의 궁극적인 목표는 자극의 기간과 강도를 증가시키는 것이다.

특이성 원리(The Specificity Principle)

특이성 원리는 일상생활동작이 이루고자 하는 목표를 달성하기 위해 요구되는 생물학적인 반응을 끌어내려는 움직임의 패턴에 필요한 특수한 물리적 요구와 연관된 재활환경에 적용되어질 수 있다.

각 프로그램은 환자 개개인의 상태와 요구되는 움직임의 패턴에 따라 조정되어야 한다.

실행의 기능적 요소에 대한 훈련 ▶ ▶ ▶
(TRAINING FOR THE FUNCTIONAL COMPONENTS OF PERFORMANCE)

실행을 향상시키고자 실시되는 특수한 치료적 운동의 사용은 적절한 과정을 필요로 한다. 적응기간 동안, 신체는 원하는 결과를 달성하기 위해서 특수한 훈련 자극에 노출되어진다. 실행을 적절하게 하기 위해 필요한 운동을 어떻게 훈련해야 하는지에 대한 이해가 있어야 한다.

근력강화 훈련(Strength Training)

근력은 힘을 쓰는 능력이다. 근력강화는 환자가 다치기 이전의 근력을 회복하는데 필요하다. 근력강화 프로그램 후에 일어나는 생리적인 변화는 표 17-4에 잘 나타내었다. 훈련 후에 얻게 되는 근력표시는 다음과 같다.

[표 17-4] 근력강화 훈련 후에 일어나는 생리적인 변화

근섬유 당 근원섬유의 수 증가
근섬유 당 모세혈관 밀도 증가
단백질의 양 증가
근섬유의 수 증가
근육크기 증가(가로단면)

- 표준근력－특정 근육군과는 대조적으로 전체 근육계의 근력
- 최대근력－한번 시도 시 나오는 가능한 최대의 근력
- 힘－단기간에 저항을 극복하는 능력(근력과 속도의 산물)
- 근지구력－장기간동안 일을 수행하는 능력(근력과 지구력을 훈련할 때 피로를 극복하는 노력)

근력강화 프로그램을 계획할 때, 치료사는 몇 가지 요소를 고려해야만 한다. 이러한 요소들을 조정함으로써, 치료사와 환자는 효과적으로 바람직한 훈련에 적응할 수 있게 된다(표 17－5).

[표 17-5] 근력강화에 있어 우세한 변수와 각각에게 놓여진 중점사항 요약

	치료목표		
	최대근력	힘	근지구력
부하	H	M → L	M
반복 없음	L	M	H
한세트 없음	H	M	L
수행속도	L	H	L → M
쉬는 간격	H	H → M	L

* H = 고, M = 중, L = 저

From Bompa TO. Theory and Methodology of Training Dubuque, IOWA: Kendall/Hunt,1985

운동의 수(Number of Exercise)

운동 프로그램은 치료된 조직에 피로나 손상을 주지 않고 바람직한 치료결과를 얻기 위해 특수한 운동을 적절하게 선택해 주어야만 한다. 치료사들에게 제공된 근력 평가는 주로 Duffield가 수정한 0~5까지 옥스포드 스케일로 등급이 나누어져 있고, 이것은 물에서 수행하는 운동에 사용하기 위해 수정되었다(17-6).[7] 운동선택은 환자 상태의 심각성, 고정된 정도, 유연성, 환자의 나이, 환자의 최근 건강상태, 그리고 가장 중요한 것은 바라는 훈련효과에 따른다.

[표 17-6] Duffield의 근육 힘의 범위

(육상에서)Oxford 근육의힘 범위	수중에서 수정된 범위
0 = 수축 없음	1 = 부력의 도움으로 수축
1 = 운동의 감지	2 = 부력에 의한 반대균형으로 수축
2 = 중력에 대항한 균형에 운동: 약함(weak)	2+ = 부력에 대항한 수축
3 = 중력에 대항한 운동 : 양호함(fair)	3 = 빠른 속도로 부력에 대항한 수축
4 = 중력과 저항에 대항한 운동 : 우수함(good)	4 = 부력과 가벼운 부양에 대항한 수축
5 = 정상(mormal)	5 = 부력과 강한 부양에 대항한 수축*

* 등급 5는 물 속에서는 정확하게 검사할 수 없다.
From Skinner AT, Thomans AM. Duffield's Exercise in water>3rd. Est Sussex: Bailliere Tindall, 1033

운동 부하(Training Load)

다양한 양의 크기가 근력강화에 사용될 수 있다. 각각은 최대량으로 표현될 수 있다: 최대(90%~100%), 대(60%~90%), 중(30%~60%), 저(0%~30%).[6] 재활환자는 저 또는 중에서 시작해야 한다.

반복 수(Number of Repetitions)

근력강화 타입의 발전은 반복의 회수와 수행 속력에 따른다. 양쪽 요소들이 저항의 기능이다: 저항이 높을수록, 반복의 회수는 낮아지고 실행속도는 늦어진다(표 17-7).

[표 17-6] Duffield의 근육 힘의 범위

바람직한 근력표시	반복빈도	실행속도
최대근력	저(1-3)	느림
힘	중(5-10)	역동적
근지구력	고(10-30)	중간에서 느림

세트 수(Number of Sets)

한 세트는 쉬는 시간이 있는 특수한 운동의 일정한 반복으로 이루어져 있다. 1~6세트는 처방된 운동의 수에 따라 각 운동 회기(session)로 수행된다.

휴식 간격(Rest Interval)

환자가 훈련강도에 적응함에 따라 쉬는 간격은 줄어든다. 쉬는 기간의 지속은 원하는 근력강화 적응 타입, 환자의 건강상태, 운동에 사용되는 근육의 수에 따른다. 예를 들어, 최대근력을 위한 쉬는 시간이 2~10초로 길어진다. 근지구력은 반대로, 원하는 적응을 산출하기 위해 쉬는 간격이 1~2초로 짧아진다.

지구력 훈련(Endurance Training)

지구력은 오랜 시간동안 저항을 견디면서 반복된 움직임을 수행하는 능력을 말한다. 지구력은 반복적인 일을 제한하는 요소인 피로를 견디는 능력이다. 지구력이 증가하기 위해서, 근육군은 훈련요구에 적응함으로써 피로를 극복해야만 한다. 성공적으로 적응하게 되면 지구력의 향상을 가져온다. 근지구력과 심혈관 지구력은 두 가지의 독립된 요소들이고 별개로 훈련된다.

근지구력(Muscle Endurance)

근력은 근지구력의 중요한 요소이다. 그러나, 수행을 제한하는 요소는 근육에서 생산하는 에너지이다. 유산소의 에너지 생산은 일하는 근육의 산소공급에 의존하여 결국 신체의 순환 능력이다. 반면에, 무산소 운동 근육의 능력은 에너지 저장과 유산소 에너지 생산 동안 젖산(lactic acid) 강화를 보상하는 능력이다.[5]

비록 일반적인 건강상태로 개선 발전하더라도, 써키트(순환) 운동 프로그램은 근 지구력을 포함하여 특별한 운동 기능을 개선하기 위하여 설계할 수 있다. 순환은 10분~30분의 기간으로 짧게(6 운동), 보통(9 운동), 아니면 길게(12 운동)할 수 있다. 순환은 주어진 회기(session)에서 3번 이상 반복될 수 있다. 기간, 반복 횟수, 그리고 휴식 간격은 환자의 상태, 건강상태의 수준, 그리고 통합의 수준에 의존한다. 프로그램은 근육 그룹의 교대로 일어나게 하고, 강도는 서서히 증가시켜야 한다. 이 진전은 부하의 증가에 의해 얻어져야 하고, 반복의 증가, 아니면 반복 횟수나 부하의 변화없이 순환 수행 시간의 감소로 일어나야 한다.[6]

유산소 지구력(Aerobic Endurance)

유산소 지구력 활동은 산소의 흡수와 운송 기전으로 훈련된다. 이 활동은 저강도, 긴시간, 지속적인 일, 그리고 그것이 82°~86°F(28°~30°C)의 시원한 물 속에서 수행되어야 한다.[8] 물 속에서, 속도에 의해 강도가 결정되거나, 아니면 주어진 거리에 수행되는 움직임 소요 시간으로 이루어진다. 훈련 강도는 땅에서 최고 속도의 70% 이하로 유지한다. 리듬 또는 박자(cadence)는 메트로놈(metronome)과 리듬의 다양한 수준으로 기록되는 심박수에 의해 조절된다.[9] 치료사는 심박수 범위 목표 안에서 심박수를 유도해 내는 리듬 수준을 선택할 수 있다. 치료사는 또한 심박수로만 지표로써 사용할 수 있다. 땅에서, 그것도 분당(bpm) 140~164 사이에서, 그리고 물 속에서는 123~147 사이(유산소 운동의 강도를 모니터하는 한 단면으로 볼 수 있다).

휴식 간격은 45~90초 사이이다. 그것은 3~4분을 초과해서는 안된다. 심박수는 120 bpm 아래로 떨어지면 안된다. 물 속에서 신체가 어깨수준으로 잠길 때 심박수는 감소하는 경향이 있어 휴식 간격이 없어야 한다. 운동 활동은 긴 반복, 가끔 크기에서 다양성으로 이루어져야 한다. 물은 물 속에서 운동을 수행할 때 땅에서 같은 운동을 할 때보다 대사 요구량이 많기 때문에 효과적인 훈련 매개이다.[10] 연구에 의하면 땅에서 기본운동으로 얻는 것보다 물 속에서 최고 산소 섭취 증가의 교차효과가 있는 것을 발견했다.[9] 수중 상태에서, 유의하게 다른 산소 요구량은 다양한 활동에 의한 신체 상태에 놓여 있다(그림 17-3).

유산소 지구력을 증가시키는 훈련방법(Training Methodes to Increase Aerobic Endurance)

지속훈련(Continuous Training)

지속훈련 방법은 일정기간 동안 길게 간헐적으로 하는 운동이다. 긴 시간동안 느리게 훈련하는 방법은 일정한 간격으로 일을 하는 것이며, 보통 60분이나 그 이상이 된다. 심박동율은 육상(수중에서는 133~165 bpm)에서는 150~170 bpm 사이가 유지된다. 이러한 형태의 훈련은 운동선수의 힘의 비축을 위해 사용하며 물의 온도가 86℉(30℃) 이상에서는 실시하지 않는다. 간헐적으로 느리게 하는 훈련은 짧은 기간동안 일정간격으로 하는 것이며, 보통 20~60분간 실시한다. 이것은 아마 신체의 체지방이 감소하는 동안 심폐기능은 증가하기 때문에 일반인들을 위하여 사용하는 지속 유산소운동의 가장 일반적인 형태이다. 이런 형태에서 상한 강도인 장시간 훈련은 물의 온도가 너무 높기 때문에 수중 치료 목적으로는 사용하지 않는다.

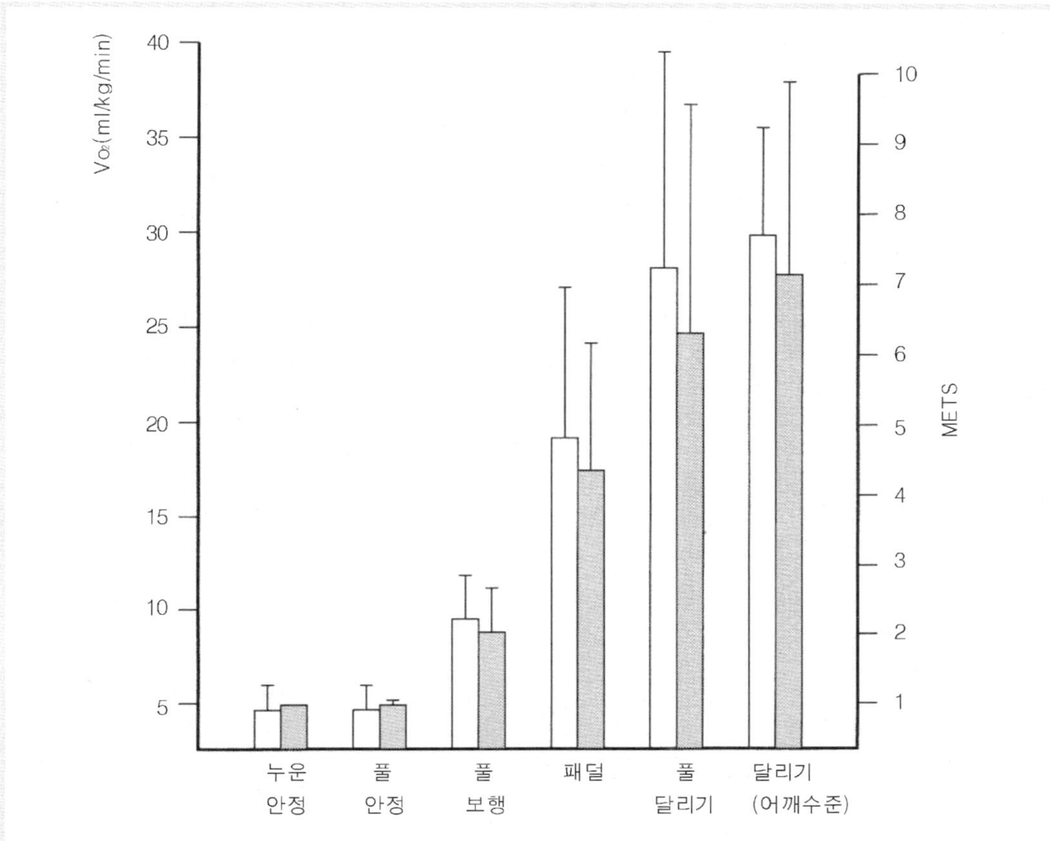

[그림 17-3] 따뜻한 풀에서 운동시 다양한 수중활동 산소 소비. (Modified from Kirby RL, Sacamano JT, Balch DE, Krielaars DJ, et al. Oxygen consumption during exercise in heated pool. Arch Phys Med Rehabil 65:21-23, 1984.)

간격훈련(Interval Training)

간격훈련은 가벼운 운동이나 회복기간의 간격을 두고 강한 강도를 산발적으로 반복하는 것으로 구성되어 있다. 이 훈련 프로그램은 재활분야에서 가장 좋은 방법이며 수중이나 육상에서 유산소 운동의 시작으로 가장 좋다. 저강도 간격은 유산소나 무산소 운동으로 설계가 가능하다.

유산소 간격 구성은 환자의 회복이나 약한 심폐기능 환자의 회복에 가장 좋은 방법이다. 각 운동들은 적어도 2~8분 정도로 지속되어야 한다(보다 건강한 사람은 5~15분 이상). 강도는 환자의 가능 능력의 60~80% 사이로 하고, 컨디션의 제한에 따라(건강한 사람은 80~85%)한다. 고강도(기능 능력의 80~85%) 운동과 저강도(60~70%)의 조합을 하나의 일주기(work cycle)로 만든다. 심박동률의 동요가 유산소 심박동률 범위 내에 있다면 그러한 환자를 위하여 수립한다. 간격운동 프로그램을 수중에서 수행하려면 치료사는 운동 수행형

[표 17-8] 깊은 물 간격 훈련 프로그램

운동	기간(분)
깊은 물 달리기(그림 6-12)	3
깊은 물 큰 걸음(활보) 점프(그림 6-18)	1
깊은 물 달리기	3
깊은 물 크로스컨트리 스키(그림 6-15)	1
깊은 물 달리기	3
깊은 물에 앉아서 다리 신전(그림 6-22)	1
깊은 물 달리기	3
깊은 물 두다리 굽히기(그림 6-21)	1
깊은 물 달리기	3
깊은 물 물장구치기(그림 6-19)	1
깊은 물 달리기	3
깊은 물 두다리 들기(그림 6-18)	1
깊은 물 달리기	3
깊은 물 범 스쿼즈(그림 6-25)	1

전체 시간 = 28분

태를 조정하거나 각 운동 기간의 차례마다 운동 강도를 감소시킬 때 심박률을 빨리 느리게 한다(표 17-8).

무산소 간격훈련 프로그램은 심폐기능이 높은 수준인 건강한 사람을 대상으로 하고 완전히 손상이 회복된 후에 한다. 이 훈련 프로그램의 목표는 속도를 증가시키고 전체적인 유산소 힘을 증가시키기 위하여 실시한다. 훈련 자극은 30초~4분까지 하며, 강도는 기능 능력(최대산소섭취량)의 85~100%로 한다. 이러한 형태의 훈련은 근수축의 속도와 힘이 커서 근골격 손상의 잠재력이 크다. 이것은 의사의 의뢰가 있거나 치료하기 전에 치료사는 환자에의 참여 동의를 받아야 한다. 이 프로그램은 시작하기 전에 유산소 준비운동을 하고 운동에 포함되는 부위는 신장운동을 해야 한다.

파틀렉 훈련(Fartlek Training)

파틀렉 훈련은 간격훈련과 매우 비슷하지만 구조적이지는 않다. 이 방법에서는 높은 강도와 낮은 강도운동이 체계적이거나 정밀하게 측정되어지지는 않는다. 환자는 미리 예정된 시간을 지나서 수행하는 강도를 간단히 변화시킨다. 예를 들어, 20분 한차례 운동에서 속도 또는 강도를 각 5~10분에 대해 2~10분 간격으로 변화를 줄 수 있다. 재활의 목적에서,

이 방법은 만약 강도가 제한된 조건 안에서 높은 쪽으로 유지되면 효과적이다.

써키트(순환) 훈련(Circuit Training)

써키트 훈련은 에어로빅과 강화 또는 근운동을 교대로 하는 운동 위치연속(exercise station series)을 사용한다. 운동 위치의 수는 대개 4~12개이며 각 위치에서 기능적인 능력의 50~70%를 작업량으로 한다.[12] 유산소 운동의 복합된 기간은 20~50분으로 한다. 강화운동 또는 근운동은 신체부분이 교대로 일을 하도록 배열되어야 한다. 이 훈련의 목적은 목표하는 훈련부위에서 심박동률을 유지하면서 계속적으로 움직이는 것이다.

유산소 운동의 강도에 대한 모니터링 (Monitoring the Intensity of Aerobic Exercise)

육상에서 그리고 물 안에서 사용될 수 있는 가장 간단한 강도 측정도구는 지각된 노력률 척도(rating of perceived exercise scale, RPE)의 구두검사(talk test)이다. 이들은 과학적 도구가 아니더라고 운동에 대한 환자의 반응으로 신뢰할 만 하다. RPE는 보그 척도(Borg scale)의 0~10점 대신에, 0~20점으로 된 운동의 인지된 노력과 관계된 것으로 새롭고 간소화된 버젼이다(표 17-9). Houston International Running Center에서 사용된 인

[표 17-9] 지각된 노력률(Ratings of Peyceived Exertion, RPE)

RPE 척도	새로운 척도 율(Borg 척도)
6 =	0 = 아무것도 아님
7 = 매우, 매우 가벼움	0.5 = 매우, 매우 약한
8 =	1 = 매우 약한
9 = 매우 가벼움	2 = 약한
10 =	3 = 보통
11 = 비교적 가벼움	4 = 약간 강한
12 =	5 = 강한
13 = 약간 어려움	6 =
14 =	7 = 매우강한
15 = 어려움	8 =
16 =	9 =
17 = 매우 어려움	10 = 매우, 매우 강한
18 =	
19 = 매우, 매우 어려움	최대
20 =	

From Borg GA. Psychophyical basis of perceived exertion. Med Sci Sports Exerc 14:377-381, 1982

지된 노력을 평가하는 브레논 척도(Brennan Scale)는 깊은 물 속에서 달리는 것을 위해 개발하였다. 이것은 1~5점으로 구성되는데 2점은 매우 가벼운, 3점은 약간 어려운 그리고 5점은 매우 어려운 것이다.[9]

구두검사는 최대강도의 지표로서 사용되었다. 환자는 모든 사용할 수 있는 산소가 신체에 일차적으로 공급되는데 필요하기 때문에 아마도 운동동안 말을 할 수 없다. 대화는 호흡계의 이차적 반응이기 때문에 환자는 만약 강도가 너무 높으면 말을 할 수가 없게 된다.

훈련부위에서 목표하는 심박동율을 밝히기 위해 일반적으로 사용되는 도구는 최대 심박동률 공식이다(표 17-10). 이 방법은 참여자의 휴식기 심박동수를 알지 않아도 되는 것을 제외하고는 Karvonen 식과 비슷하다. 목표 부위는 스포츠 의학의 미국대학에서 추천하는 개개인의 최대 심박동률에 대해 55~90% 사이이다. 일반적인 체력을 유지하거나 향상하기 위해 환자는 최대 심박동률의 55~90% 강도에서 20~60분 동안 주당 3~4번 운동한다.

[표 17-10] 지상과 수중운동시 목표하는 심박동률을 위한 최대 심박동률 공식

RPE 척도		새로운 척도 률(Borg 척도)	
1. 220	- 나이	= 최대 심박동률	
2. 최대 심박동률	× 0.06	= 최대 활동 심박동률 (지면 운동)	하한선
최대 심박동률	× 0.90	= 최대 활동 심박동률 (지면 운동)	상한선
3. 최소 일 심박동률(지상운동)	- 17bpm	= 최대 활동 심박동률 (수중운동)	
최대 일 심박동(지상운동)	- 17bpm	= 최대 활동 심박동률 (수중운동)	

bpm = beats per minute; HR = heart rate.

유연성 훈련(Flexibility Training)

유연성을 키우는 방법에는 여러 가지 방법이 있다. 즉, 능동(정적 또는 타도성), 수동, 복합이 있다(제1장 참조). 유연성 운동은 준비운동을 한 후에 수행되어야 한다. 또는 준비운동으로 통합될 수도 있다. 신장은 30초 또는 그 이상 유지되어야 하고 신장의 폭은 환자상태에 따라 점진적으로 증가시켜야 된다.

협응 훈련(Coordination Training)

협응 훈련은 다른 운동기능을 서로 관련시키기 때문에 복합적이다. 운동 전달로, 대뇌피질, 소뇌 또는 감각신경의 손상은 경련성, 부정맥성, 부정확한 움직임을 보일 수 있다. 조화된 움직임을 회복시키기 위해 사용된 운동의 형태는 그러한 상태의 원인인 손상위치에 따라 다양하다. 특별한 근육군의 약화나 마비에 연합된 비협응 상태, 근육의 경직과 연합된

비협응 상태, 소뇌손상결과, 그리고 운동감각성의 소실로 오는 상태 수동운동과 육상운동 치료를 효과를 가진다. 재교육의 다음 원리들은 적응증에 따라 적용한다.

특별한 근육군의 약화 또는 이완미비(Wakness or Flaccidity of a Particular Muscle Group)

신체는 가능한 한 언제나 비협응된 움직임은 피한다. 그 결과로서, 움직임의 패턴은 손상받은 근육의 기능이 다른 근육군으로 전이되는 방법으로 변한다. 불균형을 정확히 하기 위해 치료 프로그램은 기술의 많은 반복을 포함해야 하고 기능적인 움직임 패턴의 수행으로 모든 근육의 정상 움직임을 통합하는 것을 포함해야 한다.

근육의 강직(Spasticity of Muscle)

물은 이완을 증진하기 때문에 경련에 가장 좋은 매개체이다. 온수침수는 온도, 자극, 압력에 대한 감각을 포함한 중요한 피부신경종말에 영향을 주는 감각 충만(sensory overflow)을 생산한다. 일상생활 동작에 기초한 능동운동은 가장 이득이 크다. 몸쪽 관절은 먼저 움직여지고 모든 움직임은 피로를 줄이기 위해 그리고 이완을 돕기 위해 부드럽게 수행되어야 한다.

소뇌운동실조(Cerebellar Ataxia)

치료의 초점은 체간과 근위관절의 강직을 회복하는데 있다. 심각한 약화의 경우에서, 대부분 강화 프로그램은 등척성이 처음 수행된다. 저항운동은 기능적 운동 패턴에 제한된다.

운동감각의식의 상실(Loss of Kinesthetic Awareness)

공간에서 위치인지는 신경근 협응의 기본이다. 재교육동안 환자의 시각은 운동감각소실을 보상할 수 있다. 정상 신체 움직임의 모방은 운동감각의 자극을 운반하는 능력이 있는 손상받지 않은 신경 전달로를 동원할지도 모른다. 주의집중, 정확성, 반복을 요구하는 운동이 효과적이다. 이것이 획득된 후, 운동의 교대, 속도, 범위, 난이도에 의해 진행될 수 있다. 누운 자세에서 앉은 자세로 그 다음 선자세로 시행한다.

요 약(Summary)

수중 프로그램으로 지상운동의 조기통합은 각각 적당한 구성요소의 발달을 최대화하고, 재활의 각 단계에서 환자의 수용이 증가하는 동안에 손상을 예방한다. 많은 방법들은 혼합될 수 있고, 프로그램에서 창조성은 지루함을 예방한다.

참고자료(REFERENCES)

1. Kisner C, Colby L. Therapeutic Exercise: Foundations and Techniques.2nd ed, Philadelphia: F.A. Davis, 1990.
2. Thomson A, Skinner A, and Pierce J. Tidy's Physiotherapy 12th ed. Toronto: Butterworth-Heinemann, 1991.
3. Arnheim DD, Prentice WE. Principles of Athletic Training 8th ed. St. Louis: Mosby-Year Book, 1993.
4. Davis VP, Fillingim]7B, Doleys DM, Davis MP, et at Assessment of aerobic power in chronic pain patients before and after a multi-disciplinary treatment program. Arch Phys Med Rehabil 73:726-729, 1992.
5. Krejci Y, Koch p. Muscle and Tendon Injuries in Athletes. Chicago: Year Book Medical Publishers, 1976.
6. Bompa TO. Theory and Methodology of Training. Dubuque, iowa: KendalUHunt, 1985.
7. Skinner AT, Thomson AM. DufHeld's Exercise in Water. 3rd ed. East Sussex: Bailliere Tindall, 1983.
8. Kinder T, See J. Aqua Aerobics: A Scientific Approach. Dubuque, iowa: Eddie Bowers 1992.
9. Wilder RPI Brennan D]K. Fundamentals and techniques of aqua running for athletic rehabilitation. J Back Musculoskel Rehabil 4:287-296, 1994.
10. Johnson BL, Stromme SB, Adamczyk JW, et al. Comparison of oxygen uptake and heart rate during exercises on land and in water. Phys Ther 57:273-278, 1977.
11. Kirby RL, Sacamano JT, Balch DE, Buiellaars DJ. Oxygen consumption during exercise in heated pool. Arch Phys Med Rehabil 65:21-23, 1984.
12. Sudy M, ed. Personal Trainer Manual: The Resource for Fitness Instructors. San Diego: American Council on Exercise, 1993.
13. American College of Sports Medicine. Guidelines for Graded Exercise Testing and Prescription.4th ed. Philadephia: Lea & Febiger, 1991.
14. Becker BE. The biologic aspects of hydrotherapy. J Back Musculoskel Rehabil 4:255-264, 1994.

찾아보기

[ㅂ]

[ㅇ]

[ㅎ]

INDEX

[v]

[w]

수중 운동치료

AQUATIC EXERCISE THERAPY

2003. 11. 20. 초판 발행

2010. 8. 30. 개정2판 발행　　　　정가 28,000원

역　자 | 박래준, 정낙수

발행인 | 윤진영

발행소 | 도서출판 대학서림

110-530 서울시 종로구 혜화동 78-2

전화 : (02) 744-2811, 744-2812, 763-1220, 745-1220

FAX : (02) 744-1210

등록 : 1965년 1월 20일

번호 : 제 1-88호

ISBN 89-8016-832-3　93510

http : //www.daihaks.com